DISTÂNCIAS BIOLÓGICAS PERIODONTAIS

princípios para a reconstrução
periodontal, estética e protética

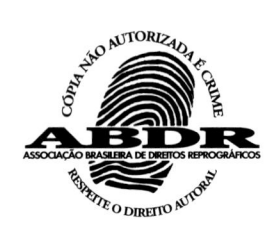

Dados Internacionais de Catalogação na Publicação (CIP)
(Câmara Brasileira do Livro, SP, Brasil)

D614   Distâncias biológicas periodontais : princípios para a reconstrução periodontal, estética e protética / Euloir Passanezi... [et al.]. – São Paulo : Artes Médicas, 2011.
304 p. : il. color ; 28 cm.

ISBN 978-85-367-0146-2

1. Odontologia. 2. Periodontia. I. Passanezi, Euloir.

CDU 616.314

Catalogação na publicação: Ana Paula M. Magnus – CRB 10/2052

DISTÂNCIAS BIOLÓGICAS PERIODONTAIS

princípios para a reconstrução periodontal, estética e protética

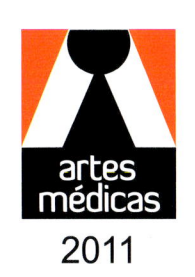

EULOIR PASSANEZI
Adriana Campos Passanezi Sant'Ana | Maria Lúcia Rubo de Rezende
Sebastião Luiz Aguiar Greghi | Waldyr Antonio Janson

artes médicas
2011

© Editora Artes Médicas Ltda., 2011

Diretor editorial - Milton Hecht
Editora sênior - Letícia Bispo de Lima
Editora pleno - Amanda Munari Alves
Projeto gráfico e capa - Tatiana Pessoa
Preparação de originais - Ana Rachel Salgado
Leitura final - Cassiano Haag

A Editora Artes Médicas pertence ao Grupo A. Todos os direitos reservados.
Nenhuma parte desta obra poderá ser publicada sem a autorização expressa da editora.

Editora Artes Médicas Ltda.
Rua Dr. Cesário Mota Jr., 63 – Vila Buarque
CEP 01221-020 – São Paulo – SP
Tel.: 11.3221.9033 – Fax: 11.3223.6635
www.grupoaeditoras.com.br

É proibida a duplicação ou reprodução deste volume, no todo ou em parte, sob quaisquer formas ou por quaisquer meios (eletrônico, mecânico, gravação, fotocópia, distribuição na Web e outros), sem permissão expressa da Editora.

Unidade São Paulo
Av. Embaixador Macedo Soares, 10.735 – Pavilhão 5 – Cond. Espace Center
Vila Anastácio – 05095-035 – São Paulo – SP
Fone: (11) 3665-1100 Fax: (11) 3667-1333

SAC 0800 703-3444

IMPRESSO NO BRASIL
PRINTED IN BRAZIL

AUTORES

Euloir Passanezi
- Professor Titular da disciplina de Periodontia – Departamento de Prótese, Faculdade de Odontologia de Bauru (USP)
- Doutor em Periodontia – Faculdade de Odontologia de Bauru (USP)
- Livre-docente em Periodontia – Faculdade de Odontologia de Bauru (USP)
- Professor Adjunto em Periodontia – Faculdade de Odontologia de Bauru (USP)
- Professor responsável da disciplina de Periodontia – Departamento de Prótese, Faculdade de Odontologia de Bauru (USP)
- Professor do Programa de Pós-Graduação em Ciências Odontológicas Aplicadas, área de Reabilitação Oral – Departamento de Prótese, Faculdade de Odontologia de Bauru (USP)
- Especialista em Periodontia – Conselho Federal de Odontologia/Conselho Regional de Odontologia de São Paulo (CFO/CROSP)
- Coordenador do curso de especialização em Periodontia – Fundação Bauruense de Estudos Odontológicos/Faculdade de Odontologia de Bauru (FUNBEO/FOB/USP)
- Vice-coordenador do curso de especialização em Periodontia (FOB/USP)
- Professor do curso de especialização em Implantes (FUNBEO)
- Atuação em clínica privada
- Membro remido da Associação Paulista de Cirurgiões Dentistas do Estado de São Paulo
- Membro remido da Sociedade Brasileira de Periodontologia

Adriana Campos Passanezi Sant'Ana
- Professora Associada da disciplina de Periodontia – Departamento de Prótese, Faculdade de Odontologia de Bauru (USP)
- Mestre em Periodontia pelo Programa de Pós-Graduação em Periodontia – Faculdade de Odontologia de Bauru (USP)
- Doutora em Periodontia pelo Programa de Pós-Graduação em Periodontia – Faculdade de Odontologia de Bauru (USP)
- Coordenadora do curso de especialização em Periodontia – Faculdade de Odontologia de Bauru (USP)
- Vice-coordenadora do curso de especialização em Periodontia – Fundação Bauruense de Ensino Odontológico
- Professora do curso de especialização em Implantes – Fundação Bauruense de Ensino Odontológico
- Professora do Programa de Pós-Graduação em Ciências Odontológicas Aplicadas, área de Reabilitação Oral – Departamento de Prótese, Faculdade de Odontologia de Bauru, nos níveis de Mestrado e Doutorado (USP)
- Professora responsável pelo Programa de Medicina Periodontal da disciplina de Periodontia – Departamento de Prótese, Faculdade de Odontologia de Bauru (USP)
- Atuação em clínica privada (Bauru e São Paulo)
- Membro da Sociedade Brasileira de Periodontologia (SOBRAPE)
- Membro da Associação Paulista de Cirurgiões Dentistas do Estado de São Paulo

Maria Lúcia Rubo de Rezende
- Professora Associada da disciplina de Periodontia – Departamento de Prótese, Faculdade de Odontologia de Bauru (USP)
- Professora do Programa de Pós-Graduação em Ciências Odontológicas Aplicadas, área de Reabilitação Oral – Departamento de Prótese, Faculdade de Odontologia de Bauru, nos níveis de Mestrado e Doutorado (USP)
- Professora dos cursos de especialização em Periodontia e Implantodontia – Fundação Bauruense de Estudos Odontológicos
- Professora do curso de especialização em Periodontia – Faculdade de Odontologia de Bauru (USP)
- Especialista em Prótese e Periodontia – Faculdade de Odontologia de Bauru (USP)
- Mestre em Reabilitação Oral, opção Periodontia – Faculdade de Odontologia de Bauru (USP)
- Doutora em Reabilitação Oral, opção Periodontia – Faculdade de Odontologia de Bauru (USP)
- Membro do conselho deliberativo, membro da comissão coordenadora de cursos, membro da comissão de qualidade e produtividade e vice-presidente da comissão de triagem – Faculdade de Odontologia de Bauru (USP)
- Membro da International Association for Dental Research
- Membro da Sociedade Brasileira de Pesquisa Odontológica

Sebastião Luiz Aguiar Greghi
- Graduado e Pós-Graduado – Faculdade de Odontologia de Bauru (USP)
- Professor Doutor da disciplina de Periodontia – Faculdade de Odontologia de Bauru (USP) desde 1986
- Coordenador do curso de especialização em Periodontia – HRAC/USP (Centrinho)
- Professor dos cursos de especialização em Periodontia – Profis e APCD (Bauru)
- Membro das comissões do biotério, pesquisa e ética em pesquisas animais (FOB/USP)
- Professor vinculado ao Programa de Pós-Graduação na área de Reabilitação Oral (Periodontia) – Faculdade de Odontologia de Bauru (FOB)

Waldyr Antonio Janson
- Professor titular e chefe do Departamento de Prótese – Faculdade de Odontologia de Bauru (USP)
- Professor chefe da disciplina autônoma de Periodontia durante o período de sua vigência
- Master of Science (Periodontology) – School of Dentistry from the Boston University/EUA
- Membro pioneiro na instalação da Faculdade de Odontologia de Bauru (USP)
- Membro permanente da Congregação da Faculdade de Odontologia de Bauru (USP)

COLABORADORES

Álvaro Francisco Bosco
- Professor Adjunto da disciplina de Periodontia – UNESP (Araçatuba/SP)
- Mestre em Periodontia pelo curso de Pós-Graduação em Periodontia – Faculdade de Odontologia de Bauru (USP)
- Doutor em Periodontia pelo curso de Pós-Graduação em Periodontia – Faculdade de Odontologia de Bauru (USP)

Colaborou nos capítulos 2, 4 e 9

Carlos Federico Franco Alvarez
- Mestrando Reabilitação Oral (Periodontia) – Faculdade de Odontologia de Bauru (USP)

Colaborou no capítulo 3

Eduardo Aleixo Figueira
- Mestre em Biologia Oral pelo Programa de Pós-Graduação em Biologia Oral – Faculdade de Odontologia de Bauru (USP)
- Doutorando do Programa de Pós-Graduação em Ciências Odontológicas Aplicadas, área de Reabilitação Oral – Departamento de Prótese, Faculdade de Odontologia de Bauru (USP)

Colaborou nos capítulos 2 e 4

Eduardo Sant'Ana
- Professor Associado da disciplina de Cirurgia e Traumatologia Bucomaxilofacial – Faculdade de Odontologia de Bauru (USP)
- Mestre em Diagnóstico Bucal pelo Programa de Pós-Graduação em Diagnóstico Bucal – Departamento de Estomatologia, Faculdade de Odontologia de Bauru (USP)
- Doutor em Periodontia pelo Programa de Pós-Graduação em Periodontia – Faculdade de Odontologia de Bauru (USP)
- Membro da Orthognatic Foundation (Santa Bárbara, Califórnia, Estados Unidos)
- Membro do Colégio Brasileiro de Cirurgia
- Professor do curso de Pós-Graduação em Cirurgia Bucomaxilofacial e Implantodontia – Universidade do Sagrado Coração (Bauru/SP)
- Coordenador do curso de especialização em Implantodontia – FOB/USP
- Professor do Programa de Pós-Graduação em Ciências Odontológicas Aplicadas, área de Biologia Oral da Faculdade de Odontologia de Bauru (USP)
- Atuação em clínica privada (Bauru e São Paulo)

Colaborou nos capítulos 2 e 4

Emildre Costa Barroso
- Mestre e Doutora em Periodontia – Faculdade de Odontologia de Bauru (USP)
- Professora do curso de especialização em Implantodontia da São Leopoldo Mandick (Rio de Janeiro)

Colaborou nos capítulos 2, 4 e 9

José Alfredo Mendonça
- Doutor em Periodontia pelo curso de Pós-Graduação em Periodontia – Departamento de Prótese (FOB/USP)
- Professor Adjunto III da Faculdade de Odontologia da PUC-Minas

Colaborou nos capítulos 2, 4 e 9

José Augusto Pinheiro Sperandio
- Doutor em Periodontia pelo Curso de Pós-Graduação em Periodontia – Faculdade de Odontologia de Bauru (USP)
- Mestre em Periodontia pelo Curso de Pós-Graduação em Periodontia – Faculdade de Odontologia de Bauru (USP)
- Professor Associado e Coordenador do Módulo de Clínica Integrada II do curso de Odontologia da Universidade Estadual de Londrina (UEL/PR)

Colaborou nos capítulos 1 e 2

José Elias Neder
- Mestre em Periodontia pelo curso de Pós-Graduação em Periodontia – Departamento de Prótese da Faculdade de Odontologia de Bauru (USP)
- Especialista em Periodontia pelo CROSP

Colaborou nos capítulos 5, 6, 7 e 9

Luiz Fernando Naldi Ruiz
- Especialista e Doutor em Periodontia – Faculdade de Odontologia de Bauru (USP)
- Professor da Universidade Federal de Goiás
- Coordenador da especialização em Periodontia da Associação Brasileira de Odontologia – Seção Goiás (ABO-GO)

Colaborou nos capítulos 2 e 4

Marcos Janson
- Especialista e Mestre em Ortodontia – Faculdade de Odontologia de Bauru (USP)

Colaborou nos capítulos 6 e 7

Marcolino Antonio Pelicano
- Mestre em Reabilitação Oral – Faculdade de Odontologia de Bauru (USP)
- Professor Coordenador do curso de especialização em Implantodontia – Associação Paulista dos Cirurgiões Dentistas (Regional de Jundiaí)
- Especialista em Implantodontia e Periodontias

Colaborou nos capítulos 2, 4 e 9

Marcos Dias Lanza
- Professor Adjunto da PUC-Minas
- Professor Associado da Faculdade de Odontologia da Universidade Federal de Minas Gerais (UFMG)
- Mestre e Doutor em Reabilitação Oral – Faculdade de Odontologia de Bauru (USP)
- Mestre em Implantodontia – Universidade Sagrado Coração (Bauru/SP)

Colaborou no capítulo 6

Maria Luiza Esteves Pacheco Lagos
- Mestre em Odontologia - Faculdade de Odontologia de Bauru (FOB/USP)
- Especialista em Periodontia - Escola de Aperfeiçoamento Profissional (Associação Odontológica do Norte do Paraná)

Colaborou nos capítulos 2, 4 e 9

Mônica Garcia Ribeiro
- Mestranda do Programa de Pós-Graduação em Ciências Odontológicas Aplicadas, área de Reabilitação Oral – Departamento de Prótese da Faculdade de Odontologia de Bauru (USP)

Colaborou no capítulo 3

Plínio da Silva Macêdo
- Doutor em Periodontia – Faculdade de Odontologia de Bauru (USP)
- Mestre em Reabilitação Oral (Periodontia) – Faculdade de Odontologia de Bauru (USP)
- Especialista em Prótese – Faculdade de Odontologia de Bauru (USP)
- Professor Associado e Coordenador de Periodontia da Universidade Federal do Piauí (UFPI)

Colaborou nos capítulos 2, 4 e 9

Reinaldo dos Reis Pereira Janson
- Mestre em Reabilitação Oral pelo curso de Pós-Graduação em Reabilitação Oral – Departamento de Prótese (FOB/USP)
- Especialista em implantodontia (Universidade de Nova York)
- Mestre em Implantodontia pelo curso de Pós-Graduação em Implantodontia – Universidade do Sagrado Coração (Bauru/SP)

Colaborou nos capítulos 4 e 5

Roberta Santos Domingues
- Especialista em Periodontia pelo curso de especialização em Periodontia – Faculdade de Odontologia de Bauru (USP)
- Mestre em Reabilitação Oral, opção Periodontia, pelo Programa de Pós-Graduação em Reabilitação Oral – Departamento de Prótese (FOB/USP)
- Doutoranda do Programa de Pós-Graduação em Ciências Odontológicas Aplicadas, área de Reabilitação Oral – Departamento de Prótese (FOB/USP)

Colaborou nos capítulos 2 e 4

Samira Salmeron
- Mestranda do Programa de Pós-Graduação em Ciências Odontológicas Aplicadas, área de Reabilitação Oral – Departamento de Prótese (FOB/USP)

Colaborou no capítulo 3

Sung Hyun Kim
- Mestre em Periodontia pelo curso de Pós-Graduação em Periodontia – Departamento de Prótese (FOB/USP)
- Doutor em Periodontia pelo curso de Pós-Graduação em Periodontia – Departamento de Prótese (FOB/USP)
- Professor titular do curso de Odontologia (PUC-PR).

Colaborou nos capítulos 2, 6, 8 e 9

Sylvio de Campos Fraga
- Professor Doutor – Faculdade de Odontologia de Bauru (USP)
- Professor responsável pelas disciplinas de Endodontia do curso de Odontologia da Universidade Sagrado Coração (Bauru/SP)

Colaborou nos capítulos 4, 6 e 7

DEDICATÓRIA

Ao apresentar uma obra de natureza científica, sem dúvida nela estão expressos o *know-how* e o *background* adquiridos ao longo de toda uma vida de formação e aplicação. Assim, vários profissionais são responsáveis pelo que somos, desfrutamos e oferecemos; por isso, não posso me furtar de fazer menção a um profissional de extrema relevância e influência na Odontologia nacional e internacional. Refiro-me ao eminente professor emérito de Periodontia da Faculdade de Odontologia de Bauru (USP), doutor Waldyr Antonio Janson.

Em minha concepção, o professor doutor Waldyr Antonio Janson é o grande mestre que trouxe, aperfeiçoou e divulgou os conceitos adquiridos na Boston University (EUA), correlacionando-os com as mais diferentes áreas da Odontologia, a ponto de ser o responsável por revolucionar a Odontologia nacional, por vezes merecendo de colegas a expressão "no Brasil, temos a Odontologia antes e depois do Waldyr".

Cumpre-me testemunhar que, dentro de suas contribuições, presenciei toda uma transformação da Odontologia no âmbito das concepções de Periodontia, Prótese e Oclusão, direcionando professores e clínicos de alto nível no sentido de aceitarem, assimilarem e divulgarem essas concepções, resultando na mudança conceitual da própria Odontologia.

Caro professor e amigo Waldyr Antonio Janson, em meu nome e de toda a equipe, receba nossos cumprimentos reconhecidos por nossa formação e por todo bem que você prestou à Odontologia e ao ser humano, com sua simpatia, simplicidade e imenso cabedal científico de que é dotado.

Se já é um orgulho tê-lo tido como professor e tutor, mais ainda o é e será continuar sendo contemplado com sua amizade.

Parabéns e que os céus reconheçam o seu valor.

Euloir Passanezi

PREFÁCIO

Além de bastante significativo, é gratificante e motivo de muito orgulho para um professor prefaciar o livro de um ex-aluno, que se tornou um brilhante docente e atingiu com todos os méritos o grau mais alto da carreira universitária.

O Professor Euloir Passanezi destacou-se, desde o início de sua graduação, por sua inteligência e dedicação, demonstrando interesse não só pelo conhecimento da Odontologia, mas por uma continuidade de estudo e aperfeiçoamento constante no campo profissional e didático-científico, especialmente da Periodontia, o que lhe valeu o convite do Prof. Dr. Waldyr Antonio Janson para integrar de imediato a equipe dessa disciplina.

Ao longo de sua trajetória, tem participado intensamente de programas de ensino, de extensão e de pesquisa, assim como de funções administrativas, o que representa um conjunto de atividades que aliam verdade, ética e responsabilidade no exercício das inúmeras ações relacionadas a sua profissão. É um dos professores que mais contribui para elevar o nome da Faculdade de Odontologia de Bauru (FOB-USP) no contexto nacional e internacional.

Particularmente, neste livro **Distâncias biológicas periodontais: princípios para reconstrução periodontal, estética e protética**, o Prof. Euloir elaborou um verdadeiro tratado sobre a sua especialidade, abordando a ciência e a prática de aspectos importantes e decisivos na condução de procedimentos técnico-cirúrgicos.

São dez capítulos, com mais de 300 páginas de conteúdo enriquecedor, em que as ilustrações se destacam pela técnica e objetividade, além do esmero e cuidado em toda a impressão.

De parabéns estão o autor e a equipe que o assessorou, presenteando os cirurgiões-dentistas, alunos de graduação e pós-graduação e docentes da área com uma obra atual e de qualidade, que certamente será referência básica e de importância fundamental para consulta na literatura odontológica.

Prof. Dr. José Mondelli
Professor Titular do Departamento de Dentística, Endodontia e Materiais Dentários da Faculdade de Odontologia de Bauru/Universidade de São Paulo

SUMÁRIO

capítulo 1
Introdução | 15
Apresentação filosófica 15

capítulo 2
Bases biológicas periodontais | 21
Homeostasia do periodonto marginal...22
    Sulco gengival...25
    Epitélio juncional 29
    Área de inserção conjuntiva: ligamento de Köllicker...........................32
    Gengiva ceratinizada..34

capítulo 3
Bases científicas | 55
Eliminação cirúrgica das bolsas periodontais 55
Associação do tratamento periodontal com tração coronal do dente 57

capítulo 4
Tratamento cirúrgico | 69
Tratamento cirúrgico ressectivo dos envolvimentos
por bolsas periodontais 69
Tratamento cirúrgico para criação de gengiva ceratinizada..................101

capítulo 5
Metodologia da tração coronal | 111
Estabilização temporária pré-cirúrgica 113
Cirurgia periodontal pós-movimento ortodôntico de tração coronal...... 113
Reconstrução protética 114

capítulo 6

Princípios da tração coronal rápida | 131

Apresentação de casos clínicos 132
    Casos clínicos de 1 a 17

capítulo 7

Princípios da tração coronal lenta | 205

Apresentação de casos clínicos 206
    Casos clínicos de 18 a 32

capítulo 8

Resultados | 269

Resultados próprios e comuns aos procedimentos 269
Resultados histológicos da tração coronal 270

capítulo 9

Análise crítica dos resultados e implicações biológicas e clínicas | 275

capítulo 10

Considerações finais de aplicação | 295

Fontes de consulta | 297

Referências 297
Leituras recomendadas 301

INTRODUÇÃO

APRESENTAÇÃO FILOSÓFICA

No tratamento de bolsas e outros envolvimentos periodontais que requeiram correção cirúrgica, um dos problemas que tem afligido o profissional é o aumento da coroa clínica visual dos dentes, pois essa implicação frequentemente leva a resultados antiestéticos indesejáveis. A própria doença periodontal é, por si só, antiestética, podendo ocasionar envolvimento psicossocial, quer pelo aspecto desagradável e pelo sangramento gengival, quer pelos problemas de halitose e pela falta de conforto durante as diferentes funções do sistema estomatognático.

Nesse aspecto, não é demais considerar que o bem-estar físico e psicossocial do indivíduo está relacionado a fatores de expressão da saúde periodontal, representados, neste particular, pela manifestação das chamadas distâncias biológicas do periodonto marginal. Essas distâncias correspondem às áreas do sulco gengival, ao epitélio juncional, à área de inserção conjuntiva correspondente ao ligamento de Köllicker[1] e à zona de gengiva ceratinizada.[2,3]

É a expressão desses fatores dentro de características fisiológicas compatíveis com a saúde periodontal que melhor se coaduna com os procedimentos de higiene bucal, pois eles se inter-relacionam para influenciar a profundidade do sulco gengival, que parece ser um fator crítico na possibilidade do controle de placa dentobacteriana por parte do indivíduo.[4,5]

De longa data, considerou-se que sulcos gengivais profundos representam nichos de proliferação bacteriana, que determinam e preservam estado de inflamação gengival crônica, potencialmente de risco para surtos de agudização, como acontece em áreas com pericoronarite e abcessos periodontais, capazes de levar à reabsorção óssea periodontal marginal. A perda óssea produz limitação da capacidade funcional do dente e leva à necessidade da aplicação de níveis de prevenção mais avançados, com repercussão direta nas alternativas de tratamento visando a reconstrução odontológica plena do paciente.

Além disso, em 1988, Marks, Patel e Mfe[6] relataram caso de paciente levado a óbito por infarto do miocárdio em consequência de abcessos cerebrais secundários a envolvimentos endodônticos e doença periodontal infecciosa marginal (DPIM). A partir desse relato, vários outros relatos começaram a ser publicados, passando-se a reenfatizar a possibilidade da DPIM (gengivite e periodontite) estar diretamente relacionada a doenças de natureza sistêmica, inclusive com risco para a vida do paciente ou da ocorrência de deficiências mórbidas permanentes. Como a relação inversa, isto é, de condições sistêmicas influenciarem o comportamento periodontal em resposta à ação de placa dentobacteriana representa um fato mais aceito, passou-se a considerar a relação DPIM e doenças sistêmicas como uma via de duas mãos. O fortalecimento do conceito de infecção focal em função das novas tecnologias de abordagem científica levou ao desenvolvimento da Medicina Periodontal, que tem se dedicado a esse estudo. Segundo Gibbs e colaboradores[7], a Medicina Periodontal é um novo campo de investigação científica baseado em dados sugestivos de que as infecções periodontais contribuem para a morbidez e a mortalidade de certas condições sistêmicas, incluindo aterosclerose, cardiopatias e nascimento de bebês prematuros e/ou de baixo peso.

Essa interação de doenças pode ser explicada pelos quadros a seguir:

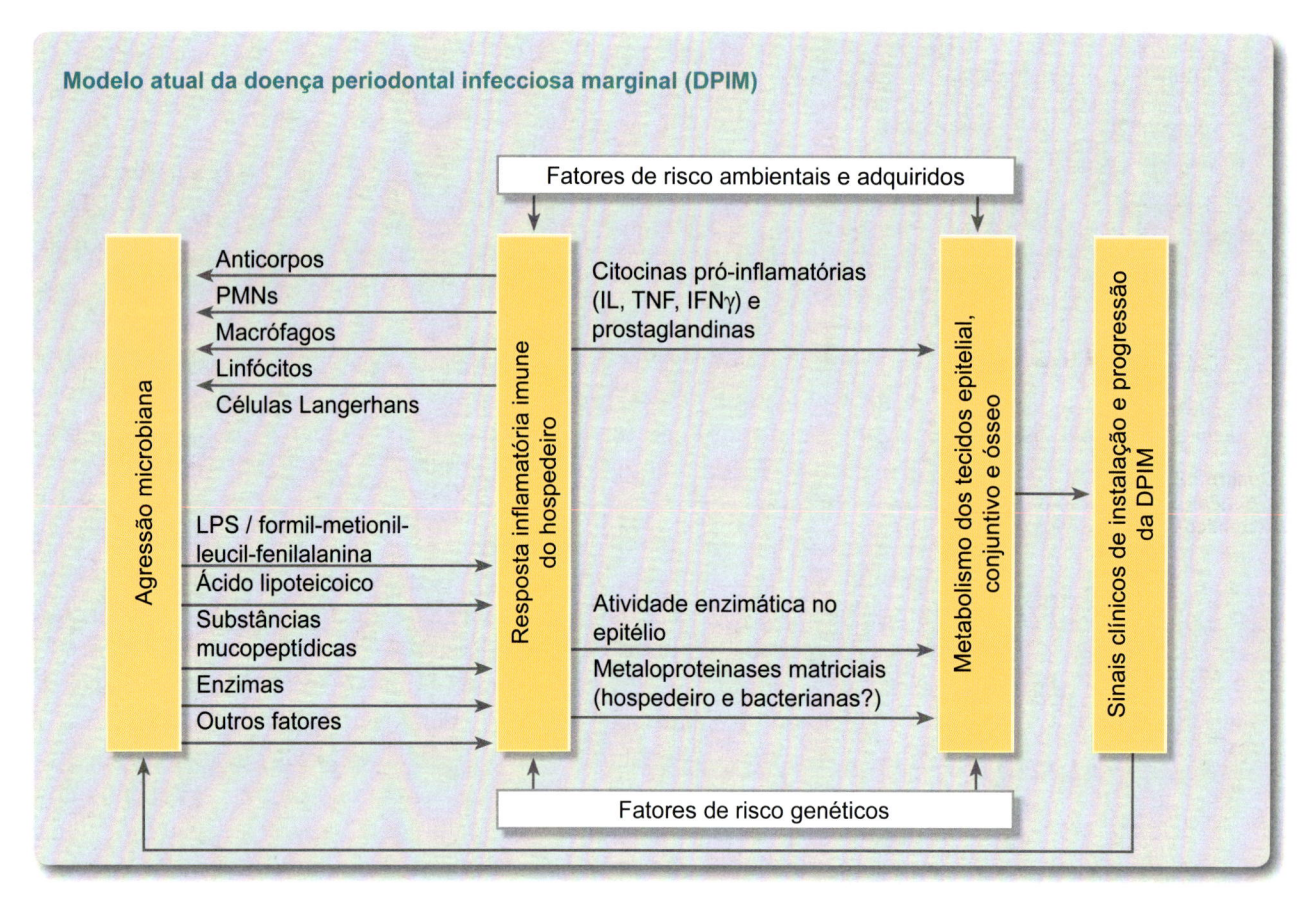

Modelo atual da doença periodontal infecciosa marginal (DPIM)

- Agressão microbiana: Anticorpos, PMNs, Macrófagos, Linfócitos, Células Langerhans; LPS / formil-metionil-leucil-fenilalanina, Ácido lipoteicoico, Substâncias mucopeptídicas, Enzimas, Outros fatores
- Resposta inflamatória imune do hospedeiro
- Fatores de risco ambientais e adquiridos
- Citocinas pró-inflamatórias (IL, TNF, IFNγ) e prostaglandinas
- Atividade enzimática no epitélio
- Metaloproteinases matriciais (hospedeiro e bacterianas?)
- Metabolismo dos tecidos epitelial, conjuntivo e ósseo
- Sinais clínicos de instalação e progressão da DPIM
- Fatores de risco genéticos

Quadro 1.1: Este quadro ilustra, em linhas gerais, a potencialidade de agentes bacterianos produzirem a agressão ao hospedeiro, cuja resposta é mediada pelo sistema imune, procurando manter o comportamento homeostático marginal. Quando a agressão sobrepuja a resposta defensiva, cuja potencialidade pode ser modificada por fatores ambientais, adquiridos e genéticos, surgem mediadores da resposta inflamatória e agentes potencialmente destrutivos oriundos da destruição tecidual e/ou das próprias bactérias, que acabam gerando maior destruição tecidual. O prosseguimento do quadro culmina com a instalação da doença periodontal infecciosa marginal (DPIM).
Fonte: Modificado de Williams[8]

As interações da agressão bacteriana e a resposta defensiva do hospedeiro resultam na proliferação endotelial, com a formação de vasos sanguíneos incapazes de alcançar a maturação devido à presença de produtos tóxicos no tecido inflamado, o que torna os vasos friáveis. A friabilidade refere-se à fragilidade dos vasos sanguíneos, que se rompem ao menor toque, além de apresentarem alta permeabilidade, de modo que os produtos bacterianos e/ou as próprias bactérias podem invadir a corrente sanguínea, resultando nas suas translocações pelo organismo. Há que se agregar a isso o fato de que, em bolsas periodontais moderadas, a soma das áreas de ulceração gengival de todos os dentes produz área total ulcerada correspondente à superfície palmar, no total de 50 a 75 cm^2, conforme Offenbacher e Beck.[9] Essas ulcerações, por sua vez, estão em contato direto com as bactérias da placa dentobacteriana, a qual encerra cerca de 2,5 x 10^{11} bactérias/g de peso úmido de placa.[10]

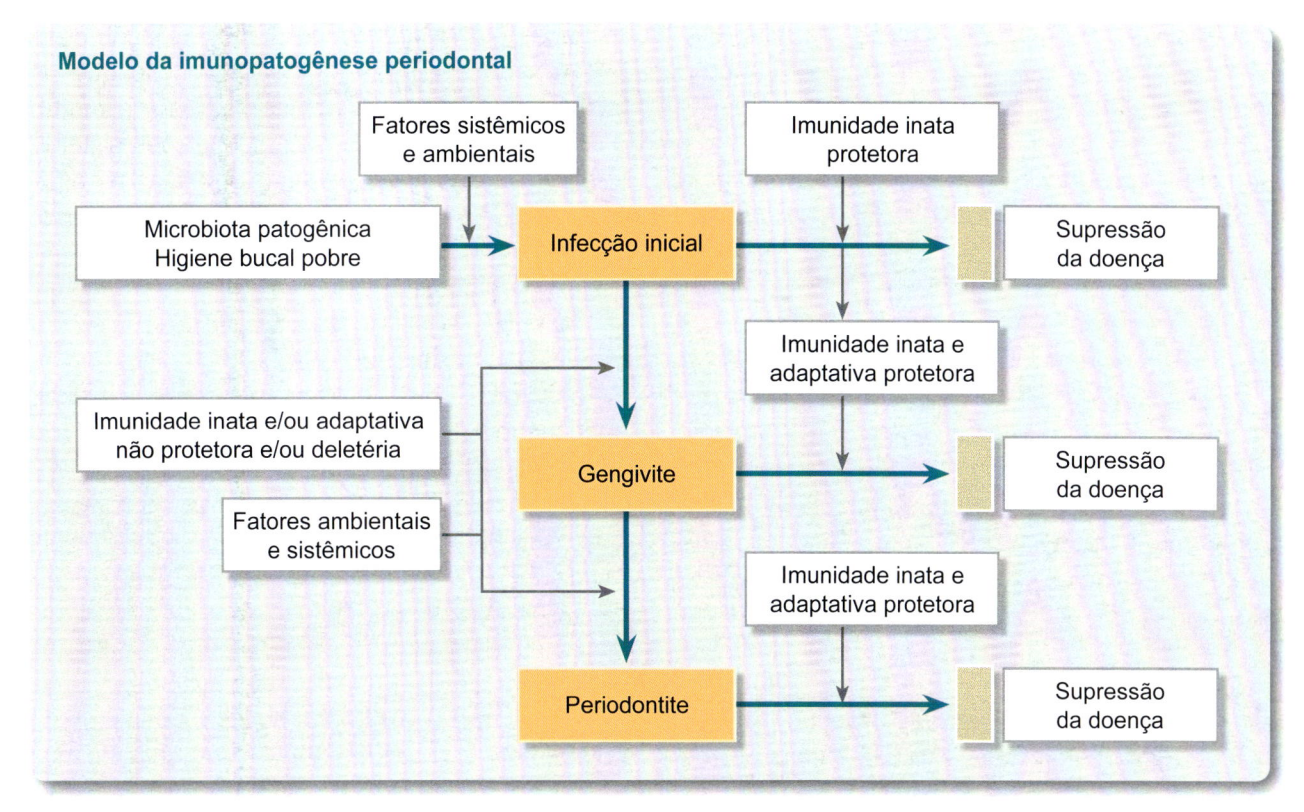

Modelo da imunopatogênese periodontal

```
Fatores sistêmicos                    Imunidade inata
e ambientais                          protetora
        │                                  │
        ▼                                  ▼
Microbiota patogênica  →  Infecção inicial  →  Supressão da doença
Higiene bucal pobre
                                           │
                                           ▼
                           Imunidade inata e
                           adaptativa protetora
                                           │
Imunidade inata e/ou adaptativa            ▼
não protetora e/ou deletéria  →  Gengivite  →  Supressão da doença
                              ↗
Fatores ambientais            │
e sistêmicos                  ▼
                           Imunidade inata e
                           adaptativa protetora
                                           │
                                           ▼
                           Periodontite  →  Supressão da doença
```

Quadro 1.2: Modelo da imunopatogênese periodontal. Ambas as respostas inata e adaptativa podem promover a progressão patogênica ou resultar em supressão da doença. O caminho seguido depende de fatores ambientais (como o hábito de fumar) ou sistêmicos (como desvios ou vieses genéticos, presença de certas doenças sistêmicas, estresse e outros), ou ambos.[11]

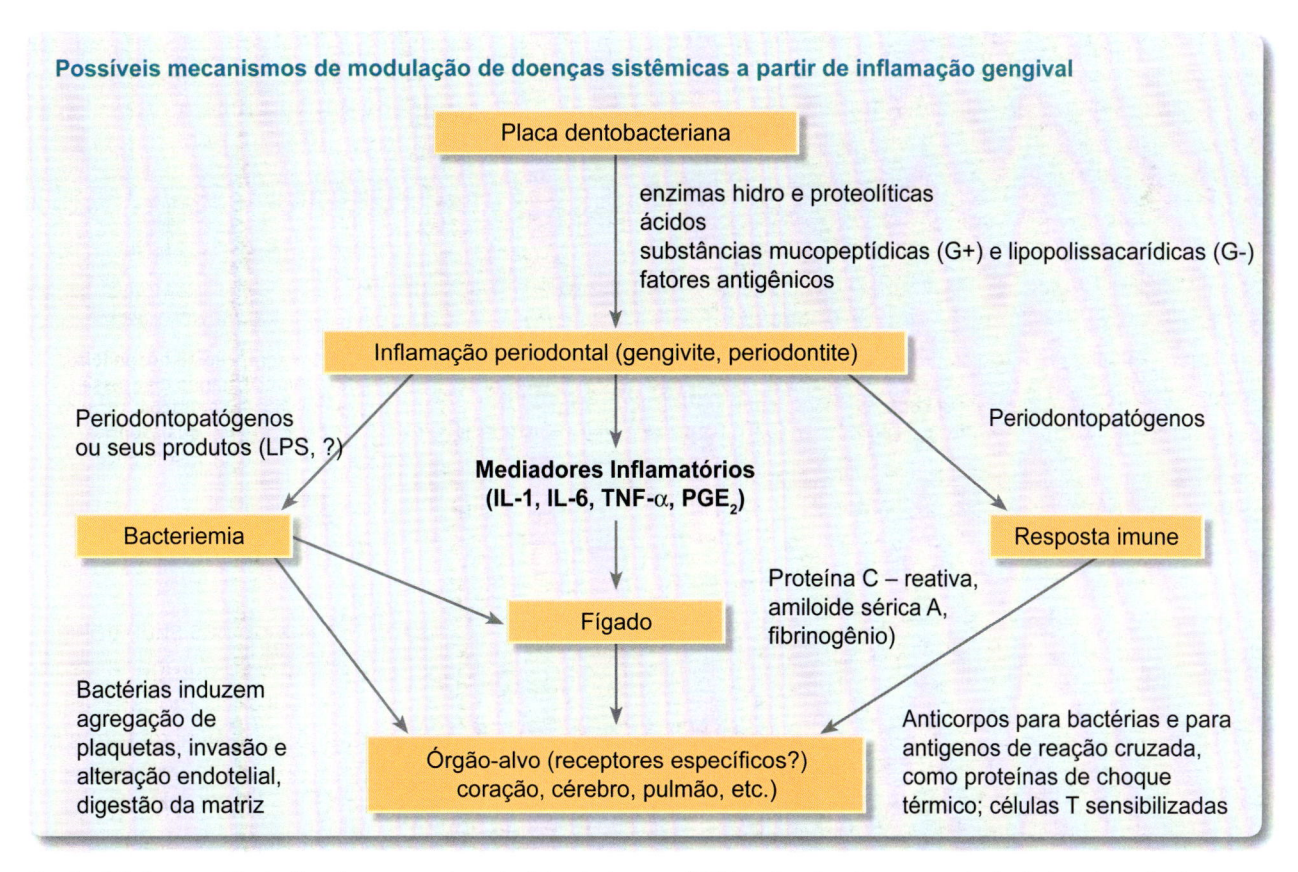

Possíveis mecanismos de modulação de doenças sistêmicas a partir de inflamação gengival

```
                    Placa dentobacteriana
                            │
                            │ enzimas hidro e proteolíticas
                            │ ácidos
                            │ substâncias mucopeptídicas (G+) e lipopolissacarídicas (G-)
                            │ fatores antigênicos
                            ▼
            Inflamação periodontal (gengivite, periodontite)
           ╱                │                    ╲
Periodontopatógenos         │              Periodontopatógenos
ou seus produtos (LPS, ?)   ▼
                    Mediadores Inflamatórios
                    (IL-1, IL-6, TNF-α, PGE₂)
      ▼                     │                         ▼
  Bacteriemia               ▼                    Resposta imune
      │                   Fígado                      │
      │           Proteína C – reativa,               │
      │           amiloide sérica A,                  │
      │           fibrinogênio)                       │
      ▼                     ▼                         ▼
Bactérias induzem   Órgão-alvo (receptores        Anticorpos para bactérias e para
agregação de        específicos?)                 antigenos de reação cruzada,
plaquetas, invasão e coração, cérebro, pulmão,    como proteínas de choque
alteração endotelial, etc.)                       térmico; células T sensibilizadas
digestão da matriz
```

Mediadores Inflamatórios (IL-1, IL-6, TNF-α, PGE$_2$)

Quadro 1.3: Esquema ilustrativo de como a placa dentobacteriana e a DPIM podem funcionar como fonte de translocação de mediadores inflamatórios, de periodontopatógenos e/ou de seus produtos e atuar na estimulação da resposta imune, gerando as condições capazes de criar uma via de duas mãos entre a DPIM e a resposta geral do organismo humano.
Fonte: Modificado de Scannapieco[12]

Portanto, essa parece ser a base científica que dá suporte à Medicina Periodontal, justificando a proposta de Offenbacher e Beck[9], segundo os quais

> *uma mudança importante no paradigma da Odontologia é considerar que o cuidado odontológico pode envolver muito mais do que apenas salvar dentes e sorrisos. Como uma profissão, subitamente podemos nos lançar na corrente principal da Medicina e nos itens de cuidados médicos, caso a necessidade médica dos cuidados periodontais torne-se uma realidade. Por essas razões, é necessário que mais pesquisas sejam feitas com urgência, de modo que possamos compreender quais as pessoas que estão sob risco, por que estão sob risco e como podem ser mais bem tratadas.*

Evidentemente, essas observações ilustram a importância de se elaborar tratamento capaz de restabelecer as características periodontais mais compatíveis com o comportamento homeostático natural e com os requerimentos básicos para a efetividade máxima dos procedimentos de prevenção rotineiros, sejam profissionais ou, principalmente, individuais.

Em última análise, idealmente há que se restabelecer as características genômicas e constitucionais criadas pela natureza para permitir a proteção adequada ao periodonto marginal, resultando na preservação da integridade da crista óssea, o que é representado pelas distâncias biológicas do periodonto marginal, conforme definidas por Ingber[13] e Ingber, Rose e Coslet.[14] É necessário ter em mente que a melhor proposta terapêutica deve incluir, sem dúvida, o objetivo máximo de reproduzir essas características tal e qual foram codificadas pela natureza humana.

Considerando as dificuldades de higiene oriundas da própria colocação de trabalhos restauradores, associadas ao fato de que a presença de sulcos gengivais com profundidades clínicas acima de 2,5 mm é incompatível com a higiene oral adequada[184], é fácil conceber que a manifestação das distâncias biológicas periodontais é fundamental na preservação da saúde quando o indivíduo requer a reconstrução dental terapêutica e/ou protética.

Entretanto, essas soluções periodontais e restauradoras devem incluir como objetivo obrigatório o estabelecimento de características estéticas compatíveis, permitindo harmonizar aspectos de natureza psicossocial do indivíduo, favorecendo, assim, a reintegração do indivíduo à sociedade.

Por essas razões, o planejamento periodontal, tendo em vista tratamentos estético e protético, está intimamente associado ao fato de o comprometimento periodontal envolver ou não a reconstrução protética e a própria estética, merecendo consideração particular a excelência de conseguir compatibilizar resultados estéticos com o provimento de condições fisiológicas de saúde periodontal, representadas principalmente pela formação de sulco gengival fisiológico. Dentro dessa harmonia estético-funcional, haverá as condições próprias e precisas para a manutenção da higiene oral e, por conseguinte, da saúde periodontal. Com isso, é possibilitada ao paciente a preservação do trabalho reabilitador em longo prazo, mesmo a expensas de não ser necessário submetê-lo a um regime de terapêutica periodontal de assistência profissional com sessões em curto prazo, uma vez que grande parte dos pacientes não comparece a regimes estritamente rigorosos.

Fundamentalmente, as distâncias biológicas periodontais podem estar comprometidas por envolvimento periodontal ou dental, o que exige, evidentemente, abordagens terapêuticas diferentes, influenciadas tanto por condições funcionais quanto estéticas.

Quando as condições locais são favoráveis à preservação ou à recuperação de estética adequada, o envolvimento periodontal pode ser abordado por procedimentos cirúrgicos, sejam ressectivos, na ausência de comprometimento significativo do suporte periodontal, sejam regenerativos, quando houver esse comprometimento ou a presença de defeitos ósseos passíveis de regeneração periodontal.

Entretanto, o tratamento cirúrgico ressectivo desse envolvimento apresenta dois sérios inconvenientes à sua indicação: a necessidade de extensão de osteotomia aos dentes vizinhos daquele(s) envolvido(s), acompanhada por posicionamento apical da margem do retalho e a consequente implicação estética da osteotomia, produzindo aumento do comprimento da fração dental supragengival (a partir do fundo do sulco gengival histológico), que corresponde à coroa clínica aparente.

Dessa forma, os procedimentos cirúrgicos corretivos somente encontram indicação precisa em casos nos quais a reconstrução terapêutica ou protética dos dentes envolvidos permita produzir redução no comprimento das coroas em extensão correspondente ao deslocamento apical da margem gengival, sem perda das características oclusais funcionais, principalmente daquelas associadas às excursões mandibulares funcionais. Ao mesmo tempo, as margens gengivais nas faces livres e proximais devem ter contorno apropriado para restabelecer a linha do sorriso de forma harmoniosa com a estética e a fonação, ao mesmo tempo em que protegem o indivíduo de expelir gotículas de Pflüg durante a fonação. Idealmente, a linha do sorriso do paciente deve permitir a visualização de até 3 mm de gengiva, com harmonia simétrica da margem gengival, ao mesmo tempo em que a papila gengival deve evitar ou dissimular a formação do triângulo negro.

Objetivamente falando, a indicação desse tratamento periodontal cirúrgico está bem enquadrada para indivíduos que apresentam comprometimento das distâncias biológicas em áreas com trespasse horizontal e vertical produtores de grande desoclusão, além de exibirem linha do sorriso que deixa à mostra grande faixa de gengiva.

Quando essas condições não estão presentes, a proposta emanada neste trabalho é a de criar tais condições por meio da movimentação coronal ortodôntica dos dentes, pois a formação de todo o complexo periodontal é viabilizada pela natureza justamente pela erupção dental.[15] Como os comprometimentos das distâncias biológicas de modo geral não são uniformes ao redor de todos os dentes, após perpetuar a nova posição dental assumida, usualmente o tratamento deve ser acompanhado por complementação cirúrgica para a harmonização dos tecidos marginais relacionada à estética e à formação de sulco gengival raso, conforme idealizado por Passanezi em 1972 e apresentado por Passanezi e colaboradores[16] em 1974.

Nesses casos, embora se julgue importante a magnitude e duração da força e a extensão do movimento, não se encontra na literatura a correlação desses fatores com os diferentes tipos de comprometimento porventura existentes e que pudessem gerar variações metodológicas de abordagens terapêuticas.

Assim, fundamentado em mais de 35 anos de observações, procurou-se estabelecer uma racionalização metodológica do movimento ortodôntico em função do tipo de envolvimento das distâncias biológicas, ora associado a comprometimento dental (fraturas, cáries extensas, perfurações endodônticas, preparos terapêuticos ou protéticos e reabsorção dental externa, todos em nível subgengival excessivo), ora a comprometimento periodontal (bolsas periodontais supra e infraóssea e recessão gengival localizada e generalizada), além da perspectiva atual de favorecer a reconstrução óssea em áreas estratégicas de dentes a serem extraídos e substituídos por implantes osseointegrados ou próteses fixas convencionais. Talvez, nesse contexto, seja possível enquadrar também a possibilidade da regeneração óssea em áreas críticas associadas a detalhes anatômicos locais, como áreas de estruturas nervosas e principalmente de proximidade do seio maxilar, cuja pneumatização pode representar problemas para a instalação de implantes osseointegrados. Há que se destacar, ainda, a importância do procedimento para a solução de casos de pacientes especiais, que não podem ser submetidos a procedimentos mais invasivos do meio interno, com riscos potenciais à sua saúde geral.

Para os casos de comprometimento dental, partiu-se da premissa que a recuperação das distâncias biológicas requer a exposição da superfície dental em nível supraósseo adequado. Portanto, o movimento ortodôntico visa extruir o dente em extensão suficiente para que cerca de 2 a 3 mm da estrutura dental saudável imediatamente apical à área do comprometimento dental seja colocada para fora do alvéolo.

Para os casos de bolsas periodontais e recessão gengival, é desejável que o periodonto acompanhe o movimento, quer eliminando a bolsa na primeira condição, quer recuperando o nivelamento da crista óssea alveolar, com consequente redução na altura da coroa clínica aparente na segunda condição.

Ressalte-se, de imediato, que o movimento ortodôntico é acompanhado ao redor de todo o dente pelo nível da margem gengival e do tecido ósseo, na extensão total ou parcial do movimento, de modo que a morfologia periodontal é amoldada pela nova posição dental adquirida.

A qualidade e a quantidade dessas alterações estruturais dos tecidos periodontais parece ser dependente não só da extensão do movimento dental, como da sua velocidade de realização, de forma que se optou por proceder a dois tipos de movimentos ortodônticos coronais (aqui denominados tração coronal):

- tração coronal rápida, para os casos de comprometimento dental;
- tração coronal lenta, para os casos de comprometimento periodontal.

Para ilustrar a racionalização terapêutica que envolve a recuperação das distâncias biológicas foram usados casos clínicos englobando os vários tipos de envolvimento. Foram também discutidos os aspectos relacionados à metodologia e a suas implicações biológicas e clínicas, visando a propiciar melhor elucidação à aplicabilidade dessa terapêutica.

BASES BIOLÓGICAS PERIODONTAIS

CAPÍTULO 2

Há muito tempo tem-se considerado que a saúde das estruturas periodontais marginais é amplamente dependente não só da fisiologia do sulco gengival, que está diretamente relacionada à sua profundidade e constituição, envolvendo, pois, o comportamento do periodonto de proteção, como também do periodonto de sustentação, que representa o verdadeiro fator de preservação do dente em estado de suspensão dentro do alvéolo.

Esse fato reflete-se, ainda, na influência que apresenta a profundidade do sulco gengival sobre a capacidade do indivíduo de manter os dentes limpos, a ponto de Waerhaug[4] ter considerado que, em áreas com profundidades de sondagem de 3 mm ou mais, a melhor filosofia terapêutica é a eliminação cirúrgica da bolsa periodontal, quando se deseja propiciar condições para que o indivíduo possa higienizar corretamente os dentes. Esse autor foi mais além ainda ao participar, logo depois[5], de um simpósio sobre eficácia da terapêutica periodontal, quando considerou que não se consegue higiene oral adequada em áreas com mais de 2,5 mm de profundidade do sulco gengival. Ressalte-se a perspectiva de que a consideração do autor parece referir-se à profundidade clínica de exploração do sulco gengival (Quadros 2.1, 2.2 e 2.3).

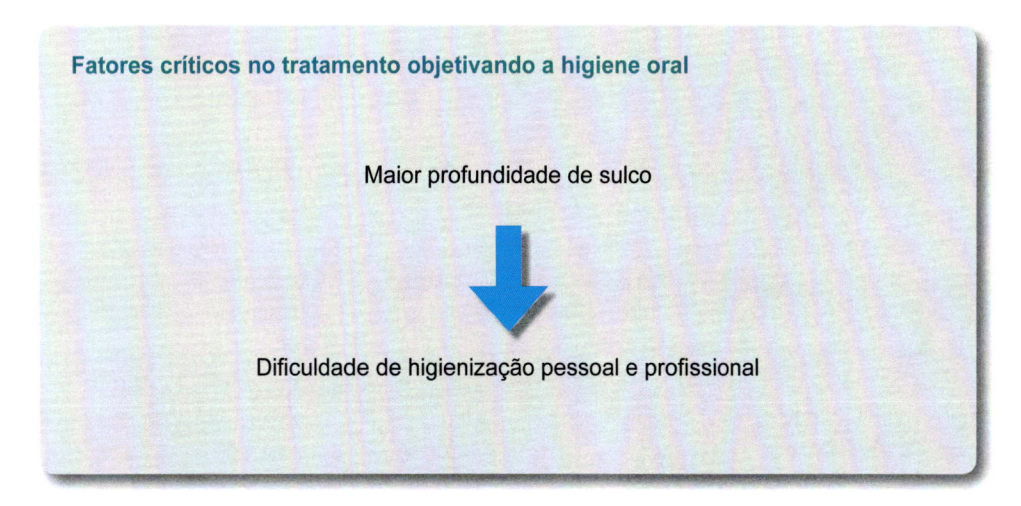

Fatores críticos no tratamento objetivando a higiene oral

Maior profundidade de sulco

⬇

Dificuldade de higienização pessoal e profissional

Quadro 2.1: Conclusão de Waerhaug quanto à correlação entre a profundidade do sulco gengival clínico e a capacidade individual de higiene oral.[4]

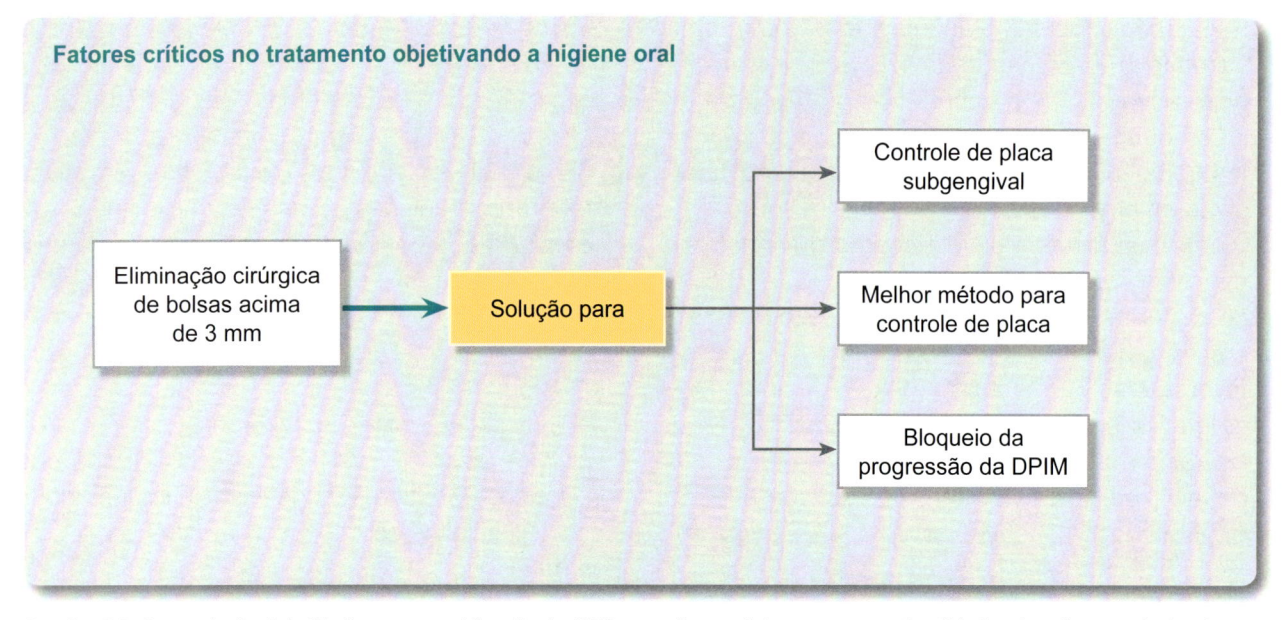

Fatores críticos no tratamento objetivando a higiene oral

Eliminação cirúrgica de bolsas acima de 3 mm → Solução para:
- Controle de placa subgengival
- Melhor método para controle de placa
- Bloqueio da progressão da DPIM

Quadro 2.2: Proposta final de Warhaug, em publicação de 1978, quando concluiu que para profundidades de sulco gengival acima de 3 mm a melhor terapêutica para propiciar condições de higiene ao paciente é a eliminação cirúrgica da bolsa periodontal.[4]

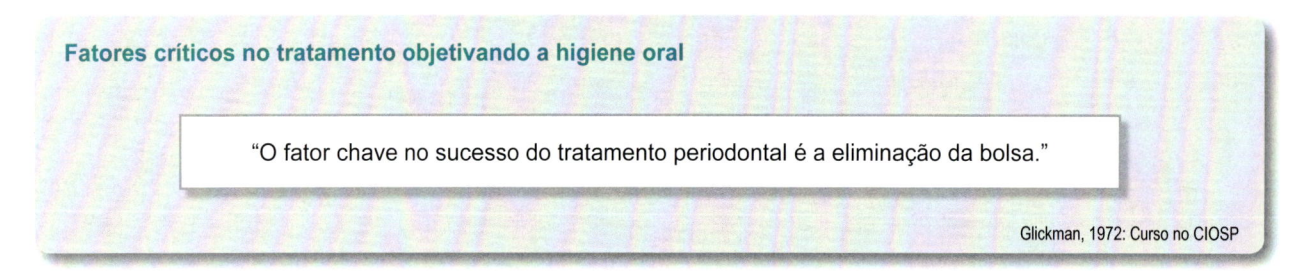

Fatores críticos no tratamento objetivando a higiene oral

"O fator chave no sucesso do tratamento periodontal é a eliminação da bolsa."

Glickman, 1972: Curso no CIOSP

Quadro 2.3: Quadro representativo da proposta aceita por esta equipe para combinar as conclusões de Waerhaug com a filosofia de Glickman, apresentada em seus livros de texto.

Assim, assume vital importância o conhecimento de como se preserva a homeostasia periodontal marginal e quais são os fatores que influenciam esse comportamento. Por sua vez, a perda do suporte periodontal reflete-se na alteração da relação coroa clínica/raiz clínica, podendo levar à mobilidade dental progressiva, comprometendo a homeostasia periodontal marginal e pondo em cheque a subsistência do dente no alvéolo. É destacada, então, a importância da preservação da homeostasia do periodonto de sustentação e dos fatores que a determinam.

HOMEOSTASIA DO PERIODONTO MARGINAL

É mister salientar que a região periodontal marginal é considerada um ponto crítico no comportamento fisiológico do ser humano por apresentar peculiaridades associadas à necessidade de manutenção do selamento do meio interno. De modo geral, em todo o organismo humano o selamento do meio interno é feito pelo recobrimento epitelial, que funciona como barreira protetora desse meio. Entretanto, o ponto no qual o dente aflora na cavidade oral representa a única área do corpo humano na qual o epitélio tem a sua continuidade bloqueada por uma estrutura dura, formando uma solução de continuidade epitelial que poderia pôr em risco a saúde periodontal. Para oferecer a proteção adequada ao meio interno, prevenindo processos de perda óssea marginal, a natureza estabeleceu uma diferenciação estrutural, arquitetural e topográfica dos tecidos, com a finalidade de manter o vedamento do meio interno em relação ao externo, resultando daí a adaptação epitelial sob a forma de epitélio juncional. Todavia, esse mecanismo adaptativo resulta, também, na formação de um sulco gengival raso, que desenvolve microbiota indígena típica, capaz de incitar respostas defensivas do organismo.

A homeostasia do periodonto marginal está definitivamente associada à existência do sulco gengival, cujas características topográficas e arquiteturais requerem o equilíbrio biológico entre a agressão de fatores externos e a resposta defensiva do meio interno. Esse mecanismo de interação homeostático direcionado para o sulco gengival em parte é evidenciado pelo fato de que, em uma boca saudável, cerca de 30.000 neutrófilos por minuto ganham acesso à área do sulco gengival, de acordo com Schroeder, conforme citado por Carmichael e colaboradores.[17]

Além disso, outros mecanismos de defesa dessa área foram projetados pela natureza, tais como a participação do fluido gengival, desempenhando atividades de caráter bioquímico enzimático, proteico, de limpeza mecânica, de variação do pH e imunológico, principalmente com a saída de IgG e IgM e frações do complemento.[18] Dessa forma, há que se considerar que a simples ocorrência desses processos não representa necessariamente a manifestação de processos patológicos, podendo se tratar justamente do comportamento homeostático que mantém o estado de saúde das estruturas. Em outras palavras, a simples identificação histopatológica de elementos de defesa no tecido gengival (incluindo células inflamatórias) não é condição *sine qua non* da manifestação de inflamação gengival, sendo necessária a ocorrência de perda de substância para que se possa caracterizar um processo patológico.[10] Nesse contexto, é importante relembrar que o sulco gengival é habitado por uma microbiota bacteriana indígena, cuja ação agressiva é policiada pelo mecanismo homeostático, de modo que a saúde é mantida enquanto perdurar o estado de equilíbrio entre a ação agressiva dessas bactérias de baixo potencial patogênico e a resposta defensiva do organismo.

Talvez essas considerações pudessem pôr em dúvida a existência das chamadas bactérias saprófitas e simbiontes, passando a considerá-las simplesmente com maior ou menor potencial patogênico, uma vez que, para permitir o controle dessa ação bacteriana parece ser fundamental que se impeça o aumento numérico das bactérias no sulco gengival, evitando que elas possam colonizar a superfície dental e se perpetuar sob a forma de placa dentobacteriana, assim sobrepujando a resposta defensiva. Como se sabe, embora as bactérias presentes não exibam alta potencialidade patogênica, o seu estímulo agressivo é constante e permanente, uma vez que a superfície dental sobre a qual ela se assenta não apresenta renovação, perpetuando a placa dentobacteriana formada. Uma evidência provável do papel patogênico dessas bactérias indígenas do sulco gengival pode ser extraída do fato de que indivíduos portadores de deficiência imune adquirida são sujeitos ao desenvolvimento de quadros de periodontite agressiva.

De qualquer maneira, quando ocorre formação de placa dentobacteriana, há desenvolvimento de processos infecciosos periodontais marginais, podendo levar à formação de bolsa periodontal, na qual o aumento da profundidade do ambiente leva à dificuldade, senão à impossibilidade, de controle da ação bacteriana.

Talvez por isso, até por volta dos anos de 1950, o tratamento periodontal foi direcionado para a eliminação cirúrgica da bolsa periodontal por procedimentos que visavam à ressecção da parede mole da bolsa ou que incluíam a correção da arquitetura óssea marginal para evitar a reformação da bolsa periodontal.[19,20] Entre os propósitos do tratamento estavam incluídas a reformação de sulco gengival raso, bem como a forma apropriada da gengiva marginal, para que se pudesse ter função normal do periodonto de proteção.[21]

Tais fatos parecem mostrar a importância do mecanismo de união do periodonto de proteção às estruturas mineralizadas com as quais se relaciona, envolvendo o esmalte dental, o cemento e o osso alveolar, podendo incluir a dentina.

Nesse contexto, vale lembrar que esse mecanismo por muito tempo foi considerado como sendo efetivado pela chamada aderência ou inserção epitelial, até que Marfino, Orban e Wentz[22] descreveram a junção dentogengival, que incluía a aderência epitelial e o tecido conjuntivo como elementos componentes do mecanismo de união da gengiva ao dente.

Em sequência, Gargiulo, Wentz e Orban[23] determinaram histologicamente as medidas médias da profundidade do sulco gengival, do comprimento da aderência epitelial (epitélio juncional) e da área de fibras de Sharpey do ligamento gengival ou ligamento de Köllicker[1], conhecida como área de inserção conjuntiva. Essas áreas mensuradas passaram a ser denominadas mais comumente distâncias biológicas[14,20], às quais se acrescentou, posteriormente, a área da gengiva ceratinizada, usando a designação de distâncias fisiológicas do periodonto marginal[2] (Figura 2.1).

Em uma análise preliminar e elementar, parece racional inferir que a manifestação dessas distâncias reflete exatamente a expressão fenotípica do padrão biológico constitucional do indivíduo, refletindo, assim, o projeto elaborado pela natureza para viabilizar a presença do dente na cavidade bucal, não só sem que haja o contato direto do meio interno com o externo, mas também permitindo a organização estrutural dos tecidos que se coadune com o mecanismo homeostático especialmente elaborado por isso e para isso.

Como dito anteriormente, tal imbricação biológica ocorre, provavelmente, em função do fato de que o local onde o dente perfura a mucosa bucal parece ser o único do organismo no qual se forma uma solução de continuidade no epitélio, gerando a necessidade do estabelecimento de um mecanismo de defesa particularmente destinado para o controle homeostático da área.

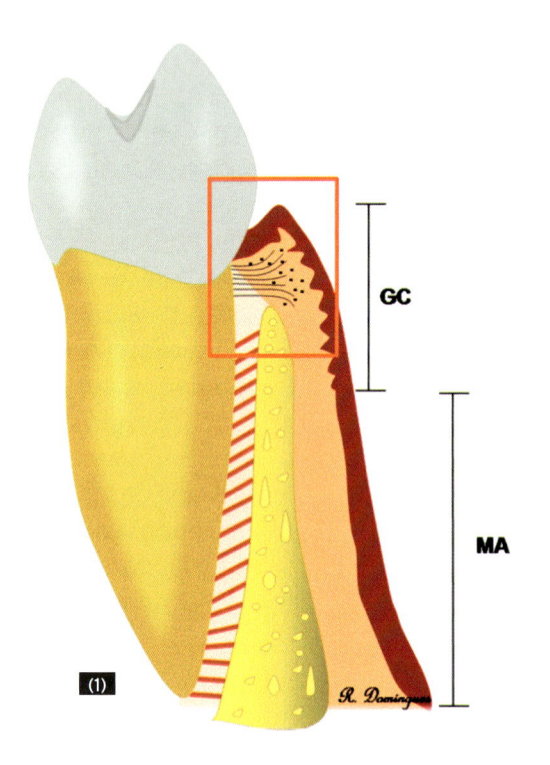

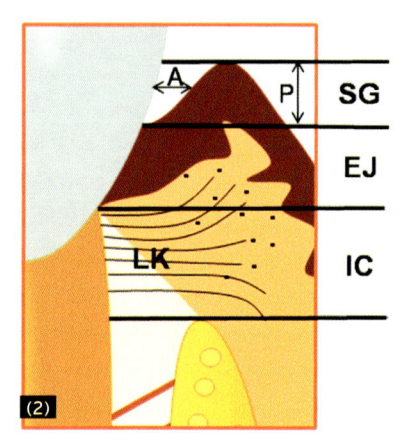

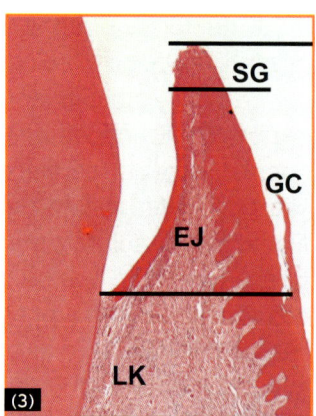

GC = gengiva ceratinizada	LK = ligamento de Köllicker
MA = mucosa alveolar	A = amplitude do sulco gengival
SG = sulco gengival	P = profundidade do sulco gengival
EJ = epitélio juncional	
IC = inserção conjuntiva	Em (3), coloração HE com aumento de 15X

FIGURA 2.1. Esquemas ilustrativos do periodonto de proteção e sustentação, com destaque para as distâncias biológicas, (1) e (2) e a correspondência com a ilustração histológica marginal (3). Em (1) e (2), pode-se ver que a área de acesso ao meio interno localiza-se junto ao dente pela formação do sulco gengival, cuja profundidade e amplitude são críticas por criarem ambiente disponível favorável para o desenvolvimento e *habitat* de microbiota indígena. Observe que a área destinada pela natureza para suportar a margem gengival firme contra o dente encontra-se dela separada pelo epitélio juncional e pelo sulco gengival. Como o selamento biológico do epitélio contra o dente depende da capacidade do conjuntivo de manter a justaposição desse epitélio ao dente, quanto mais afastada a margem gengival estiver da área de inserção conjuntiva, tanto maior será a profundidade do sulco gengival. Essa é uma das razões pela qual a presença de alguma fração de tecido conjuntivo entre as vertentes dental e oral do epitélio, como se vê em (3), é importante na homeostasia periodontal marginal. Entretanto, a maior ou menor rigidez do tecido mole contra o osso é fator dependente da qualidade e da quantidade do tecido mole sobre ele assentado. Isso significa que o volume de tecidos moles supra-alveolares, combinado com a quantidade e qualidade da gengiva ceratinizada como um todo, são os fatores que influenciam diretamente as características estruturais dos tecidos voltados contra o dente, determinando, por assim dizer, a profundidade e a amplitude do sulco gengival, o comprimento do epitélio juncional e o comprimento da área de inserção conjuntiva, que são as distâncias biológicas voltadas contra o dente. Essa pode ser a razão pela qual, em áreas de septos ósseos delgados e gengiva fina, há maior tendência de desenvolvimento de recessão gengival, pois diminui a distância da margem gengival à crista óssea, como mostrado por Mendonça[99], tornando crítica a preservação da integridade óssea dessa área e da própria margem gengival. A análise conjunta de (1), (2) e (3) é o reflexo dessas considerações.

Nesse contexto, é válido aceitar que o sulco gengival raso, com forma e função normal, reflete a manifestação clínica das distâncias biológicas do periodonto marginal, as quais foram acrescidas com a quantidade adequada de gengiva inserida para estabilizar a margem gengival.[2,24] Porém, destaca-se ainda um aspecto de importância no estabelecimento da extensão das distâncias biológicas, representado pela espessura da gengiva ceratinizada[25,26], que provavelmente atua em interdependência com a quantidade de gengiva ceratinizada.

Trabalhando sob a orientação de Passanezi, Mendonça[26] mostrou, por meio de determinação com sonar de tecidos moles, que o volume de tecidos moles sobre a crista óssea é o principal fator no estabelecimento das distâncias biológicas do periodonto marginal. Quase certamente é este o fator determinante da formação de bolsa periodontal ou do desenvolvimento de recessão gengival quando as distâncias biológicas sagradas do periodonto marginal são invadidas por quaisquer tipos de envolvimentos, conforme proposto por Waal e Castellucci[27]; Maynard e Wilson[2]; Neder[28]; Passanezi e colaboradores[29] e por Tarnow e colaboradores[30].

Cumpre mencionar que, neste livro, será usada a classificação proposta por Löe e Listgarten[31], segundo a qual a divisão em gengiva marginal livre e gengiva inserida deve ser abolida, pois a fração de estrutura que não está unida biologicamente ao dente é tão ínfima em relação à fração global de tecido ceratinizado que não justifica essa divisão.

Em função dessas considerações, pode-se perceber a importância de conhecer o significado biológico estrutural e funcional das diferentes áreas que compõem as distâncias biológicas do periodonto marginal. Essa conscientização é fundamental para o estabelecimento do suporte científico biológico que irá propiciar o *background* necessário para que o profissional possa elaborar não só medidas preventivas efetivas na preservação da saúde do periodonto marginal, como também o plano de tratamento para o restabelecimento clínico do padrão normal, possibilitando assim as condições mínimas necessárias à criação e à preservação das características de saúde periodontal, favorecendo a manifestação de processos homeostáticos e a efetividade da higiene oral individualmente.

Sulco gengival

Durante o movimento de erupção dental, ainda no meio interno, ocorre aproximação das camadas basais do epitélio reduzido do órgão de esmalte e do epitélio oral adjacente, provavelmente suscitando troca de informações via substâncias de sinalização, que resultam na manifestação de atividade mitótica aumentada nessas camadas, acarretando como produto final a união entre elas.[31,32] A formação dessa extensa zona epitelial na região central da face oclusal ou incisal do dente em questão[33] leva à falta de nutrição do epitélio das porções mais centrais, que se encontram mais afastadas do ambiente de hidratação a partir da transudação dos vasos do tecido conjuntivo distante. Essa nutrição deficiente produz degeneração e esfoliação das células epiteliais dessas porções, produzindo assim o aparecimento do dente na cavidade oral (Figura 2.2).

Entretanto, uma fração do epitélio de união ao dente, que se estende até a junção cemento-esmalte, continua promovendo o selamento contra o dente, isolando o contato direto do meio externo com o interno. Esse selamento parece ser amplamente dependente da qualidade e da quantidade de fibras colágenas da lâmina própria, tanto na área de inserção conjuntiva como na união da gengiva com o osso alveolar, razão pela qual gradualmente aumenta a densidade do colágeno gengival, como parte do mecanismo adaptativo de união dentogengival. Mendonça[26] mostrou que o aumento da quantidade e do conteúdo de colágeno (qualidade) da gengiva ceratinizada provavelmente resulta na formação de epitélio de união de maior comprimento, talvez por ser maior a força de coesão da margem gengival ao dente, porém, implica no aumento da profundidade de exploração do sulco gengival em áreas de septos ósseos espessos.

É interessante a observação de Barroso[34] de que a ocorrência de migração coronal da margem gengival de enxertos autógenos livres de gengiva (*creeping attachment*/Figura 2.3) não produziu aumento da profundidade do sulco gengival clínico, talvez por se tratar de áreas com septos ósseos delgados, porém, definitivamente influenciaram o dimensionamento das distâncias biológicas, confirmando o aumento da força de coesão da margem gengival ao dente quando se produz aumento da quantidade e qualidade da gengiva ceratinizada. Tendo considerado que a área de inserção conjuntiva é a que apresenta maior estabilidade dimensional, a autora conjeturou o aumento no comprimento do epitélio juncional, dentro dos limites do padrão constitucional individual, de modo que sugeriu ser o *creeping attachment* o fenômeno de restabelecimento das distâncias biológicas voltadas contra o dente nas magnitudes máximas dos seus limites fisiológicos constitucionais.

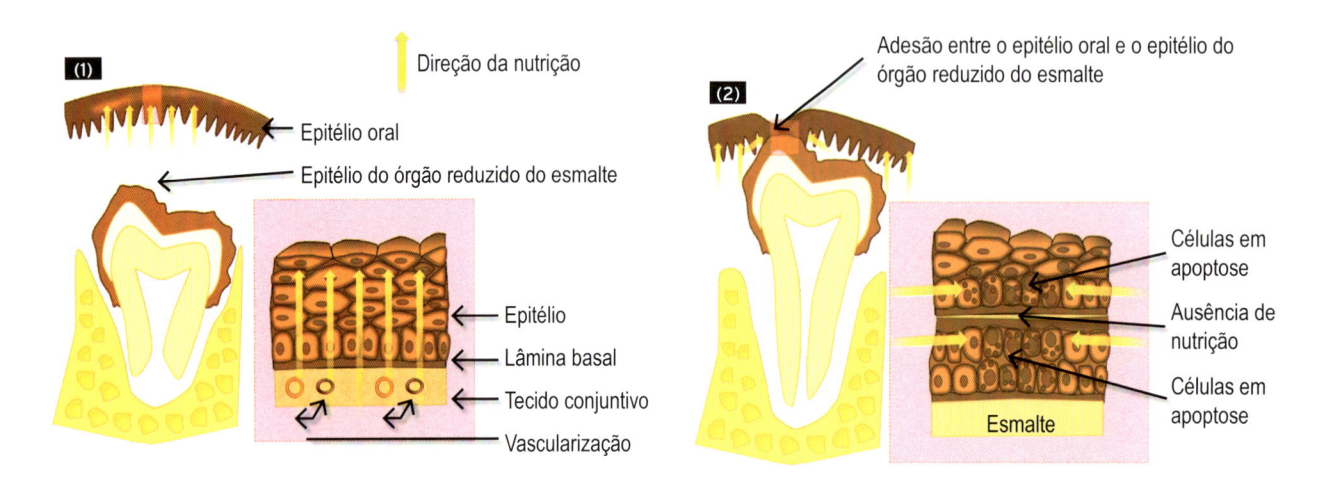

FIGURA 2.2. Erupção dental e formação do epitélio juncional. (1) Durante a formação do dente, ainda em seu estado intratecidual, a estrutura do esmalte encontra-se isolada do contato com o tecido conjuntivo adjacente pelo epitélio reduzido do órgão de esmalte. Teleologicamente, à medida que o dente se movimenta em direção coronal em resposta à formação do periodonto de sustentação, especificamente das fibras colágenas do ligamento periodontal (Thomas), a aproximação do epitélio reduzido do esmalte ao epitélio oral gera a troca de informações, provavelmente citocinas-mediadas, entre as duas estruturas, resultando na fusão epitelial em toda a área coronal de maior proximidade entre esses epitélios, como se observa em (2). Como o epitélio é avascular, as células mais centrais dessa área passam a ressentir-se da falta de nutrição e entram em degeneração metabólica, esfoliando para a cavidade oral, permitindo assim o afloramento do dente nessa cavidade oral (3). Nesse momento, o remanescente do epitélio reduzido do órgão do esmalte, ainda unido ao dente, entra em contato com agentes agressivos de quaisquer naturezas presentes na cavidade oral e, por isso, experimenta uma série de alterações fisiológicas adaptativas para favorecer o selamento do meio interno, resultando no desenvolvimento do epitélio juncional. Portanto, como se infere da apresentação de Cohen[23], o epitélio juncional, outrora chamado inserção ou aderência epitelial, é uma estrutura vestigial remanescente do epitélio reduzido do órgão de esmalte.

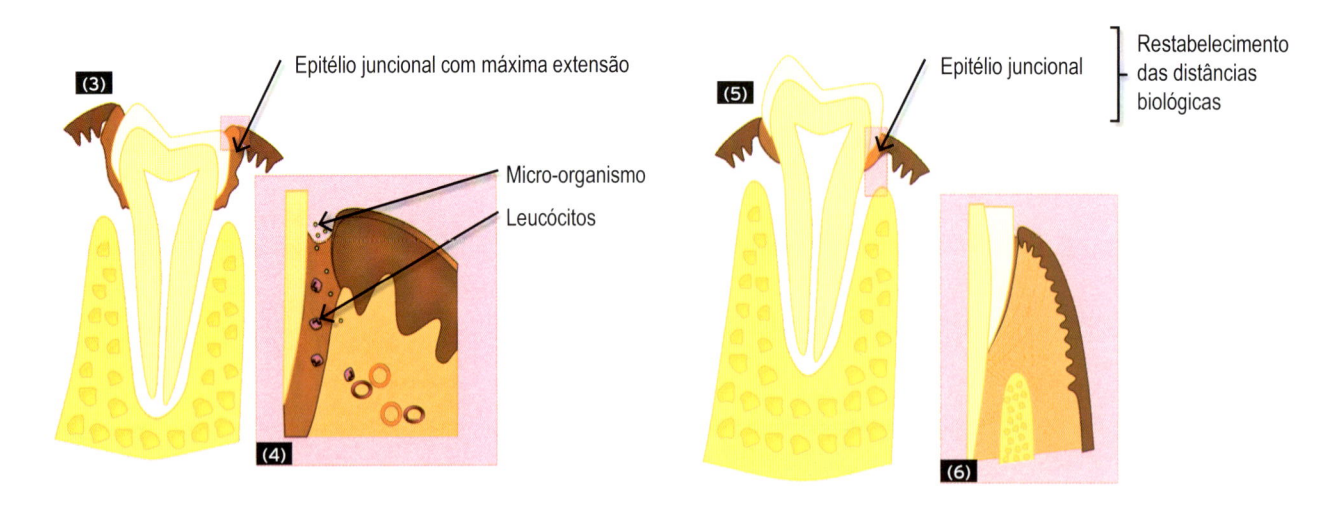

FIGURA 2.2. (3) Quando o dente aflora na cavidade oral, não só uma fração marginal do tecido se desgarra do dente formando o sulco gengival, como o comprimento do epitélio juncional é máximo, gradualmente diminuindo com o movimento coronal de erupção dental. (4) Nesse momento, a área de união do epitélio ao dente está vulnerável e experimenta o ataque de agentes agressivos, inclusive bacterianos, podendo induzir respostas inflamatórias defensivas, inclusive com alguma elevação ocasional da temperatura corporal. Tanto o sulco gengival como o epitélio juncional adquirem dimensões definitivas quando o dente alcança o plano oclusal (5), consolidando-se as dimensões das distâncias biológicas dentro de suas características genéticas e constitucionais (6). Como a formação óssea é influenciada pela fração de tecido conjuntivo inserido entre o epitélio juncional e a crista óssea, é provavelmente por essa razão que a crista óssea desenvolve característica topográfica em curva parabólica, situando-se mais coronalmente nas áreas interproximais do que nas regiões dos septos radiculares, acompanhando, assim, a curva da junção cemento-esmalte.

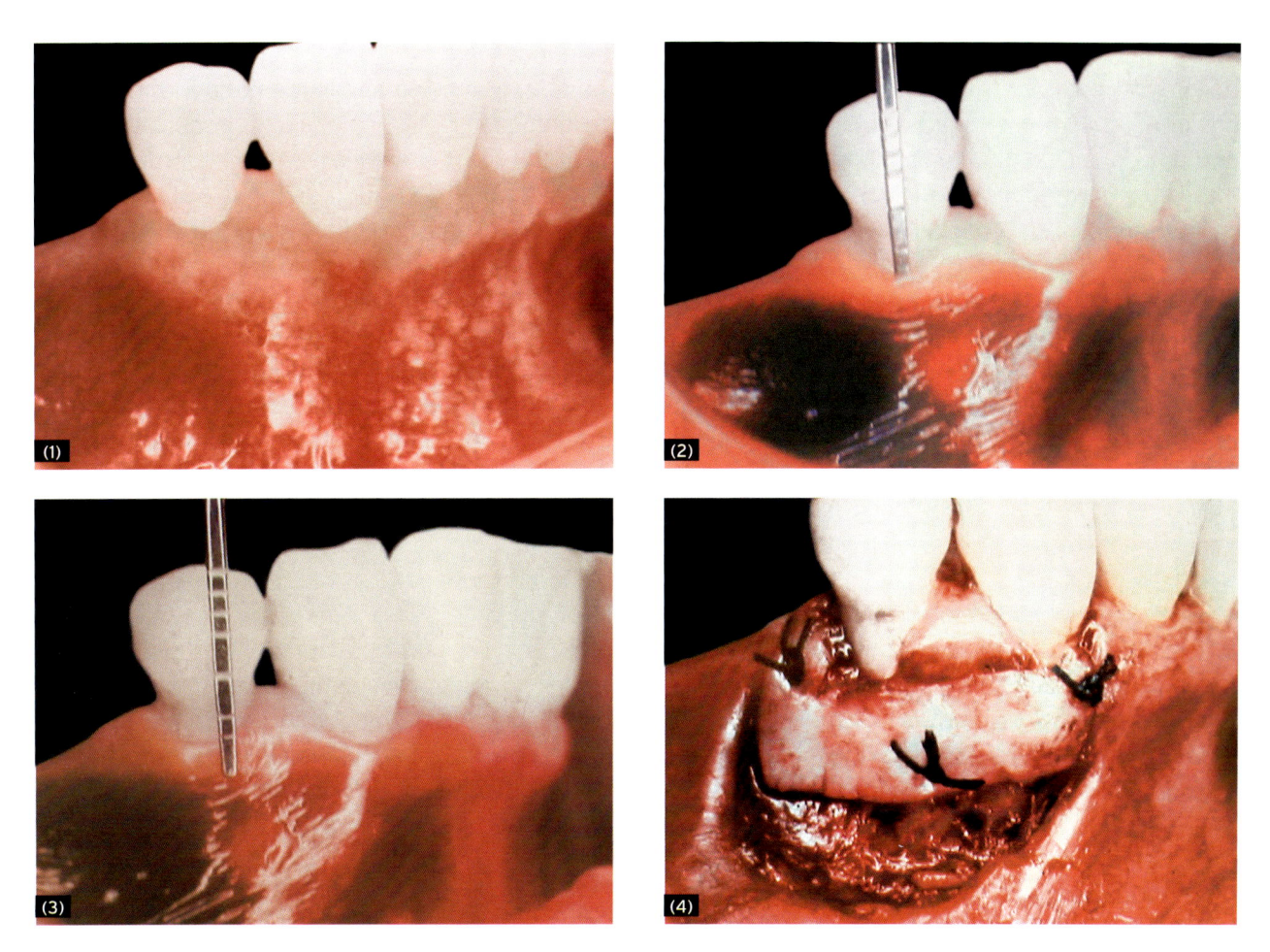

FIGURA 2.3. Caso clínico de paciente para reconstrução protética apresentando insuficiência de gengiva ceratinizada conforme proposta de Maynard e Wilson[93]. Observe em **(1)**, **(2)** e **(3)** que o paciente apresenta faixa de gengiva ceratinizada menor que 2 mm, aparência de gengiva fina e móvel (atenção em **2**) e, a despeito de não haver quaisquer evidências de doença periodontal infecciosa marginal, a recessão gengival é facilmente caracterizável. O tratamento proposto para a área foi simplesmente o aumento da zona de gengiva ceratinizada por enxerto autógeno livre de gengiva, como se vê em **(4)**.

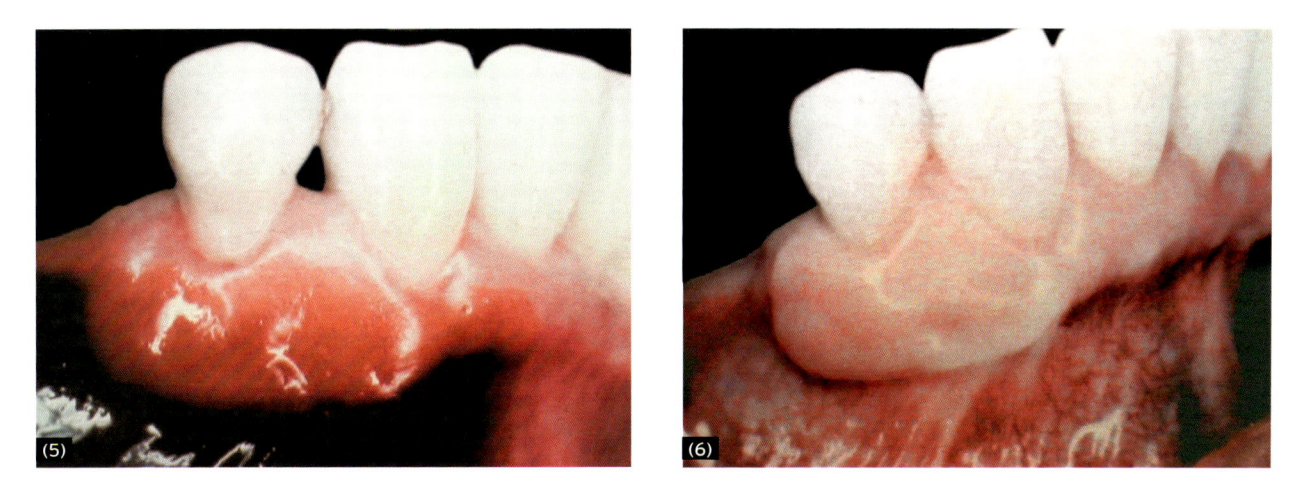

FIGURA 2.3. Resultado clínico respectivamente após 1 e 6 meses da realização do procedimento: observe em **(5)** o estabelecimento de ampla faixa de gengiva ceratinizada, embora a margem gengival concentre-se situada aproximadamente no mesmo nível original, como se evidencia pela coloração com a solução de Schiller. Entretanto, neste trabalho de Pellicano[122] pôde-se observar que as alterações dimensionais maiores ocorrem até o 3º mês pós-operatório, com pequenas alterações subsequentes até 6 meses, tendo evidenciado o processo de crescimento coronal dos tecidos (*creeping attachment*), como se observa em **(6)**. Veja que o processo resultou essencialmente a expensas de se ter criado qualidade e quantidade de GC adequada, indicando o papel relevante, se não determinante, das distâncias biológicas voltadas contra o dente. Não parece difícil acreditar que a criação desse tecido restaura o mecanismo homeostático de proteção da crista óssea e consequentemente protege o periodonto de sustentação contra perdas ulteriores. Relembre-se, uma vez mais, que o esqueleto ósseo é o sustentáculo de todo tecido mole e como tal tecido nobre deve ser preservado.

Essas observações parecem sugerir que a inserção das fibras de Sharpey, tanto no osso como na área do cemento supra-alveolar (área de inserção conjuntiva), é o componente orgânico que mantém a margem gengival firme contra o dente.

Entretanto, em consequência dessas observações, a interposição do epitélio juncional entre a margem gengival e a área de inserção conjuntiva no cemento supra-alveolar deixa a margem gengival afastada da área de inserção conjuntiva, de modo que a força de coesão da gengiva marginal ao dente vai diminuindo em direção coronal, chegando ao ponto de desfazer a sua união biológica ao dente, pois o tecido se destaca da superfície dental em toda sua volta, formando o sulco gengival.

Teleologicamente, pode-se considerar que a formação do sulco gengival possa ser parte do mecanismo homeostático do periodonto marginal para evitar o contato direto de uma estrutura permeável com o ambiente oral, onde inúmeros são os agentes agressivos. Tal concepção, formulada por Passanezi e colaboradores[35], fundamentou-se na observação de que peroxidase animal marcada introduzida em sulco gengival saudável pôde ser identificada no tecido conjuntivo gengival após 10 min[10], corroborando o ponto de vista de Cimasoni[18] de que o epitélio juncional e o epitélio do sulco gengival são permeáveis.

Dessa forma, a presença do epitélio juncional em contato direto com o meio oral poderia pôr em risco imediato a integridade do meio interno, razão pela qual homeostaticamente a manifestação de sulco gengival zero (viabilidade proposta por Lindhe e Karring[32] e Löe e Listgarten[31]) é questionável e indesejável.

Por outro lado, parece racional considerar-se que a profundidade do sulco gengival está diretamente associada à sua integridade fisiológica, pois sabe-se que esse sulco apresenta-se coletado por microbiota indígena, cujo número depende da disponibilidade do espaço vazio do sulco.[36] Dessa forma, em última análise, as dimensões do sulco gengival parecem ser fatores da maior relevância para o aumento numérico das bactérias, favorecendo a formação da placa dentobacteriana e o desenvolvimento da DPIM. Assim, a preservação das características fisiológicas do sulco gengival é amplamente dependente da sua profundidade e da sua amplitude. Em linhas gerais, tem-se ressaltado a importância de sulco gengival raso, em torno de 0,2 a 0,7/0,8 mm[17,37], com média de 0,5 mm[38], e amplitude pequena, da ordem de 0,15 mm[39], embora o sulco gengival definido clinicamente por sondagem tenha profundidade ligeiramente maior (Figuras 2.4 e 2.5).

Dentro desses limites e sendo a microbiota bacteriana intrassulcular de baixa patogenicidade, é concebível que o organismo consiga controlar o seu número por meio do mecanismo homeostático marginal, desde que sejam mantidas as condições básicas que, de modo geral, podem influenciar esse número, principalmente a higiene oral adequada. Caso contrário, as alterações ambientais produzidas interferem na fisiologia do sulco gengival, levando ao aumento numérico das bactérias, que, por sua vez, encontram o ambiente propício do dente para o seu assentamento e multiplicação, pois este apresenta superfície dura não renovável, com características físico-químicas favoráveis à agregação bacteriana e perpetuação dessa situação, permitindo a colonização bacteriana da superfície dental na área subgengival com todas as suas consequências.

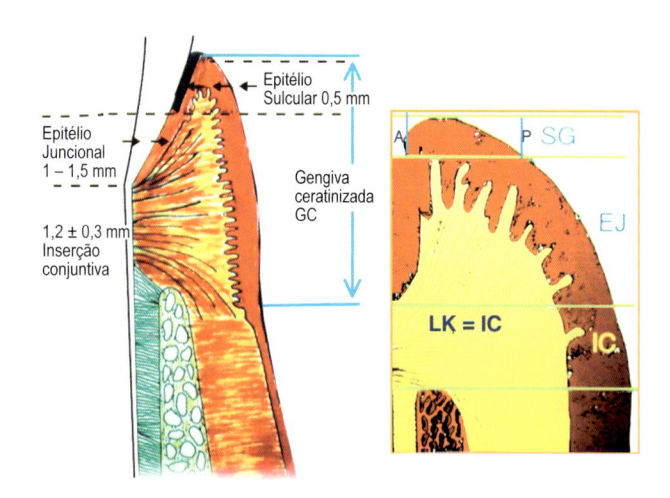

FIGURA 2.4. Caracterização gráfica das distâncias biológicas do periodonto marginal, ilustrando, em vista panorâmica, a distribuição dos tecidos periodontais que compõem o periodonto de proteção e determinam as distâncias biológicas. Observe que dentro dessas distâncias pode-se distinguir a zona superficial, formada pela gengiva ceratinizada (GC), a zona intrassulcular, correspondente ao sulco gengival (SG), e a zona subcrevicular, formada pelas distâncias biológicas sagradas, correspondentes ao epitélio juncional (EJ) e ligamento de Köllicker (LK) ou área de inserção conjuntiva (IC). A ilustração em *close* procura caracterizar que as distâncias biológicas voltadas contra o dente estão em íntima associação com o volume de gengiva supra-alveolar, destacando-se a influência do tecido conjuntivo intermediário entre o epitélio oral e a vertente dental do epitélio na capacidade de manter a margem gengival firme contra o dente, o que influencia a profundidade (P) e a amplitude (A) do sulco gengival.

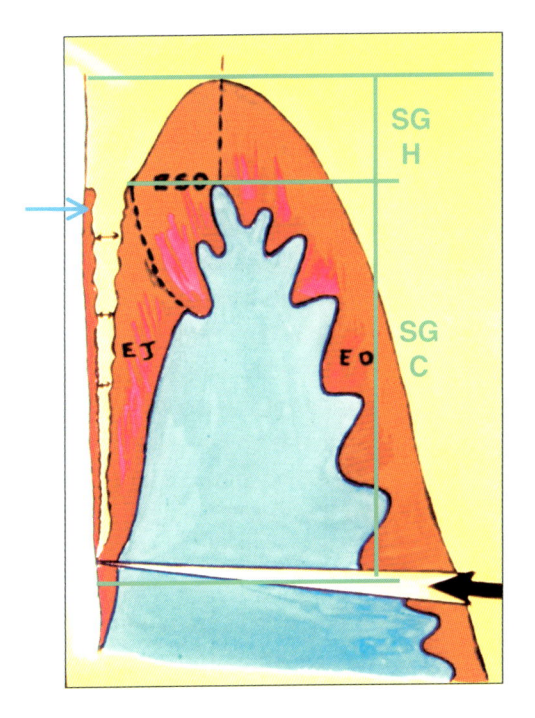

FIGURA 2.5. Esquema ilustrativo do sulco gengival histológico, ou simplesmente sulco gengival, e do sulco gengival clínico. Observe que o sulco gengival histológico é determinado pelo nível mais coronal de união do epitélio juncional ao dente, enquanto o sulco gengival clínico ultrapassa esse nível em direção apical e vai se situar nas proximidades da extremidade apical do epitélio juncional, quando encontra a resistência oferecida pelas fibras colágenas do ligamento de Köllicker. A demonstração ultraestrutural dessa situação foi apresentada por Listgarten em curso em Belo Horizonte em 1975, em trabalho no qual usou uma ponta de resina epóxi em forma de sonda periodontal, de modo que foi possível mostrar a sonda dentro do epitélio juncional, deixando uma camada de células epiteliais unidas ao dente. O procedimento foi considerado válido porque, ao remover a sonda, imediatamente se refaria a união intercelular do epitélio juncional. Especulativamente, pode-se considerar que para sulcos gengivais clínicos em torno de 2 mm ou até 3 mm sem sangramento gengival, a profundidade histológica gira em torno de 0,8 mm, enquanto para sulcos gengivais clínicos por volta de 1 mm, a profundidade do histológico situa-se por volta de 0,2 mm. O esquema ilustra, também, que a área de união biológica ao dente estende-se até o limite coronal do epitélio juncional, de modo que o sulco gengival é ambiente externo do organismo humano e, como tal, pode ser abordado odontologicamente, como se pode inferir da proposta de Waal e Castellucci[27], segundo a qual as áreas invioláveis do periodonto marginal são representadas pelo epitélio juncional e pelo ligamento de Köllicker. Por essa razão, os autores designaram essas áreas como distâncias biológicas sagradas do periodonto marginal.

Veja-se que Waerhaug[4] propôs a eliminação cirúrgica das bolsas periodontais quando a profundidade da bolsa ultrapassa 3 mm para propiciar condições de efetividade da higiene oral. Posteriormente, considerou que a higiene oral adequada só é conseguida em profundidades clínicas menores que 2,5 mm.[5]

É importante esclarecer que a profundidade de exploração clínica do sulco gengival não expressa a profundidade biológica real, pois a sonda periodontal ultrapassa o limite coronal do epitélio juncional, somente parando já no interior dessa estrutura epitelial quando encontra a resistência do tecido conjuntivo, principalmente desenvolvida pelas fibras de Sharpey do ligamento gengival, que se encontram imediatamente apical à extremidade apical do epitélio juncional[31] (Figura 2.5).

Outro fato que demonstra a constitucionalidade das distâncias biológicas do periodonto marginal é a sua reconstituição dentro dos mesmos níveis propostos durante os processos de cura da ferida cirúrgica, desde que a sutura do retalho seja feita dentro dos limites das próprias distâncias biológicas.[40-42]

Tais observações levam a crer que a integridade fisiológica do sulco gengival é amplamente dependente da sua profundidade. Fica implícito que a presença de sulco gengival raso, da ordem de 0,2 a 0,8 mm, quando determinado histologicamente, é condição básica para a manifestação da efetividade do processo de homeostasia periodontal. Tal processo é fundamental para a expressão e a preservação da saúde periodontal, tanto no que diz respeito à organização estrutural e arquitetural dos tecidos, como no provimento de condições adequadas à manutenção da higiene oral.

Epitélio juncional

O epitélio juncional corresponde ao tecido que está unido biologicamente ao dente (esmalte, cemento ou dentina) e forma o fundo do sulco gengival, sendo circundado pelo epitélio sulcular em sua porção coronal, pela região coronal da área de inserção conjuntiva em sua porção apical e pela lâmina própria gengival na porção voltada para o epitélio oral externo[37] (Figura 2.6).

Quando o dente aflora na cavidade bucal, em função da permeabilidade do epitélio juncional[31,37,43] ocorre um estímulo agressivo de natureza bioquímica e/ou imune, que induz a diferenciação de estruturas com a finalidade de estabelecer a adaptação tecidual necessária à homeostasia local. Dessa maneira, há uma reorientação estrutural e funcional do epitélio de união com o dente, caracterizada por desenvolvimento do aparelho de Golgi, aumento da quantidade de retículo endoplasmático rugoso e redução do conteúdo de mitocôndrias da camada basal para a de esfoliação e aumento da densidade de tonofilamentos citoplasmáticos, porém, ainda com concentração menor que no epitélio ceratinizado.[31,37] As células suprabasais do epitélio juncional apresentam mais lamelas de retículo endoplasmático rugoso e de rosetas de polirribossomas que o epitélio bucal ceratinizado, destacando-se, ainda, a presença de grânulos ligados à membrana.[37]

Portanto, pode-se considerar o epitélio juncional como uma estrutura adaptativa, que tem esse comportamento por entrar em contato com uma estrutura dura e uniforme, situação em que o epitélio busca realizar a sua função primária de vedar o contato direto entre dois compartimentos, no caso, os meios externo e interno do organismo humano.

Para consolidar essa função, o mecanismo de união com o dente manifesta-se pelo desenvolvimento de hemidesmossomas e produção da lâmina basal interna, formada pela lâmina lúcida, pela lâmina densa e pela lâmina sublúcida[17,31,37], destacando-se a presença de laminina. Deve-se considerar, nesse mecanismo, a influência decisiva da força exercida pelas fibras do ligamento gengival em manter a margem gengival firme contra o dente, com a consequente manutenção do

epitélio em contato tão íntimo com o dente que esse epitélio adapta-se ao dente pelo mecanismo anteriormente descrito.

É interessante conjecturar que exista um hiato de fragilidade durante a diferenciação do epitélio reduzido do órgão de esmalte para epitélio juncional, pois esse processo de diferenciação parece estar intimamente associado à exposição do dente ao meio bucal, quando agentes irritativos do meio externo podem mais facilmente exercer seu efeito agressivo contra o periodonto marginal, demandando algum tempo para que possa se consolidar. Cabe relembrar que a contagem bacteriana na saliva é de cerca de 43 a 5.500 x 10^6 micro-organismos/mL de saliva[10], de modo que as bactérias poderiam, nesse momento, agredir mais facilmente o meio interno devido à fragilidade da união dentogengival durante a erupção dos dentes.

Dessa forma, crianças em época de esfoliação dos dentes decíduos e erupção dos dentes permanentes estariam mais sujeitas a esses estímulos infecciosos, o que poderia justificar a observação não publicada de Sant'Ana da ocorrência de febre, comum em crianças com má higiene oral, o que não acontece em crianças com boa higiene. Nesse sentido, Osborn e Ten Cate[33] observaram inflamação aguda em áreas de erupção dental relacionada à passagem contínua de antígenos propiciada por espaços intercelulares maiores.

Assim, pode-se considerar o epitélio juncional como uma estrutura adaptativa, desenvolvida com o propósito de propiciar condições para manter o meio interno isolado do contato direto com o meio externo, pois a presença de glicoproteínas do tipo laminina elimina quaisquer espaços vazios entre a célula e o dente.

Cabe ressaltar também, ainda que de relance, o fato de o epitélio juncional desenvolver-se intimamente ao redor de implantes osseointegrados e de vários outros materiais não biológicos, muito provavelmente com as mesmas características biológicas.[17]

Aliás, o único local do organismo humano no qual se produz solução de continuidade no epitélio parece ser o ponto no qual o dente ou o implante aflora na cavidade oral, de modo que a natureza teve a necessidade de elaborar um mecanismo próprio de especificidade de diferenciação epitelial para funcionar como barreira mecânica, química e biológica contra a propagação de produtos os mais diversos do meio externo para o meio in-

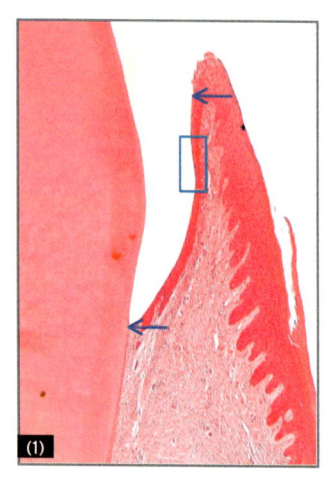

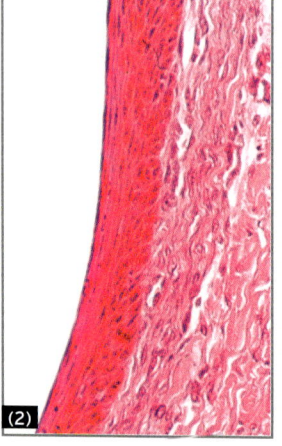

FIGURA 2.6. Vistas histológicas panorâmicas (1) e em *close* do epitélio juncional (2), que apresenta espessura de 15-30 células na porção mais coronal e uma a duas na mais apical. As setas indicam os prováveis limites coronal e apical do epitélio juncional (1). Observe, no *close*, a adaptação íntima das células epiteliais suprabasais à superfície do esmalte nas proximidades do sulco gengival, caracterizando a adaptação epitelial para manter o selamento do meio interno. Essa caracterização estrutural do epitélio juncional está presente em toda sua extensão, parecendo indicar que este possa ser uma expressão epitelial indiferenciada[17]. Coloração HE, com aumentos respectivos de 15 e 25 vezes.

terno e vice-versa. Como parte desse processo defensivo natural, houve elaboração de um mecanismo homeostático direcionado para o controle da agressão à área subgengival.

O selamento epitelial contra o dente é, na realidade, relativo, pois o epitélio juncional apresenta-se permeável[18,44,45], o que lhe confere características de fragilidade[45] relacionadas à diferenciação epitelial, ao mecanismo de união intercelular, à disposição das células e à dimensão do espaço entre elas.

O epitélio juncional apresenta apenas células basais e suprabasais, sem camada granulosa e de ceratina superficial, podendo ser considerado indiferenciado[17], com número de desmossomas entre suas células quatro vezes menor que no epitélio ceratinizado e com espaços intercelulares amplos.[45] As suas células, após deixarem a camada basal, apresentam-se acentuadamente achatadas, com núcleo alongado e dispostas paralelamente à superfície dental.[37] Assim, forma-se um plano apicocoronal em linha reta entre suas células, facilitando a passagem de produtos estranhos e agressivos e direcionando-os para o tecido conjuntivo subjacente ao epitélio juncional.

A resposta do meio interno para manter o equilíbrio fisiológico contra a agressão do meio externo é desenvolvida por uma série de mecanismos homeostáticos, associados não só à orientação estrutural dos tecidos, como também a processos específicos e inespecíficos de defesa.

De fato, a saída do fluido gengival para o sulco gengival é viabilizada graças à permeabilidade do epitélio juncional, favorecendo a ação de limpeza mecânica, bioquímica e imunológica da área.[10,18,20,31,46-49]

A limpeza mecânica é produzida pelo fluxo do fluido gengival de dentro para fora do sulco, levando consigo os diversos componentes estranhos que possam estar no sulco gengival, num fluxo de limpeza (*clearance time*) de duração média de 24 h. Neste mecanismo, pode haver a participação de componentes fibrinolíticos do fluido gengival, mantendo as condições propícias para a sua difusão. Exemplo desta ação mecânica é a exclusão de resíduos de material de cimentação de trabalhos protéticos, ocasional e inadvertidamente deixados livres no ambiente do sulco gengival. Usualmente, o material é expelido em 24 h.

A presença de componentes proteicos séricos no fluido gengival, como albuminas, globulinas α-1, α-2, γ e outras, pode resultar em reações de aglutinação e precipitação de bactérias, exercendo o efeito de controle do número de bactérias no sulco gengival. Esse papel é de suma importância porque a agressividade bacteriana é amplamente dependente de seu número para que possa haver a colonização da superfície dental, levando à formação de placa dentobacteriana, que perpetua a sua ação agressiva e, assim, pode sobrepujar o mecanismo homeostático.

O fluido gengival também contém opsoninas não específicas e anticorpos específicos para determinantes bacterianos antigênicos da bolsa, incluindo IgA e principalmente IgG e IgM. Esses componentes não só participam do controle do número de bactérias intrassulculares, como estão relacionados aos processos destrutivos e reconstrutivos que afetam o periodonto, pelo desenvolvimento de reações imunológicas. Componentes do sistema de complemento já foram identificados no fluido gengival.

A despeito dessas observações, é importante compreender que outros componentes também podem ser liberados com o fluido gengival, como aminoácidos, carboidratos (hexosamina glicose, ácido hexurônico, glicose), eletrólitos (sódio, potássio, cálcio e fósforo), hormônios, enzimas, drogas e material celular (células epiteliais descamadas, bactérias, neutrófilos, linfócitos e monócitos), naturalmente em concentrações mais diluídas que no soro sanguíneo. Todavia, embora seja aceito que não só há variação circadiana da quantidade de fluido gengival como também a sua saída é estimulada pela mastigação e escovação gengival vigorosa, Bulcakz e Carranza[46] consideraram que pouco ou nenhum fluido gengival pode ser coletado em uma gengiva estritamente normal. Dessa maneira, mencionaram que o fluido gengival não deveria ser proposto como sendo um transudato e sim exsudato, enquanto a sua saída em sulcos gengivais clinicamente normais poderia ser explicada pelo fato de que a gengiva clinicamente normal invariavelmente exibe inflamação quando examinada microscopicamente.

Em função desses aspectos, essa equipe considera possível que a quantidade de fluido seja fator de relevância no controle do número de bactérias intrassulculares, havendo uma quantidade crítica a partir da qual componentes presentes no fluido gengival podem reversamente servir como fonte de nutrientes para as bactérias, favorecendo o seu aumento numérico e, em consequência, a formação de placa dentobacteriana. Essa poderia ser a razão pela qual clinicamente se tem observado que os dentes com oclusão traumatogênica frequentemente apresentam bolsas periodontais, ou seja, o aumento da mobilidade dental associado à oclusão traumatogênica levaria à formação de bolsas periodontais em decorrência da excreção aumentada de fluido gengival, quer na mastigação quer em outros atos oclusais, favorecer a formação da placa dentobacteriana.

Em trabalho ainda não publicado, sob a orientação de Passanezi e Sant'Ana, Lagos[50] observou que, após a mastigação de alimentos fibrosos naturais, o fluxo do fluido gengival em seres humanos foi significativamente maior em áreas com mais de 2 mm de gengiva ceratinizada do que em áreas com medidas inferiores, provavelmente evidenciando que a gengiva ceratinizada, sendo mais impermeável que a mucosa alveolar e quanto mais se distancie da extremidade apical do epitélio juncional, torna-se capaz de fazer com que a saída do fluido gengival se concentre mais no sulco gengival do que se disperse entre o sulco e a mucosa alveolar. Esta concepção ficou reforçada pelo fato de que se identificou a saída de fluido tanto por via intrassulcular como externamente na região da mucosa alveolar nos casos em que havia menos de 2 mm de gengiva ceratinizada. Esse fato foi considerado como devido à dispersão do fluido tecidual para a mucosa alveolar, com o que se produziu, também, redução no fluxo do fluido gengival, alterando o comportamento homeostático do sulco gengival. Entretanto, como os pacientes da amostra estudada eram clinicamente saudáveis sob o ponto de vista periodontal, optou-se por considerar que a quantidade de fluido extravasada, embora maior, permaneceu dentro de limites fisiológicos, mostrando, pois, que a quantidade de gengiva ceratinizada harmoniza-se com os processos homeostáticos do periodonto marginal. Em última análise, o trabalho mostra que a qualidade e a quantidade de gengiva ceratinizada são fatores constitucionais que regulam a fisiologia do sulco gengival.

Além disso, o fato de a união entre as células do epitélio juncional apresentar menor número de uniões desmossômicas e espaços intercelulares maiores provavelmente se relaciona com a permissividade de passagem de células de defesa por essa via, principalmente neutrófilos e linfócitos, para ganharem acesso ao ambiente do sulco gengival, onde se faz necessária a sua ação de policiamento. Como se mencionou anteriormente, Schroeder, conforme Carmichael e colaboradores[17] considerou que 30.000 neutrófilos afluem ao sulco gengival por minuto em pacientes periodontalmente saudáveis. Por sua vez, Cimasoni[18] mencionou que a ação de limpeza do fluido gengival é capaz de remover material particulado, como partículas de carvão e bactérias, conforme imputado por Brill. Além disso, referindo-se à literatura, destacou que Waerhaug observou, em 1952, que culturas puras de bactérias periodontopatogênicas introduzidas em sulcos gengivais livres de bactérias causaram necrose epitelial e inflamação do tecido conjuntivo com formação de exsudato, porém, após 48 h a condição estéril prévia foi restabelecida dentro do sulco gengival e o epitélio voltou a unir-se ao dente como o fazia antes da operação.

Portanto, para manter o estado de inviolabilidade do meio interno é mister que seja preservada a integridade do selamento biológico do epitélio contra o dente, representado pelo epitélio juncional.

Área de inserção conjuntiva: ligamento de Köllicker

A área de inserção conjuntiva na qual as fibras do ligamento gengival se inserem no cemento supra-alveolar, desde o nível da crista óssea até a extremidade apical do epitélio juncional, corresponde ao ligamento de Köllicker[1] (Figura 2.7), cuja função primária é propiciar as condições biológicas necessárias e suficientes para que o periodonto de proteção possa exercer o seu papel homeostático protetor da área do sulco gengival, em função de sua atuação como componente da junção dentogengival.[22]

O estabelecimento e a estabilidade dimensional do epitélio juncional são provável e amplamente dependentes da força de manutenção da margem gengival contra o dente, pois o contato íntimo da célula epitelial a uma estrutura dura e lisa qualquer é o fator básico para a adaptação epitelial estrutural, levando-o a perder o potencial ceratinizante.[17,44] Como a força de justaposição da margem gengival ao dente é função do tecido conjuntivo gengival, quanto maior for o volume de tecido conjuntivo denso, maior será o com-

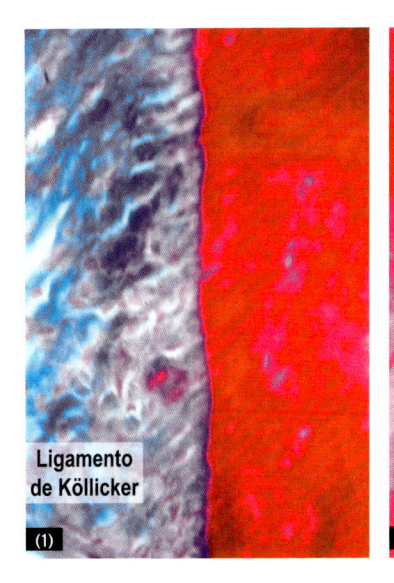

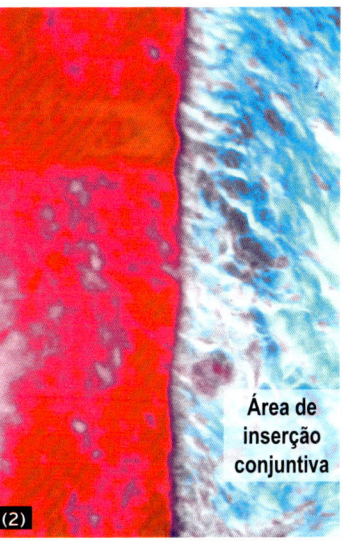

FIGURA 2.7. Caracterização histológica da área de inserção conjuntiva do ligamento de Köllicker em vista duplicata do mesmo corte histológico. Observe a inserção das fibras conjuntivas gengivais no cemento da área supra-alveolar sob a forma de fibras de Sharpey. É essa inserção firme do tecido conjuntivo gengival em cemento, juntamente com as fibras de Sharpey inseridas no osso, que oferecem a força de justaposição da margem gengival ao dente, determinando a formação genética e constitucional do sulco gengival. Para que a influência da inserção de fibras ao osso tenha maior efetividade na justaposição e na imobilização da margem gengival contra o dente, a área de inserção conjuntiva e do epitélio juncional não devem exceder os limites dos seus padrões dimensionais constitucionais. Coloração por tricrômico de Masson e aumento de 40 vezes.

primento do epitélio juncional. Aliás, como citado por Morris P. Ruben em um curso fechado anos atrás, uma das características de normalidade da gengiva marginal é que ela termine fina em bisel ou ligeiramente arredondada, sendo esta última melhor por abrigar maior volume de tecido conjuntivo entre as vertentes dental e oral do epitélio dessa área.

Portanto, para que se produza a formação de epitélio juncional longo, talvez a condição primordial seja a de que a gengiva ceratinizada na região supra-alveolar apresente dimensões acima daquelas propostas como distâncias biológicas naturais e espessura capaz de encerrar fração adequada de tecido conjuntivo entre o epitélio bucal e a vertente dental, fatores estes correlacionados com as dimensões da gengiva inserida. Esses são os elementos determinantes do volume apropriado da gengiva ceratinizada e que mantêm a gengiva marginal imóvel contra a superfície dental.[26] Desse modo, a fração de tecido mole coronal à área de inserção conjuntiva, que é a mais estável dentre as distâncias biológicas[23], será mantida em contato íntimo e estável contra o dente em extensão maior que aquela determinada pelo padrão constitucional, levando à diferenciação de epitélio juncional longo. Como a função primária do epitélio juncional é produzir o vedamento do meio interno e não atuar como estrutura de adesão firme ao dente, a partir de determinada distância do ligamento de Köllicker, o tecido conjuntivo marginal torna-se incapaz de preservar a justaposição íntima da gengiva contra o dente, responsável pela adaptação epitelial sob a forma de epitélio juncional, de modo que desse ponto para coronal forma-se sulco gengival de profundidade maior que a do constitucional. Clinicamente, isso implica em que o retalho seja constituído essencialmente por tecido conjuntivo denso com qualidade (espessura) e quantidade (largura apicocoronal) adequadas, uma condição importante na indicação do retalho de Widman modificado. Em outras palavras, os resultados desse procedimento são mais compatíveis com suas propostas originais quando a gengiva ceratinizada tem espessura suficiente para conter tecido colágeno denso estável e simultaneamente o fundo da bolsa esteja restrito ao ambiente dessa gengiva ceratinizada, de modo que a incisão cirúrgica não atinja a mucosa alveolar.

Assim, a presença de epitélio juncional longo produz aumento da distância da margem gengival à área de inserção conjuntiva, tornando crítica a dinâmica da magnitude da força necessária para manter a estabilidade de justaposição da margem gengival ao dente, de modo que não só há tendências da formação de sulco gengival mais profundo que o normal, fator este por si só de risco na preservação da homeostasia periodontal marginal, como também se abre a perspectiva de que o epitélio juncional longo possa permitir a reformação de bolsa periodontal patológica por desgarramento epitelial.[49] Dessa forma, essa proposta terapêutica periodontal encontra inconvenientes em áreas de reconstrução protética, nas quais aumenta o risco de manutenção da higiene oral.

Por sua vez, a partir de 1978 Waerhaug[4,5] (idealizador da proposta de epitélio juncional longo) passou a considerar que a obtenção desse resultado terapêutico não parece resistir às agruras do tempo, pois defendeu que o epitélio juncional longo não é uma situação favorável. Fundamentado no trabalho de Moskow, Karsh e Stein[51], considerou que, em áreas de procedimentos regenerativos, embora houvesse resistência à sondagem e aparência radiográfica de reinserção, na realidade o resultado estava associado à formação de epitélio juncional longo, obstaculizando a alusão de tratar-se de resultado previsível. O autor parece ter consolidado a sua conclusão após anos de experiência clínica e de pesquisa, tendo selado o seu parecer de que o estabelecimento de epitélio juncional longo não é condição favorável, uma vez que não se sabe o que é deixado para trás em uma bolsa profunda.

Teleologicamente, é concebível que o aumento do comprimento do epitélio juncional, ao distanciar a margem gengival da área de inserção conjuntiva no cemento, resulte em diminuição da força de justaposição da margem gengival ao dente, favorecendo assim o estabelecimento de sulco gengival mais profundo. Com isso, não só aumenta a dificuldade de manutenção da higiene oral, como modifica o ambiente subgengival com todas as suas agravantes para a manifestação da homeostasia periodontal marginal.

Reforçando esses pontos de vista, mencione-se o aumento do número de hemidesmossomas do epitélio juncional de apical para coronal[52], numa evidência da diminuição da força de coesão do epitélio ao dente, na tentativa de manter o selamento biológico marginal capaz de proteger a integridade da crista óssea. Adicionalmente, quando a margem gengival se desloca para apical, em cemento, observa-se número maior de hemidesmossomas. Esses dados são sugestivos da diminuição da força de justaposição da margem gengival ao dente à medida que se distancia coronalmente da área de inserção conjuntiva, de modo que reforçam a ideia de ser a união da margem gengival ao dente amplamente influenciada pela característica estrutural do tecido conjuntivo gengival, estando em conformidade com a proposta de Marfino, Orban e Wentz[22] e Gargiulo, Wentz e Orban[23], segundo os quais o mecanismo de selamento do meio interno na interface gengiva/dente envolve a união ou a junção dentogengival, como um todo, e não simplesmente a chamada aderência epitelial.

Essa conclusão foi corroborada por Itoiz e Carranza[48], que consideraram ser a união do epitélio juncional ao dente reforçada pelas fibras gengivais, cuja ação manteria a gengiva marginal firmemente justaposta ao dente.

Gengiva ceratinizada

A partir das observações de Hirschfeld[53], denotando a predisposição à formação de placa dentobacteriana em áreas subgengivais nas quais haja presença de freios movimentando a margem gengival, e de Goldman (conforme citado por Corn[54]), chamando a atenção para os problemas cicatriciais em áreas de freios tensos, ou de bolsas relacionadas à mucosa alveolar ou, ainda, de vestíbulo raso, passou-se a dar mais atenção às funções desempenhadas pela gengiva ceratinizada, cuja caracterização clínica é apresentada na Figura 2.8.

Foi proposta a influência dessa área gengival no comportamento marginal dos tecidos, enfatizando-se a importância da relação proporcional entre a quantidade de gengiva ceratinizada e a demanda funcional da mucosa alveolar, pelo que se destacou a profundidade do vestíbulo. Dessa forma, não é demais conjeturar que quanto menor a profundidade do vestíbulo, maior é a tensão que a mucosa alveolar exerce sobre a margem gengival, requerendo maior resistência funcional da gengiva. Assim, considerou-se relação proporcional adequada a quantidade de gengiva capaz de neutralizar a tensão transmitida pela mucosa alveolar sob a ação funcional da musculatura, de modo que não se produza movimentação da margem gengival. Em outras palavras, a imobilidade da margem gengival, necessária para estabelecer comportamento homeostático do sulco gengival, é uma função da gengiva ceratinizada em seu todo (Figura 2.9).

Todavia, o sistema estomatognático realiza funções que necessitam movimentação de estruturas, tais como a mastigação, a fonação, a deglutição, a expressão facial e outras mais, de modo que a natureza parece ter criado, para isso, a mucosa alveolar.

Talvez por essas razões se tenha a combinação de mucosa alveolar e gengiva nas áreas submetidas a esforços funcionais musculares, cor-

Gengiva ceratinizada (epitélio escamoso estratificado)

- Camada ceratinizada ou paraceratinizada
- Camada granulosa
- Camada espinhosa
- Camada basal
- Área da membrana basal (fibras reticulares)
- Lâmina própria

HE

Impermeabilidade relativa da gengiva ceratinizada

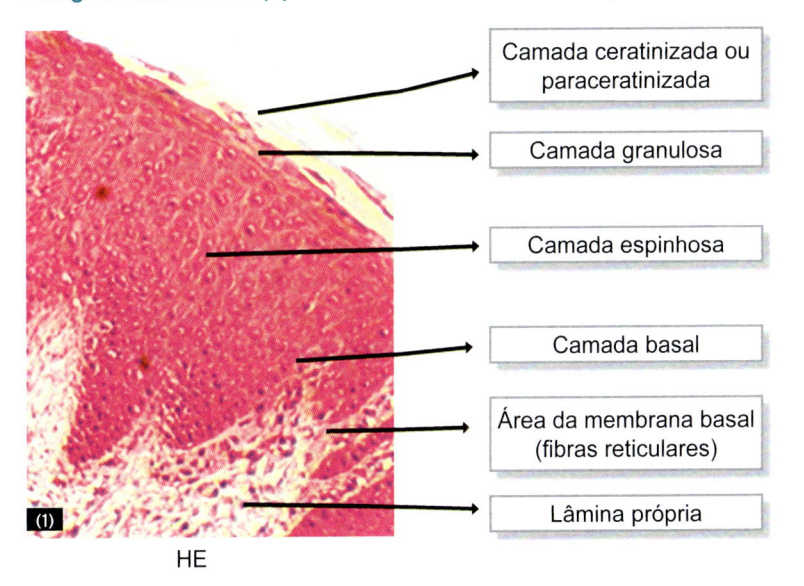

FIGURA 2.8. (1) Caracterização estrutural da gengiva ceratinizada, que basicamente consiste em três componentes, a saber, epitélio escamoso estratificado, lâmina própria e periósteo denso, estando o epitélio separado da lâmina própria pela membrana basal. O epitélio escamoso estratificado apresenta seu grau de diferenciação máximo, incluindo as camadas basal, espinhosa, granulosa e ceratinizada ou paraceratinizada, conferindo impermeabilidade relativa a essa região. A lâmina própria gengival junto ao epitélio apresenta-se com maior número de células e com fibras reticulares na união com a membrana basal, formando a zona papilar, enquanto mais afastados encontram-se principalmente densos feixes de fibras colágenas, formando a zona reticular da lâmina própria. Ao que parece, são macromoléculas do tecido conjuntivo subepitelial da lâmina própria que influenciam a diferenciação epitelial, num processo de interação ectomesenquimal, que deu origem aos chamados enxertos conjuntivo-gengivais, do qual se originaram os enxertos conjuntivos subepiteliais. O periósteo da gengiva ceratinizada apresenta-se firmemente inserido no tecido ósseo por meio de fibras de Sharpey, conferindo imobilidade ao tecido. Essa característica estrutural da gengiva ceratinizada é que lhe confere resistência inata contra a mobilidade e a permeabilidade e lhe assegura tenacidade suficiente para manter a margem gengival firme contra a superfície dental. HE e aumento de 25 vezes.

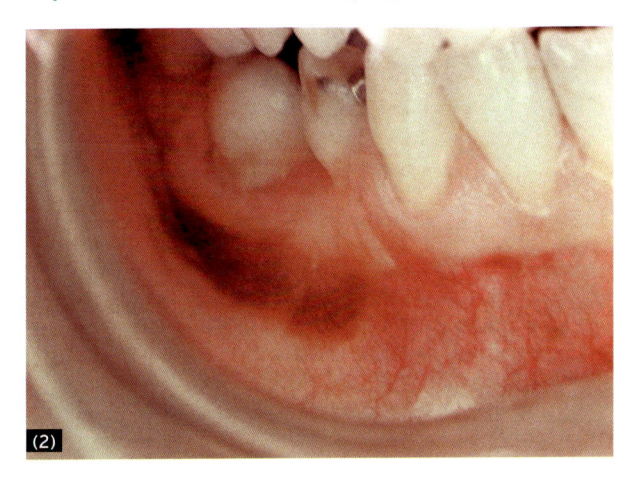

FIGURA 2.8. (2) Caracterização clínica da impermeabilidade relativa da gengiva ceratinizada por impregnação dos tecidos com solução de Schiller (iodo-iodeto de potássio), que se concentra na mucosa alveolar, por ser mais permeável que a gengiva ceratinizada. A proximidade dessa área permeável da extremidade apical do epitélio juncional influencia o comportamento homeostático do sulco gengival[51], podendo predispor ao aumento numérico de bactérias no sulco gengival e assim favorecer o início da agregação bacteriana seletiva no sulco gengival.

respondentes à ação das bochechas, dos lábios e da língua (regiões vestibulares da maxila e da mandíbula e lingual da mandíbula), mesmo porque essa situação não se verifica no palato, sendo possível inferir que provavelmente alterações menores sejam observadas na região palatina em função de maior proteção da área, oferecida pelo tecido com características mais densas.

Em 1972, Lang e Löe[55] propuseram que a quantidade mínima necessária para preservação da saúde marginal dos tecidos periodontais é de 2 mm de gengiva ceratinizada, considerando indivíduos com boa higiene oral. Ao analisarem o índice de exsudato em indivíduos com boa higienização oral e tendo qualidade de gengiva ceratinizada acima ou abaixo de 2 mm, optaram por considerar que a quantidade mínima aceitável, portanto, compatível com a homeostasia marginal, seria de 2 mm em largura apicocoronal. Em outras palavras, com menos de 2 mm de gengiva ceratinizada (1 mm de gengiva marginal livre e 1 mm de gengiva inserida), mesmo que o índice de placa seja desprezível, o comportamento dos tecidos é mais compatível com alterações patológicas do que fisiológicas. Todavia, a falta de fundamento firmado para justificar biologicamente esses resultados e o fato de ser conhecido e aceito que clinicamente áreas com até menos de 2 mm de gengiva ceratinizada podem não apresentar inflamação gengival levaram ao questionamento da validade de necessidade da presença de uma quantidade mínima de gengiva inserida para a preservação da saúde periodontal marginal, a despeito de ser a gengiva ceratinizada estrutura determinada genômica e constitucionalmente.

Segundo o ponto de vista dos autores desta obra, nos trabalhos em que o índice de exsudato é compatível com a presença de alterações patológicas no tecido gengival mesmo na ausência de placa dentobacteriana, porém com insuficiência de gengiva ceratinizada, muito provavelmente essas alterações ocorrem devido ao comprometimento da segunda função importante da gengiva ceratinizada, que é o provimento de uma faixa de tecido ceratinizado capaz de manter a impermeabilidade do meio interno gengival em extensão apical suficientemente distante do epitélio juncional para que a agressividade bacteriana do sulco gengival não interfira no comportamento homeostático determinado pelo tecido conjuntivo gengival. Dessa

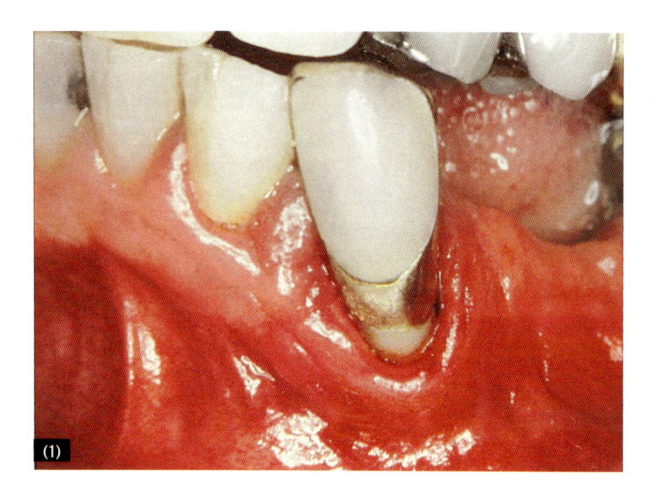

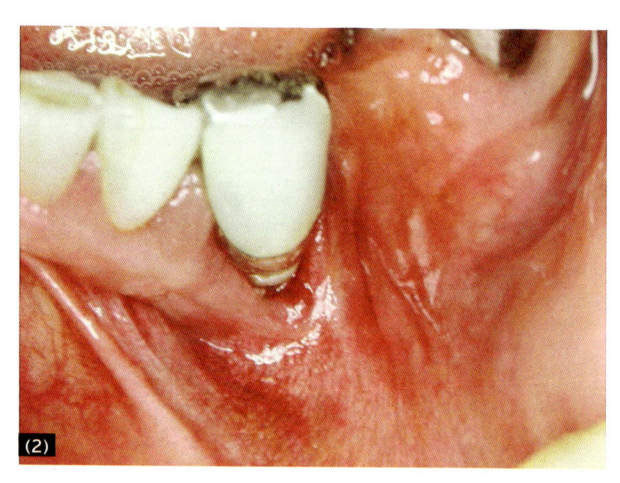

FIGURA 2.9. Caso clínico ilustrando mobilidade da margem gengival por insuficiência de gengiva ceratinizada. Em **(1)**, pode-se constatar a ocorrência de recessão gengival, assim caracterizada porque originalmente o término cervical da coroa situou-se na área intrassulcular; pode-se, também, visualizar a desarmonia do contorno da margem gengival entre os dentes. Observe, em **(2)**, a retração gengival produzida pelo tracionamento do lábio inferior em função da mobilidade marginal proporcionada pela pequena quantidade de gengiva ceratinizada existente.

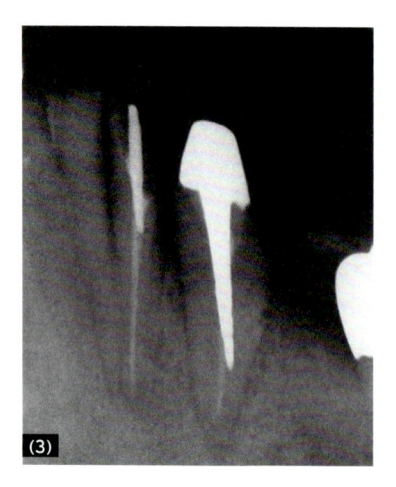

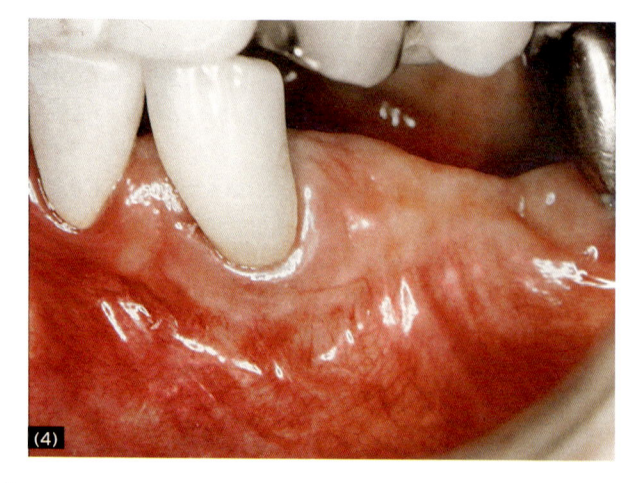

FIGURA 2.9. (3) É a ilustração radiográfica do caso após a estabilização do 33 por 4 meses a partir da sua tração coronal, podendo-se identificar fração de raiz clínica compatível com a preservação do dente. Em **(4)**, observa-se o resultado produzido pela tração coronal do 33 e pela cirurgia periodontal corretiva realizada, identificando-se a zona de gengiva ceratinizada criada e a harmonia no nível da margem gengival, ao mesmo tempo em que a margem gengival aparece intimamente justaposta ao dente. O tratamento protético encontrava-se em andamento, estando a paciente com coroas provisórias em resina acrílica em fase de controle pós-operatório.

forma, a maior demanda defensiva, gerando aumento do extravasamento do fluido vascular para o tecido, acaba por propiciar aumento da pressão hidrostática tecidual muito próximo do epitélio juncional, que é permeável, o que resulta no aumento do extravasamento do fluido gengival.

Entretanto, não se pode deixar de reconhecer que as áreas de mucosa não ceratinizada foram determinadas também genomicamente pela natureza e apresentam grau de permeabilidade maior, o que talvez seja necessário para permitir que o organismo possa reconhecer possíveis agentes irritantes (principalmente antigênicos) antes que tenham adentrado o meio interno e efetivado a sua ação agressiva. É concebível que esse comportamento requeira ação mais dinâmica dos mecanismos de defesa e, portanto, maior flexibilidade do tecido conjuntivo correspondente, razão pela qual nessas áreas esse tecido é do tipo frouxo, com maior vascularidade e celularidade. A permeabilidade da mucosa alveolar pode ser demonstrada aplicando sobre ela solução de Schiller[56], que rapidamente é absorvida pelo organismo, como o são, também, os medicamentos de absorção sublingual (ver Figura 2.8 (2)).

Recentemente, conforme mencionado, Lagos[50] observou que tiras de *periopaper* superpostas ao dente e à parede vestibular externa do tecido mole, incluindo a gengiva ceratinizada e a mucosa alveolar, apresentaram-se umedecidas não só junto à margem gengival, como também na área da mucosa alveolar, mas não sobre a gengiva ceratinizada. Isso comprova, por um lado, a saída do fluido gengival e, por outro, a maior permeabilidade relativa da mucosa alveolar em relação à gengiva ceratinizada.

É interessante o fato de Brandtzaeg[57] ter encontrado titulação de anticorpos antiplaca no soro sanguíneo de pacientes sem doença periodontal e sem placa dentobacteriana, o que poderia estar relacionado à permeabilidade da mucosa alveolar, permitindo o reconhecimento dos antígenos e a maturação do sistema imune do indivíduo.

Por sua vez, o tecido conjuntivo frouxo confere mobilidade à mucosa alveolar. Essa mobilidade é necessária para a realização dos movimentos funcionais da língua, das bochechas, dos lábios e do vestíbulo, relacionados às diferentes funções do sistema estomatognático.

Portanto, sob o ponto de vista de comportamento homeostático natural do periodonto de proteção, a caracterização biológica e funcional da área requer a combinação de estruturas diferenciadas de tecidos moles: gengiva ceratinizada, para favorecer a integridade fisiológica do sulco gengival, e mucosa alveolar, para a competência do sistema imune e desempenho funcional.

É importante mencionar também o fato de que a criação de gengiva ceratinizada em áreas de insuficiência frequentemente leva ao crescimento coronal da margem gengival, tenha ou não o procedimento cirúrgico incluído a margem gengival.[34,56,58] Esse fato parece estar relacionado com a reconstrução das distâncias biológicas, que tendem a alcançar seus limites maiores quanto maior for o volume de tecidos moles sobre a margem óssea alveolar.[26] Portanto, a quantidade de gengiva ceratinizada desempenha papel fundamental na determinação das demais distâncias biológicas voltadas contra os dentes.

Saliente-se, ainda, que a proteção da crista óssea alveolar depende da quantidade e da qualidade do tecido mole que assenta sobre ela, sendo comum ter-se, em casos com pouca ou nenhuma gengiva ceratinizada, algum grau de recessão gengival. Isso poderia ocorrer pela diminuição das distâncias biológicas, de modo que quaisquer estímulos agressivos na área marginal poriam em risco a integridade biológica da crista óssea correspondente (Figura 2.10).

Contrariamente, entretanto, quando o volume de tecido mole na área supra-alveolar é suficientemente grande a ponto de exceder os limites máximos das distâncias biológicas normais, ocorre o aumento da profundidade do sulco gengival[26], dificultando os processos de higiene oral[4,5] e funcionando como nichos de proliferação bacteriana.[59]

Apesar desses envolvimentos, a necessidade de se ter alguma fração de gengiva ceratinizada tem sido contestada, levando em consideração o fato de que é possível manter a saúde periodontal marginal a despeito de quaisquer quantidades de gengiva ceratinizada, desde que se faça o controle profissional periódico regular dos pacientes, a fim de evitar a instalação de inflamação gengival.[60-63]

Ressalte-se, ainda que filosoficamente, que os trabalhos são desenvolvidos em conformidade com as propostas dos seus autores, que, por sua vez, procuram justificar suas convicções em função dos conhecimentos atuais. Assim, dois

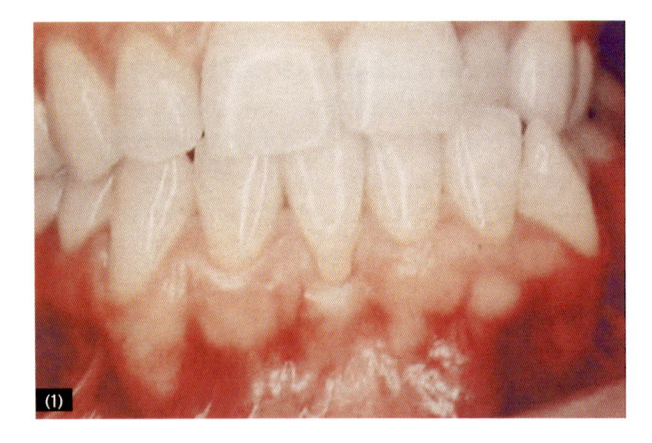

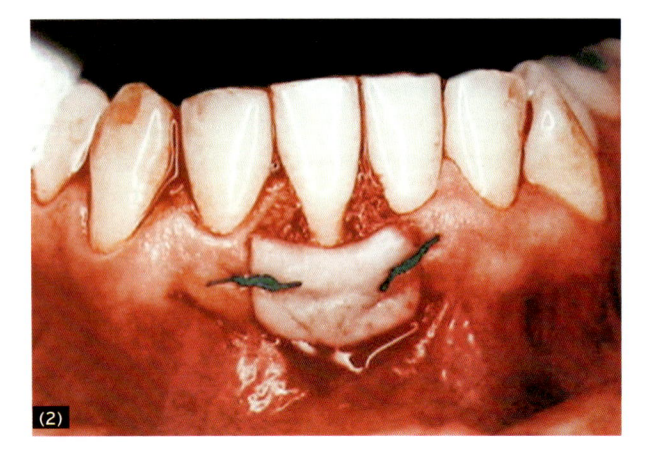

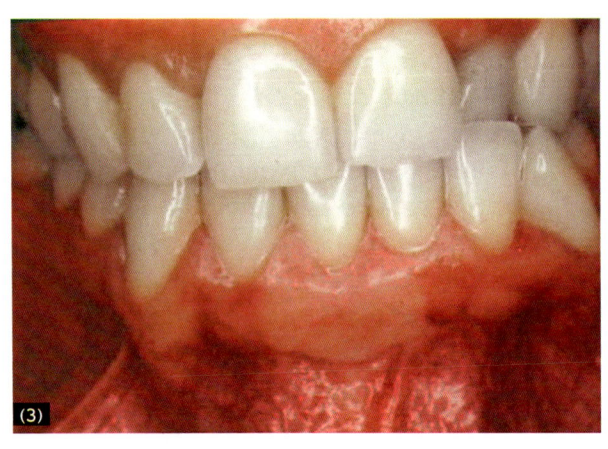

FIGURA 2.10. Comprometimento marginal dos tecidos periodontais relacionado à insuficiência de gengiva ceratinizada em área de ação fragilizante do freio labial. A paciente queixou-se de haver sangue em seu travesseiro todas as manhãs, ao despertar. Evidentemente, houve algum grau de perda óssea marginal para que se manifestasse a recessão gengival. A correção pura e simples com enxerto autógeno livre de gengiva foi suficiente para restabelecer a constituição e configuração marginal dos tecidos moles, respaldando a formação de sulco gengival raso e o contorno gengival harmônico, ao lado da imobilidade e da impermeabilidade marginal do periodonto de proteção, para que este pudesse expressar todo o seu potencial homeostático. Observe a mesclagem dos tecidos após dois anos da realização do procedimento, demonstrando a estabilidade dos resultados, compatível com a higiene oral por ter se formado sulco gengival raso. É de se enfatizar que a paciente, apesar de ser profissional da Odontologia, não seguiu o cronograma de terapêutica periodontal de assistência profissional elaborado.

aspectos devem ser realçados para se aceitar a realidade da vida e analisarem-se com olhos críticos os resultados e as conclusões emanadas das discussões desenvolvidas: "todos nós usamos os argumentos para justificar nossas crenças e atos, o que pode não ser verdade para todos ou mesmo para os fatos" e "em ciência, ninguém é dono da verdade."

Dessa forma, especulativa e criticamente, naqueles trabalhos podem-se observar, por exemplo, abordagens metodológicas que não conduzem a resultados conclusivos por terem analisado a resposta inflamatória à presença de placa dentobacteriana, que provavelmente é igual à resposta inflamatória em quaisquer partes do organismo. Da mesma maneira, é amplamente contestável analisar os efeitos imediatos do infiltrado inflamatório, pois pode haver respostas tardias não computadas. Não resta dúvida, também, que as reações processadas na gengiva ceratinizada ou na mucosa alveolar apresentam quadros similares. Afora esses aspectos, há variações comportamentais em função das espécies animais empregadas e até das características anatômicas e topográficas da área marginal em questão como, por exemplo, volume de tecidos moles sobre a crista óssea, nível da crista óssea e espessura do septo ósseo, entre outras características que invalidam ou dificultam a compreensão dos resultados obtidos.

Veja-se que, no trabalho de Kennedy e colaboradores[60], 32 pacientes com insuficiência de gengiva ceratinizada em condições similares em ambos os lados tiveram metade das áreas tratada por enxerto autógeno livre de gengiva, ficando a outra metade como controle. Procederam, então, à avaliação longitudinal dos pacientes até períodos de 6 anos, submetendo-os à terapia periodontal de assistência profissional em intervalos de 3 a 6 meses ou menos, se necessário. Embora o lado controle não tenha experimentado recessão gengival nem perda de inserção clínica significativas, o lado experimental produziu ganho de inserção clínica e algum grau de *creeping attachment*. Em função desses resultados e da abordagem proposta, consideraram que é possível manter o estado de saúde periodontal e a inserção clínica pelo controle profissional, coadjuvado pelos cuidados do paciente, mesmo na ausência de gengiva ceratinizada.

Essa abordagem filosófica pareceu deixar claro que os autores são adeptos de a insuficiência de gengiva ceratinizada não ser fator de relevância para a indicação de sua criação cirúrgica.

Entretanto, os resultados processados mostram nitidamente que houve aumento de volume do tecido gengival supra-alveolar, melhorando a relação tecido mole/tecido duro pela diminuição da recessão gengival e pelo ganho de inserção clínica, favorecendo uma melhor proteção ao tecido ósseo marginal.

Outro fato que chamou a atenção nesse trabalho foi a formação involuntária e casual de um grupo de pacientes que deixou de comparecer aos controles após o primeiro ano e que retornou após 6 anos, assim permitindo auferir-se os resultados em longo prazo da influência da quantidade de gengiva ceratinizada em áreas sem controle profissional por períodos de 5 anos. Enquanto no lado controle houve restabelecimento da inflamação, associado com recessão gengival adicional, nos lados experimentais, que receberam o enxerto autógeno livre de gengiva, o tecido apresentou-se saudável e até com algum grau de crescimento coronal.

Ainda que esses resultados não tenham sido explorados pelos autores, é racional considerar que a presença de gengiva ceratinizada mostrou não só ser mais compatível com a preservação das características homeostáticas dos tecidos marginais do que a mucosa alveolar, como também ser importante na definição das distâncias biológicas periodontais, conforme proposto por Mendonça[26]. Em outras palavras, quando se preconiza que não há necessidade de se criar gengiva ceratinizada desde que se façam controles periódicos da condição periodontal, em realidade não se está avaliando que tipo de tecido responde melhor homeostaticamente à agressão, mas se está testando nada mais que a capacidade do profissional de exercer o controle periodontal da área mediante o controle de placa dentobacteriana. Nada mais do que isso.

Talvez não fosse demais mencionar a frase expedida por autor desconhecido em curso anos atrás, quando disse (referindo-se à oclusão em Periodontia e prótese): "todos nós temos olhos para olhar, porém, apenas enxergamos aquilo que conhecemos". Disso se pode inferir que a filosofia científica na qual um profissional se apoia é fator relevante para as concepções que dele emanam e que podem torná-lo pouco receptivo às propostas de outras filosofias.

É interessante observar que a presença de faixa adequada de mucosa ceratinizada usualmente está associada à maior eficácia na manutenção da higiene oral, tornando menos crítico o programa de terapia periodontal de assistência profissional e favorecendo a preservação da saúde em longo prazo, sem a necessidade de intervenções profissionais tão frequentes como as que têm sido propostas e que poderiam pôr em risco a integridade da estrutura dental com o decorrer do tempo. Veja, nas Figuras 2.11, 2.12 e 2.13, os resultados de alguns casos clínicos ilustrativos, nos quais o controle do paciente foi executado, quando muito, anualmente.

Como se pode observar nos casos apresentados, existem indicações essencialmente precisas para criação de gengiva ceratinizada, usualmente por meio de enxertos autógenos livres de gengiva, permitindo a correção de problemas periodontais puros ou associados a correções estéticas e/ou requerimentos protéticos.

Portanto, a diferenciação estrutural e arquitetural do tecido mole na área marginal, com características de tecido conjuntivo denso, recoberto por epitélio ceratinizado, parece ter sido projeto da natureza para permitir que houvesse melhor proteção do meio interno, conferindo condições para a manifestação da integridade fisiológica do sulco gengival. Desse modo, não parece correto considerar a classificação do periodonto de proteção como sendo de natureza didática[32,64], uma vez que se trata, como visto até agora, de uma classificação fisiológica, estrutural e funcional, englobando as estruturas que influenciam não só o vedamento do meio interno, como de resto todo o comportamento homeostático do periodonto de proteção, permitindo a expressão e a preservação da saúde ao periodonto de sustentação.

Talvez por isso a natureza tenha criado a gengiva ceratinizada em áreas nas quais a proteção do meio interno é mais crítica, e a mucosa não ceratinizada, para as áreas nas quais é premente a necessidade de movimentação das estruturas, o que explicaria porque no palato só há mucosa ceratinizada, enquanto no vestibular da maxila e da mandíbula e no lingual da mandíbula tem-se a conjugação de gengiva ceratinizada e mucosa alveolar não ceratinizada.

Dentro desse contexto, cabe citar, uma vez mais, que é exatamente a área da gengiva ceratinizada que influencia o estabelecimento, a estabilização e as dimensões das distâncias biológicas voltadas contra os dentes e que determinam o padrão comportamental do periodonto marginal.

Dessa forma, o comprometimento das distâncias biológicas pode e tem consequências danosas no comportamento do periodonto marginal, sendo traduzido por alterações dimensionais processadas em uma ou mais áreas correspondentes ao sulco gengival, ao epitélio juncional, à inserção conjuntiva e/ou à gengiva ceratinizada.

Esse comprometimento das distâncias biológicas do periodonto marginal pode ocorrer primariamente por duas razões principais: envolvimento periodontal e envolvimento dental.

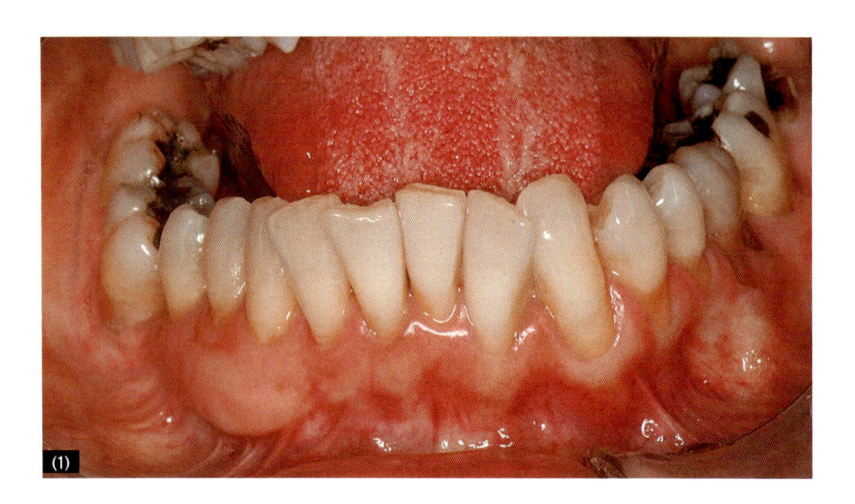

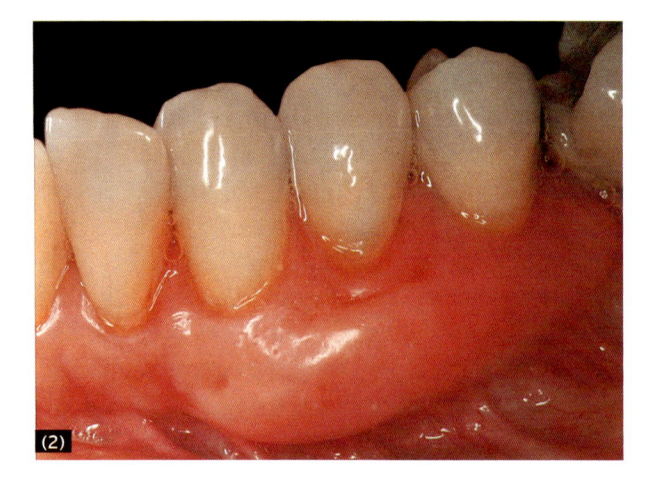

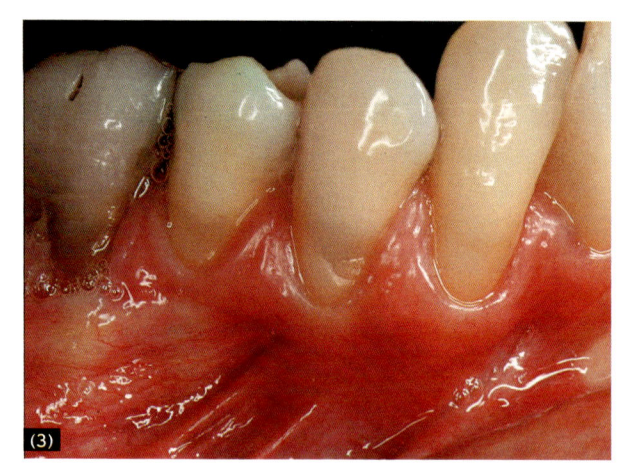

FIGURA 2.11. Caso clínico de paciente que apresentava insuficiência de gengiva ceratinizada com desenvolvimento inicial de recessão gengival generalizada no arco inferior, sem evidência de bolsa periodontal. Após realizar a criação de gengiva ceratinizada no lado inferior direito pela realização de enxerto gengival autógeno livre, a paciente somente retornou após 30 anos, motivada, desta vez, pelo aumento da recessão gengival e da sensibilidade dentinária desenvolvida. Veja, em (1), a desarmonia de nível da margem gengival pela preservação da margem gengival do lado direito e pela migração apical da margem gengival do lado esquerdo, principalmente quando se compara com o lado direito, no qual se realizou o enxerto (2), com o lado esquerdo (3), no qual não se realizou enxerto (ambas as imagens foram produzidas com espelho). É facilmente visível a estabilidade da margem gengival manifesta nas áreas em que há quantidade e qualidade de gengiva ceratinizada adequadas, ilustrando a importância da gengiva ceratinizada na preservação das características homeostáticas do periodonto de proteção. Chama-se a atenção para o fato de que a paciente não foi submetida a nenhum atendimento planejado da terapia periodontal de assistência profissional, de modo que o comportamento marginal dos tecidos deveu-se exclusivamente a expensas da capacidade destes em resistir às agruras dos diferentes fatores irritativos presentes na área da margem gengival. Em outras palavras, é essa resposta que reflete o valor do tecido na preservação das características biológicas marginais, não importando se o profissional é capaz ou não de preservar a saúde marginal por controle de placa dentobacteriana.

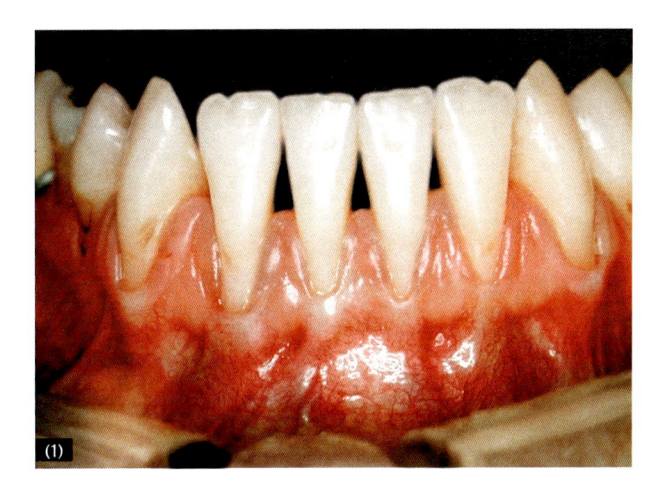

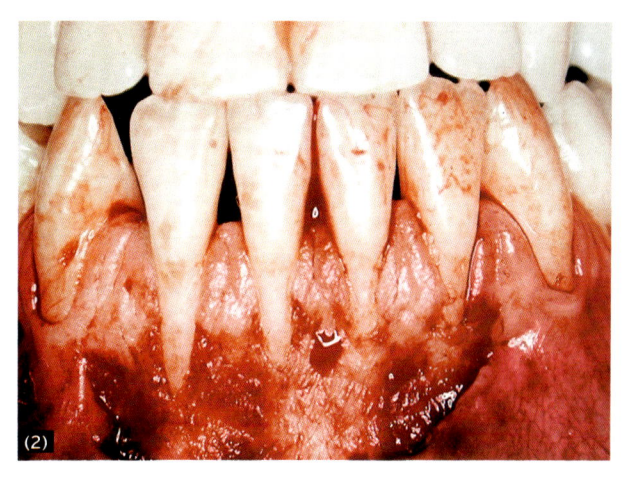

FIGURA 2.12. (1) Corresponde à vista clínica vestibular de paciente com 23 anos de idade, apresentando recessão gengival em todos os dentes inferiores, causando-lhe a preocupação da perda dos dentes. Observe a aparente harmonia do nível da margem gengival de canino a canino. É de se ressaltar que a tração dos lábios pelo afastador para fotografia produziu isquemia marginal dos tecidos, dificultando a visualização da união mucogengival. Observe, entretanto, a translucidez da mucosa alveolar, deixando visualizar a presença dos vasos sanguíneos nas imediações da margem gengival. Como se observa em **(2)**, ao preparar o leito receptor a partir da margem gengival, deparou-se com aumento da área de exposição radicular em forma irregular de recessão marginal dos tecidos e com a evidenciação clínica da presença de septos ósseos vestibulares delgados. Também merece destaque a observação do nível harmônico das margens gengivais dos caninos entre si, além da aparência clínica de que as características morfológicas dos tecidos subjacentes desses dentes apresentam bastante similaridade.

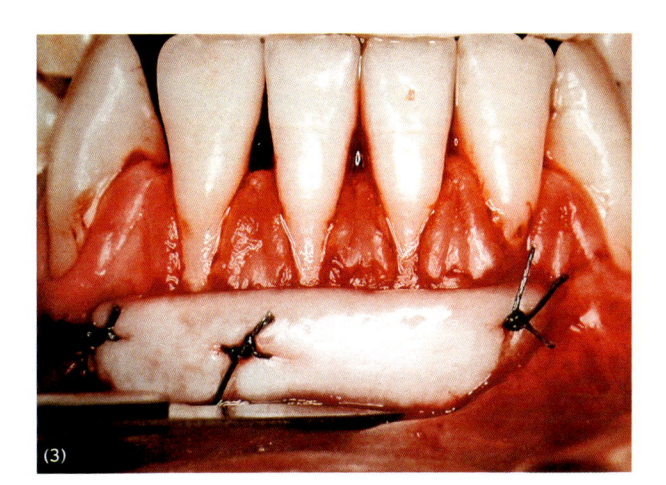

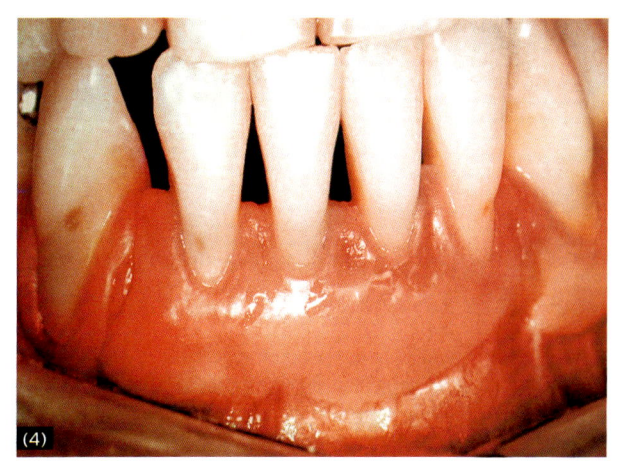

FIGURA 2.12. A ilustração **(3)** evidencia o nível de posicionamento marginal do enxerto autógeno livre de gengiva, aproximadamente no mesmo nível original da margem gengival. Apicalmente, está sendo executada a fenestração perióstica linear para melhor imobilização do enxerto nos períodos iniciais de cicatrização e maior ganho de gengiva ceratinizada por estabilização da margem apical do retalho no resultado final. A ilustração clínica apresentada em **(4)** corresponde ao pós-operatório de 18 anos, período durante o qual a paciente não se apresentou para a terapia periodontal de assistência profissional, tendo se submetido a controle de placa sem período pré-fixado, porém, provavelmente anual e executado por profissional de sua área residencial. O resultado ilustra claramente a estabilidade marginal dos tecidos processada pela criação de faixa de gengiva ceratinizada adequada, restabelecendo o comportamento homeostático da área marginal e permitindo a prevenção efetiva da formação de placa dentobacteriana. Observe que o procedimento não gerou caracterização clínica dos tecidos incompatível com as características estéticas do paciente. A análise introspectiva do resultado final alcançado mostra que no canino inferior esquerdo, onde se procedeu à criação de gengiva ceratinizada por enxerto autógeno livre de gengiva, a margem gengival permanece situada em consonância com o nível original, enquanto no canino inferior direito, onde não se criou gengiva ceratinizada, a margem gengival experimentou recessão gengival significativa, ilustrando o papel relevante da gengiva ceratinizada na proteção à crista óssea e preservação da saúde gengival, ainda que sem o controle assíduo de placa dentobacteriana. Portanto, controlar placa dentobacteriana profissionalmente significa essencialmente a plausibilidade dessa ação profissional de controlar a causa da doença periodontal infecciosa marginal, porém, não significa que seja a melhor situação para comportamento homeostático do periodonto marginal. Para isso, sem dúvida, a presença de gengiva ceratinizada é manifestamente fundamental. Entretanto, não se exclua por essa explanação a importância da prevenção contra a formação de placa dentobacteriana.

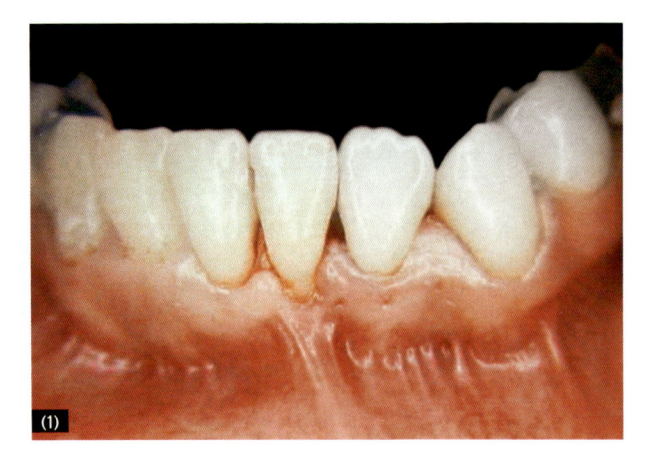

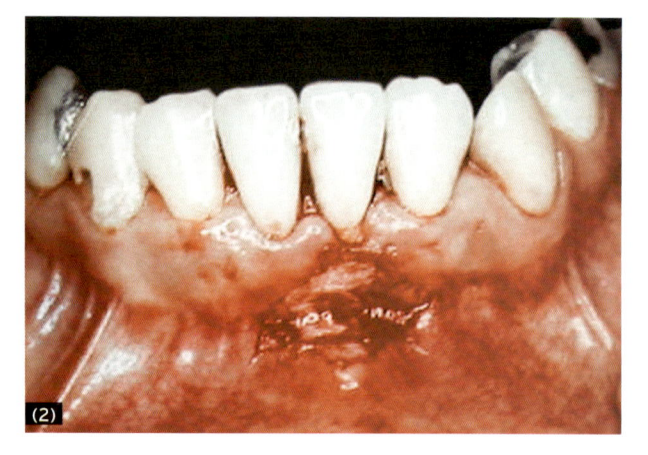

FIGURA 2.13. Paciente com cerca de 18 anos de idade, apresentando recessão gengival, alteração do contorno gengival marginal e sangramento gengival na região anterior inferior, a despeito de ter sua higiene oral supervisionada por 3 meses após controle profissional de placa dentobacteriana. Observe, em **(1)**, a presença de freio labial tenso, produzindo movimentação da margem gengival e resultando em algum grau de recessão gengival maior nessa área. A despeito da profundidade de exploração do sulco gengival estar nos limites normais, a recessão gengival inicial e principalmente a persistência de sangramento gengival, associado às alterações de forma e contorno da margem gengival, foram fatores indicativos da necessidade de correção cirúrgica da área. Em **(2)**, pode-se observar o deslocamento apical da inserção do freio labial por frenoplastia, na qual a incisão foi feita de coronal para apical rente ao tecido ósseo, para deixar apenas fina camada de periósteo recobrindo o osso.

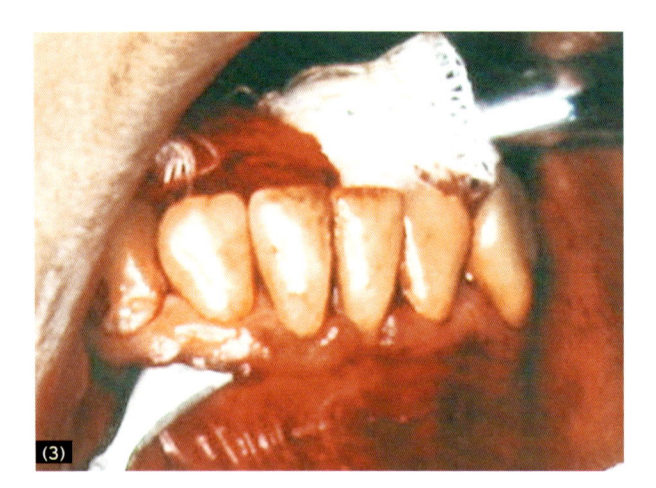

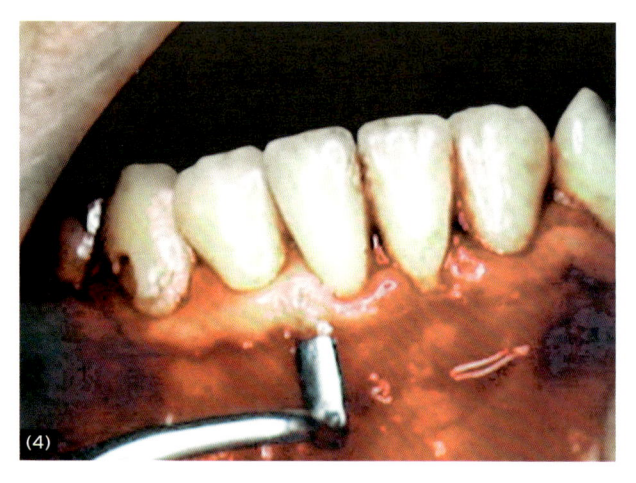

FIGURA 2.13. Prosseguiu-se com as incisões primária **(3)** e secundária **(4)** do tecido gengival marginal, de modo a eliminar todo e qualquer vestígio do sulco gengival, ao mesmo tempo restabelecendo a espessura e o contorno gengival marginal compatíveis com a formação de sulco gengival raso.

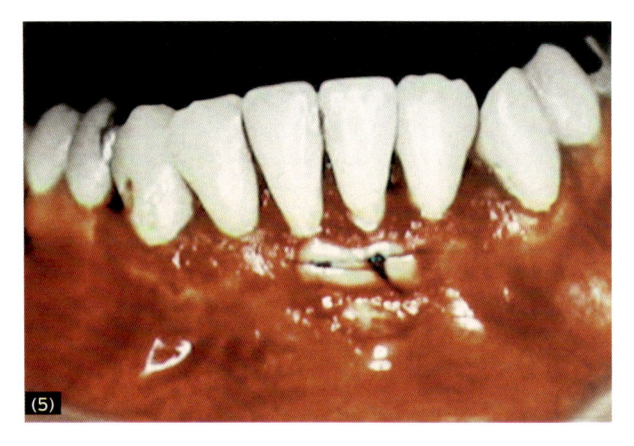

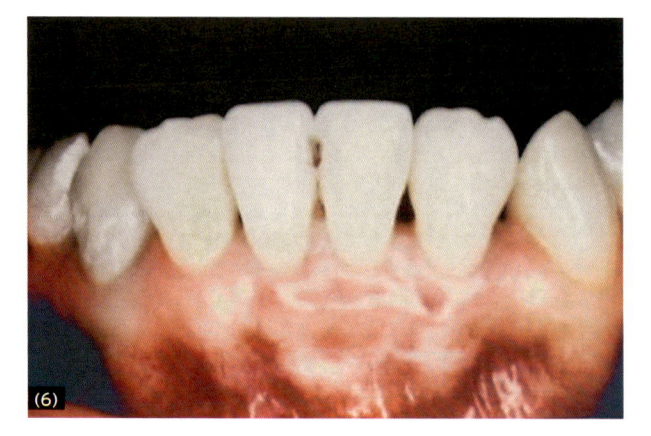

FIGURA 2.13. (5) Vista clínica vestibular após a realização da gengivoplastia e sutura do enxerto autógeno livre de gengiva, que foi obtido como um fragmento do tecido removido pela gengivoplastia. Pode-se comprovar a harmonia de nível cirúrgico da margem gengival e a sutura do enxerto sem recobrir a superfície radicular, porém aposto à superfície óssea subjacente. Em **(6)**, pode-se verificar a "pega" plena do enxerto no leito receptor e o delineamento precoce da margem gengival nesse pós-operatório de 1 mês.

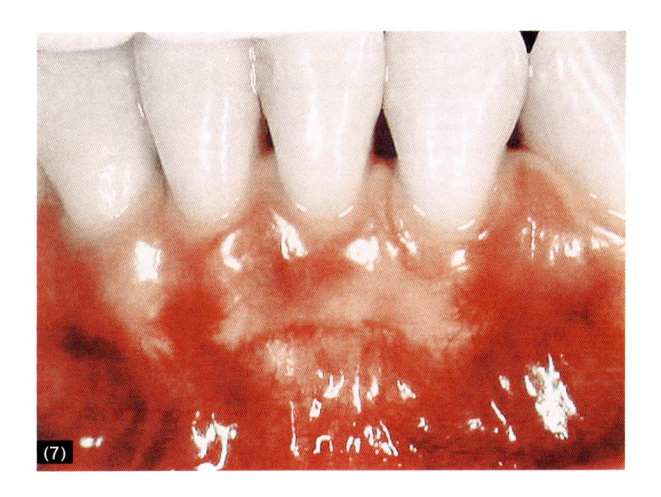

FIGURA 2.13. Embora também nesse caso a paciente não tenha comparecido para regime de terapia periodontal de assistência profissional regular, apenas o fazendo em intervalos de 2 a 3 anos, quando foi atendida pela auxiliar odontológica, após 10 anos de pós-operatório pode-se comprovar a eficácia e o valor biológico do procedimento pela preservação dos resultados apresentados em (7), destacando-se a harmonia do contorno, da espessura e da forma gengival, juntamente com a presença de sulco gengival clínico raso e ausência de sangramento gengival. Esteticamente, o resultado parece encorajador. Ao contrário do que muito se propaga, o procedimento cirúrgico é simples, rápido (cerca de 30 a 40 minutos) e de baixo risco, quando realizado corretamente, quer ao se considerar a área doadora ou o enxerto propriamente dito.

O envolvimento periodontal traduz-se por alterações dimensionais e de nível das estruturas periodontais marginais ocasionadas pela formação de bolsas periodontais ou por migração apical da margem gengival, enfim, por alterações que afetam o tecido gengival e ósseo na área correspondente ao sulco gengival, ao epitélio juncional, à inserção conjuntiva e à gengiva ceratinizada (Figuras 2.14 e 2.15).

O envolvimento dental ocorre quando a estrutura dental na área disponibilizada pela natureza para o estabelecimento do sulco gengival, epitélio juncional e/ou inserção conjuntiva tem a sua integridade afetada por diferentes razões, dentre as quais constam extensão subgengival profunda de cáries ou de trabalhos restauradores terapêuticos ou protéticos, fraturas dentais subgengivais, perfurações endodônticas subgengivais, reabsorção radicular atingindo a zona subgengival e pouca estrutura dental saudável disponível do assoalho da câmara à bifurcação em dentes programados para secção dental (Figuras 2.16, 2.17, 2.18 e 2.19).

Até o fim dos anos 1960 e início dos anos 1970, o tratamento periodontal estava voltado fundamentalmente para os procedimentos de eliminação cirúrgica das bolsas periodontais, predominantemente por procedimentos ressectivos, porém, já se vislumbrando alguma possibilidade de reconstrução das estruturas periodontais perdidas. Para a eliminação da bolsa por procedimentos ressectivos podia-se lançar mão da gengivectomia e da osteotomia e/ou osteoplastia.

A gengivectomia ficou restrita às bolsas supraósseas nas quais o contorno ósseo marginal é mantido em forma de curva parabólica, sendo mais coronal na área interproximal do que na área do septo ósseo radicular, pois a incisão utilizada é em bisel externo, que não permite acesso ao fundo de bolsas infraósseas. Associado a essa característica, o paciente deveria apresentar quantidade adequada de gengiva ceratinizada após a remoção do tecido excisado. Assim, o tecido gengival cicatrizado desenvolveria a forma fina em bisel ou ligeiramente arredondada e contorno marginal parabólico, associados a sulco gengival raso, de modo que o resultado final do tratamento levaria à função normal dos tecidos[21,42,65] (Figura 2.20).

Para as situações nas quais a arquitetura óssea apresentava alteração significativa da curva parabólica, fosse pela horizontalidade das cristas ósseas interproximais e radiculares, fosse por reversão dessa arquitetura, de modo que a crista interproximal se apresentasse em nível apical em relação à radicular, ou fosse ainda por formação de defeitos ósseos (perda óssea vertical em bolsas infraósseas), desde que houvesse suporte periodontal remanescente suficiente, o procedimento principalmente indicado era ressectivo, realizado por osteotomia e/ou osteoplastia, acompanhada por retalho de espessura parcial para posicionamento apical compatível com a eliminação da bolsa periodontal, conforme proposta original de Schluger[19], em 1949.

Basicamente, buscava-se o acesso ao osso por meio da elevação de retalho de espessura parcial, promovendo-se a remoção do periósteo na área interessada para osteotomia, que era realizada de modo a deixar a crista óssea interproximal coronalmente situada em relação à crista óssea nas faces livres dos dentes (crista óssea radicular), procedendo-se, então, à sutura do retalho de modo a recobrir 1 a 2 mm da estrutura dental supra-alveolar.[66] Com isso, ter-se-ia a conformação topográfica óssea marginal adequada para o restabelecimento de sulco gengival raso praticamente uniforme em toda a volta do dente, desde que fossem propiciadas condições para a reconstituição das distâncias biológicas do periodonto marginal.

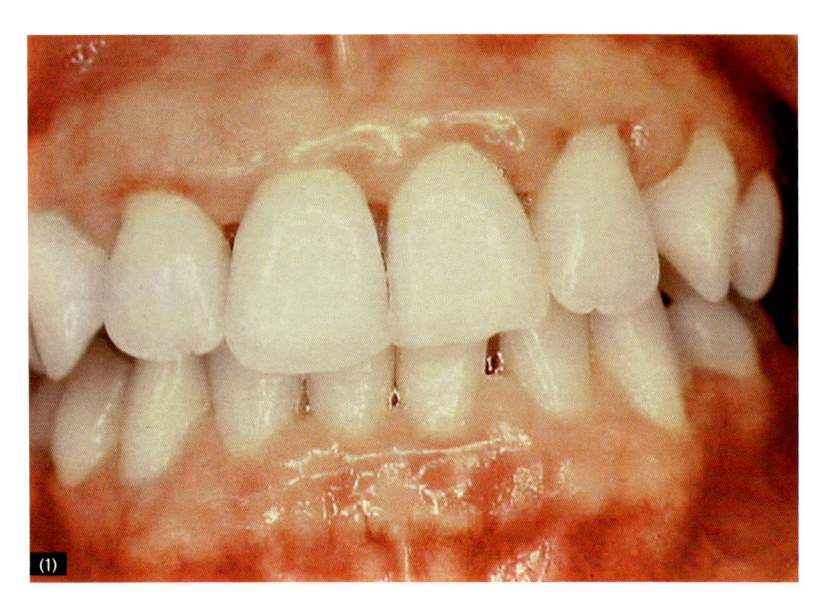

FIGURA 2.14. Comprometimento das distâncias biológicas por envolvimento periodontal. Em (1), (2) e (3) evidenciam-se as características clínicas de campo fechado, radiográficas com pontas de guta-percha inseridas nas bolsas periodontais e um caso de perda óssea visível em campo aberto. Observe as alterações gengivais indicativas de inflamação e de recessão gengival e aparência de tecido com friabilidade vascular, inclusive constatada por sangramento à exploração da bolsa, cuja profundidade girou ao redor de 2 a 3 mm nas regiões vestibulares e 4 a 5 mm nas proximais.

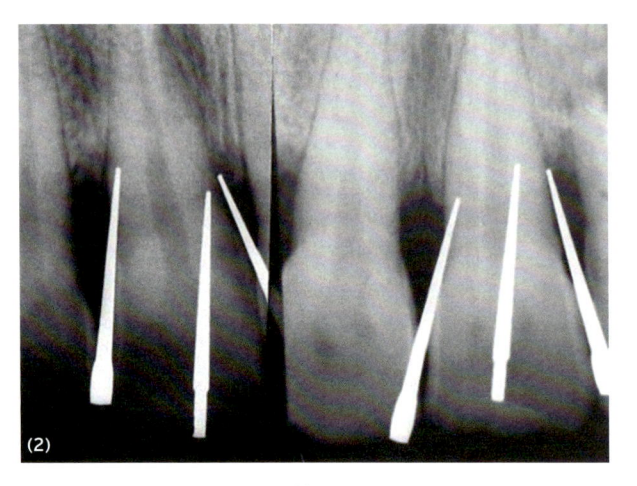

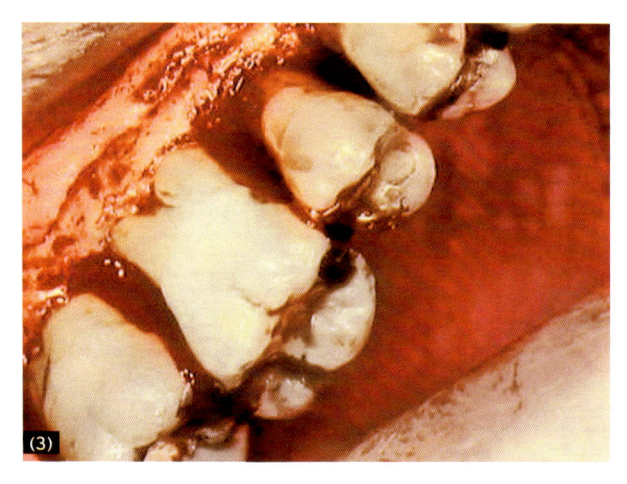

FIGURA 2.14. A imagem radiográfica (2) mostra que o fundo da bolsa situou-se coronalmente ao nível das cristas ósseas, caracterizando quadro de bolsas periodontais supraósseas, nas quais ocorre nivelamento das cristas ósseas por perda óssea do tipo horizontal, como se observa na imagem (3) de campo aberto. Note, em (2) e (3), o distanciamento da crista óssea em relação à junção cemento-esmalte, denotando alteração imediata das distâncias biológicas marginais pela instalação da bolsa periodontal. É de se salientar que, com a formação da bolsa gengival ou periodontal, se produz perda de 70% no conteúdo de colágeno no subepitélio juncional, diminuindo a força de coesão da margem gengival ao dente, de modo que parte do epitélio juncional se afasta do dente e se transforma no epitélio da bolsa. Clinicamente, ao se jogar um jato de ar suave na direção do orifício de entrada da bolsa periodontal, a margem gengival destaca-se do dente caracterizando o quadro de retração gengival. Nessas circunstâncias, o epitélio juncional tem seu comprimento reduzido para 0,3 a 0,5 mm e a exploração clínica da bolsa periodontal acusa invasão ligeira do tecido conjuntivo pela sonda. Com isso, mesmo em bolsas gengivais, o aprofundamento do ambiente disponível favorece o aumento significativo de bactérias, desencadeando o processo sucessivo de formação de placa dentobacteriana periodontopatogênica. Como a progressão da bolsa periodontal produz perda óssea marginal e a união mucogengival permanece estável, gradualmente se vai tendo desinserção das fibras do ligamento gengival como um todo, de modo que diminui a quantidade de gengiva inserida presente.

Bases biológicas periodontais | capítulo 2

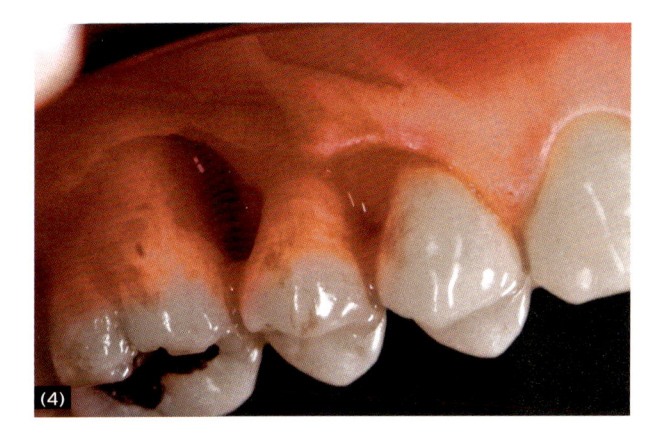

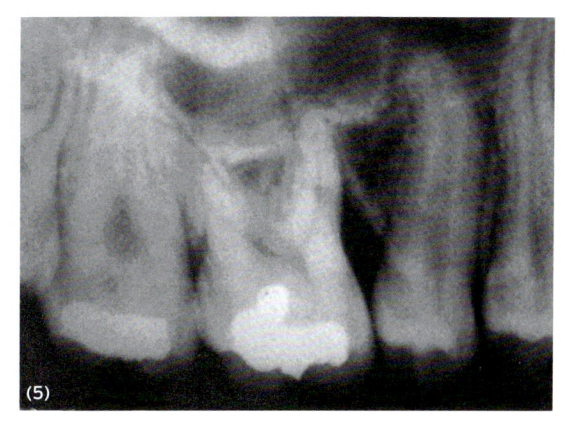

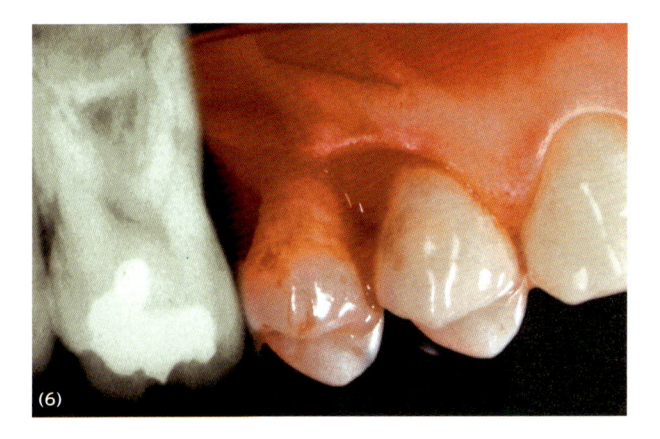

FIGURA 2.14. Comprometimento das distâncias biológicas por envolvimento periodontal. A vista clínica **(4)** de campo aberto ilustra a presença de um defeito ósseo na região mesial do 16, cuja expressão radiográfica **(5)** mostra a presença de perda óssea do tipo vertical. A superposição **(6)** das imagens clinica e radiográfica do sítio interessado permite caracterizar que o fundo da bolsa na mesial do 16 está situado apicalmente em relação ao nível da crista óssea na região distal do 15, caracterizando uma bolsa infraóssea. Nesses casos de bolsas infraósseas, a perspectiva de obter resultados regenerativos é mais promissora do que em bolsas supraósseas. Entretanto, até o momento, não parece haver disponibilidade terapêutica que assegure a recuperação ampla e irrestrita da destruição produzida pela bolsa periodontal.

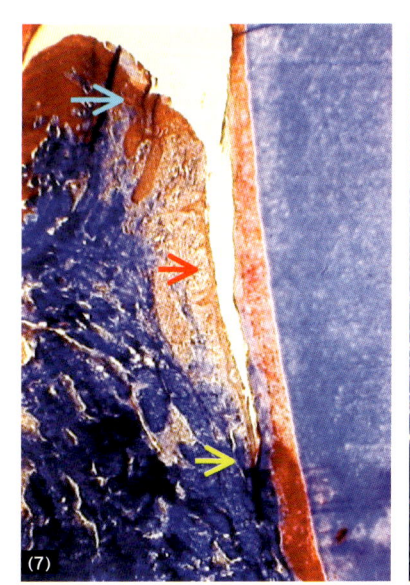

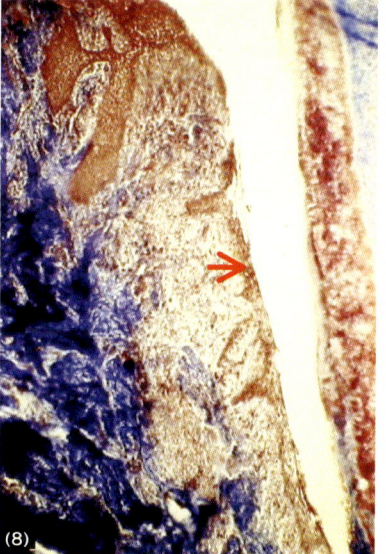

FIGURA 2.14. (7) e **(8)** Cortes histológicos com vista panorâmica e em maior aumento, ilustrando as alterações que se processam em área de bolsa periodontal. Observe, em **(7)**, que a vertente dental do epitélio apresenta praticamente três versões: a - uma mais superficial (seta azul) caracterizada pelo epitélio do sulco gengival, que parece preservar melhor suas características originais; b - outra intermediária (setas vermelhas), que recobre tecido conjuntivo destruído pelo processo infectocontagioso da bolsa periodontal e que apresenta proliferação desordenada em direção ao meio interno, em busca de área saudável que lhe possa restabelecer a atividade metabólica normal. Além disso, essa região apresenta áreas de ulceração epitelial, caracterizando o epitélio da bolsa periodontal, formado a partir do epitélio juncional alterado e desgarrado do dente pelo processo de retração gengival; c – no limite apical (seta amarela) identifica-se o remanescente do epitélio juncional, reduzido para 0,3 a 0,5 mm de comprimento em virtude da formação do epitélio da bolsa periodontal. Coloração por tricrômico de Masson e aumento de 10 e 15 vezes, respectivamente.

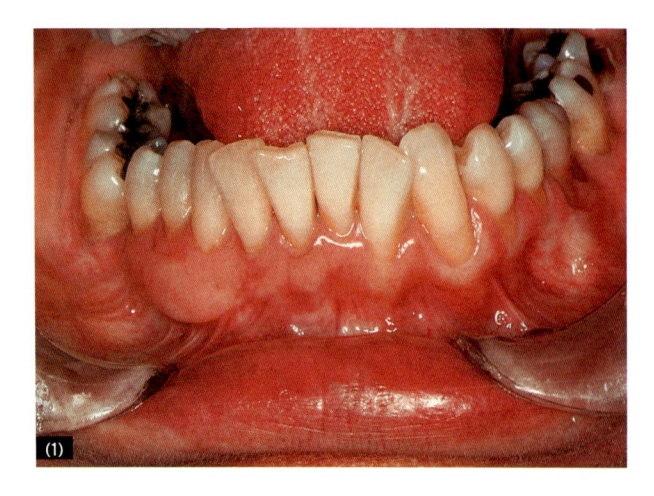

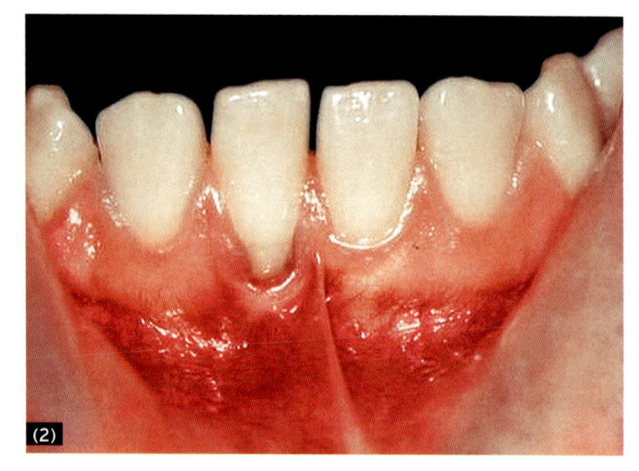

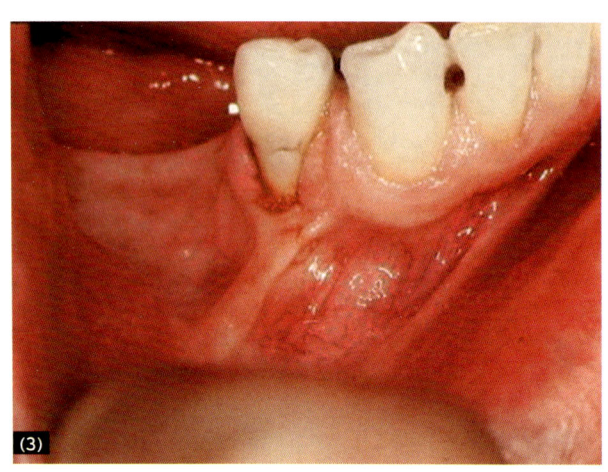

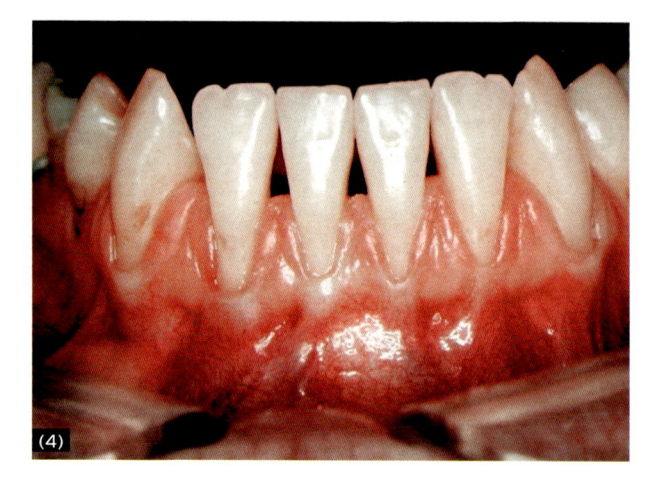

FIGURA 2.15. Comprometimento das distâncias biológicas por envolvimento periodontal relacionado à relação proporcional entre a gengiva ceratinizada e a mucosa alveolar para atender às demandas funcionais e homeostáticas do sulco gengival. Ilustração de diferentes situações nas quais as características biológicas gerais não ofereceram condições de resistência marginal ao tecido gengival e tampouco permitiram a proteção adequada à crista óssea, resultando em recessão gengival. Observem que, embora o processo envolva a perda óssea marginal, a característica clínica evidente é a diminuição gradual na quantidade de gengiva ceratinizada, podendo chegar ao seu desaparecimento total ao atingir a mucosa alveolar, razão pela qual o processo ficou conhecido como recessão gengival (e não periodontal ou marginal). De qualquer maneira os quatro casos ilustrados evidenciam a fragilidade marginal dos tecidos em presença de gengiva fina e estreita, recobrindo septos ósseos finos de dentes frequentemente proeminentes no arco dental. Mediante tais situações, talvez o principal fator desencadeante da recessão gengival seja a escovação traumatogênica, associada ou não à ingestão frequente de produtos líquidos ácidos, que tendem a se acumular junto à margem gengival, onde favoreçam a desmineralização da superfície dental, gerando as condições para o desencadeamento de abrasões cervicais. Atentem para o fato de que usualmente os pacientes que desenvolvem recessão gengival não são franco portadores de doença periodontal infecciosa marginal e usualmente não exibem quantidades significativas de placa dentobacteriana como um todo. Por isso, parece pouco provável que o indivíduo desenvolva placa dentobacteriana subgengival, a qual, após a recessão gengival tornar-se-ia supragengival e seria removida pela escovação criteriosa do paciente.

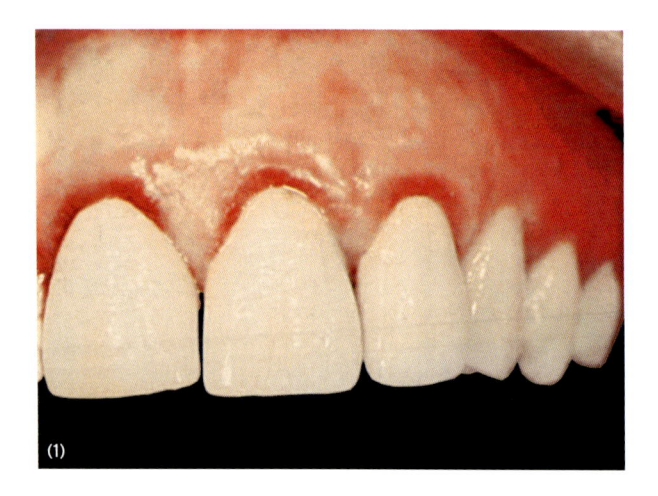

FIGURA 2.16. Comprometimento das distâncias biológicas por envolvimento dental em paciente portador de coroas metalocerâmicas que invadem as distâncias biológicas sagradas do periodonto marginal, produzindo inflamação gengival com sangramento gengival espontâneo, o que levou a paciente a procurar atendimento profissional. **(1)** Vista clínica vestibular do caso, na qual se podem constatar as alterações de forma, cor e aspecto da gengiva, principalmente em sua área marginal.

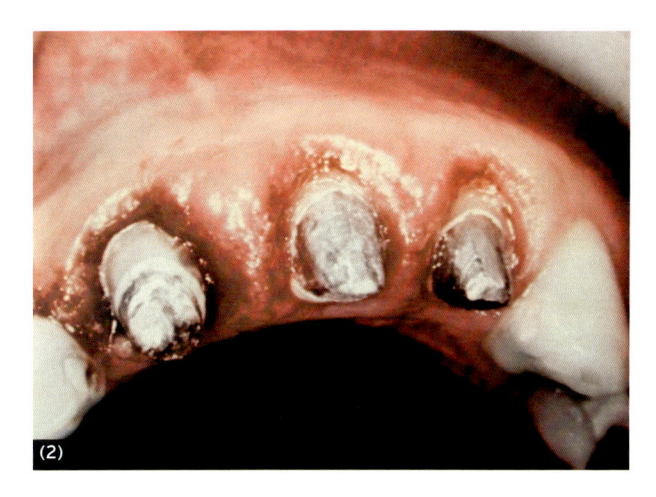

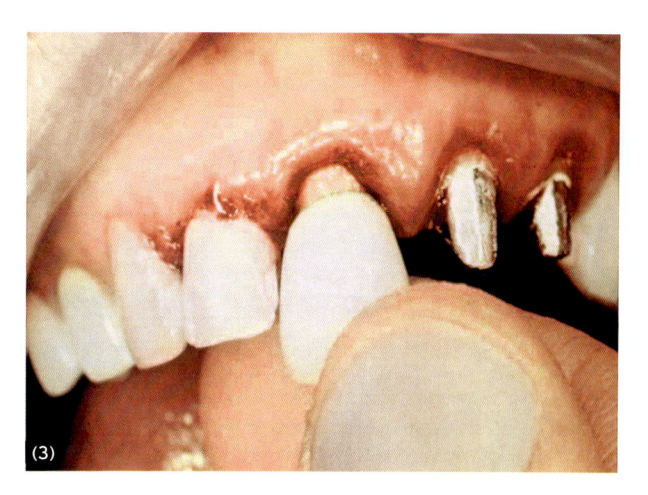

FIGURA 2.16. (2) Exposição das áreas inflamadas após a remoção das coroas, que permitiu observar o preparo profundo dos dentes em nível subgengival, principalmente nas áreas interproximais. Em **(3)**, elaborou-se a imagem fotográfica para ilustrar que as margens cervicais proximais da coroa já se encontram em nível subgengival inicial e ainda restam cerca de 2 mm para que a margem vestibular seja adaptada ao término do preparo, assim caracterizando a invasão das distâncias biológicas. Tal condição favorece a proliferação bacteriana, com aumento do número de bactérias e estabelecimento de condições propícias para a agregação e formação de colônias, que estabelecem a placa dentobacteriana, resultando na formação de bolsa periodontal propriamente dita e perpetuando o processo destrutivo progressivo.

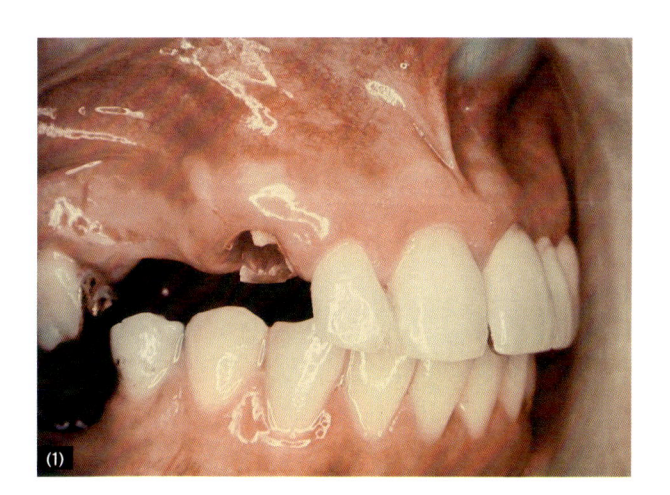

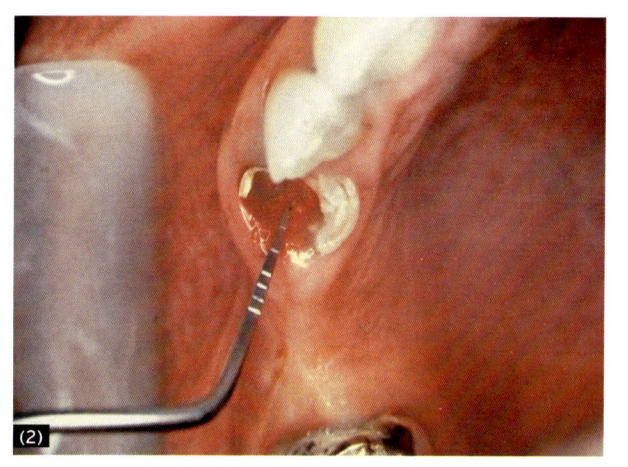

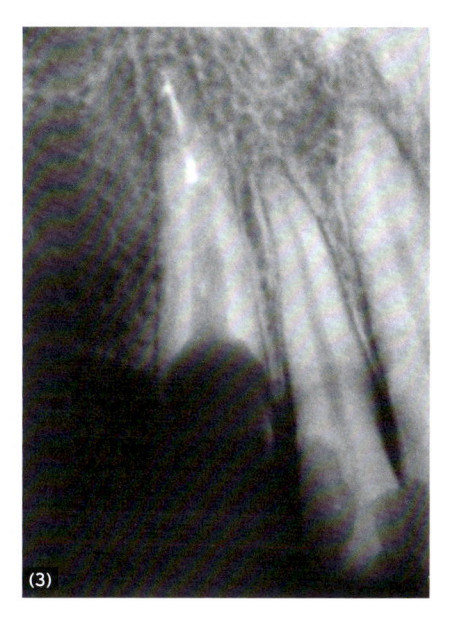

FIGURA 2.17. Comprometimento das distâncias biológicas por envolvimento dental em paciente que desenvolveu infiltração cariosa cervical subgengival no dente 13 portador de coroa com espiga, atingindo extensão tal que a coroa se soltou. Em **(1)** e **(2)**, pode-se observar a destruição ampla da coroa do dente, chegando a atingir 5 mm de profundidade subgengival na área distal, evidenciada pela exploração com a sonda periodontal milimetrada **(2)**. Apesar da imagem radiográfica **(3)** ter sido executada pela técnica da bissetriz, que produz distorção dimensional da imagem, há indicação nítida da invasão das distâncias biológicas, não existindo área de estrutura dental saudável em nível supra-alveolar para permitir o estabelecimento do ligamento de Köllicker e do epitélio juncional.

FIGURA 2.18. Comprometimento das distâncias biológicas por envolvimento dental. **(1)** Imagem radiográfica evidenciando áreas de reabsorção externa nas regiões mesial e distal do 11, após quatro sessões de clareamento dental. Notar que a reabsorção encontra-se apical às cristas ósseas correspondentes. **(2)** Após a tração coronal rápida do 11, conseguiu-se expor superfície saudável em extensão suficiente para o restabelecimento das distâncias biológicas sagradas do periodonto marginal, permitindo ao profissional adequar a reconstrução protética ao ambiente dental externo do organismo, representado pelo sulco gengival.

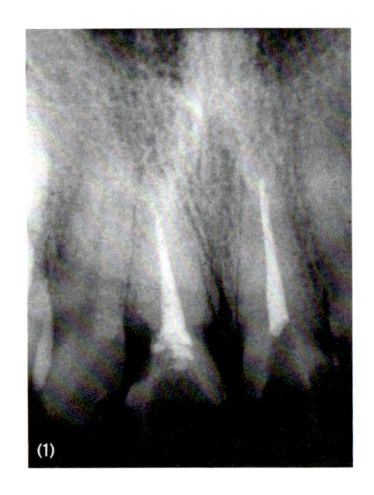

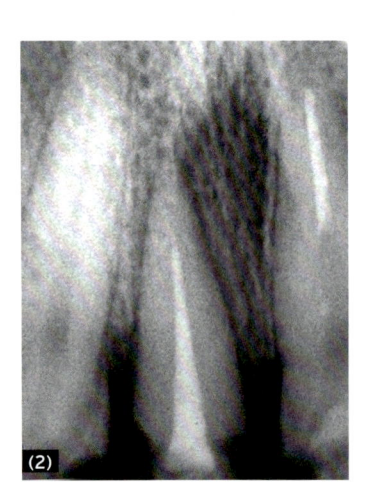

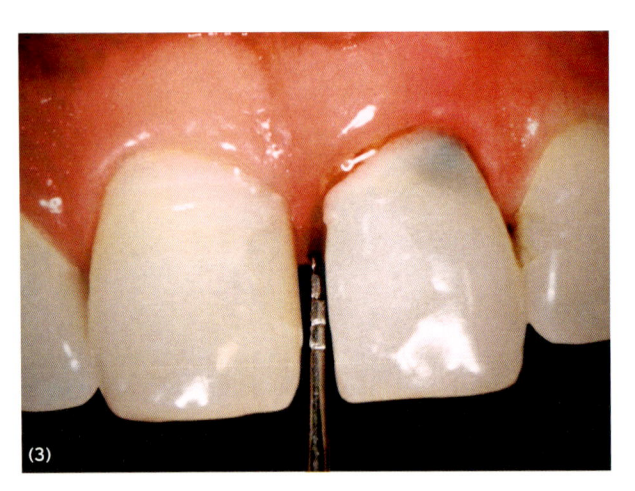

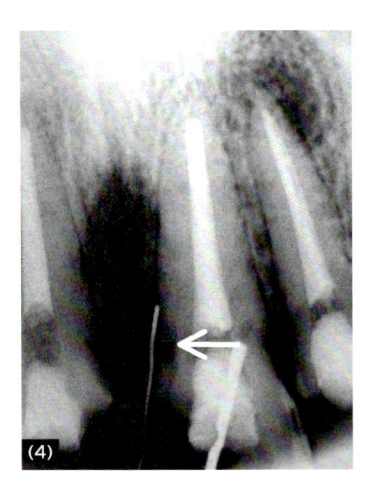

FIGURA 2.18. (3) Bolsa de 7 mm de profundidade na região mesial do 21 de paciente com 21 anos de idade, sem quaisquer outros envolvimentos periodontais de origem infecciosa nos demais dentes, indicando que a invasão das distâncias biológicas é o fator causal preciso da formação da bolsa periodontal. **(4).** Imagem radiográfica ilustrando que o fundo da bolsa encontra-se em nível apical à crista óssea junto ao 11, caracterizando uma bolsa infraóssea. Observe que a seta aponta para zona radiolúcida na superfície dental, levando à suspeição de perfuração da raiz, uma vez que o dente foi abordado endodonticamente várias vezes para clareamento dental.

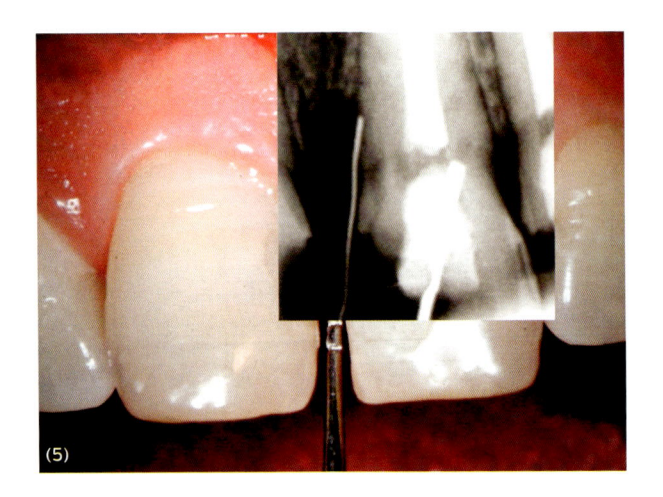

FIGURA 2.18. (5) Montagem fotográfica superpondo a imagem radiográfica ao dente envolvido para ilustrar que a profundidade da bolsa não é compatível com a sua eliminação por procedimentos cirúrgicos ressectivos, pois o nivelamento da crista interproximal é feito no fundo da bolsa, requerendo a remoção do tecido ósseo marginal vestibular do 11 para harmonizar a curva parabólica; para não haver desnível abrupto entre as cristas ósseas proximais do 21, a osteotomia deveria ser feita também no 22, mesclando gradualmente o nível da crista óssea em toda área anterior. Fatalmente, a osteotomia envolveria o suporte periodontal dos dentes vizinhos e acarretaria prejuízo estético comprometedor ao paciente. Essa caracterização clínica é indicativa da necessidade de tratamento alternativo para contornar o comprometimento biológico e restabelecer tanto a estética como a funcionalidade do paciente.

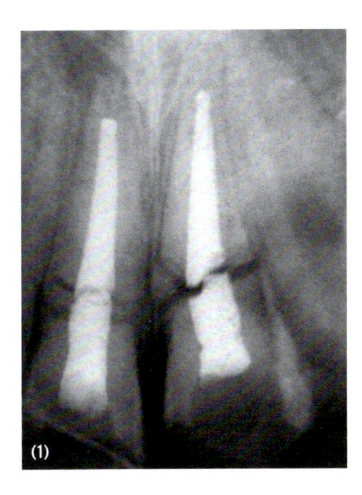

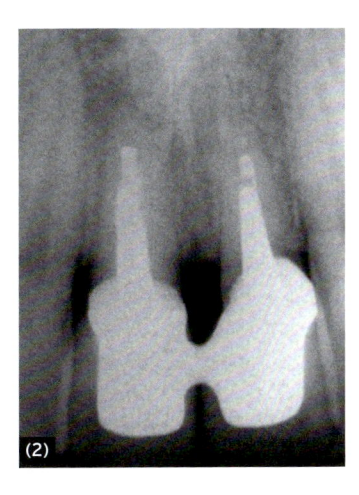

FIGURA 2.19. (1) Imagem radiográfica mostrando fratura acidental das raízes dos dentes 11 e 12 em paciente com cerca de 14 anos de idade, contraindicando temporariamente a reconstrução por implantes osseointegrados. **(2)** Vista radiográfica após tratamento por tração coronal e cirurgia ressectiva corretora da arquitetura marginal dos tecidos, resultante do movimento ortodôntico. Observe a disponibilidade de estrutura dental saudável no ambiente supra-alveolar para viabilizar a reformação do periodonto de proteção na sua área marginal.

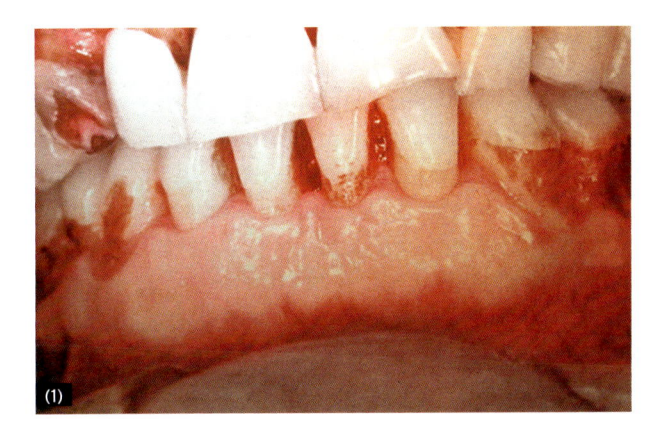

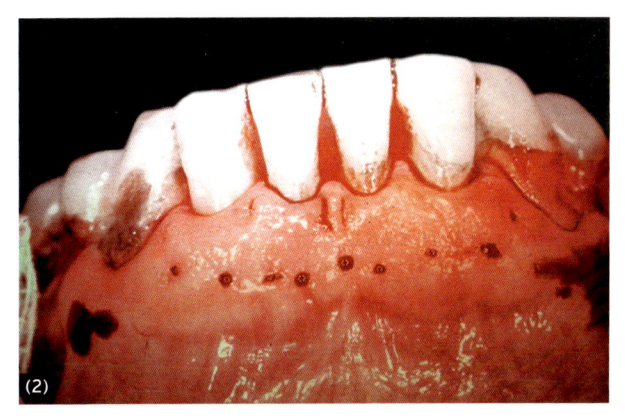

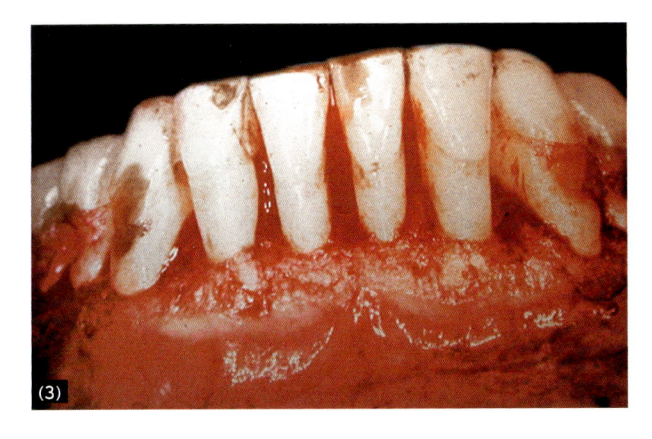

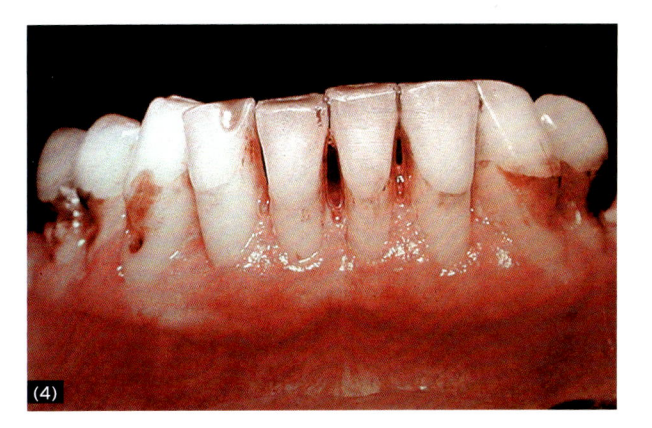

FIGURA 2.20. Comprometimento das distâncias biológicas por bolsa periodontal supraóssea, cuja inspeção clínica revelou contorno do fundo da bolsa preservando a arquitetura marginal em forma de curva parabólica. Em **(1)**, pode-se observar, também, a existência de extensa faixa de gengiva ceratinizada, cujo fundo não atinge o nível da união mucogengival **(2)**, caracterizando a indicação, à época (40 anos atrás), de gengivectomia. A vista clínica **(3)** revela a arquitetura cirúrgica deixada ao complementar a gengivectomia, ilustrando a manutenção da curva parabólica da margem gengival cirúrgica. Em **(4)**, encontra-se a ilustração clínica do pós-operatório de 3 meses, quando o paciente apresentou quantidade e qualidade adequadas de gengiva ceratinizada remanescente, sulco gengival dentro dos limites de normalidade e sem sangramento gengival, associados à topografia arquitetural marginal compatível com a efetividade da higiene oral e, portanto, com a preservação dos resultados em longo prazo. Entretanto, observe o aumento significativo no comprimento das coroas clínicas visíveis, o que poderia inviabilizar o tratamento em áreas estéticas mais críticas. Cite-se, ainda que de relance, que as indicações terapêuticas devem ser discutidas com o paciente, esclarecendo não só as vantagens biológicas do procedimento, como também os riscos imediatos e mediatos, quer sob o ponto de vista de preservação das condições atuais ou da realização de procedimento cirúrgico, inclusive os de envolvimento estético e fonético, para então se chegar à indicação precisa do tratamento a ser executado. É importante a conscientização plena do paciente para aceitar com confiança a sua anuência.

Para reconstituição das distâncias biológicas, a superfície dental coronal ao nível ósseo marginal deve apresentar-se saudável numa extensão de 1 a 1,5 mm para a reformação da área de inserção conjuntiva e 1 a 1,5 mm para a adaptação do epitélio juncional, perfazendo o total de 2 a 3 mm de estrutura dental saudável para fora do ambiente ósseo, de modo que possa restabelecer o volume adequado de gengiva ceratinizada, capaz de promover a reformação do sulco gengival dentro dos padrões constitucionais do indivíduo, usualmente da ordem média de 0,5 mm.[38] Ressalte-se não haver na área do sulco gengival necessidade de quaisquer estruturas específicas, podendo ser inclusive materiais restauradores, pois não há união biológica entre a estrutura gengival e a parede dental, as quais guardam entre si relação de distância de 0,15 mm, que corresponde à amplitude do sulco gengival, segundo Wolf, Rateitschak-Plüss e Rateitschak.[39] Assim, a área do sulco gengival pode ser considerada como ambiente externo do organismo, e tanto o é que apresenta microbiota bacteriana indígena típica. Dessa forma, o sulco gengival pode ser incluído nos procedimentos reconstrutivos terapêuticos e protéticos.

Paralelamente a essas observações, foi proposta a sutura do retalho de acesso deslocado apicalmente, não só para eliminação da bolsa periodontal, como também para preservação ou aumento da quantidade de gengiva ceratinizada presente (Figura 2.21). A sutura do retalho recobrindo área dental supra-alveolar acima de 3 mm provavelmente gera o desenvolvimento de epitélio juncional longo e/ou sulco gengival profundo.[26,42]

Portanto, seja o comprometimento das distâncias biológicas causado por envolvimento periodontal ou dental, o objetivo final da osteotomia é produzir a reconformação óssea marginal em forma de curva parabólica, deixando área de estrutura dental saudável para a reformação das distâncias biológicas constitucionais, resultando em sulco gengival compatível com as características fisiológicas e homeostáticas locais.

Cumpre mencionar, entretanto, que esse procedimento terapêutico produz diminuição do suporte periodontal, com alterações na relação coroa clínica/raiz clínica, além de resultar em aumento visual da porção dental exposta ao meio oral (coroa clínica aparente), acarretando o comprometimento estético do indivíduo.

No caso de envolvimento de dentes isolados, a osteotomia restrita ao dente produz alteração abrupta no nível ósseo entre dentes vizinhos, o que gera o risco de formação de bolsas periodontais por falta de adaptação conveniente das estruturas moles às alterações irregulares do nível ósseo.[19,67]

Ainda mais, nas regiões interproximais, as cristas ósseas devem se dispor paralelamente à junção cemento-esmalte dos dois dentes vizinhos[68], de modo que a disposição da crista óssea praticamente paralela à junção cemento-esmalte de cada dente parece ser o fator fundamental para reproduzir as características criadas pela natureza para a formação de sulco gengival raso em toda a volta do dente.[3,35]

Veja-se que a conformação em curva da crista óssea parece respeitar as leis da natureza quando se aceita que a formação do osso alveolar é determinada pela formação das fibras do ligamento periodontal inseridas sob a forma de fibras de Sharpey no cemento e no osso, de maneira tal que, no processo de formação e maturação de fibras, o encurtamento daquelas dispostas obliquamente de apical no cemento para coronal no osso alveolar resulta em movimento dental para coronal, com o que as fibras periodontais dispostas da crista óssea circunferencialmente ao dente, das bifurcações às cristas ósseas inter-radiculares e do ápice dental ao osso apical exercem efeito de tração nas áreas ósseas correspondentes, resultando em aposição óssea nessas áreas. A base para essas observações repousa na concepção de Thomas[178] de que a formação do osso alveolar é dependente da erupção dental.

Em função desses aspectos, a osteotomia não deve ser indicada em dentes isolados, requerendo extensão aos dentes vizinhos para harmonização da curva óssea parabólica marginal, comprometendo assim o suporte periodontal e a estética não só do dente envolvido, como também dos vizinhos.

Em situações como essa, ou em presença de bolsas periodontais cuja eliminação resulte em comprometimentos estéticos significativos para o indivíduo, há que se pensar na probabilidade de solucionar o problema por alteração nas características ósseas, que favoreçam o restabelecimento de nível ósseo compatível com a formação de sulco gengival raso sem comprometimento estético, tendo-se presente que a arquitetura óssea é função da posição do dente no arco e pode assim ser lapidada.

Essa premissa foi usada a partir da década de 1970, quando foi proposto o tratamento das distâncias biológicas comprometidas por envolvimento dental ou por formação de bolsas por meio de movimentação ortodôntica em direção coronal, gerando as condições favoráveis à reconstrução estética e minimização da perda do suporte periodontal no(s) dente(s) envolvido(s) e vizinhos, porém, conduzindo ao restabelecimento das características periodontais marginais compatíveis com a integridade biológica e homeostática do sulco gengival.[13,16,67,69,70]

Ao longo de mais de 40 anos de trabalhos e colheita de dados realizados, pôde-se angariar experiência clínica e básica que permitem apresentar as diferentes implicações biológicas e terapêuticas associadas a esse procedimento, o que, por sua vez, conduziu à ampliação da rede de indicações dessa terapêutica, favorecendo sobremaneira a abordagem odontológica dos pacientes.

Privar a sociedade odontológica dessa conscientização seria ferir os mais puros ideais da espécie humana e da profissão.

Dessa forma, nos capítulos subsequentes serão apresentados os recursos periodontais, coadjuvados ou não por recursos ortodônticos, que permitem a recuperação das distâncias biológicas do periodonto marginal, sem implicações significantes na função, na estética e na fonação dos pacientes.

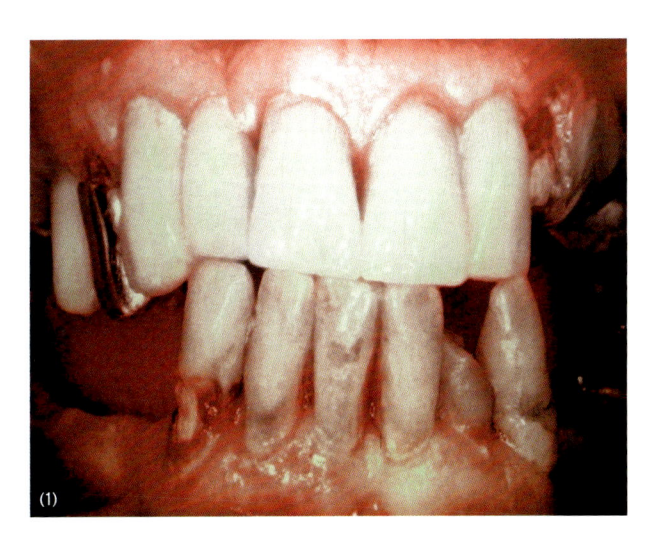

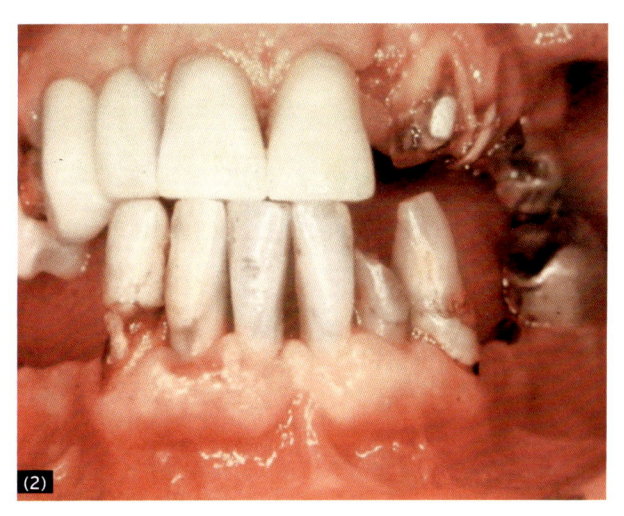

FIGURA 2.21. Paciente portador de bolsas periodontais de 4 a 5 mm de profundidade, além de perda nítida de inserção clínica, com comprometimento das distâncias biológicas por falta de saúde periodontal marginal. **(1)** Vista clínica inicial do paciente, ilustrando a condição geral antes de qualquer procedimento. As alterações inflamatórias do tecido gengival são evidentes e acompanhadas por sangramento à exploração das bolsas periodontais. A vista **(2)** reflete a resposta tecidual após 1 semana do controle de placa dentobacteriana nos dentes inferiores. Em tempo, há que se chamar a atenção para o fato de que esta é a resposta favorável do tecido gengival, com redução ampla ou bem significativa do sangramento gengival, que caracteriza o êxito do procedimento de raspagem e alisamento radicular. Não parece haver nenhum meio clínico eficiente de avaliar a excelência do preparo radicular a não ser a resposta de biocompatibilidade celular à superfície raspada, o que requer pelo menos 1 semana de avaliação. Esse fato, associado ao risco iminente e seguro de bacteremia maciça ao se realizar a raspagem de campo aberto, tornam o procedimento de raspagem a campo fechado o procedimento de eleição, mesmo porque não há maneira de constatar de imediato, após a raspagem, se a superfície radicular ficou ou não biocompatível. Caso não tenha ficado, o profissional deveria realizar nova raspagem de campo aberto, o que não parece racional. Além disso, a raspagem de campo fechado é feita tantas vezes quantas necessárias para que a resposta gengival expresse a biocompatibilidade celular à superfície dental, de modo que fica implicitamente determinada a quantidade exata de estrutura dental que deve ser removida. Com isso, obter-se-á a melhor resposta tecidual a quaisquer tipos de procedimentos cirúrgicos que venham a ser realizados.

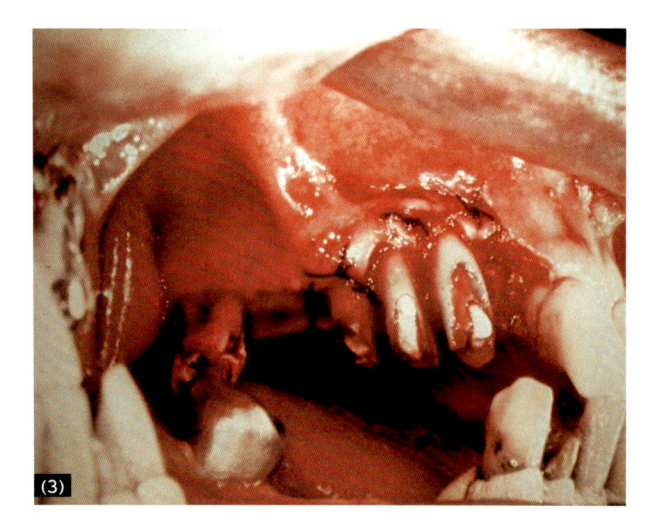

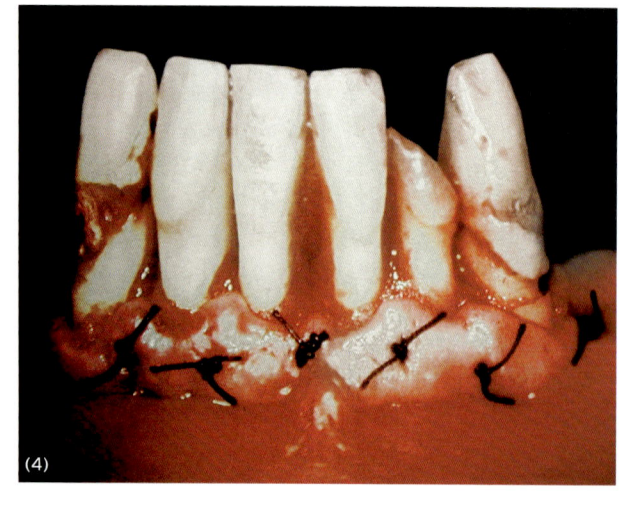

FIGURA 2.21. (3) e **(4)** Ilustram o posicionamento apical dos retalhos respectivamente nas áreas superior esquerda (imagem no espelho) e inferior anterior, após osteotomia para harmonizar a curva óssea parabólica marginal. Observe que os retalhos estão suturados no nível da crista óssea, como foi a proposta da época, visando à reformação de sulco gengival em conformidade com o padrão constitucional do paciente.

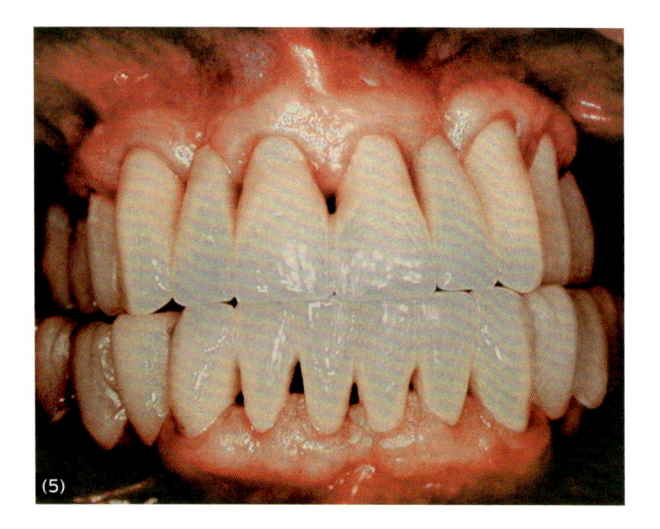

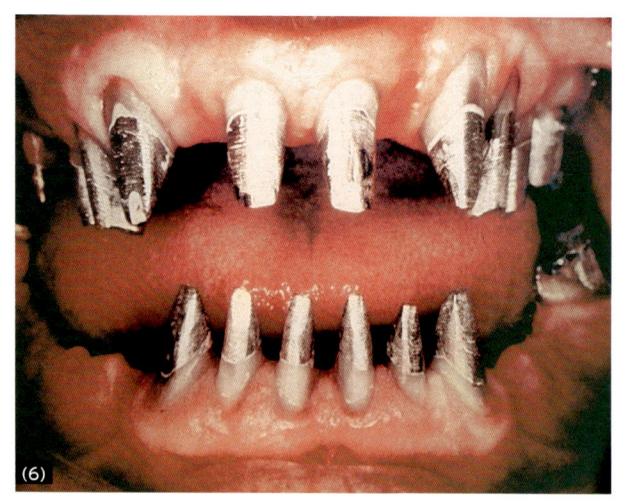

FIGURA 2.21. (5) Vista vestibular cerca de 2 meses após a realização da última cirurgia, estando o paciente com reconstrução provisória em resina acrílica. Observe que o inter-relacionamento oclusal permitiu distribuir o tamanho dos dentes sem que se processe uma imagem visual de coroas clínicas muito compridas, embora se destaque o triângulo negro na região central superior. **(6)** Após a reformação dos sulcos gengivais, os dentes foram repreparados situando os términos cervicais a 0,5 mm na região intrassulcular. Observe a harmonia de contorno alcançado pela osteotomia e a preservação de quantidade e qualidade adequada de gengiva ceratinizada pelo posicionamento apical dos retalhos divididos.

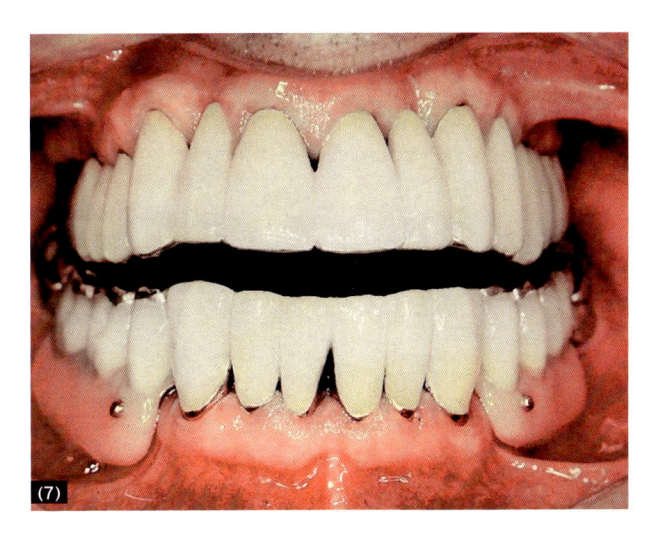

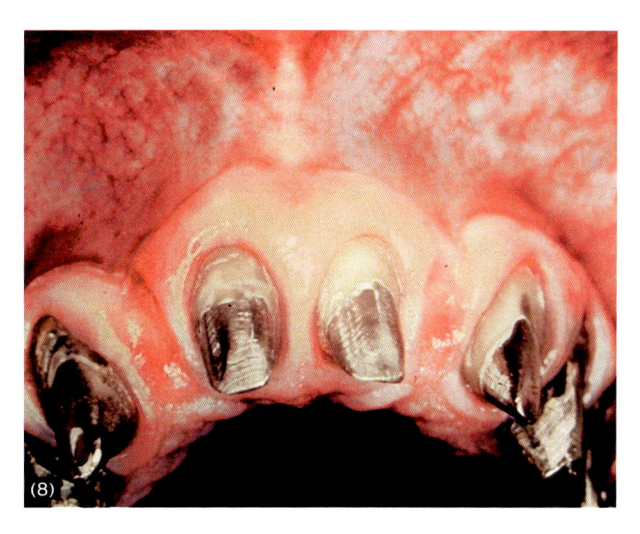

FIGURA 2.21. (7) Reconstrução protética metaloplástica final instalada, confeccionada com cinta marginal ao redor de 0,5 mm por ser em liga de ouro, que requer maior espessura. Por essa razão, em algumas áreas pode-se identificar parte da cinta metálica junto à margem gengival, estando o restante da cinta intrassulcular. Observe a resposta periodontal saudável e a harmonia proporcionada pela reconstrução protética, mesmo a expensas de se ter realizado o tratamento periodontal com procedimentos ressectivos. Em **(8)**, pode-se comprovar a excelência do tratamento periodontal de eliminação cirúrgica da bolsa periodontal, complementado por reconstrução protética biotecnologicamente correta, pois a remoção do trabalho para inspeção clínica após 2 anos de uso evidenciou o comportamento saudável estável do sulco gengival, que se manteve raso e sem sangramento, em associação à estabilidade dos resultados expressados pela gengiva como um todo. Esses resultados ilustram que o restabelecimento das distâncias biológicas da forma como foram elas determinadas pela natureza é o fator chave para a expressão do comportamento marginal homeostático, que rege a proteção indispensável à preservação da saúde e estabilidade do periodonto de sustentação. Além disso, a preservação dos resultados é indicação segura de que as condições locais e estruturais estabelecidas viabilizaram a efetividade das medidas de higiene oral, minimizando os riscos e prevenindo a instalação de novos surtos de doença periodontal infecciosa marginal progressiva.

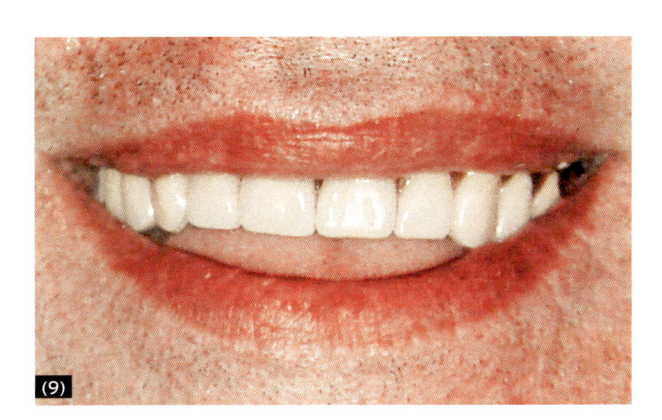

FIGURA 2.21. (9) Vista da expressão facial do paciente ao sorriso, denotando harmonia estética adequada, a despeito de se ter realizado procedimento ressectivo para eliminação das bolsas periodontais. Ademais, o triângulo negro, reduzido ao mínimo possível pela reconstrução protética, não gerou problemas fonéticos ou de expelição de gotículas de Pflüg.

BASES CIENTÍFICAS

CAPÍTULO 3

ELIMINAÇÃO CIRÚRGICA DAS BOLSAS PERIODONTAIS

A necessidade de estabelecimento de sulco gengival raso, sem evidências de inflamação de origem infecciosa, parece ser requisito fundamental para a criação e preservação da saúde periodontal pelo restabelecimento dos processos homeostáticos do periodonto de proteção. Durante anos, a meta prioritária da Periodontia esteve fundamentada nessa premissa, que foi um dos objetivos primários da cirurgia periodontal, considerando-se que forma e função estavam diretamente associadas a sulco gengival raso.[21] Essa proposição foi suportada em 1978 e 1980 pelas conclusões de Waerhaug[4,5] de que profundidades de sulco gengival acima de 2,5 a 3 mm não são compatíveis com a execução de higiene oral efetiva e, portanto, não preenchem os requisitos básicos de prevenção da DPIM.

Some-se a essas observações o fato de que a presença de sulcos gengivais profundos pode representar nichos de cultura bacteriana, pois estas invadem os tecidos moles no ambiente da bolsa e aí persistem após a raspagem, funcionando como reservatórios bacterianos capazes de recolonizarem a área subgengival.[71] Não se pode menosprezar, porém, a possibilidade de que, a partir desses reservatórios, as bactérias e/ou seus produtos poderiam ganhar acesso à corrente sanguínea, estabelecendo o acesso para as suas translocações a outros órgãos e tecidos e atuando como focos de infecção à distância.

Essa é a base científica para a necessidade premente de se eliminar definitivamente a bolsa periodontal, principalmente em casos de Odontologia Reconstrutiva Terapêutica ou Protética, quando os meios de prevenção tornam-se mais críticos.

A eliminação definitiva das bolsas periodontais requer a realização de procedimentos cirúrgicos que permitam situar a margem gengival de conformidade com o restabelecimento das distâncias biológicas do periodonto marginal, numa situação capaz de estabelecer profundidade e amplitude do sulco gengival compatível com os processos homeostáticos, isto é, respectivamente com cerca de 0,5 ± 0,3 mm e 0,15 mm, e, ao mesmo tempo, de prover o volume adequado de tecidos moles supra-alveolares suficiente para proteger a integridade da crista óssea. Esses objetivos podem ser alcançados por procedimentos de cirurgia periodontal regenerativa e/ou ressectiva.

Evidentemente, a cirurgia regenerativa é a que preenche melhor os critérios de resultados ideais[72-74], pois prevê a recuperação total ou parcial das estruturas perdidas, de modo que possibilita restabelecer melhor as características homeostáticas do periodonto de sustentação pela formação de novo osso, novo cemento e novo ligamento periodontal biodinamicamente ativo, o que leva à melhor distribuição e neutralização das forças oclusais transmitidas.

Entretanto, vários problemas afligem os procedimentos regenerativos, como indicação do procedimento, aceitabilidade pelo paciente, disponibilidade técnica e previsibilidade dos resultados, entre outras situações.

A indicação do procedimento regenerativo ainda hoje está mais restrita às bolsas periodontais infraósseas, pois não se tem nenhum procedimento seguro para a regeneração periodontal em ambientes supra-alveolares, de modo que as bolsas periodontais supraósseas ainda representam sério óbice aos procedimentos regenerativos.

A aceitabilidade pelo paciente vem sendo cada vez mais dificultada pelo fato de que os veículos de divulgação das informações têm levantado questões de risco de variados tipos, que levam as pessoas a questionarem a validade dos procedimentos, ainda que esses riscos não sejam de alta significância ou periculosidade. Talvez os órgãos competentes da Odontologia devessem procurar conscientizar as mídias principalmente da necessidade de se publicar entrevistas realizadas com pessoas altamente gabaritadas e competentes para tanto, sem deixar de expressar as vantagens, desvantagens e riscos dos procedimentos.

A disponibilidade técnica está associada tanto ao acesso aos materiais mais confiáveis, ressentindo-se dos entraves da falta de legalização para uso de determinados materiais, como à própria formação acadêmica e científica do profissional, cada vez mais dificultada pela mercantilização dos meios de ensino.

A previsibilidade dos resultados parece ser de fato o principal fator de restrição da indicação dos procedimentos regenerativos para tratamento periodontal, assim avaliado pelo fato de que, quando se tem muitas técnicas para tratar um mesmo problema, é porque nenhuma delas tem resultado plenamente convincente ou de maior destaque. E isso parece ser o que ocorre exatamente com os procedimentos periodontais regenerativos, de modo que a sua indicação deve ser feita com muito critério principalmente em situações que não permitam tratamento efetivo pelos procedimentos periodontais ressectivos, amplamente previsíveis, em conformidade com a filosofia enfatizada por Tibbetts e Ammons[75] em 2004.

Os procedimentos regenerativos mais comumente empregados têm se concentrado em enxertos ósseos autógenos[74,76,77], alógenos[78-84] e xenógenos[85-88], bem como em barreiras físicas[89-95], fator xenógeno derivado da matriz de esmalte[111] e condicionamento ácido da superfície radicular[96-105], combinados ou não entre si. A partir da proposta de uso das BMPs (*bone morphogenic proteins* ou proteínas ósseas morfogenéticas), mais recentemente vêm sendo testados fatores de crescimento purificados, abrindo-se, ainda, a promissora perspectiva futura do emprego de células-tronco. Dentre os fatores de crescimento, a ênfase parece recair sobre PDGF (*platelet derived growth factors* ou fatores de crescimento derivados de plaquetas) e IGF (*insulin like growth factors* ou fatores de crescimento similares à insulina) por estimularem *in vitro* a proliferação de osteoblastos e fibroblastos, a síntese de proteínas colágenas (especialmente IGF-1) e não colágenas (especialmente PDGF) e a formação de matriz óssea, somando-se a isso a atividade quimiotática para osteoblastos e fibroblastos do ligamento periodontal exercida pelo PDGF.[106] Muito embora resultados clínicos sugestivos tenham sido publicados[107-109], a disponibilidade do material e a sua liberação por autoridades competentes ainda tornam a aplicação do procedimento limitada.

Se bem que o uso do fator derivado da matriz do esmalte tenha sido proposto como estimulante da produção de cemento acelular, favorecendo a formação de novo osso e novo ligamento periodontal, os resultados até hoje encontrados não parecem ser uniformes nesse sentido, carecendo o procedimento de maior previsibilidade quanto ao estabelecimento de regeneração periodontal, como se pode deduzir de resultados recentes com animais[110] e seres humanos.[111]

Um fato recente que parece ilustrar a falta de previsibilidade de resultados dos procedimentos regenerativos é a introdução do enxerto alógeno de osso medular mineralizado, cuja validade encontra-se ainda em fase inicial de testes clínicos e histológicos por diferentes centros de pesquisas.[78]

Como os enxertos alógenos e xenógenos oferecem riscos de transmissibilidade de entidades nosológicas[112] e os seus resultados são de superioridade questionável sobre outros procedimentos regenerativos[99], de todos os procedimentos de enxertos ósseos, talvez o de maior aceitação ainda seja o autógeno fresco de fonte intraoral, sendo a alternativa mais empregada e exequível aquela que emprega material particulado. Por seu turno, quanto menor o tamanho das partículas, maior a possibilidade de êxito do procedimento, provável razão pela qual os enxertos pela técnica do coágulo ósseo de Robinson[77] têm oferecido bons resultados clínicos. Além disso, o percentual de êxito parece aumentar quando se empregam partículas de osso medular, de preferência obtido de áreas com possibilidade de terem medula vermelha, como a região da tuberosidade maxilar e áreas com menor densidade óssea e, portanto, mais radiolúcidas.

Aliás, os resultados mais surpreendentes com enxertos ósseos em Periodontia foram apresentados na década de 1960 por Schallhorn[113,114], quando usou material medular obtido da crista ilíaca para tratamento de defeitos ósseos em seres humanos. Entretanto, a potencialidade regenerativa do material foi de tal ordem que acabou suscitando reabsorção radicular e/ou ancilose[87,115], o que praticamente acabou excluindo o seu uso em Periodontia. Cumpre citar que, apesar de o autor não ter feito menção, essa técnica provavelmente foi a pioneira no emprego de células-tronco naturais no tratamento periodontal.

Nesse mister, Passanezi e colaboradores[116] e Passanezi e colaboradores[74] parecem ter sido os pioneiros a criar um ambiente de produção de células-tronco para uso como material de enxerto ósseo em defeitos ósseos periodontais, quando produziram um alvéolo cirúrgico a ser utilizado como fonte fornecedora de granulação óssea depois de 20 a 30 dias. A análise desse material por marcadores apropriados, realizada por Penteado e colaboradores[117], mostrou tratarem-se de células-tronco, o que explica porque, naquele trabalho, os autores obtiveram a produção de três tipos distintos de tecidos, representados pelo cemento, pelo osso e pelo ligamento periodontal, os quais, por sua vez, restabeleceram as características estruturais, arquiteturais e topográficas do periodonto de sustentação (Figura 3.1).

Dentro dessas considerações, a ordem preferencial do material de seleção deveria repousar sobre a granulação óssea, seguida pelo osso medular em forma de coágulo ósseo e preferencialmente por áreas de medula vermelha, esquírolas ósseas medulares obtidas localmente e finalmente por partículas de osso cortical puras ou em mistura com outras de osso medular. Para análise mais específica e ampla sobre o assunto, o leitor pode se reportar aos trabalhos de Kao[99], Passanezi e colaboradores[74], Polson[76] e Schallhorn.[86]

De qualquer maneira, como se pode inferir da proposta de Schluger e colaboradores[20], quando o suporte periodontal e a estética o permitirem, o procedimento mais apropriado para levar a resultados seguros de eliminação de bolsas em áreas a serem reconstruídas por procedimentos restauradores ou protéticos é a osteotomia e o posicionamento apical de retalho dividido vestibular e gengivectomia interna lingual, restringindo-se os procedimentos regenerativos para as situações mais críticas de suporte periodontal. Dessa forma, nesta apresentação será dada prioridade à ilustração de casos clínicos tratados ressectivamente, reservando-se alguns específicos para ilustrar condições peculiares aos procedimentos regenerativos.

ASSOCIAÇÃO DO TRATAMENTO PERIODONTAL COM TRAÇÃO CORONAL DO DENTE

A falta de previsibilidade confiável dos resultados por procedimentos regenerativos, que podem constranger o paciente na eventualidade de insucesso e necessidade de nova cirurgia, e o envolvimento estético gerado pelas cirurgias ressectivas levaram ao desenvolvimento de recursos terapêuticos capazes de viabilizar a eliminação cirúrgica ressectiva da bolsa com a reconstrução estética do paciente mediante a integração com o movimento de tração coronal dos dentes, evidentemente quando o suporte periodontal e a possibilidade de reconstrução protética assim o permitam.

A despeito de o procedimento ser de aplicação razoavelmente recente para tratamento periodontal[13,16,67], já em 1896 Essig propôs que a erupção ortodôntica forçada seria uma alternativa para aumento das coroas clínicas em substituição à cirurgia periodontal, conforme citado por Potashnick e Rosenberg.[118]

Remontando a trabalho anterior de autoria própria, no qual avaliou histologicamente o impacto de forças de tração sobre o tecido ósseo em dentes de macaco e correlacionando achados histológicos em espécimes humanos relatados na literatura, em 1940 Oppenheim[119], concluiu que o tecido ósseo responde com neoformação àquelas forças. Baseado nesses aspectos, o autor submeteu o pré-molar inferior de uma garota de 12 anos a processo de "alongamento", usando forças pequenas e demonstrando histologicamente a presença de tecido osteoide recém-formado sobre a crista óssea alveolar que, por sua vez, se apresentou rodeada por inúmeros osteoblastos, acompanhando o movimento dentário e aumentando, assim, a altura da crista alveolar. Ocorreu aposição passiva de osso em áreas sem estiramento de fibras que gerasse estímulos de tração, sendo creditada apenas ao aumento da largura do espaço do ligamento periodontal, sem arranjo funcional de suas fibras, que mostraram aparência ondulada. Essa condição de relaxamento das fibras possivelmente contribuiu para a deposição lenta e uniforme de osso. Também observou áreas de reabsorção de cemento, provavelmente associadas ao relaxamento das fibras e à maior largura do espaço periodontal, levando à maior fragilidade e ao deslocamento do dente de acordo com o fulcro então estabelecido. Considerou que a compressão do ligamento periodontal, sendo de curta duração e intermitente, não causa esmagamento dos tecidos ou necrose de células e permite sua rápida recuperação. Propôs que o tecido osteoide é formado durante os períodos de repouso na presença de forças intermitentes e supostamente é mais resistente à reabsorção. Com esse trabalho, Oppenheim foi um dos primeiros autores a descrever os aspectos histológicos periodontais relacionados ao movimento de extrusão ortodôntica dos dentes.

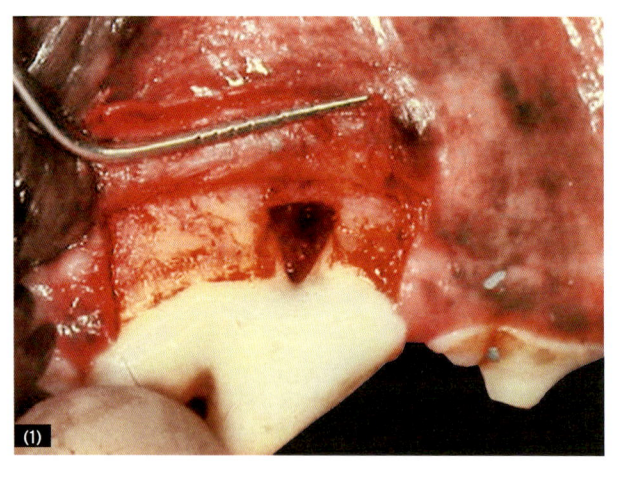

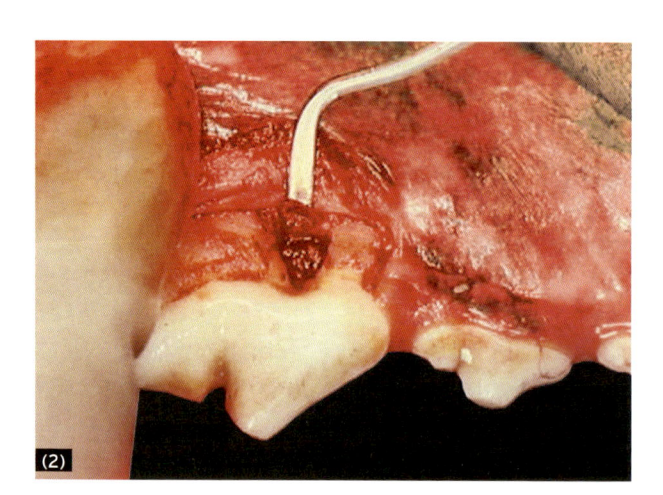

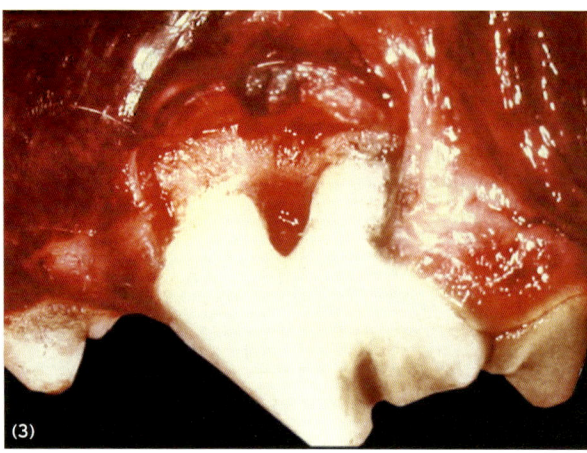

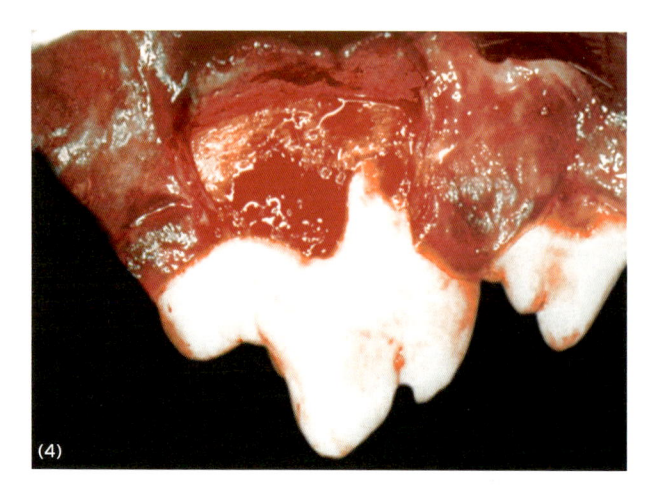

FIGURA 3.1. Vista clínica (1) de defeito ósseo periodontal preparado na bifurcação vestibular de molar superior de cão. A preservação do defeito foi feita pela colocação de guta-percha a frio, deixada em posição por 12 dias. Em (2), observa-se a implantação de granulação óssea, que foi colocada até o preenchimento total do defeito ósseo, acompanhando a conformação vestibular do septo ósseo. Enquanto no lado controle (3) houve perpetuação do defeito ósseo na bifurcação após 72 dias, no lado experimental (4) houve preenchimento do defeito até o nível vestibular do septo ósseo com tecido periodontal em formação no período de 42 dias.

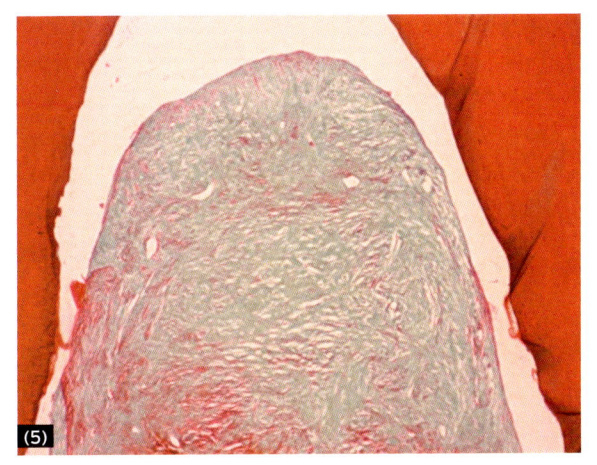

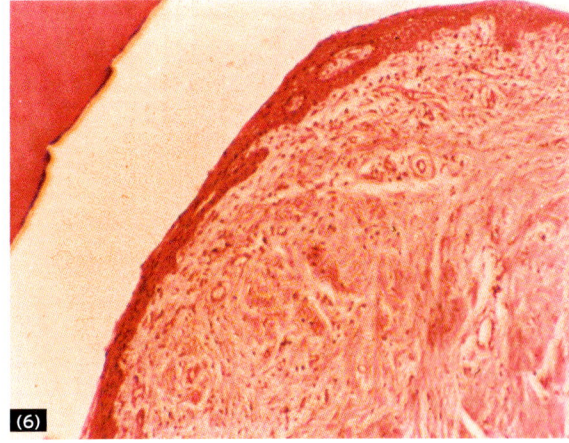

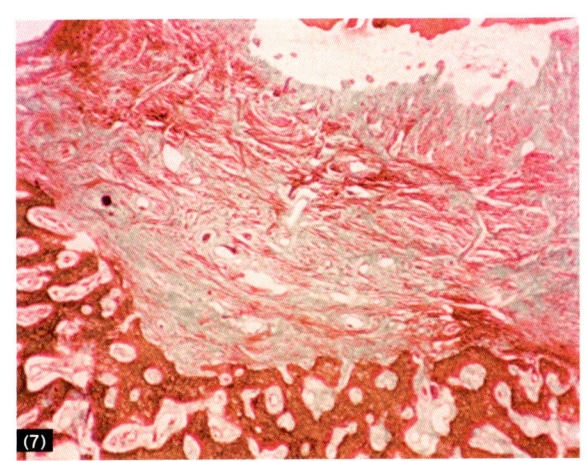

FIGURA 3.1. Caracterização morfológica do resultado do tratamento regenerativo endógeno empregado, ilustrando a perpetuação do defeito ósseo na bifurcação, como se constata pela presença de tecido mole na bifurcação, já recoberto por epitélio **(6)**, com tecido conjuntivo denso **(5)** e **(7)** recobrindo tecido ósseo com morfologia de defeito perpetuada **(7)**. **(5)** e **(7)** – coloração com policrômico de Catanzaro-Guimarães e aumento de 10 vezes. **(6)** – coloração com HE, aumento de 15 vezes.

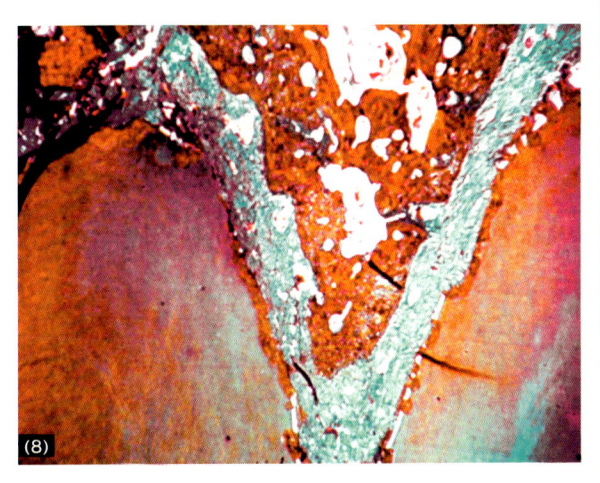

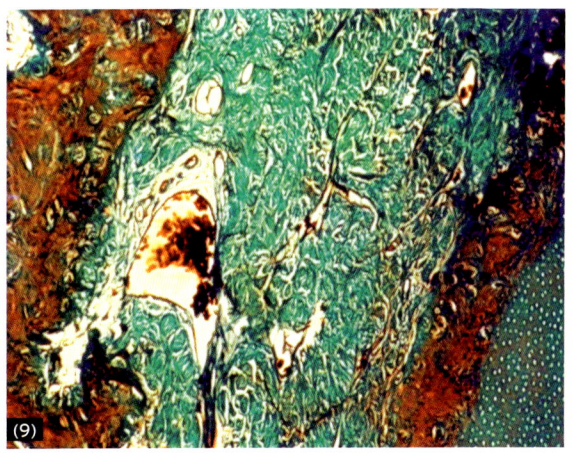

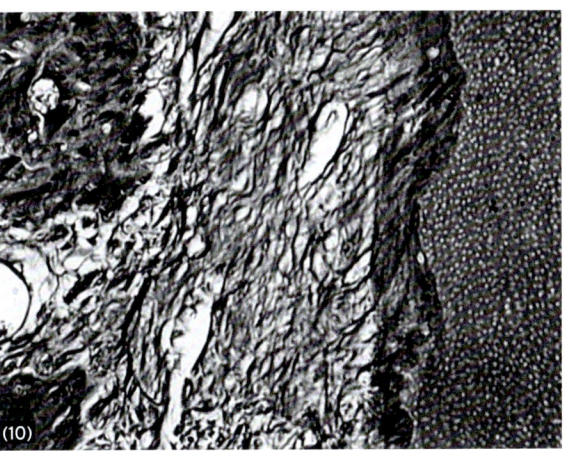

FIGURA 3.1. Evidência histológica da regeneração periodontal caracterizada pela formação de novo osso, novo cemento e novo ligamento periodontal biodinâmico a partir de enxerto autógeno de granulação óssea. Observe na vista panorâmica **(8)** de corte mesiodistal superficial, em policrômico de Catanzaro-Guimarães, que houve a reconstrução praticamente total do defeito ósseo criado na bifurcação, com formação de um tecido mole denso, interpondo-se entre o osso formado, de um lado, e o cemento depositado sobre o dente, do outro. A imagem histológica **(9)** em aumento de 25 vezes, com a mesma coloração, permite observar a semelhança entre o cemento e o osso depositado, o que justificou a denominação de osteocemento para essa estrutura. Apesar disso, a impregnação argêntica de Gomori nessa secção **(10)**, com 25 vezes aumento, permite identificar a formação de fibras de Sharpey tanto no osteocemento como no osso, caracterizando a formação de ligamento periodontal biodinamicamente ativo. Esses resultados, fundamentados nos achados de Penteado, Romito, Pustiglioni e Marques[123], sugerem a extrapolação de que a granulação óssea seja portadora de células-tronco.

Como o movimento de extrusão dentária é direcionado por técnicas de movimentação ortodôntica, em 1967 Baxter[120], estudou os efeitos do tratamento ortodôntico sobre o osso alveolar adjacente à junção cemento-esmalte, considerando:

1. a relação anatômica existente entre o próprio osso alveolar e a junção cemento-esmalte;
2. a quantidade de alteração na altura da crista óssea decorrente do movimento ortodôntico efetuado;
3. a diferença da alteração da crista alveolar entre tratamentos ortodônticos realizados com e sem extração de pré-molares; e
4. a diferença de altura da crista óssea alveolar entre casos tratados pelas técnicas de Edgewise e de Begg.

Para tanto, avaliou radiograficamente a distância entre a junção cemento-esmalte e a porção mais coronal da crista óssea alveolar em relação às superfícies mesial e distal dos dentes examinados, designada pelo autor como ponto Z, e o aspecto da cortical do osso alveolar (lâmina dura), denominada pelo autor de osso alveolar próprio. Os resultados obtidos com relação à distância entre a crista óssea alveolar e a junção cemento-esmalte foram 0,28 a 0,82 mm na maxila e 0,11 a 0,86 mm na mandíbula. Após a realização dos diferentes tipos de tratamento ortodôntico, encontrou perda óssea leve inferior a 0,5 mm, mais acentuada na maxila do que na mandíbula. A alteração da posição relativa entre a junção cemento-esmalte e a crista óssea alveolar variou de -2 mm a +2,5 mm, não existindo diferença estatisticamente significante entre as técnicas empregadas. O efeito da extrusão dentária na relação do ponto Z com a junção cemento-esmalte demonstrou-se não significante em comparação a dentes não extruídos, sugerindo que a relação entre o osso alveolar e a junção cemento-esmalte permanece constante quando os dentes são extruídos, devido à aposição óssea cristal acompanhando o movimento do dente.

Heithersay[69] foi um dos primeiros autores a propor a utilização de extrusão ortodôntica de dentes fraturados apicalmente ao nível da crista óssea alveolar, em 1973. Os dentes foram endodonticamente tratados com (técnica 1) ou sem (técnica 2) a presença da coroa fraturada, tendo colocado provisórios cimentados através da coroa (técnica 1) ou diretamente pelo conduto radicular (técnica 2). Bandas ortodônticas foram aplicadas aos dentes anteriores e o dente em questão foi movimentado incisalmente por meio de tratamento ortodôntico controlado, por período médio de 4 semanas, após o qual se promoveu a contenção dos dentes por período complementar de 6 semanas, acompanhado por inserção da prótese e estabilização adicional por período de 6 meses. Sugeriu que cirurgia periodontal menor pode ser necessária para conseguir contorno gengival normal.

Considerando que frequentemente ocorria extrusão dentária concomitante ao tratamento ortodôntico de mordida aberta anterior por vestibularização dos dentes, no ano seguinte Batenhorst, Bowers e Williams[121] avaliaram a resposta biológica tecidual de macacos a este procedimento. Os incisivos inferiores de dois macacos adultos foram vestibularizados 6 mm e mantidos em contenção por período de 8 meses. Entretanto, ocorreu movimento extrusivo não esperado (aproximadamente 5 mm) dos dentes experimentais durante o período de retenção, o que permitiu observar que o movimento dental produziu aumento da gengiva inserida nas faces vestibulares desses dentes, devido ao acompanhamento parcial da margem gengival, sem alteração da posição da junção mucogengival. Os resultados clínicos e histológicos permitiram considerar que as alterações nos tecidos moles e duros foram processadas de maneira a preservar ao máximo possível a relação normal desses tecidos com a junção cemento-esmalte.

Até 1974, os conceitos existentes na literatura, segundo Ingber[13], sugeriam que o movimento de extrusão dentária era acompanhado por seu tecido de suporte. No entanto, não se sabia se isso também ocorria em dentes com história de inflamação severa e doença periodontal avançada, pois existiam fortes evidências que a aplicação de forças mecânicas sobre um periodonto comprometido resultaria em maior perda do tecido de suporte ósseo. Por esse motivo, o autor tratou defeito ósseo de uma parede e 8 mm de profundidade em um paciente de 50 anos com doença periodontal avançada associada a trauma secundário, cujo tratamento cirúrgico convencional implicaria em remoção de tecido ósseo saudável dos dentes adjacentes. Após o tracionamento, houve redução de bolsa equivalente a 5 mm, com evidência radiográfica da existência de um defeito angular no pré-molar vizinho, em decorrência da alteração na altura das junções cemento-esmalte adjacentes, o que foi considerado pelo autor como sendo uma crista óssea angular. Ingber[13] demonstrou, assim, que esta é uma alternativa de tratamento viável para a recuperação de bolsas periodontais profundas, sem prejuízo do tecido de suporte periodontal dos dentes vizinhos.

Também em 1974, preocupados com a aplicação de osteotomia para solucionar problemas de recuperação das distâncias biológicas do periodonto marginal, que resultaria em prejuízo do suporte periodontal de dentes não envolvidos e em comprometimento estético, Passanezi e colaboradores[16] apresentaram nota prévia sugerindo o tratamento não cirúrgico do dente envolvido por meio da tração coronal ortodôntica.

Acompanhando a proposta de Heithersay[69], de 1975, Wolfson e Seiden[122] apresentaram o relato de um caso clínico de fratura do dente 11, atingindo o terço coronal da raiz. Para compatibilizar o tratamento restaurador do dente, realizaram a sua extrusão ortodôntica, usando elástico ortodôntico apoiado em arco vestibular preso a bandas ortodônticas. Os autores mencionaram a remoção de 3 mm de tecido gengival hiperplásico por palatino, por meio de eletrocirurgia. Todavia pode-se facilmente constatar na apresentação do caso clínico que a margem gengival acompanhou o movimento dental, resultando na imagem final o aspecto de coroa clínica aparente muito pequena em relação aos dentes vizinhos.

Em 1976, Ingber[67] propôs a utilização da técnica descrita para tratamento de dentes isolados não restauráveis cujas coroas clínicas foram destruídas por processos de cáries, fraturas ou perfurações endodônticas, atingindo o nível da crista óssea alveolar. Ampliou, com isso, as indicações da técnica inicialmente propostas por Heithersay.[69] Nos cinco casos clínicos descritos, a sequência de tratamento utilizada foi: exame inicial, tratamento endodôntico, tracionamento propriamente dito, estabilização, cirurgia para regularização do contorno ósseo e gengival (quando necessário) e restauração final do caso. É interessante ressaltar que, embora o período para tracionamento de 3 a 6 mm do dente ficasse em torno de 4 a 6 semanas, em um caso levou cerca de 3 meses para extruir 3 mm do dente. Neste caso, o paciente, que apresentava pobre controle de higiene e inflamação gengival, teve a junção mucogengival tatuada. O período de estabilização variou de 6 a 8 semanas, porém, em um dos casos o dente extruído apresentou sinais radiográficos de alargamento do espaço periodontal e mobilidade residual acentuada, compatíveis com a função e reputados ao curto período de estabilização empregado. Também é interessante notar que a mobilidade permaneceu acentuada em relação aos contralaterais em todos os dentes tracionados. Os dados apresentados sugeriram que, durante o movimento de tracionamento, ocorre tanto aposição óssea cristal como aumento da mucosa ceratinizada em direção coronal, acompanhando o movimento dentário e implicando na necessidade de realização de cirurgia para correção do contorno ósseo e gengival. Decorrida essa etapa, a restauração definitiva do caso só poderia ser feita após a cicatrização final, a qual não ficou definida pelo autor.

Em 1977, Ingber, Rose e Coslet[14] procuraram enfatizar a importância de se ter determinada faixa de estrutura dental hígida, situada em nível supraósseo, para permitir o estabelecimento de uma junção dentogengival harmônica com o comportamento homeostático do periodonto de proteção.

Também Simon e colaboradores[123], em 1978, indicaram a técnica de extrusão dentária para tratamento de lesões traumáticas, perfurações iatrogênicas, reabsorções ou fraturas subgengivais, utilizando elásticos ligados a arcos vestibulares ou bráquetes. Na ausência de coroa, todas as porções móveis foram removidas e foi inserido um pino no canal radicular previamente preparado. O paciente foi, então, submetido a controle semanal até que o dente atingisse o arco vestibular, quando se procedeu à contenção dos dentes por período mínimo de 8 a 12 semanas.

Delivanis, Delivanis, Kuftinec[124], em 1978, também apresentaram um caso de tracionamento dentário após fratura por trauma, utilizando bandagem ortodôntica do dente fraturado e de seus vizinhos. O paciente foi examinado a cada 3 ou 4 dias para controle e reativação do aparelho, promovendo-se 4 mm de extrusão dentária em 10 dias. O tratamento ativo encerrou-se 3 semanas depois e, como não se praticou a retenção, o dente tracionado foi ligeiramente superextruído para permitir algum relapso antecipado. Após o tracionamento, o dente fraturado foi tratado endodonticamente e restaurado. Vale salientar, porém, que nessa técnica não houve apenas extrusão do dente fraturado mas também intrusão dos dentes de ancoragem.

Com base em evidências existentes indicativas de que as fibras do ligamento periodontal tenderiam a ficar sob estado de tensão após movimento de rotação dentária e que o procedimento de fibrotomia poderia reduzir esse estado de tensão e contribuir para o bom resultado do tratamento, em 1979, Rinaldi[125] testou a validade desse procedimento em pacientes que possuíam vários dentes rotacionados. Os dados demonstraram que a profundidade da bolsa se manteve em níveis fisiológicos, sem aprofundamento, independente do tipo dentário, da idade ou do sexo do paciente e com alguma migração apical da gengiva marginal na face lingual dos dentes anteriores, sugerindo que a saúde periodontal não é prejudicada como resultado da técnica de fibrotomia, desde que esta seja confeccionada de acordo com os princípios preconizados pelo autor.

A utilização do movimento de extrusão dentária para dentes fraturados em nível subgengival foi também discutida por Cooke, Scheer[126], em 1980, quando propuseram a utilização de aparelhos ortodônticos removíveis, com troca dos elásticos e controle diário pelo paciente e semanal pelo profissional, resultando em menor risco de intrusão dos dentes adjacentes (como ocorre quando da bandagem ortodôntica do dente fraturado e de seus vizinhos), maior facilidade de higienização, simplicidade técnica e baixo custo. Consideraram que a movimentação coronal da gengiva inserida poderia ser permanente ou refletir processo de adaptação mais lento do que o do osso e dente. Por isso, especulativamente propuseram que, caso o aumento seja permanente, essa técnica poderia ser amplamente utilizada como um método para alterar a altura da margem gengival, por exemplo, em casos de recessão.

Nesse mesmo ano, essa técnica também foi utilizada por Ivey e colaboradores[127] para tratamento de lesões de cáries e fraturas subgengivais. Foram usados aparelhos ortodônticos fixos e o movimento completo foi obtido entre 4 e 9 semanas, enquanto os períodos de estabilização dentária variaram entre 6 e 8 semanas, seguidos por procedimentos cirúrgicos de correção do contorno ósseo e gengival ou só gengival.

Ainda em 1980, Simon, Lythgoe, Torabinejad[128] fizeram uma análise clínica e histológica da resposta biológica ao movimento de tração coronal de pré-molares inferiores de três cães. Os resultados clínicos mostraram algum deslocamento da gengiva inserida e a manifestação de gengivite suave, que foi preferencialmente associada à falta de contorno das coroas e a resíduos retidos nos aparelhos de tração. Histologicamente, observaram alargamento inicial do ligamento periodontal, com desorganização e estiramento das fibras periodontais. O epitélio de união permaneceu na região da junção cemento-esmalte em todo o experimento e a neoformação óssea, manifesta já na 2ª semana, foi considerada completa após 7 semanas. Além do mais, nesse período observou-se a reorganização das fibras do ligamento periodontal, ao mesmo tempo em que toda a área da bifurcação apresentou-se normal.

Tendo em vista a importância da distância biológica particularmente quando se considera a restauração de dentes fraturados ou cariados no nível da crista alveolar, em 1981, Stern e Becker[129] afirmaram que dois tipos de tratamento poderiam ser feitos. O primeiro seria a diminuição cirúrgica da crista óssea alveolar em 2 a 3 mm, o que traria consequências deletérias aos dentes adjacentes e ao próprio dente em questão, pois resultaria em perda de tecido de suporte ósseo e comprometimento estético. O segundo seria a erupção forçada do dente, definida como um movimento de extrusão do complexo dente-periodonto, que se processaria com a formação de novo osso, de modo que o procedimento cirúrgico para correção da arquitetura óssea cristal não requer remoção do osso de suporte dos dentes vizinhos, além do que não se produz alongamento da coroa clínica. No caso apresentado, os autores conseguiram 3 mm de erupção do 1º pré-molar, que posteriormente foi preparado, estabilizado por coroa acrílica provisória e reabilitado proteticamente. Não se comentou sobre a necessidade ou não de cirurgia periodontal nesse caso de reconstrução das distâncias biológicas.

No mesmo ano, Ross, Dorfman e Palcanis[130] apresentaram o relato de caso clínico no qual o dente 14 do paciente possuía perfuração endodôntica de 3 mm de diâmetro a 1,5 mm apical à junção cemento-esmalte, e bolsa de três paredes com 7 mm de profundidade. Como a exposição da perfuração mediante procedimento cirúrgico levaria ao sacrifício de tecido periodontal de suporte do dente envolvido e de seus adjacentes, com consequente aumento da coroa clínica e implicações antiestéticas, optaram pelo tracionamento ortodôntico do dente até a exposição da perfuração. Para isso, posicionaram bráquetes nos dentes 13, 14, 15 e 16, situando o bráquete cervicalmente no dente a ser tracionado. Após 10 semanas de tratamento ativo, observaram 5 mm de extrusão do dente, que foi esplintado por período de 8 semanas. Em seguida, realizaram cirurgia periodontal para regularizar o contorno ósseo, que acompanhou a extrusão dentária e a nova linha da junção cemento-esmalte. Os resultados levaram os autores a propor que a extrusão ortodôntica pode ser usada para tratar defeitos periodontais e permitir a restauração adequada sem comprometer a estética e o prognóstico do dente envolvido ou dos adjacentes.

O estudo da cinética das células do ligamento periodontal de molares de ratos durante processo de osteogênese induzido por movimentação ortodôntica, conduzido por Roberts e Chase[131], em 1981, revelou fração de crescimento primário de 59%, proliferação de células por meio do ligamento periodontal e migração destas em direção à superfície óssea. Além disso, encontraram pré-osteoblastos – células capazes de se diferenciar em osteoblastos sem síntese de DNA – presentes no ligamento periodontal. Portanto, esses osteoblastos teriam origem no ligamento periodontal. Esse estudo destaca a influência do movimento ortodôntico no remodelamento e na preservação das estruturas periodontais.

Ainda no mesmo ano, Shiloah[133] propôs a realização de movimento vertical de extrusão dental em substituição à extração ou à cirurgia para aumento da coroa clínica de dentes com perda da coroa clínica apicalmente à margem gengival e à crista óssea alveolar. Sem levar em conta a extensão do movimento, considerou que o movimento radicular desejado para aumento da coroa clínica pode ser conseguido em cerca de 3 semanas, após o que se mantém período de retenção de 6 semanas, quando o dente pode ser restaurado.

Para a correta indicação do tratamento das fraturas subgengivais, em 1982, Heithersay e Moule[70] consideraram que o tratamento de dentes com fraturas subgengivais era complicado pela necessidade de se manter o periodonto saudável durante todo o tratamento. Por isso, durante o exame de avaliação, o profissional deveria analisar se o paciente seria ou não capaz de manter adequadamente a higiene oral. Também ponderaram que, no plano de tratamento, a posição e extensão circunferencial da fratura são fatores de considerável importância no plano de tratamento. Os autores classificaram as fraturas subgengivais em quatro diferentes tipos. No tipo I, a fratura não adentra o nível da gengiva inserida (1-2 mm). No tipo II, as fraturas se estendem entre a gengiva inserida e a crista óssea alveolar (2-4 mm). Já no tipo III, as fraturas se estendem apicalmente à crista óssea alveolar (>4 mm) e, no tipo IV, localizam-se no terço coronário da raiz, porém, completamente apical ao nível da crista óssea alveolar. Cada um desses grupos deveria ser submetido a alternativas de tratamento adequadas. Para o grupo I, propuseram o tratamento cirúrgico ou a manutenção das margens subgengivais da restauração. Para o grupo II, os casos poderiam ser tratados como o grupo I, desde que, nos casos de reposicionamento da margem gengival fosse mantida distância mínima de 1,5 mm entre a base do sulco e o osso alveolar. Se essa distância fosse inferior ao valor estabelecido, dever-se-ia lançar mão de procedimentos de cirurgia óssea e, nos casos estéticos, realizar o tratamento preconizado para o grupo III. Esse grupo deveria ser tratado por meio de tracionamento ortodôntico dos dentes comprometidos ou pelos tratamentos anteriormente propostos para os grupos I e II. O processo de reparo das fraturas tipo IV nos casos em que não houvesse comunicação entre a linha de fratura e o sulco gengival poderia ser realizado mediante estabilização pelo período mínimo de 8 semanas, podendo se dar por calcificação tecidual, interposição de tecido conjuntivo fibroso ou de tecido ósseo e fibroso, dependendo da idade e da resposta do paciente. Nos casos em que houvesse comunicação entre a linha de fratura e o sulco, o dente deveria ser tratado endodonticamente e o tracionamento dentário realizado, desde que houvesse remanescente radicular suficiente para a manutenção do mesmo.

Em 1982, Mandel, Binzer e Withers[133] propuseram a utilização da "erupção forçada" por meio de aparelhos ortodônticos removíveis para o tratamento de um dente 21 não restaurável, severamente fraturado apicalmente à crista óssea alveolar. Durante o tracionamento, o dente apresentou mobilidade acentuada seguida de movimento extrusivo, que se completou em 6 semanas. Foi realizada, então, a contenção do dente por 10 semanas e, posteriormente, cirurgia ressectiva para regularização do contorno ósseo. Entre as vantagens da técnica ortodôntica, listaram a maior facilidade de higienização oral, a melhor atividade muscular e a produção de movimento eruptivo satisfatório, além do maior gasto de tempo no laboratório e menor na clínica. Como desvantagens, foram mencionadas a necessidade de destreza do paciente para ativar o aparelho, a necessidade de boa cooperação, a interferência com a fonética, a necessidade de desoclusão dos dentes anteriores e de estabilização dos dentes pós-tracionamento.

Fundamentado em 12 casos clínicos de extrusão dental completados até essa época, Lemon[134] considerou que 3 a 4 mm de movimento ativo podem ser esperados em 2 semanas. Para evitar o relapso do movimento dental, no caso de não se deixar tempo adequado para reorganização das fibras do ligamento periodontal, recomendou 1 mês de estabilização para cada milímetro de extrusão.

No mesmo ano, Potashnick e Rosenberg[118] preconizaram o tratamento de dentes com lesões subgengivais ou com bolsas periodontais infra-ósseas isoladas pelo tracionamento ortodôntico, salientando que existe um lapso de tempo entre o movimento do dente e o movimento de seu aparelho de inserção e gengiva, determinado pela quantidade de força utilizada e pela velocidade do movimento – quanto mais rápido for o movimento dental, maior será o espaço de tempo decorrido até que se produza o movimento de seu aparelho de inserção. Relataram a possibilidade de aumento da mucosa mastigatória inserida provavelmente devido ao estiramento da mucosa mastigatória inelástica na região do tecido conjuntivo supra-alveolar e à posição estável da junção mucogengival. As indicações dessa técnica estariam relacionadas à estética, ao comprimento clínico da raiz, à proximidade e à morfologia radicular, à localização das áreas de bifurcações, à posição dentária individual e coletiva e à possibilidade de restauração do dente envolvido.

Considerando as indicações para tratamento de lesões subgengivais causadas por processos de cáries, fraturas, reabsorção ou perfuração iatrogênica, Hartwell e Cecic[135], em 1983, apresentaram o relato da perfuração radicular de incisivo lateral superior tratada por meio de tracionamento de 2 mm do dente em questão num período de 18 dias, após o qual os dentes ficaram estabilizados por período de 12 semanas. Embora a restauração final só pudesse ser realizada depois de 5 meses, a resposta do tecido gengival se mostrou favorável e a coroa provisória se manteve em função pelo tempo de uso.

No ano seguinte, Simon[136] considerou várias situações nas quais a destruição da parede dental se estenda até 4 mm além da crista óssea e que possam ser tratadas por extrusão do dente. Para essa apresentação, procurou enfatizar fatores relativos à técnica em si, estabelecendo a correlação entre respostas das estruturas periodontais e as características do movimento ortodôntico em si, como a velocidade e a quantidade do movimento e a intensidade da força empregada.

Venrooy e Yukna[137] avaliaram, em 1985, a viabilidade do tratamento de dentes envolvidos periodontalmente pela técnica de tração coronária, após induzirem doença periodontal em três cães beagle. Realizaram tracionamento dos dentes do grupo experimental (lado esquerdo) e, em seguida, estabilização funcional destes pelo período de 21 dias. Os dentes do lado direito serviram como controle, não recebendo nenhum tipo de tratamento. Os dentes extruídos apresentaram menores profundidades de bolsas e inflamação gengival e ausência de sangramento à sondagem, o que não ocorreu no grupo controle. Logo após a extrusão completa, o aspecto radiográfico observado foi semelhante ao de um dente avulsionado. Todavia, após a estabilização, radiograficamente os autores puderam verificar crescimento ósseo de 2 mm coronalmente à crista óssea original e na região apical. A análise histológica revelou formação de novo osso e manutenção do aparelho de inserção intacto, aumento do espaço do ligamento periodontal, maior espessura de cemento e maior altura óssea nas áreas cristais dos dentes extruídos, enquanto a área apical apresentou maior formação óssea e menor espessura de cemento. Os dados sugeriram que o movimento de extrusão dental pode ter efeitos positivos clínica e histologicamente em casos de doença periodontal avançada.

Analisando os resultados de dois casos clínicos tratados por erupção forçada, Garrett[138], em 1985, propôs que a diminuição da profundidade de bolsa periodontal é correspondente à extensão do movimento dental. No entanto, num caso de fratura subgengival profunda do dente 23, foi realizada a reformação das distâncias biológicas por meio de cirurgia periodontal, resultando numa condição protética de difícil solução estética. Por isso, optou-se pela erupção forçada para produzir o deslocamento coronal dos tecidos, viabilizando, dessa maneira, a reconstrução estética mais aceitável.

No ano seguinte, Feiglin[139] apresentou quatro casos de fraturas de dentes anteriores tratados por extrusão ortodôntica para possibilitar a reconstrução protética. O autor não enalteceu a necessidade de realização de cirurgia periodontal, porém, chamou a atenção para a importância de se manter o dente com coroa provisória por 6 meses para se ter a estabilização posicional do dente. Talvez por causa da intrusão que pode ocorrer nesse período inferiu a normativa de tracionar o dente 1 mm a mais do que o estritamente necessário.

Nesse ano, Benenati e Simon[140] ponderaram que a técnica de extrusão dentária pode ser utilizada nos casos de cáries subgengivais extensas, fraturas radiculares horizontais no terço coronário da raiz, fraturas oblíquas, perfuração iatrogênica e reabsorção subgengivais, desde que o comprimento radicular fosse, no mínimo, igual ao comprimento da nova coroa. Afirmaram que, durante a extrusão ativa, o paciente deve ser acompanhado semanalmente até que a quantidade ideal de extrusão tenha sido atingida, o que ocorreria ao redor de 2 ou 3 semanas, dependendo da intensidade de força aplicada. O tempo de estabilização proposto foi de 8 a 12 semanas, após o qual se realizaria cirurgia para remodelar o contorno ósseo.

Contemporaneamente, Biggerstaff, Sings e Carazola[141], além das indicações anteriormente citadas, propuseram a técnica ortodôntica de extrusão dentária para eliminação de bolsas de uma, duas ou três paredes. O movimento utilizado foi rápido, com formação de osso após 1 mês e intensidade de força entre 20-30 g para dentes uniradiculares e sem curvatura radicular. Os autores consideraram ainda a existência de diferenças no nível da inserção epitelial entre o dente movimentado e seus adjacentes, o que poderia ser cirurgicamente corrigido para finalização do tratamento. Preconizaram a necessidade de estabilização do dente tracionado para reduzir a tendência de relapso ortodôntico.

Já Johnson e Sivers[142], ainda nesse ano, ponderaram que a erupção forçada facilita o estabelecimento da distância biológica, composta por 0,97 mm de epitélio juncional e 1,07 mm de inserção conjuntiva coronal ao nível ósseo. Além disso, os autores consideraram que 1 ou 2 mm de estrutura dental íntegra coronalmente à inserção epitelial é necessária para permitir a colocação das margens de restaurações. Segundo os autores, a contenção dos dentes movimentados visa a permitir a reestruturação do ligamento periodontal, visto que sua remoção antes do período de tempo preconizado ou sua não utilização poderia resultar em intrusão radicular. Propuseram que o período de estabilização de 2 meses é suficiente na maioria das vezes.

Ärtun, Osterberg e Kokich[143], também nessa época, estudaram o efeito a longo prazo (16 anos ou mais) do tratamento ortodôntico sobre áreas interproximais de septos finos, avaliando saúde gengival, nível de inserção e ósseo em sítios com septos ósseos finos, comparando-os aos sítios adjacentes ou contralaterais com espessura normal de osso entre as raízes. Embora não tenham detectado diferença estatística entre os parâmetros clínicos avaliados, radiograficamente a distância entre a junção cemento-esmalte e o osso alveolar apresentou-se menor para os sítios controle. Essa diferença foi atribuída a erros de metodologia, decorrentes da curvatura do arco e da dificuldade de identificação adequada das estruturas anatômicas, indicando que o tratamento ortodôntico, quando bem realizado, não tem efeito deletério ao periodonto.

A extrusão ortodôntica de dentes fraturados, reabsorvidos, perfurados endodonticamente ou com processo extenso de cárie, atingindo níveis próximos à crista óssea alveolar também foi proposta por Molina e Miller[144], em 1987. Embora essas lesões também pudessem ser corrigidas por técnicas cirúrgicas ressectivas, consideraram que estas apresentam como desvantagens, principalmente relacionadas à área anterior, o comprometimento estético, sacrifício de suporte ósseo periodontal, sensibilidade radicular, espaços interproximais abertos e diminuição na relação coroa clínica/raiz clínica.

Pontoriero e colaboradores[145], em 1987, postularam que a técnica de erupção forçada poderia ser utilizada para conseguir reversão da arquitetura óssea ao redor do(s) dente(s) em movimentação, possuindo, como vantagem, a restrição da cirurgia óssea apenas ao(s) dente(s) em questão.

Nesse trabalho, os autores propuseram uma técnica combinada de extrusão rápida e ressecção de fibras para possibilitar a exposição de estrutura dental saudável, viabilizando procedimentos restauradores compatíveis com a saúde sem a necessidade de cirurgia periodontal. Para comprovar a viabilidade da técnica, apresentaram três casos clínicos nos quais utilizaram os princípios biológicos da erupção forçada para tratamento de dentes fraturados, associada total ou parcialmente, ou ainda não associada, à fibrotomia, procedimento preconizado para eliminar a força de tração da crista óssea alveolar, prevenindo a deposição de osso cristal. Os dados sugeriram que essa técnica, denominada de "extrusão rápida com ressecção de fibras", pode ser utilizada quando se deseja a erupção de dentes fraturados ou acometidos por extensos processos de cárie sem movimentação simultânea do tecido ósseo e gengival.

Em relato de caso clínico de tração de canino superior com cárie subgengival e adjacente a área desdentada, em 1988, Ries, Johnson e Nieberg[146] afirmaram que a extensão da terapia depende da quantidade de extrusão desejada e de fatores anatômicos, como o formato da raiz, por exemplo. Segundo os autores, para cada milímetro de extrusão é necessária 1 semana e meia de movimento ativo, com intensidade de força inferior a 30 g. Após o movimento, recomendaram a estabilização pelo período de 6 a 8 semanas, para reorganização do ligamento periodontal e prevenção do relapso dental. Depois desse período, sugeriram a realização de técnica cirúrgica para remodelar o contorno ósseo e gengival, e somente após 3 meses, a restauração final do dente. Deixaram antever que essa técnica terapêutica deveria estar restrita aos dentes anteriores, pois para os posteriores indicaram principalmente a correção cirúrgica sem movimentação ortodôntica.

Em um dos artigos publicados em 1988, Levine[147] apresentou a erupção forçada como uma maneira para contemporizar o tratamento de defeitos infraósseos isolados, um de 7 mm de profundidade e outro de 9 mm, ambos em pré-molares inferiores. Aspecto interessante foi a realização da erupção forçada após cirurgia periodontal. Em outro artigo publicado no mesmo ano, Levine[148] propôs o emprego de tração coronal como solução para criar condições periodontais marginais satisfatórias em dentes cujos envolvimentos estéticos seriam, de outra forma, restritivos ao tratamento, pois seria necessária a reconstrução das distâncias biológicas do dente 16 por cirurgia periodontal e o paciente apresentava linha do lábio alta e recessão gengival no dente 13. Os resultados levaram o autor a considerar que há um lapso de tempo entre o movimento dental e o das estruturas periodontais. Por isso, sugeriu que se deve promover a estabilização pós-erupção forçada para o preenchimento ósseo e a reorganização do ligamento periodontal.

Estudando as alterações vasculares decorrentes da aplicação de força extrusiva contínua (30 minutos) de 1 N de intensidade no lado de tensão do ligamento periodontal de molares inferiores de ratos, em 1989, Lew[149] encontrou alterações degenerativas na parede da célula endotelial e contração nuclear incipiente em cerca de 30% das vênulas pós-capilares e em 18% dos capilares, estatisticamente significante quando comparado a ligamentos periodontais que não sofreram a ação de forças. Os resultados sugeriram que forças contínuas podem levar a alterações degenerativas nos segmentos venosos mais vulneráveis do sistema vascular periodontal.

Para justificar o uso da erupção forçada para tratamento de defeitos envolvendo o terço cervical subgengival das coroas dentárias, Stroster[150] argumentou, em 1990, que a extensão mínima de 3-4 mm de estrutura dental sadia seria necessária para evitar a violação das distâncias biológicas do periodonto e, com isso, da homeostasia do periodonto marginal. Além disso, as técnicas cirúrgicas convencionais utilizadas com essa finalidade apresentariam como desvantagem o sacrifício de tecido ósseo do dente envolvido e de seus adjacentes, aumentando a relação coroa clínica/raiz clínica destes, enquanto que o movimento de erupção forçada levaria à manutenção dessa relação. Também comentou sobre o tratamento de bolsas de uma ou duas paredes, levando à sua eliminação total ou parcial. Entretanto, deixou em dúvida o movimento coronal ou a estabilidade posicional da junção mucogengival. Considerou, igualmente, que a técnica poderia ser utilizada como método de extração atraumática para pacientes irradiados ou que não pudessem perder osso por serem candidatos a implantes osseointegrados. Relativamente às indicações restauradoras propriamente ditas, afirmou que essa alternativa de tratamento poderia ser utilizada nos casos em que a estética fosse fator essencial, sendo indicada apenas quando a relação mínima coroa clínica/raiz clínica resultante for 1:1. Entretanto, salientou que isso pode variar dependendo das demandas funcionais, do estado periodontal do dente envolvido e do tipo de oclusão com o arco oponente. Comentou, ainda, implicações da proximidade com dentes vizinhos e envolvimento de bifurcação dos dentes tracionados. Ao fazer considerações ortodônticas, propôs que a força necessária para extruir um dente não deveria exceder 25-30 g, prevenindo reabsorção radicular externa ou ancilose. Segundo Stroster[150], a duração do tratamento depende de uma série de fatores, entre os quais: fatores do hospedeiro, alinhamento dentário, variabilidade periodontal, quantidade de movimento desejado e idade do paciente, visto que indivíduos mais idosos apresentam menor quantidade de componentes celulares e maior número de fibras colágenas. É importante ressaltar a consideração da existência de um lapso de tempo entre o movimento de extrusão dentária e o dos tecidos mole e ósseo, tanto maior quanto mais rápido for o tracionamento. Como existe uma força intrusiva de mesma intensidade e sentido contrário ao movimento de extrusão, recomendou a estabilização mecânica dos dentes por período de 1 mês para cada milímetro extruído. Estabeleceu como regra geral que, para dentes anteriores e primeiros pré-molares, deveriam ser bandados dois dentes pilares mesial e distalmente ao dente envolvido, enquanto que segundos pré-molares requisitariam dois pilares mesiais e um distal.

Em 1995, Janson, Janson e Henriques[151], considerando as indicações e contraindicações, vantagens e desvantagens do tratamento de extrusão de dentes por movimentação ortodôntica, apresentaram dois casos clínicos de perfuração radicular iatrogênica tratados por tracionamento. Em um caso, utilizaram colagem de botões no dente comprometido e em seus antagonistas e elásticos interarcos, enquanto no outro usaram placa acrílica com levantamento oclusal, sobrepondo o elástico a ela, estando ele apoiado em botões colados na cervical (superfícies vestibular e lingual) do dente a ser tracionado. O tempo de extrusão dependeu de fatores como quantidade de extrusão necessária, tipo de aparelho empregado e saúde do dente. No primeiro caso, obtiveram extrusão de 5 mm em 3 meses e 3 semanas e, no segundo, a mesma quantidade de extrusão foi obtida em 3 semanas. Em ambos os casos, realizaram contenção dos dentes por período de 3 meses antes de serem submetidos à cirurgia para correção do contorno ósseo.

Berglundh, Marinello e colaboradores[152], ao estudarem as reações dos tecidos periodontais à extrusão ortodôntica em cães, enfatizaram o uso dessa metodologia em procedimentos de aumento da coroa clínica, o que não parece válido, e em conjunção com o tratamento periodontal para eliminar ou reduzir defeitos ósseos angulares. Neste trabalho, propuseram-se a avaliar os efeitos da fibrotomia conjugada à extrusão ortodôntica, a qual foi desenvolvida num período de movimento ativo de 8 semanas, sendo o aparelho ativado a cada 2 semanas. Em cada período de ativação, realizaram a fibrotomia. Os resultados mostraram que a recessão gengival produzida foi menor que a extensão do movimento dental executado.

Por fim, recentemente Kim[153], Kim, Tramontina e Passanezi[154] e Kim e colaboradores[155] usaram a tração ortodôntica coronal rápida para analisar a validade da proposição de tração coronal cirúrgica ou imediata de Kim[153], mostrando resultados promissores e confirmando, mesmo com a maior demanda exigida pela tração coronal ortodôntica rápida, que os processos de deslocamento coronal dos dentes são compatíveis com o restabelecimento das estruturas periodontais na nova posição coronal.

Em linhas gerais, a literatura consultada mostra a importância da tração coronal ortodôntica dos dentes como procedimento odontológico perfeitamente aceitável para fazer parte do arsenal terapêutico, porém, apresentando ainda aspectos e implicações biológicas controversos, que requerem melhores esclarecimentos, principalmente direcionados para elucidar os relacionamentos metodológicos com os eventos biológicos, de modo a permitir o estabelecimento de indicações mais precisas e a consolidação dos resultados alcançados em sua plenitude. Além do mais, restrições ou limitações têm sido apresentadas na literatura para o tratamento de dentes posteriores, restringindo-se a técnica aos dentes anteriores nos quais o envolvimento estético é prioritário.

Assim, neste trabalho pretendem-se mostrar não só as indicações relativas às reconstruções estéticas, mas também, e com a mesma prioridade, as reconstruções biológicas de maior repercussão, que tornam o procedimento de tração ortodôntica coronal um recurso de alto valor e de amplo alcance, sendo aplicado em inúmeros casos e abrangendo propósitos múltiplos, para quaisquer dentes envolvidos, individual ou coletivamente.

Especificamente, o propósito da apresentação desta metodologia terapêutica integrada, fundamentada em estudo retrospectivo de mais de 35 anos relativos à tração coronal de dentes, envolve basicamente a elucidação de aspectos biotecnológicos abrangendo:

- metodologia da tração coronal;
- implicações no periodonto de proteção;
- implicações no periodonto de sustentação;
- complementação terapêutica periodontal necessária à reconstrução dental;
- correspondência com características ósseas morfológicas gerais;
- definição das indicações do tratamento por tração coronal em função dos resultados apresentados.

CAPÍTULO 4

TRATAMENTO CIRÚRGICO

Dentro da proposta desta obra, o tratamento cirúrgico periodontal visa essencialmente ao restabelecimento das distâncias biológicas do periodonto marginal, em conformidade com a definição de Maynard e Wilson[2], de 1979. Dessa forma, o tratamento cirúrgico deve ser direcionado para os casos de Odontologia Reconstrutiva que requeiram tratamento do comprometimento das distâncias biológicas devido ao seu envolvimento por bolsas periodontais ou por insuficiência de gengiva ceratinizada.

TRATAMENTO CIRÚRGICO RESSECTIVO DOS ENVOLVIMENTOS POR BOLSAS PERIODONTAIS

Nessa situação, os princípios da cirurgia periodontal devem ser aplicados de modo a favorecer a reconstrução protética preenchendo os requisitos funcionais, estéticos e fonéticos, de modo a completar as expectativas psicossociais do paciente. Com isso, o tratamento protético poderá, por sua vez, ser executado respeitando os princípios biológicos de comportamento periodontal homeostático, inclusive favorecendo a higiene por parte do paciente.

Dessa forma, devem ser levados em conta os fatores próprios das estruturas periodontais que se correlacionam com as características protéticas que preenchem aqueles requisitos, quer sob o ponto de vista de estética, fonética e higiene oral, quer funcional.

De modo geral, os fatores associados à estética e à fonética referem-se ao nível e ao contorno da margem gengival e à forma e à reprodução da gengiva interproximal, enquanto os funcionais referem-se ao estabelecimento de coroas clínicas compatíveis com a função oclusal, além de também se harmonizar com a estética, a fonação e a higiene.

Em linhas gerais, esses fatores devem estar em relação harmônica com a linha do sorriso do paciente, de modo que a integração dos requisitos estéticos e psicológicos seja adequadamente preenchida.

Dentro dessa concepção, para Wolf, Rateitschak-Plüss e Rateistchak[39], a linha do sorriso pode se apresentar em quatro diferentes níveis em relação à visualização da gengiva:

- nível 0: corresponde à linha do sorriso baixa, na qual menos de 25% da papila gengival é visível ao sorriso, enquanto a margem gengival não é visível e os dentes o são muito pouco;
- nível 1: linha do sorriso média (ideal), na qual de 25 a 75% da papila gengival é visível e a margem gengival é visível em alguns dentes;
- nível 2: linha do sorriso alta, na qual mais de 75% da papila gengival é visível e menos de 3 mm da margem gengival de todos os dentes é visível;

- nível 3: linha do sorriso muito alta, na qual 100% da papila gengival é visível e ampla faixa de gengiva é visível, podendo haver, em alguns casos, exposição da união mucogengival; corresponde ao quadro de sorriso gengival.

O nível da margem gengival deve estar em harmonia entre os dentes envolvidos, respeitando a disposição natural de curva parabólica determinada pela junção cemento-esmalte dos dentes. Assim, por exemplo, a linha da margem gengival dos anteriores pode estar simetricamente na mesma altura em relação à linha do sorriso, deixando visível até 3 mm da margem gengival, ou estando a margem gengival do incisivo lateral ligeiramente mais coronal em relação à linha que passa pela margem gengival do incisivo central e do canino do mesmo lado. No que diz respeito à curva da margem gengival, há que se levar em conta que a formação da papila gengival não excede 5 mm coronalmente ao nível ósseo[156], desde que estejam presentes os requisitos dentais e ósseos para a formação da papila, conforme abordado no item sobre forma da margem gengival. Essas observações são importantes para que não seja necessário aumentar excessivamente o contorno proximal das coroas, levando o contato proximal muito para apical, de modo a evitar a manifestação do buraco negro entre os dentes. A limitação máxima possível dessa zona escura entre os dentes é importante não só para estética e fonética adequadas, como também para favorecer os processos de higiene oral interproximal e evitar, ao mesmo tempo, a expelição de gotículas de Pflüg.

Quando tais condições não são passíveis de serem alcançadas pela aplicação dos princípios cirúrgicos, inicialmente se pode lançar mão da tração coronal lenta dos dentes envolvidos, visando deslocar as estruturas periodontais para coronal como um todo.[28]

Além disso, nos casos em que se realizará a redução da altura da coroa, a margem gengival deve permitir altura suficiente do preparo protético da coroa para propiciar retenção friccional adequada para a reconstrução protética.

Dessa forma, o nível da margem gengival deve ser harmônico entre os dentes e com a linha do sorriso do paciente e, ao mesmo tempo, apresentar contorno festoneado, seguindo a distribuição da junção cemento-esmalte dos dentes correspondentes.

Nesse aspecto, há que lembrar que o suporte dos tecidos moles de todo o organismo é feito pelo osso esquelético, o mesmo se passando, evidentemente, em relação à gengiva. Dessa forma, existe uma relação do volume do tecido mole sobre o osso que confere consistência e estabilidade à margem gengival, o que implica em dizer que o nível e o contorno da margem gengival devem ser harmônicos com a topografia da crista óssea para que se possa produzir sulco gengival raso e uniforme. Por sua vez, a formação do osso alveolar é influenciada diretamente pelo movimento de erupção dental[15], quando as fibras de Sharpey exercem efeito de tração das áreas ósseas inter-relacionadas, resultando em aposição óssea em toda área dental na qual haja fibras de Sharpey concomitantemente inseridas no osso, ou seja, na área do ligamento periodontal. Como a área do ligamento de Köllicker é correspondente à inserção conjuntiva gengival, devendo ser geneticamente uniforme na volta do dente e apresentando fibras de Sharpey inseridas apenas em cemento, disso resulta que a crista óssea deve apresentar a forma de curva parabólica aproximadamente paralela à junção cemento-esmalte. Portanto, o contorno festoneado gengival e ósseo deve apresentar margens proximais coronais em relação às margens das faces livres, seguindo a orientação da junção cemento-esmalte.

Ao se realizar a cirurgia periodontal ressectiva, a determinação dessas características teciduais após a cicatrização da ferida é fundamentalmente influenciada pela curva da margem óssea produzida por osteotomia e osteoplastia (ver caso da Figura 4.1). Ligeiras modificações podem ser feitas, reduzindo-se a curvatura da margem óssea quando o paciente perdeu quantidade crítica de osso ou quando se quer mudar a conformação da margem gengival, como ocorre em incisivos centrais, nos quais o zênite da curva óssea vestibular pode ser ligeiramente deslocado para distal do centro dessa face.

Em suma, a distribuição harmônica da curva parabólica da crista óssea e da gengiva, associada ao volume adequado de tecidos moles supra-alveolares, são os fatores que melhor se amoldam aos padrões de estética e a funções variadas, com estabelecimento de sulco gengival raso compatível com a máxima eficiência da higiene oral.

No que diz respeito à forma gengival associada às distâncias biológicas na região interproximal, algumas considerações são importantes, pois a gengiva interproximal pode apresentar dois picos, um vestibular e outro lingual, unidos por uma depressão central chamada "col", conforme descrito por Cohen.[43] Além disso, esse autor considerou-a recoberta por uma estrutura vestigial do epitélio reduzido do esmalte, o que a torna permeável. Aliás, em comunicação em curso ministrado em Belo Horizonte, em 1975, Listgarten mencionou que a maior fração da gengiva interproximal em contato com as superfícies dentais é formada por epitélio juncional, que não tem ceratina. Disso resulta que a região interproximal é mais crítica na preservação da higiene oral e das características periodontais homeostáticas, merecendo especial atenção na patogênese da doença periodontal infecciosa marginal e em sua prevenção e tratamento. Essa talvez seja uma das razões pelas quais a doença periodontal infecciosa marginal parece ser mais crítica nos dentes posteriores do que nos anteriores, pois nestes a perspectiva é de que a gengiva interproximal apresente forma piramidal com um único pico central.

Sob o ponto de vista de resultados cirúrgicos, a proposta é a de não só converter a área côncava do "col" em convexidade, favorecendo a higiene, como manter o pico gengival ligeiramente afastado do contato com a relação de contato proximal dos dentes, dando condições para que se processe a ceratinização dessa área, assim dificultando a invasão do meio interno em função da permeabilidade tecidual e favorecendo a manifestação de processos homeostáticos nas regiões interproximais.

Desse modo, o procedimento cirúrgico deve incluir em seus princípios a correção dos prováveis fatores locais responsáveis pela forma de "col", os quais estão intimamente associados às características das ameias gengivais, pois essa conformação gengival é determinada pela acomodação da margem gengival contra a porção apical da relação de contato proximal entre os dentes.

Embora Lindhe[64] tenha feito abordagem breve e limitada desses fatores, Passanezi e colaboradores[35] ampliaram essas concepções, analisando mais minuciosamente esses fatores e como eles influenciam a forma da gengiva interproximal, de modo que possam ser alterados cirúrgica e/ou proteticamente para obtenção da forma piramidal, como se segue:

- forma da relação de contato proximal entre os dentes, sendo que a forma ovoide com maior eixo vestibulolingual é mais propensa a formar área côncava do que quando o maior eixo é ocluso-apical;
- largura vestibulolingual da superfície de contato proximal entre os dentes – quanto maior a largura, maior a amplitude da concavidade;
- curso da junção cemento-esmalte – dentes com maior curvatura da junção cemento-esmalte apresentam menor volume vestibulolingual de tecido gengival na área interproximal, diminuindo a tendência a formar concavidade;
- largura vestibulolingual do septo ósseo interproximal – quanto maior a largura, mais pronunciada a área de concavidade;
- ângulo determinado pelas superfícies ósseas vestibular e lingual com a crista óssea proximal – quanto maior o ângulo, mais intimamente a gengiva se adapta à superfície óssea, reduzindo a tendência a formar concavidade, enquanto ângulos retos ou até mesmo obtusos induzem o tecido gengival a se posicionar mais coronalmente nos picos vestibular e lingual, favorecendo a formação da depressão central na gengiva interproximal;
- proximidade entre as raízes de dentes contíguos – a distância aceitável entre os dentes para acomodação do tecido mole à ameia gengival é de 1 a 3 mm no nível da crista óssea, devendo as superfícies dentais estarem paralelas entre si em extensão ocluso-apical de cerca de 2 a 3 mm. Dentro desses limites, quanto menor as dimensões, maior a tendência de formar área de "col";
- localização vestibulolingual da área de maior proximidade entre os dentes vizinhos – quanto mais central, mais uniforme a distribuição das ameias vestibular e lingual, gerando maior tendência de formar concavidade gengival;
- curso da crista óssea marginal – quanto mais pronunciada a curva parabólica da margem óssea, menor a tendência de formar concavidade gengival; e
- distância da relação de contato proximal dos dentes à crista óssea interproximal – quanto menor a distância, maior a constrição da gengiva à ameia gengival, aumentando a tendência de formar concavidade gengival.

Em função desses fatores, os dentes com forma quadrada ou quadrada ovoide são os que apresentam maior probabilidade de se relacionarem com área de "col", em contraste com os dentes triangulares, que geralmente não desenvolvem concavidade gengival interproximal. Talvez por essas razões a configuração gengival de "col" está mais presente nos dentes posteriores do que nos anteriores.

Embora a forma da gengiva interproximal seja, portanto, determinada constitucionalmente, por suas implicações biológicas e clínicas ela não representa situação confortável para a manifestação da homeostasia periodontal marginal, de modo que nos casos de indicação de correções periodontais cirúrgicas deve-se procurar transformar a área de concavidade em convexidade. É preciso deixar claro, entretanto, que a pura e simples existência da área de concavidade e permeabilidade gengival não é, por si só, fator de indicação de correção cirúrgica da forma gengival.

Os princípios cirúrgicos aplicáveis para produzir a forma de convexidade à gengiva interproximal referem-se a:

- desgaste das superfícies proximais dos dentes vizinhos até o nível da crista óssea, a fim de ampliar a ameia gengival até proporcionar a distância extra-alveolar mínima entre as raízes de 1 mm, ao mesmo tempo em que se direciona o desgaste para ampliar a ameia vestibular ou lingual, de modo a deslocar a zona de maior proximidade entre os dentes para um desses lados. Preferencialmente se deve ampliar mais a ameia lingual, deslocando a zona de maior proximidade entre os dentes mais para vestibular por razões estéticas. Embora haja a preocupação de não se produzir degrau na raiz à altura da crista óssea, DiFebo, Carnevale e Sterrantino[157] mostraram cicatrização gengival sem outras intercorrências quando realizaram esse desgaste dental em forma de chanfrado na altura da crista óssea, visando acomodar a gengiva interproximal e, depois de cicatrizados os tecidos, completaram o preparo dos dentes para coroas protéticas. Portanto, ainda que algum desgaste mais profundo do dente deva ser levado a efeito na altura da crista óssea, isso não representa um óbice excludente do procedimento, pois mesmo a exposição de dentina na área das distâncias biológicas sagradas é perfeitamente viável, promovendo-se naturalmente a formação de cemento e de fibras de Sharpey nessa área. Pode-se mesmo considerar que a manifestação das distâncias biológicas sagradas é expressão da codificação genética do ser humano, pois se reformam incondicionalmente quando violadas, ainda que não de forma a restabelecer sulco gengival fisiológico. Veja-se que Tarnow e colaboradores[30] mostraram a ocorrência de reabsorção óssea rápida consequente à invasão das distâncias biológicas sagradas por coroas protéticas experimentalmente colocadas em seres humanos. Ressalte-se a inferência de haver formação de bolsas periodontais ou recessão gengival sem a participação prévia de placa dentobacteriana, conforme o tecido gengival seja espesso ou fino, respectivamente;

- redução da largura vestibulolingual do septo ósseo interproximal por osteoplastia e/ou osteotomia com brocas e cinzéis apropriados, esculpindo sulcos de escape nas regiões vestibular e lingual dos septos ósseos interproximais, ao mesmo tempo procurando formar ângulo obtuso dessas superfícies com a crista óssea interproximal, que é deixada plana pela osteotomia; e,

- osteotomia vestibular e lingual restabelecendo a curva óssea marginal parabólica paralela ou o mais próximo possível do paralelismo em relação à junção cemento-esmalte dos dentes envolvidos no sentido mesiodistal, ao mesmo tempo em que empresta à margem óssea configuração de término em forma suavemente biselada para formar ângulo obtuso com a superfície dental, favorecendo melhor assentamento da margem gengival às superfícies óssea e dental.

A observância desses princípios permite não só estabelecer a formação de sulco gengival raso, condição fundamental para preservação dos processos homeostáticos do periodonto de proteção, como também a transformação da forma da gengiva interproximal de concavidade em convexidade, dificultando a retenção de quaisquer detritos residuais e favorecendo o acesso aos procedimentos e aos meios de higiene oral. Além disso e agregado a isso, obter-se-á o padrão de gengiva ceratinizada primordial para a expressão homeostática periodontal, com margem gengival em forma de curva parabólica, terminando em bisel ou ligeiramente arredondada, harmônica em sua disposição geral e em relação à linha do sorriso do paciente, de forma que o paciente possa complementar o seu tratamento reabilitador e ser reintegrado à sociedade. Em linhas gerais, pode-se inferir que esses objetivos estão em conformidade com a proposta dos vários autores que expressam a importância dos procedimentos ressectivos ósseos como ponto de partida para o tratamento periodontal mais previsível.[42,65,75,158-162]

Adicionalmente a essas observações, os procedimentos periodontais cirúrgicos ressectivos, como não poderia deixar de ser, são os que produzem maior redução das bolsas periodontais e menor índice de sangramento à sondagem. Além disso, as diferenças microbiológicas após esse tratamento cirúrgico produzem as diferenças estatísticas mais significantes quanto ao número de colônias bacterianas periodontopatogênicas presentes, inclusive com eliminação total de *Actinobacillus aggregatibacter* e *Porphyromonas gingivalis*, levando a crer que o risco de recidiva das bolsas periodontais é fortemente reduzido.[39]

Não parece demais repetir que sulcos gengivais com mais de 2,5 a 3 mm de profundidade clínica não são bons candidatos à higiene oral[4,5], provavelmente porque a ampliação do espaço vazio representado pelo sulco gengival histológico repercute no aumento numérico das bactérias comensais, predispondo ao desenvolvimento de placa dentobacteriana.

A condição cirúrgica básica para que se produza sulco gengival raso, além dos princípios já citados, é que se suture o retalho cobrindo essencialmente a superfície dental extra-alveolar limitada, preferencialmente, ao ambiente das distâncias biológicas sagradas mínimas. Como a parede vestibular de tecidos moles apresenta-se formada apicalmente por mucosa alveolar, que é móvel e deslocável, nessas regiões deve-se proceder à confecção de retalho dividido ou de espessura parcial, permitindo o seu posicionamento apical na sutura, enquanto por palatino, como o tecido não é retrátil, deve-se optar pela gengivectomia interna, cuja margem do retalho é definida dentro daqueles limites das distâncias biológicas sagradas mínimas.

O nível em que se sutura o retalho depende da necessidade de complementação restauradora reconstrutiva ou não do caso, que deve ser feita após a reformação do sulco gengival[2,35], comprovada pela repetição da profundidade clínica em duas mensurações mensais consecutivas.[35]

Embora para Rosenberg e colaboradores[163] a reformação do sulco gengival após a cirurgia periodontal possa levar de 4 a 5 meses, a experiência clínica desenvolvida pela equipe desta obra mostrou casos em que essa reformação envolveu até 1 ano de pós-operatório, provavelmente dependendo do nível em que se sutura o retalho e da resposta orgânica aos componentes da microbiota bacteriana indígena da área até restabelecer a capacidade homeostática marginal ou, em outras palavras, o próprio sulco gengival representa, por assim dizer, um dos processos homeostáticos do periodonto marginal para isolar áreas mais vulneráveis, como o epitélio juncional, que é permeável[10,31,43], do contato direto com os agentes bacterianos e outros residentes ou transientes na cavidade oral.

Dessa forma, para se obter a formação de sulco gengival raso, em conformidade com os requisitos da natureza e de forma a propiciar restabelecimento marginal com a maior zona possível de gengiva ceratinizada, o retalho deve ser suturado cobrindo cerca de 0,5 a 1 mm de raiz a partir do nível ósseo, de modo que a exposição óssea é temporária e com isso se evita reabsorção óssea significativa nas faces livres dos dentes.[164]

Entretanto, nessas condições, a reformação do sulco gengival é razoavelmente longa, criando expectativas tanto no paciente quanto no profissional, quanto ao tempo de espera se houver necessidade de complementação reconstrutiva restauradora. Nessas circunstâncias, para acelerar a reformação do sulco gengival, o retalho pode ser suturado recobrindo cerca de 2 mm de raiz a partir do nível ósseo, possibilitando que a reconstrução do sulco gengival ocorra em torno de 3 meses, quando se inicia, então, a reconstrução protética ou terapêutica.

É importante que o sulco gengival esteja plenamente formado, de modo a apresentar estabilidade dimensional, pois a superfície dental que o forma faz parte do ambiente externo do organismo e, como tal, pode ser submetida aos procedimentos reconstrutivos restauradores.

Adicionalmente, o trabalho reconstrutivo não deve apresentar contato direto das superfícies dentais que formam a relação de contato proximal com a margem gengival interproximal, permitindo a manifestação da ceratinização epitelial, como ocorre em áreas de diastemas.[65] Isso significa dizer que a papila gengival não deve preencher toda a ameia gengival, facilitando a higiene oral, porém, até o nível em que não haja prejuízo estético pela formação de um triângulo negro.

De qualquer maneira, vê-se que a realização de procedimentos periodontais cirúrgicos ressectivos resulta em aumento do comprimento da coroa clínica e aparente dos dentes, com implicações não só no suporte periodontal, como na estética do paciente.

Evidentemente, o procedimento ressectivo somente pode ser indicado quando o suporte periodontal remanescente é compatível com os mecanismos de transmissão e neutralização dos esforços mastigatórios.

Entretanto, há que se contemplar, também, a necessidade de propiciar condições estéticas agradáveis ao paciente e ao próprio profissional, exigindo a análise dos trespasses horizontal e vertical dos dentes envolvidos, principalmente os dos anteriores. Quando o trespasse vertical for maior ou pelo menos igual ao deslocamento apical necessário do retalho dividido vestibular, de modo que a redução proporcional da altura da coroa dental permita que a relação dos trespasses horizontal e vertical mantenha o efeito de desoclusão dos dentes posteriores nas excursões mandibulares, o procedimento cirúrgico ressectivo pode ser realizado com a segurança de que os requisitos estéticos e fonéticos serão bem contemplados.

Caso contrário, há que se estudar a possibilidade de incorporar o movimento ortodôntico de tração coronal dos dentes envolvidos, de modo a produzir a relação favorável dos trespasses horizontal e vertical, abrindo a perspectiva para a realização do procedimento cirúrgico ressectivo.

A aplicação desses princípios pode ser vista nos casos clínicos das Figuras 4.1 a 4.8.

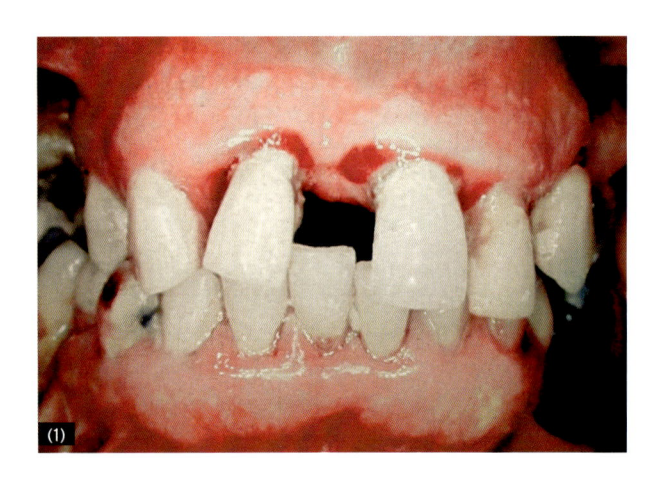

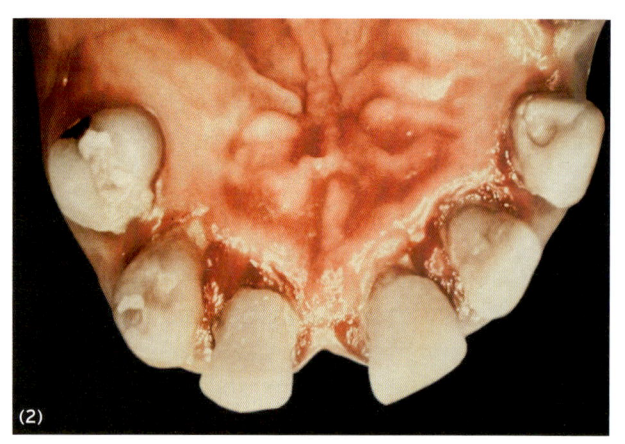

FIGURA 4.1. Caso clínico de paciente de 45 anos, com ausência de vários dentes e apresentando bolsas periodontais variáveis de 5 a 8 mm de profundidade. A paciente recusou-se a receber o tratamento por meio de dentaduras completas. Considerando a pequena mobilidade dental incompatível com a relação coroa clínica X raiz clínica e a presença de dentes em número e distribuição suficientes para aplicação dos princípios do polígono de sustentação de Roy, foi decidido tratar a paciente por reconstrução protética fixa, associada ao provimento de saúde periodontal e de posições dentais propícias à transmissão e à neutralização favoráveis das forças oclusais. Observe o quadro periodontal clínico em (1) e (2), exibindo a presença de placa dentobacteriana, alteração de cor, forma, aspecto e nível da margem gengival, com tendência ao sangramento gengival, inclusive espontâneo, conforme a história da paciente. Veja, também, que os dentes encontram-se fora de posição favorável à reconstrução protética, tanto sob o ponto de vista de transmissão e de neutralização de forças, quanto do estético.

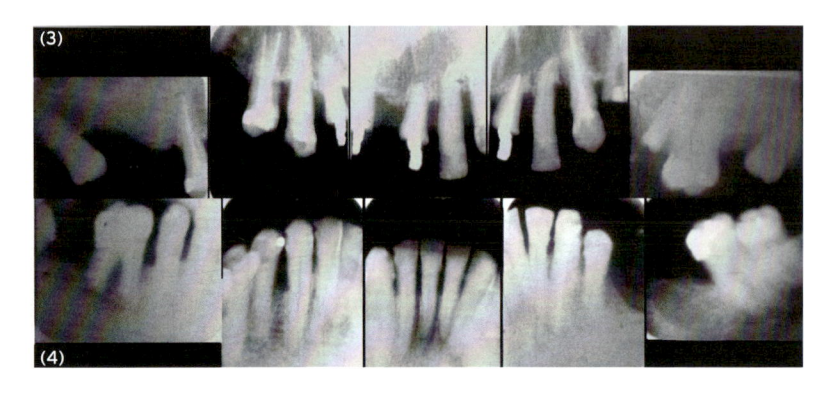

FIGURA 4.1. Em (3) e (4), as imagens radiográficas ilustram o grau de perda óssea generalizada, identificando a relação coroa clínica X raiz clínica desfavorável, definindo o quadro de perda óssea periodontal compatível com doença periodontal infecciosa marginal. Veja em (3) a inclinação desfavorável do único molar presente na área.

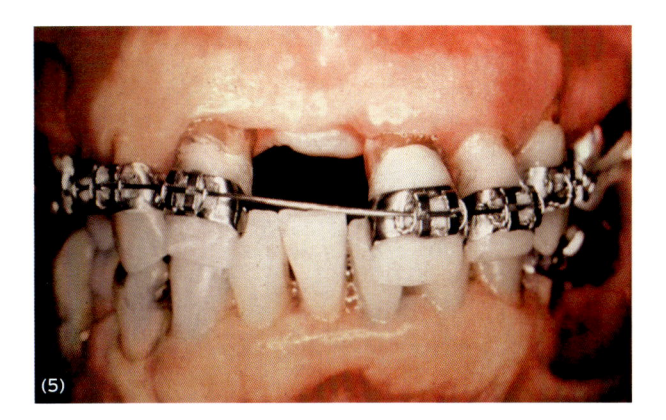

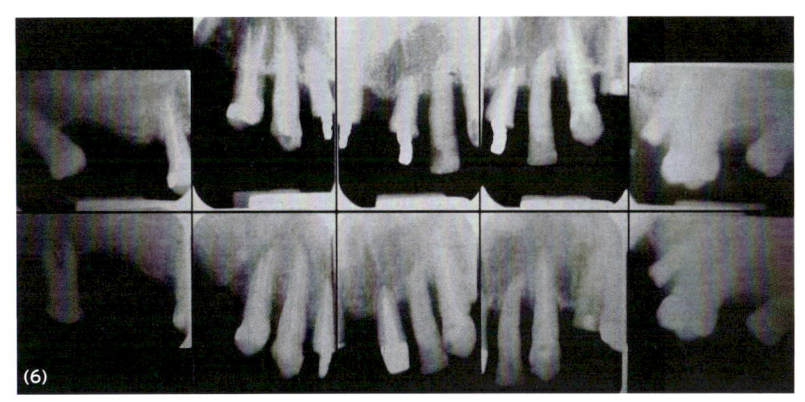

FIGURA 4.1. (5) caracterização clínica da paciente após controle de placa e posicionamento ortodôntico dos dentes para reconstrução protética mais adequada; observe a resposta gengival que se obteve durante essa fase do preparo inicial e tenha em conta que a paciente recebeu instruções de higiene oral. A imagem radiográfica **(6)** permite observar os efeitos do movimento ortodôntico realizado pela comparação da sequência radiográfica superior antes do movimento e inferior após o movimento.

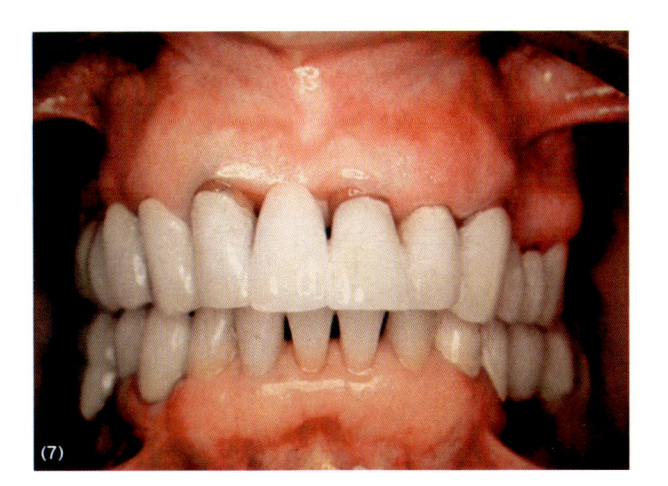

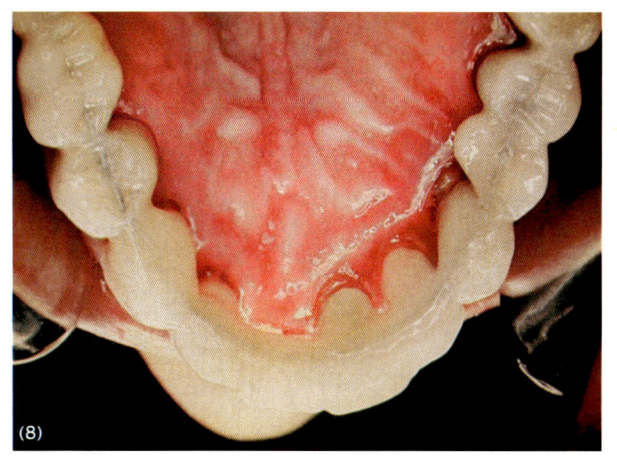

FIGURA 4.1. (7) e **(8)** traduzem as condições clínicas respectivamente vestibular e palatina após a confecção dos provisórios, destacando-se que os dentes foram preparados aproximadamente na altura da margem gengival. Observe a resposta gengival alcançada e considere que o quadro ainda apresenta profundidade de exploração de bolsa periodontal, acima dos limites propiciados pela natureza para condições saudáveis do sulco gengival. Destaca-se, ainda, o estabelecimento de contenção cêntrica já com as próteses provisórias instaladas, para que o restabelecimento de condições homeostáticas para o periodonto de sustentação pudesse oferecer o máximo de seu potencial reconstrutivo em resposta aos procedimentos cirúrgicos seguintes.

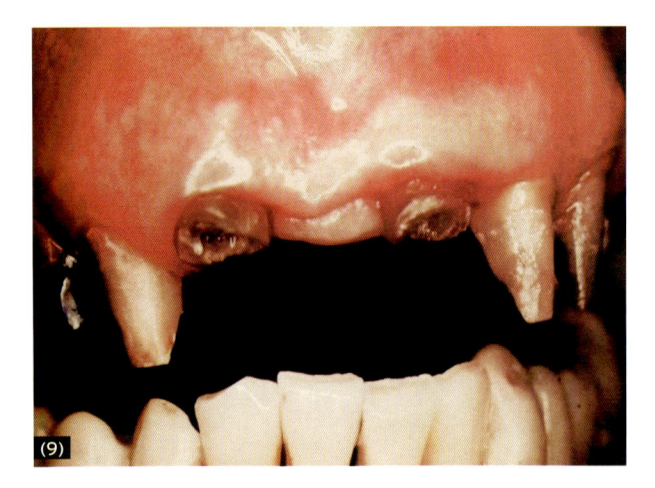

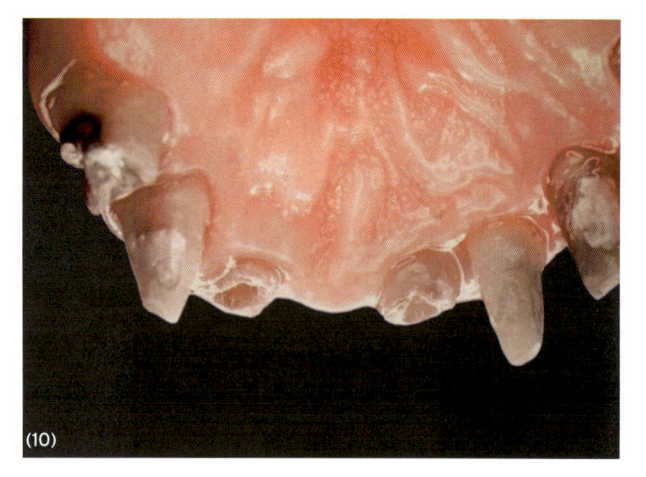

FIGURA 4.1. (9) e **(10)** Vistas clínicas vestibular e palatina após a remoção da prótese provisória, podendo-se identificar a resposta gengival de biocompatibilidade à superfície radicular, propiciada pelo tratamento clínico adequado das raízes, que foi realizado a campo fechado.

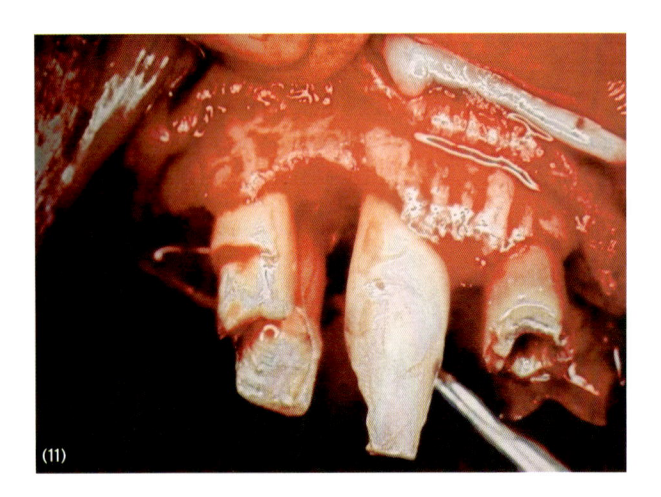

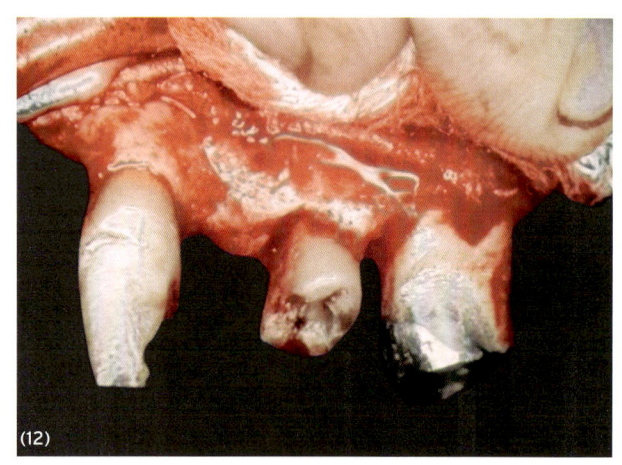

FIGURA 4.1. (11) e **(12)** correspondem às ilustrações clínicas das áreas cirúrgicas expostas por retalho dividido vestibular e gengivectomia interna palatina, após a eliminação do tecido de granulação. A preservação do periósteo é importante porque ele atua em nível osteogênico, fibrogênico, talvez cementogênico, vascular proliferativo e neurotrófico, servindo como proteção à integridade óssea (Ruben, Goldman, Janson[42]). Observe em **(11)** a reversão da arquitetura óssea, incompatível com harmonia gengival quanto ao contorno e nível da margem gengival e eliminação da bolsa interproximal. Em **(12)** destaca-se a presença de bolsas infraósseas rasas nas regiões mesiais do 25 e 26, passíveis de serem tratadas por procedimento ressectivo. Nesse ato, o 21 e 22 foram extraídos por apresentarem mobilidade extrema.

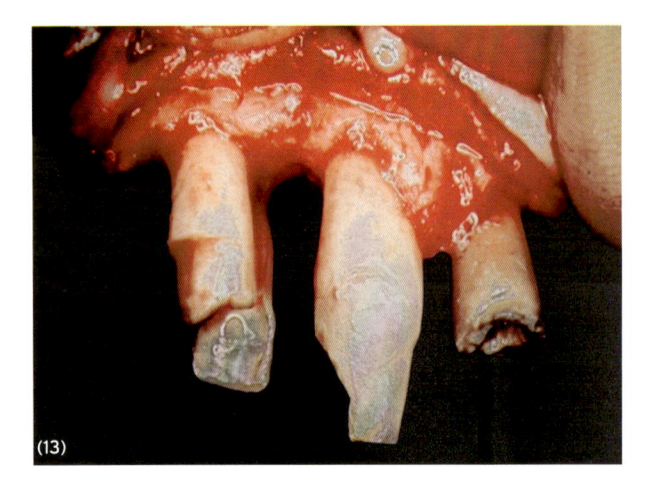

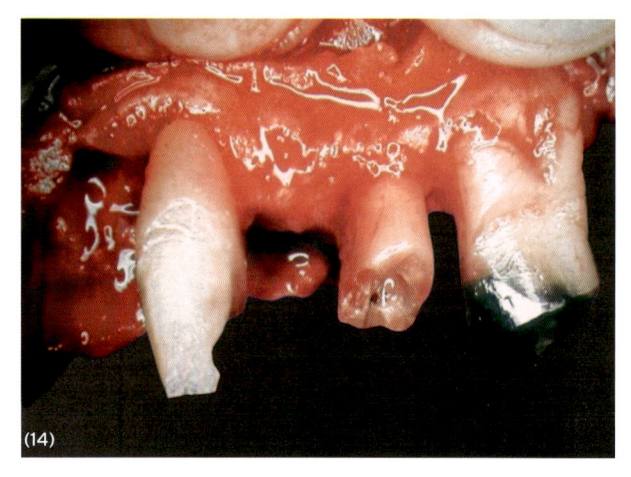

FIGURA 4.1. (13) e **(14)** Vistas clínicas do resultado da osteotomia, realizada no lado direito apenas o suficiente para estabelecer a curva óssea parabólica vestibular, na qual a crista óssea radicular situa-se apicalmente em relação à interproximal; embora não se tenha procurado restabelecer a curva óssea paralela à junção cemento-esmalte, como é a proposta ideal, no caso presente optou-se por realizar osteotomia menos extensa devido à perda óssea existente. Em **(14)**, pode-se observar a eliminação completa dos defeitos ósseos, nos quais a osteotomia foi processada até que o assoalho do defeito se tornasse crista óssea. Nos demais dentes procurou-se realizar a osteotomia de modo a propiciar harmonia no contorno ósseo cristal.

Tratamento cirúrgico | capítulo 4

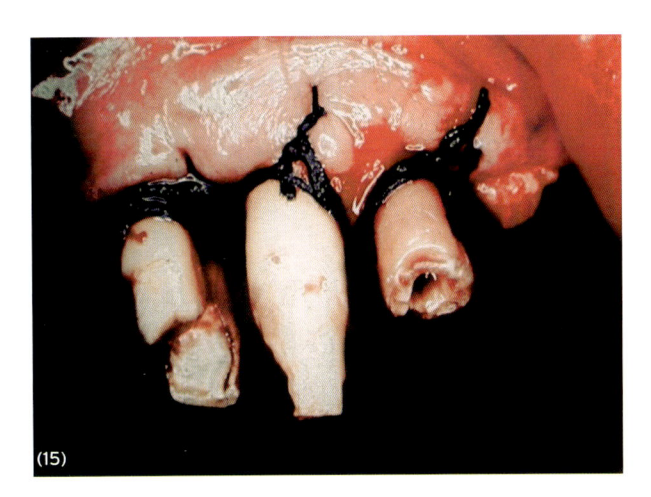

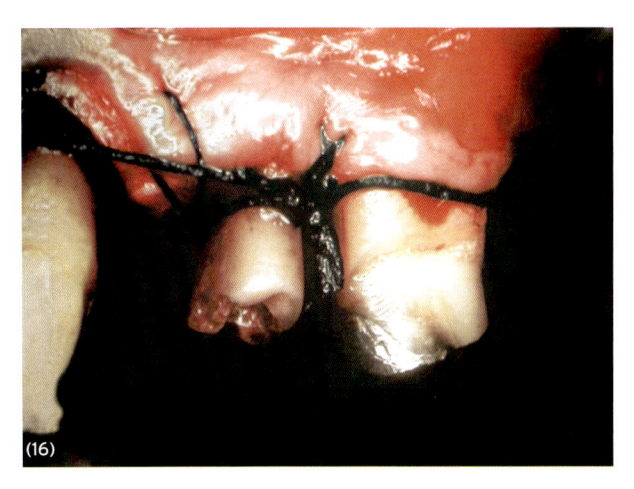

FIGURA 4.1. (15) e **(16)** correspondem à ilustração do posicionamento apical dos retalhos, obtido graças à sutura do retalho em periósteo.

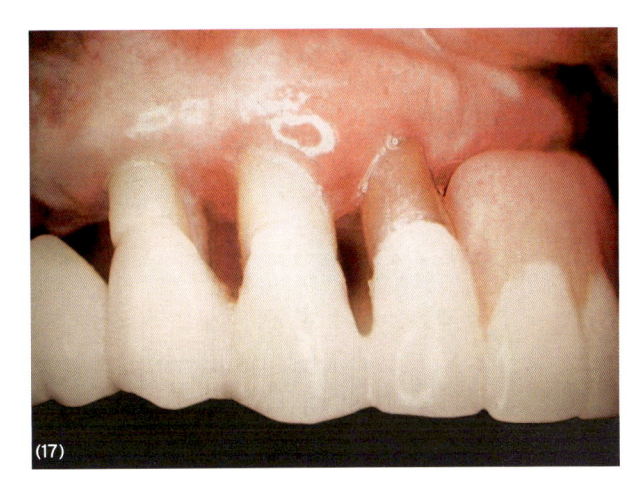

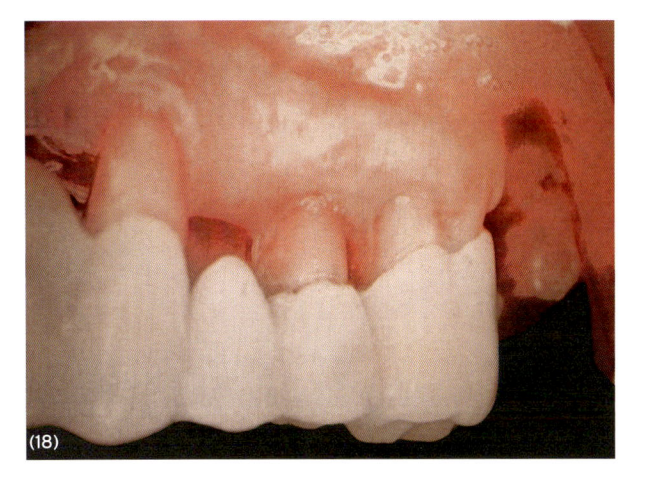

FIGURA 4.1. (17) e **(18)** Apresentação clínica do pós-operatório em torno de 30 dias, ilustrando o aumento da coroa clínica dos dentes, ocasionado pela osteotomia e pelo posicionamento apical do retalho. Entretanto, o paciente apresenta profundidade de sulco gengival compatível com a saúde e a efetividade da higiene, além de harmonia de nível, forma e contorno da margem gengival.

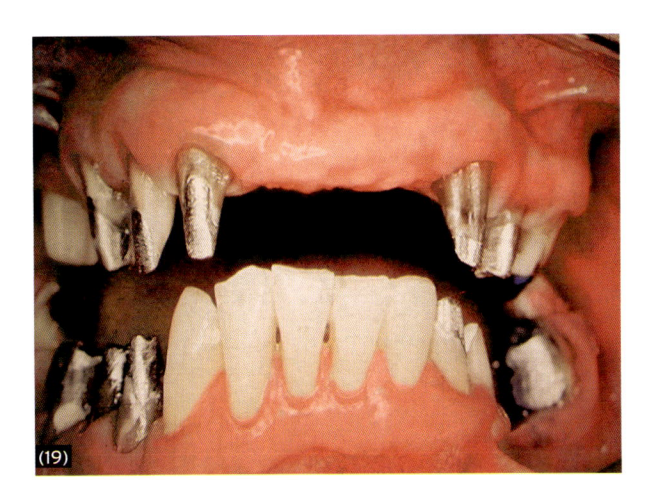

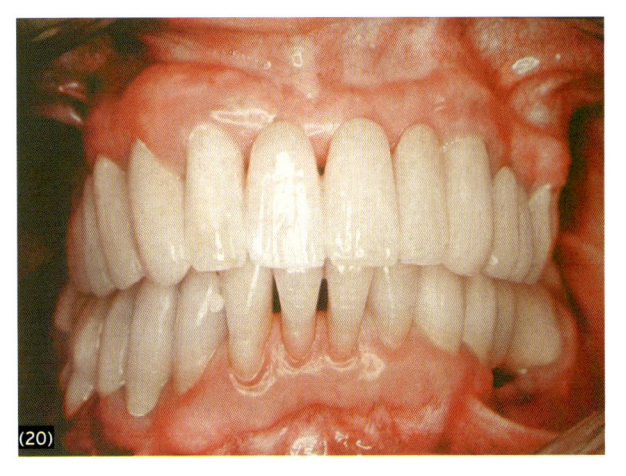

FIGURA 4.1. (19) Dentes repreparados em nível intrassulcular, aproximadamente a 0,5 mm além da margem gengival; observe a saúde periodontal manifesta após a reformação da profundidade normal do sulco gengival, que ocorreu cerca de 4 meses após a cirurgia realizada. Em **(20)**, pode-se ampliar essa análise clínica nos arcos superior e inferior, estando o paciente com as próteses provisórias instaladas e destacando-se as alterações saudáveis que se produziram no comportamento do periodonto de proteção, após o controle das características fisiológicas que deve apresentar o periodonto de sustentação.

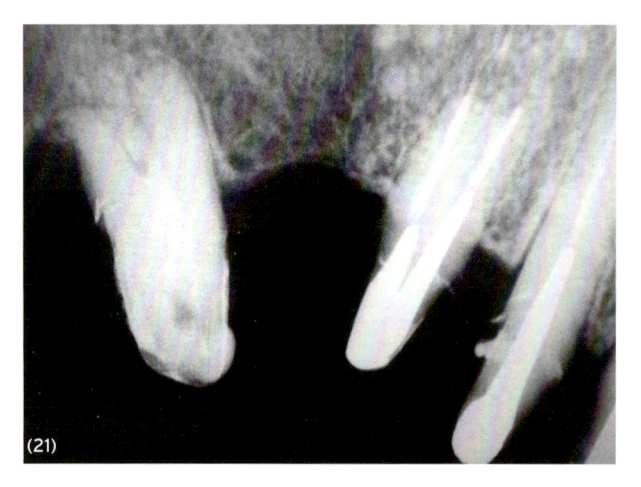

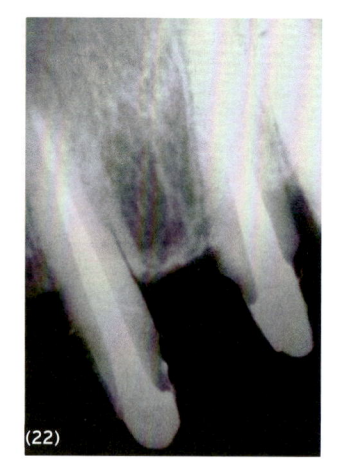

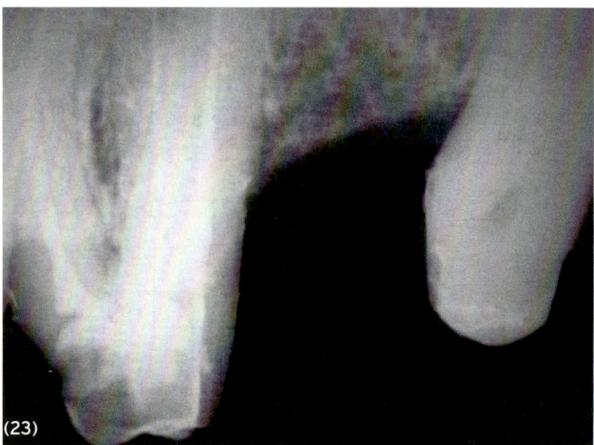

FIGURA 4.1. (21), (22) e **(23)** Montagem radiográfica das imagens do período pós-operatório de 2 meses, caracterizando o nível da crista óssea em relação à disponibilidade de estrutura dental para o preparo protético dos dentes; observe a aparência saudável do tecido ósseo marginal pela formação da cortical da crista, numa evidência de que o nível ósseo produzido cirurgicamente encontra-se estável, sem que se tenha produzido remodelamento significativo após a osteotomia.

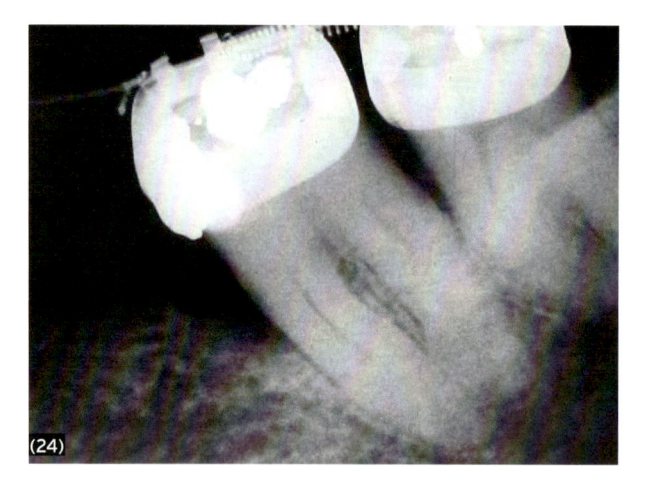

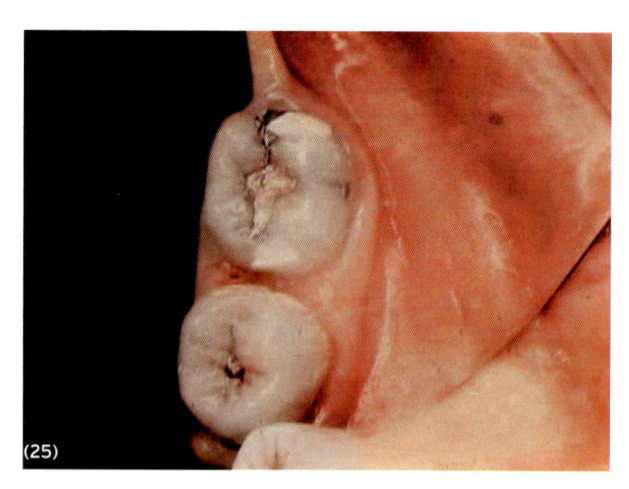

FIGURA 4.1. Tratamento regenerativo de bolsa infraóssea de 3 paredes na região mesial do 37. A imagem radiográfica **(24)** permite identificar a ocorrência de perda óssea angular na mesial do 37 e também mostra aspecto do aparelho ortodôntico usado para produzir a separação dos dentes entre si, além de permitir algum grau de distalização desses dentes, por estarem mesializados. Observe em **(25)** a separação ortodôntica interproximal produzida entre o 37 e o 38, após o que os dentes foram estabilizados pela colocação de prótese fixa provisória em resina acrílica como visto em **(26)**.

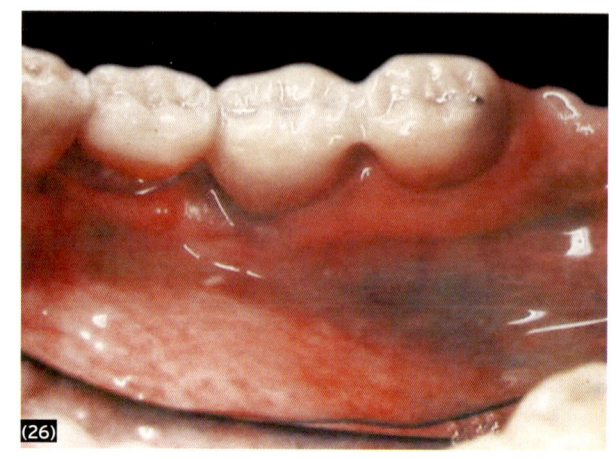

Tratamento cirúrgico | capítulo 4

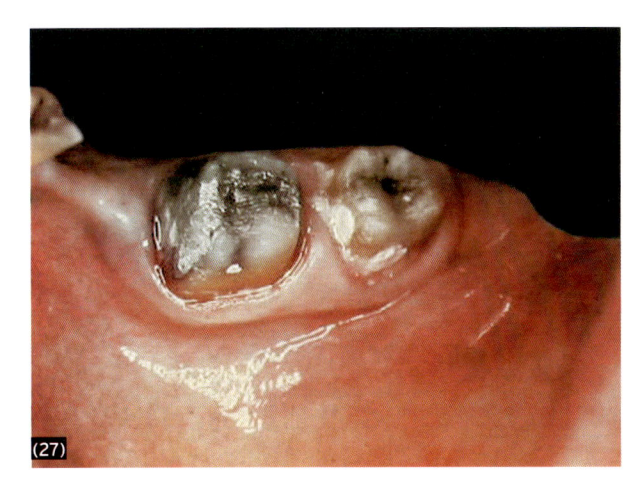

FIGURA 4.1. (27) é a ilustração clínica do sítio cirúrgico após a remoção da prótese provisória, destacando-se a qualidade do tecido gengival, apto à realização do procedimento cirúrgico.

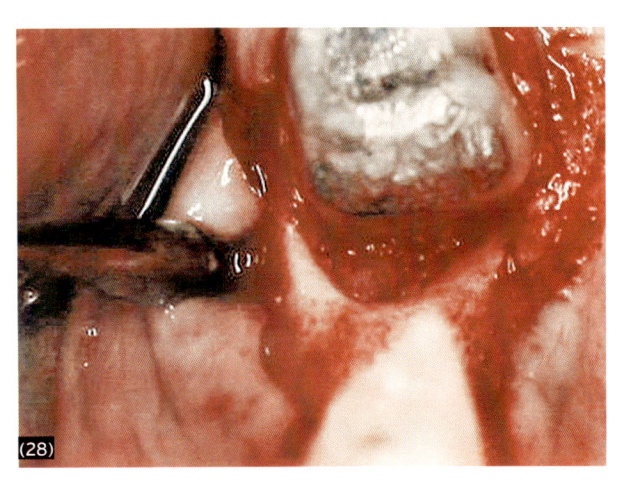

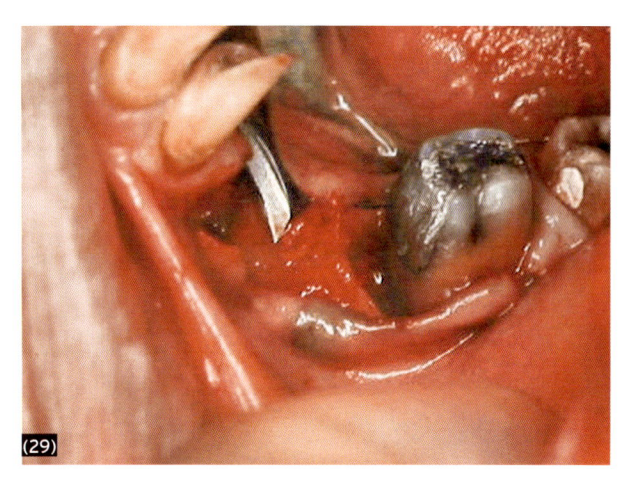

FIGURA 4.1. (28) Campo cirúrgico exposto após elevação de retalho total e debridamento do defeito ósseo para remoção do tecido de granulação, mostrando a presença de bolsa infraóssea de três paredes, com profundidade e amplitude à época considerada incompatível com a regeneração óssea endógena; a incisão inicial sobre o rebordo ósseo mesial foi feita biselada para lingual a fim de permitir melhor assentamento do retalho após a sutura. **(29)** Depois de produzir superfície dental lisa e dura por raspagem vigorosa da raiz, passou-se a coletar esquírolas ósseas do rebordo mesial por raspagem com cinzel nº 1 de Ochsenbein, com o cuidado de iniciar a coleção a partir da produção de sangramento ósseo superficial e procurando-se obter partículas ósseas de tamanho o mais reduzido possível.

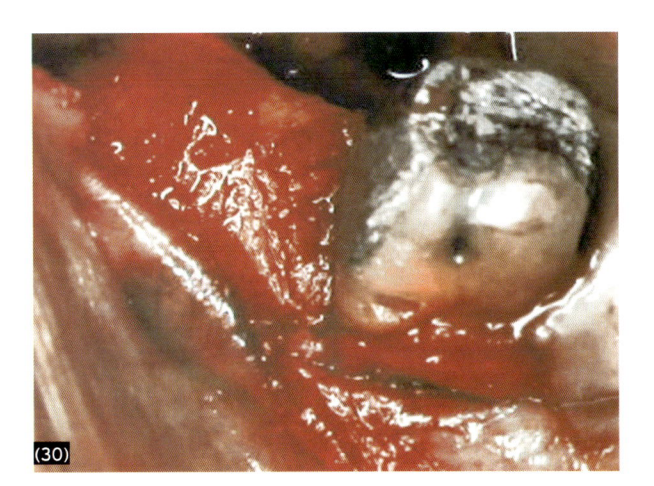

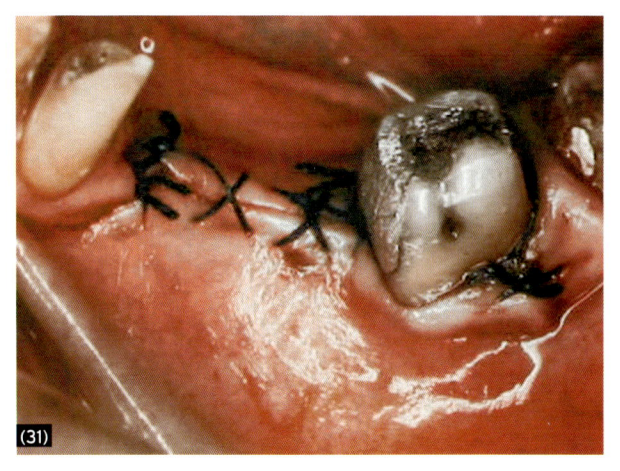

FIGURA 4.1. (30) Vista clínica do enxerto ósseo preenchendo o defeito até o nível do osso existente. Observe que se procurou obter a maior adaptação possível das partículas ósseas do enxerto contra o dente e o osso do defeito, visando, de um lado, eliminar ao máximo a formação de espaços significativos contra o dente para impedir a invaginação epitelial e, de outro lado, produzir a maior aproximação das partículas contra as paredes ósseas do defeito, de modo a favorecer a indução osteogenética e a osteopromoção. **(31)** Retalhos suturados mostrando a adaptação íntima entre eles pela sutura em X e contra o dente pela sutura de ancoragem, propiciando vedamento máximo do enxerto em relação ao meio externo intraoral. Considere-se que à época não estavam disponíveis recursos outros de proteção ao meio interno e de estimulação da cementogênese e da osteogênese (caso tratado no início dos anos de 1970).

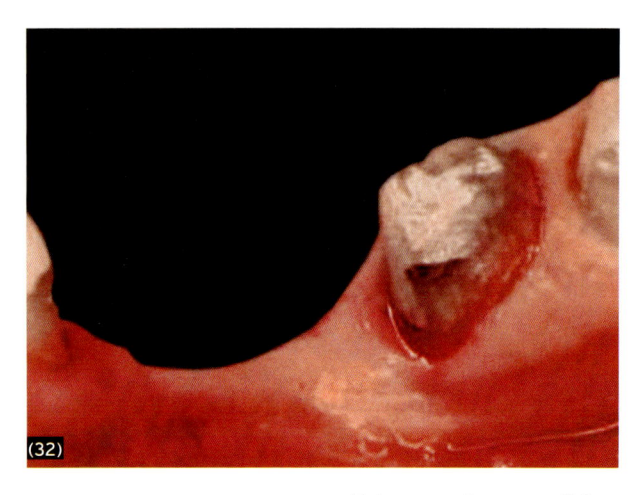

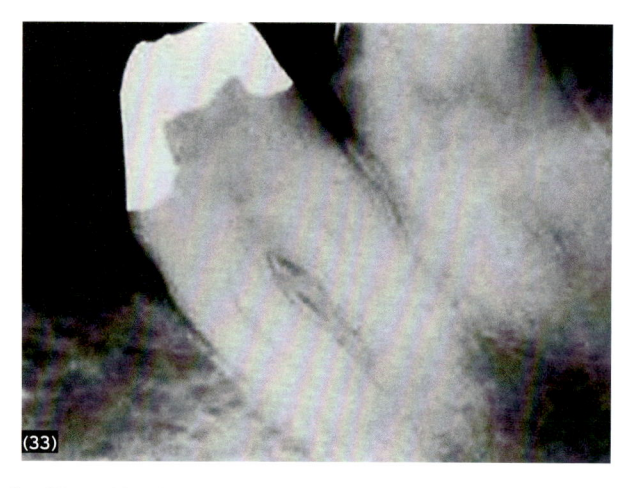

FIGURA 4.1. (32) e **(33)** Vistas respectivamente clínica e radiográfica evidenciando êxito do procedimento regenerativo periodontal empregado na região mesial do 37, nas quais se pode comprovar visualmente a reconstituição de características gengivais saudáveis em **(32)** e, em **(33)**, o preenchimento do defeito por novo osso até o nível do enxerto realizado, deixando área radicular supra-alveolar compatível com a reconstituição das distâncias biológicas. A evidência de não haver intromissão do epitélio juncional entre o novo osso e o novo cemento formados somente pode ser obtida após preservação dos resultados por pelo menos 3 anos.

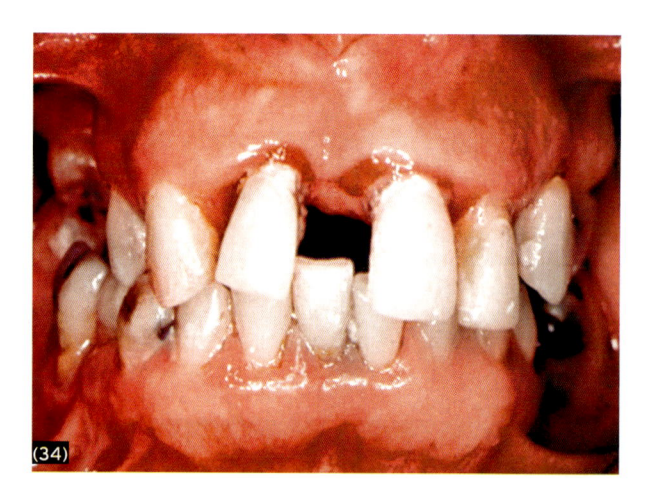

FIGURA 4.1. As apresentações **(34)** e **(35)** estão lado a lado para que se possa aquilatar as alterações produzidas na situação original do paciente antes do tratamento **(34)** e após a colocação da prótese fixa definitiva **(35)**. Os princípios biotecnológicos empregados na reconstrução protética permitiram restabelecer condições de satisfação pessoal para a paciente sob os pontos de vista funcional, estético, fonético e de confortos físico e psicológico.

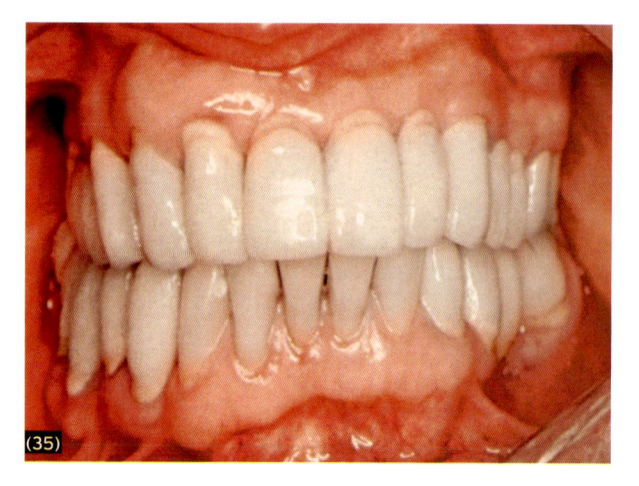

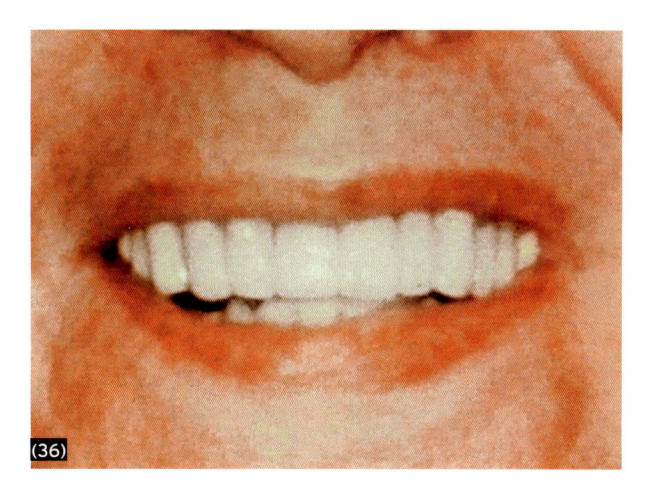

FIGURA 4.1. (36) Vista clínica do sorriso da paciente mostrando a harmonia estética alcançada ao fim do tratamento e que permitiu à paciente voltar a ter convívio social integral, restabelecendo a sua autoestima e a recuperação de sua tranquilidade psicológica.

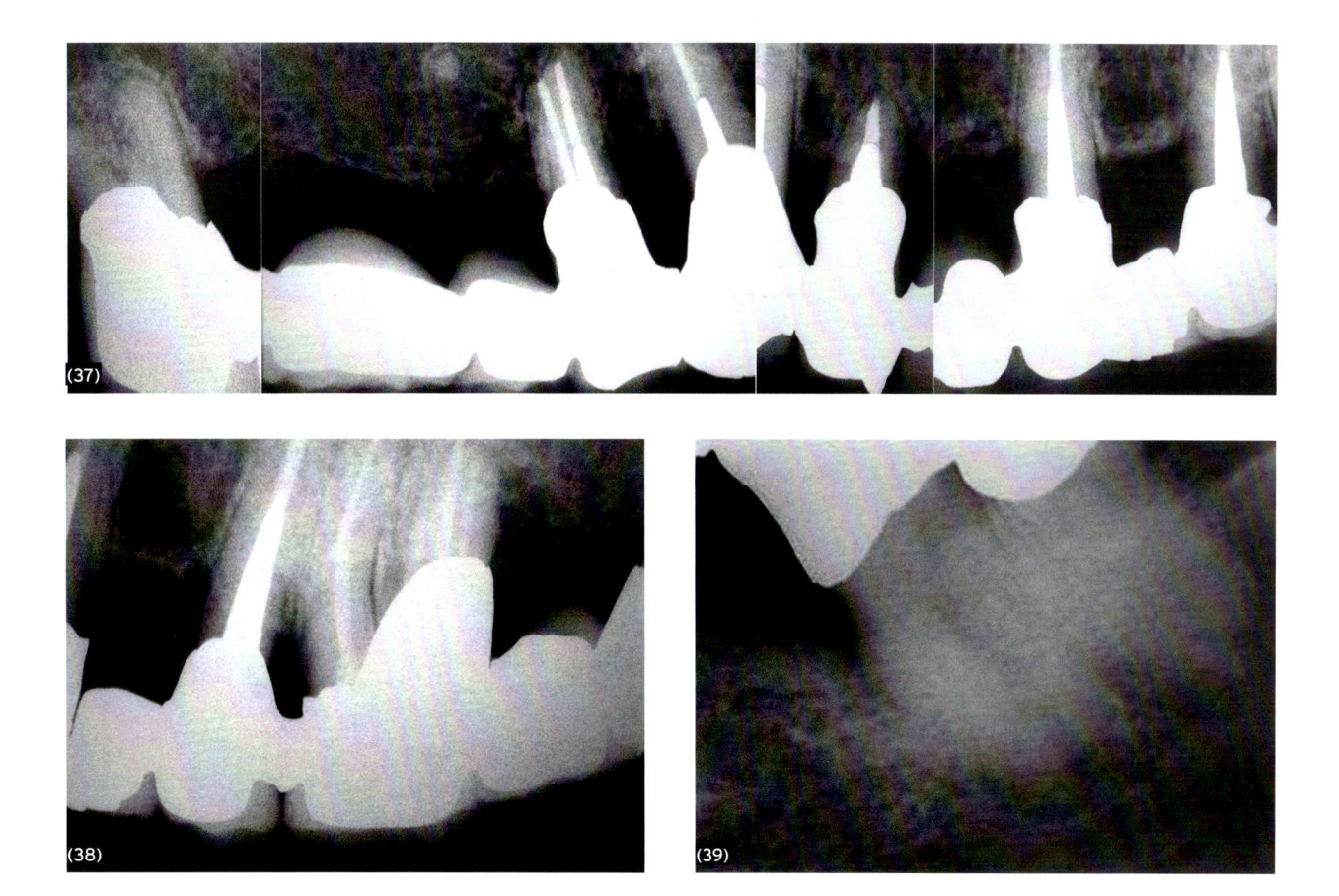

FIGURA 4.1. (37) Montagem radiográfica das regiões de 17 a 25, continuando com as imagens de 25 e 26 em **(38)**, enquanto em **(39)** se tem a imagem da área do 37, assim projetada para permitir a visualização ampla da preservação dos resultados benéficos e estáveis de todas as áreas operadas no período controle de 15 anos após a instalação das próteses. Observe as características de saúde periodontal traduzidas pelas imagens das lâminas duras e a densidade óssea adequada do tecido ósseo esponjoso, aliadas à preservação de largura compatível do ligamento periodontal dos dentes interessados.

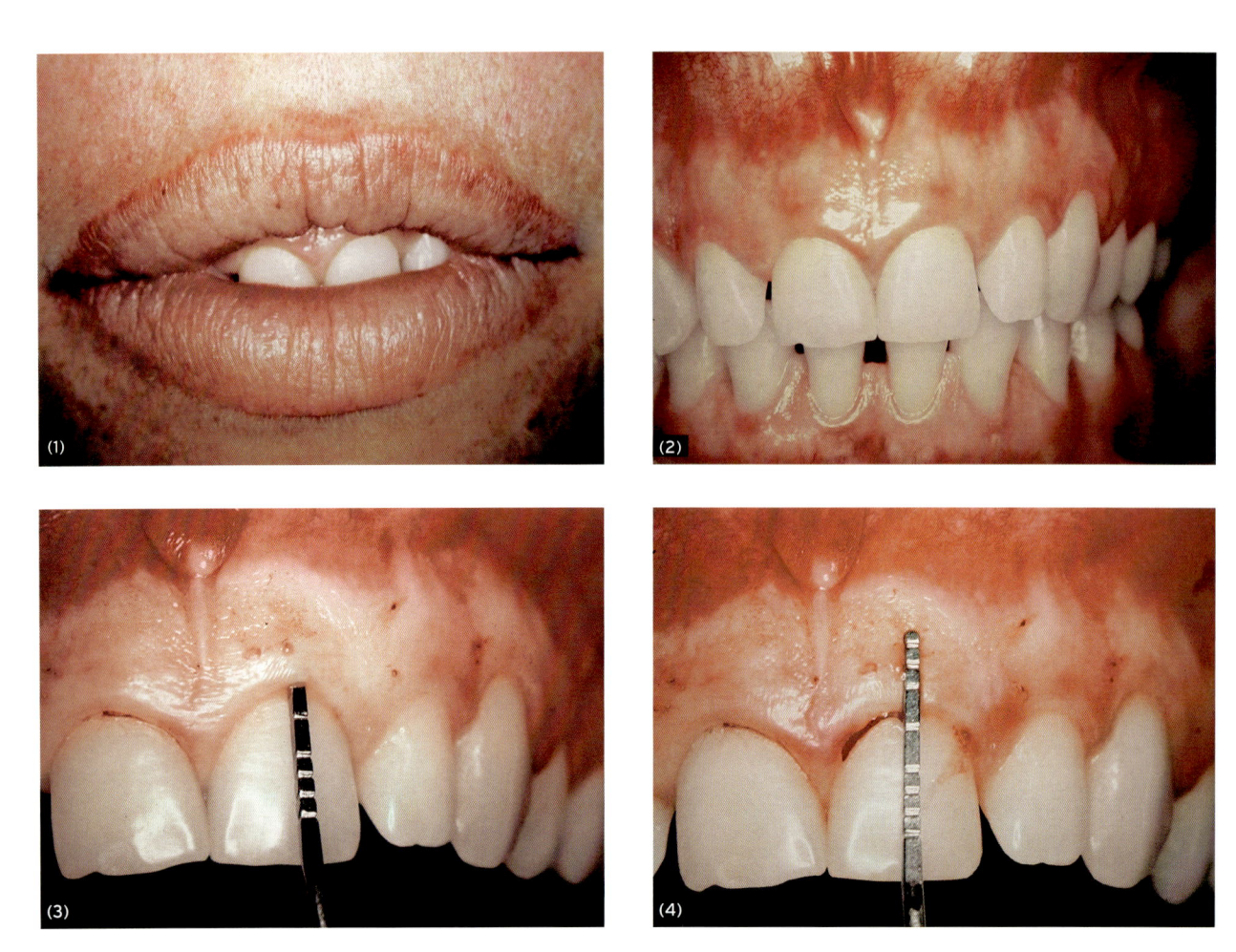

FIGURA 4.2. Reconstrução das distâncias biológicas por gengivectomia para eliminação de bolsa periodontal supraóssea rasa, em torno de 4 mm de profundidade de exploração. Observe, em **(1)**, a linha da gengiva em relação à linha do lábio superior, deixando à mostra faixa de gengiva mesmo com os lábios em repouso, o que criou preocupação estética e psicológica na paciente. **(2)** Vista clínica vestibular da área, ilustrando a característica fibrótica do tecido gengival após o controle profissional de placa dentobacteriana, porém, ainda com alteração de forma, contorno e volume marginal, além de sangramento gengival à exploração, como se denota em **(3)** e **(4)**, onde se caracteriza a profundidade de exploração da bolsa periodontal para marcação do fundo da bolsa como passo inicial da gengivectomia.

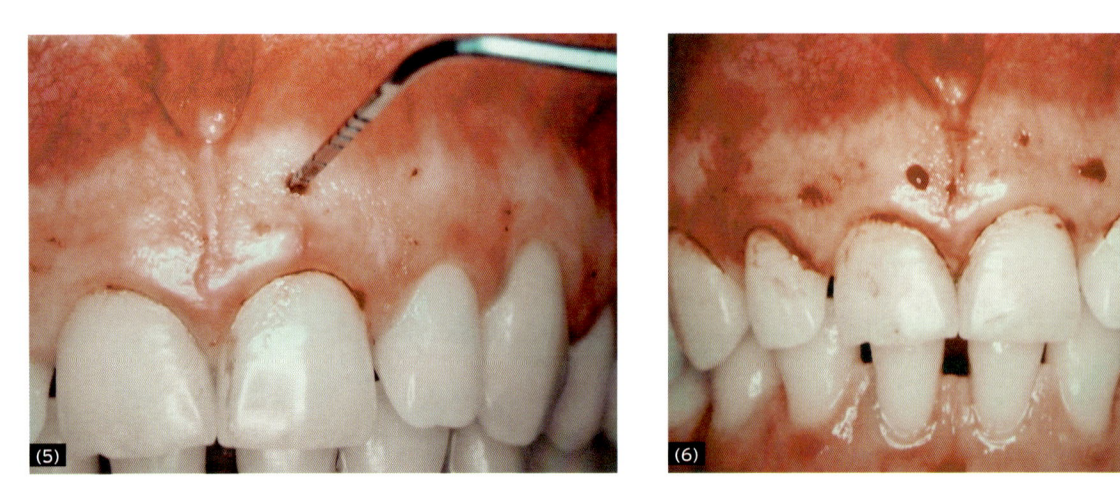

FIGURA 4.2. (5) e **(6)** Marcação do fundo da bolsa por vestibular, com base na profundidade de exploração da bolsa definida pela sonda periodontal. Essa marcação pode ser feita com a pinça de Crane-Kaplan, porém, é importante que as extremidades reta e em ângulo reto da pinça estejam estritamente coincidentes para marcarem corretamente o fundo da bolsa; caso contrário (se a extremidade em ângulo reto da pinça for mais longa que a extremidade reta), o fundo da bolsa por vestibular ou lingual ficará mais apical que o fundo da bolsa real, levando à exposição da crista óssea após a excisão do tecido. O mesmo problema pode ocorrer quando se define o início da incisão primária do tecido em uma distância apical fixa em relação ao ponto sangrante marcado, pois o fundo da bolsa real é ultrapassado pela sonda durante a exploração, como se esquematizou em **(7)**. Observe, em **(5)** e **(6)**, que todas as marcações ficaram confinadas à área de gengiva ceratinizada.

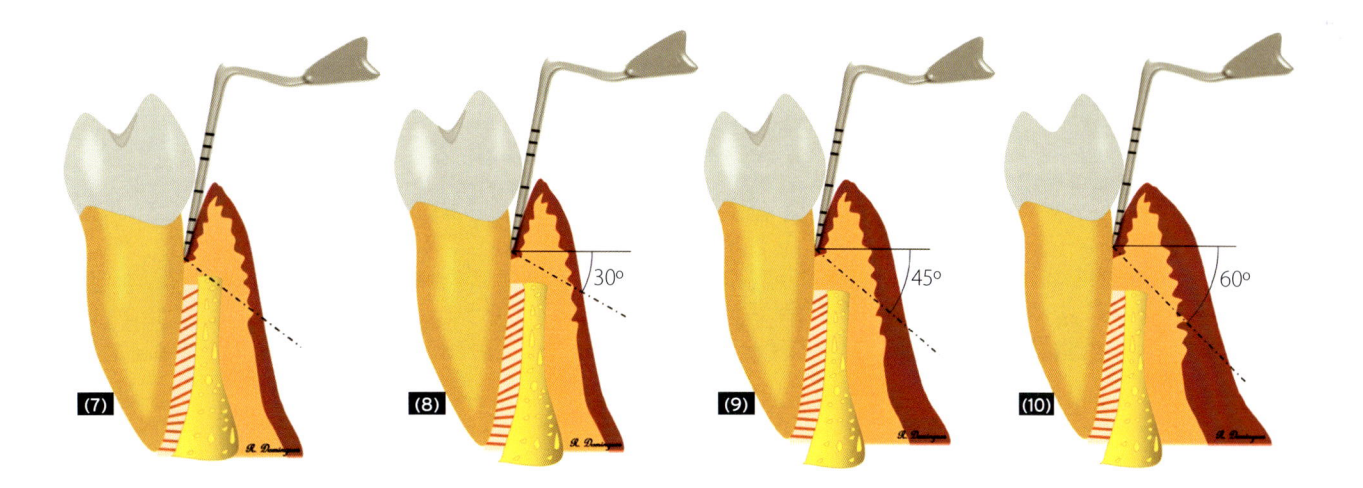

FIGURA 4.2. Efeito de diferentes espessuras do tecido gengival na definição do início da incisão primária apicalmente ao ponto sangrante marcado externamente ao tecido e correspondente à profundidade de exploração da bolsa periodontal, de modo a se evitar a exposição do tecido ósseo marginal e, ao mesmo tempo, facilitar a definição de forma e espessura normal do tecido no ato cirúrgico. Ter em mente que o paciente deve apresentar quantidade adequada de gengiva ceratinizada remanescente para que se possa indicar a gengivectomia. **(8)** Para tecido gengival fino com espessura até 1,5 mm, a incisão primária deve iniciar cerca de 0,5 a 1 mm apical ao ponto sangrante, com angulação ao redor de 30º com o plano horizontal que passa pelo fundo da bolsa. **(9)** Para tecido gengival com espessura média entre 1,5 a 3 mm, a incisão primária deve iniciar cerca de 2 a 3 mm apical ao ponto sangrante com angulação ao redor de 45º. **(10)** Para tecido gengival com espessura grande acima de 3 até 5 mm, a incisão primária deve iniciar cerca de 3 a 6 mm apical ao ponto sangrante, com angulação ao redor de 60º. Acima dessas espessuras, é mais conveniente a realização do tratamento por gengivectomia interna.

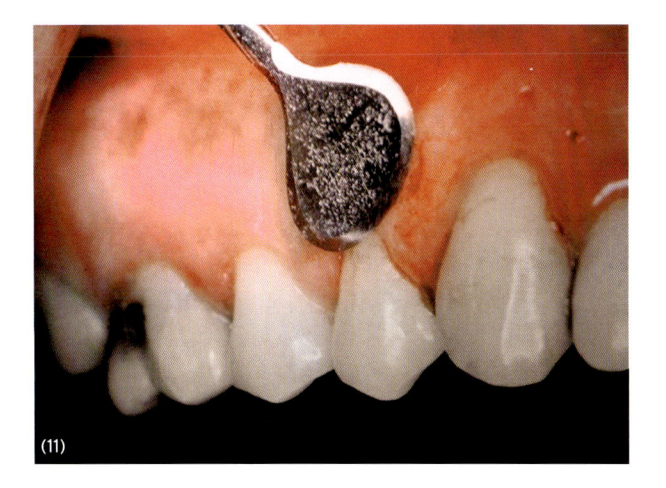

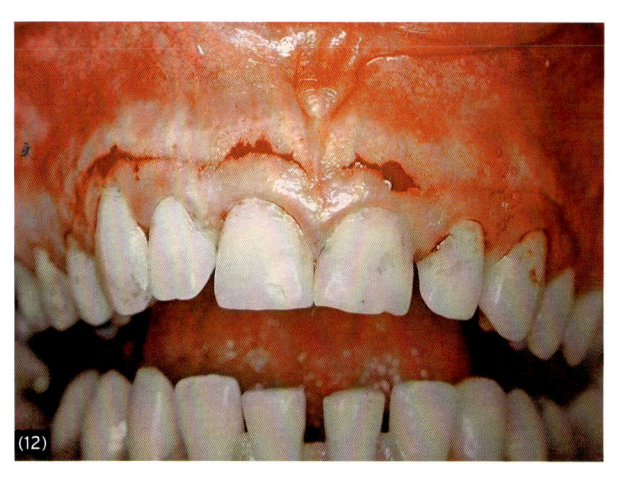

FIGURA 4.2. (11) e **(12)** Incisão primária da gengivectomia, feita com gengivótomo de Goldman, iniciando na região próximo-vestibular do primeiro dente além do campo cirúrgico delineado. Essa incisão inicia-se na margem gengival em forma biselada de conformidade com o explanado, descrevendo uma curva até alcançar o limite apical ao ponto sangrante do dente vizinho, respeitando os princípios mencionados para definição do nível e da angulação da incisão em relação ao ponto. No caso presente, optou-se pelos conceitos relacionados à espessura gengival média. Após alcançar o primeiro ponto sangrante na região vestibular do dente vizinho, desse ponto em diante a incisão pode acompanhar uma linha reta na parte apical, pois mantendo a mesma inclinação do corte em toda extensão, nas regiões interproximais a incisão irá terminar mais coronal, seguindo o contorno do fundo da bolsa e da margem gengival a ser formada, uma vez que nas regiões interproximais o tecido gengival é mais espesso devido às fossas ósseas. Essa é a razão pela qual a gengivectomia é indicada quando não há reversão da arquitetura óssea marginal, isto é, quando a crista óssea marginal mantém a conformação de curva parabólica.

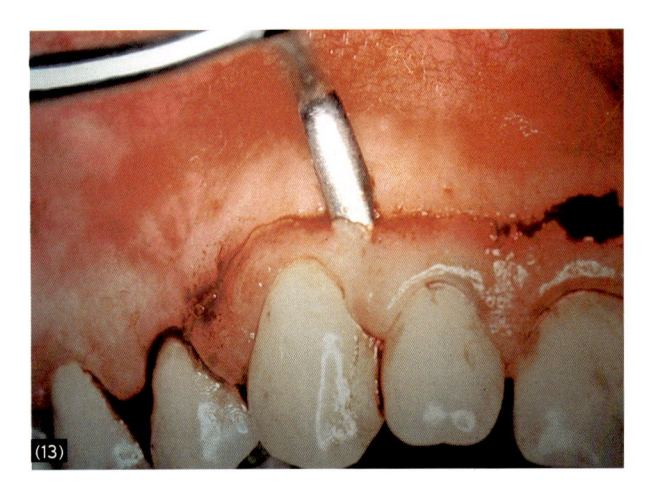

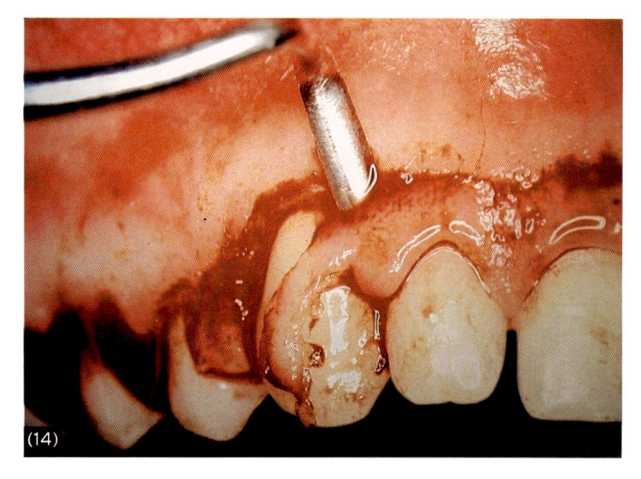

FIGURA 4.2. Em **(13)** e **(14)**, pode-se observar a realização da incisão secundária da gengivectomia com o gengivótomo interproximal tipo Orban, respeitando a característica de preservar a angulação da incisão primária. Nas incisões primárias e secundárias, a penetração dos gengivótomos deve ser em extensão suficiente para que elas terminem junto às superfícies dentais relacionadas. Para tanto, nas áreas interproximais, o gengivótomo deve atingir metade da área interproximal. Durante essas incisões, o tecido pode ir sendo removido, ou a remoção pode ser feita após a incisão no lado palatino, incisão esta que será feita respeitando os mesmos princípios.

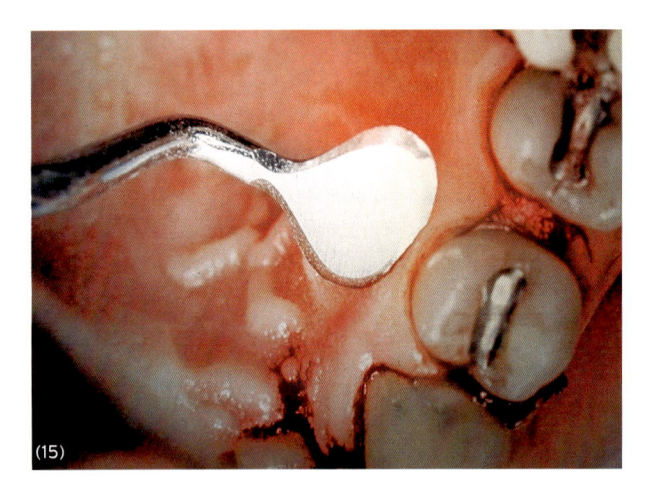

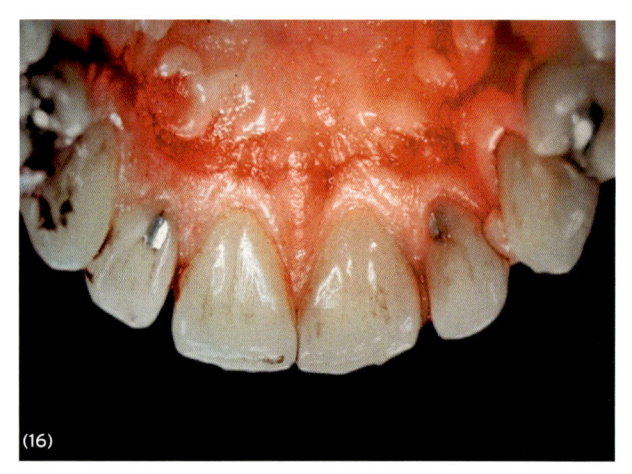

FIGURA 4.2. (15) e **(16)** Esboços da incisão primária inicial por palatino, ilustrando que devem ser seguidos os mesmos princípios da incisão correspondente por vestibular; entretanto, o profissional irá se deparar com maior dificuldade de acesso para estabelecer as angulações corretas das incisões.

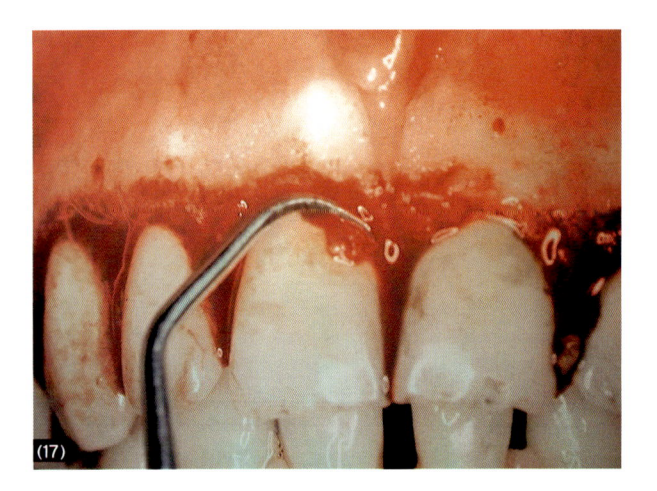

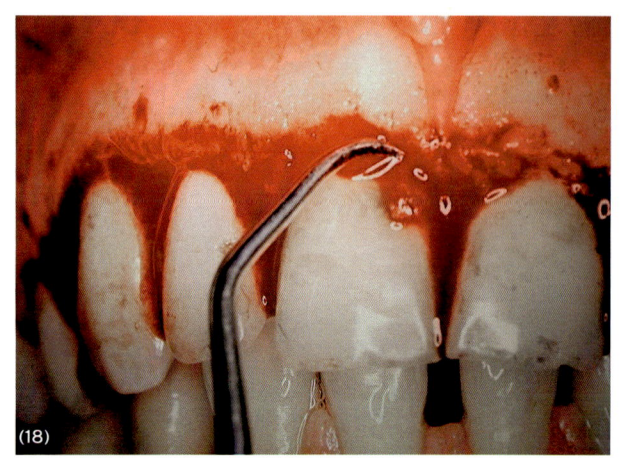

FIGURA 4.2. (17) e **(18)** Após a excisão do tecido por vestibular e palatino, realiza-se o debridamento do tecido de granulação, que é preso pela cureta contra o dente **(17)** e removido por movimento de tração coronal **(18)**.

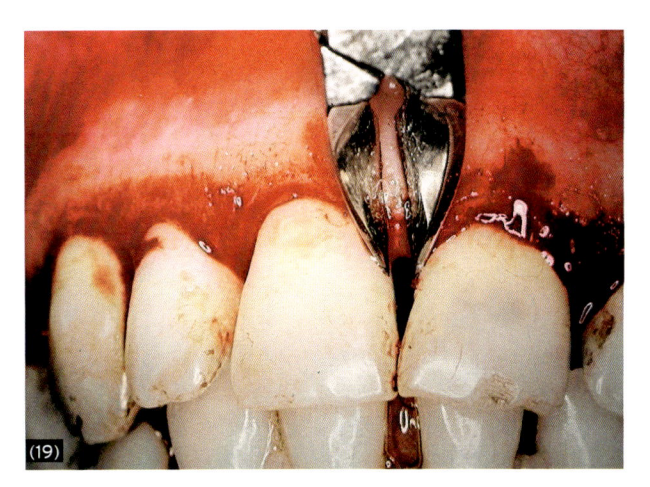

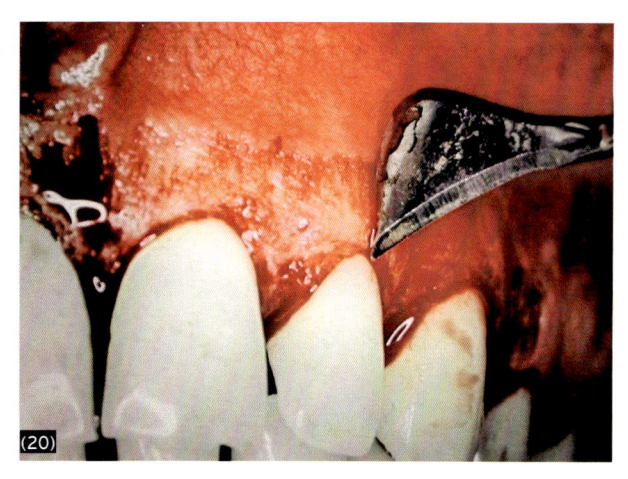

FIGURA 4.2. (19) Vista vestibular do campo debridado para escultura dos sulcos de escape interproximais com alicate de cutícula, tomando o cuidado de não produzir depressão abrupta do tecido. Realizar uma depressão gradual, formando como que um vale arredondado e não uma depressão em V íngreme. Observe a conformação marginal produzida pelas incisões primárias e secundárias da gengivectomia, reproduzindo a curva parabólica do tecido. Após a escultura dos sulcos de escape interproximais, a superfície da ferida cirúrgica é uniformizada fazendo um *peeling* com o gengivótomo para superfícies livres, inclusive estendendo o bisel da incisão primária mais para apical, se necessário, para melhor mesclagem dos tecidos e acabamento marginal em bisel, como se observa em **(20)**.

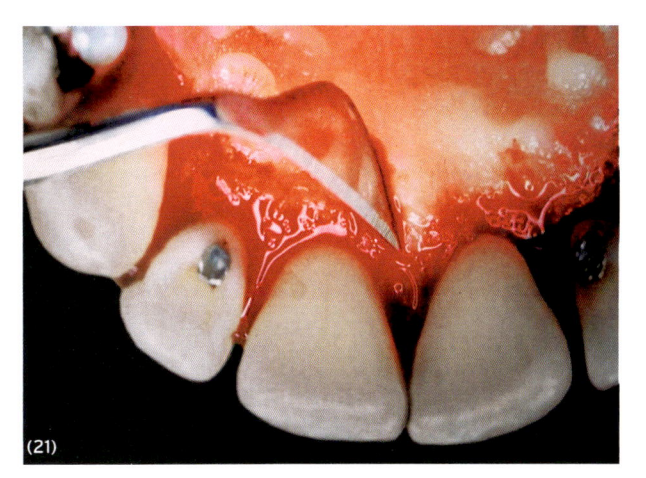

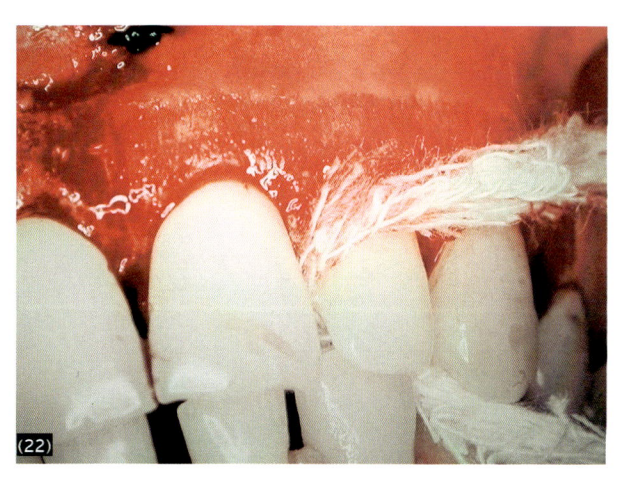

FIGURA 4.2. (21) Por palatino, o acabamento é feito quase exclusivamente com o gengivótomo para superfícies livres, devido à dificuldade de angulação do alicate de cutícula, ainda que o alicate tenha angulação. **(22)** Estando harmônica a forma e o contorno da superfície do tecido, procede-se à fricção das superfícies proximais dentais e gengivais com tiras de gaze preparadas, realizando movimentos de vaivém na direção vestibulolingual, para remoção de resíduos de tecido de granulação e alisamento das superfícies interessadas. Esse procedimento com a gaze é chamado serra-serra.

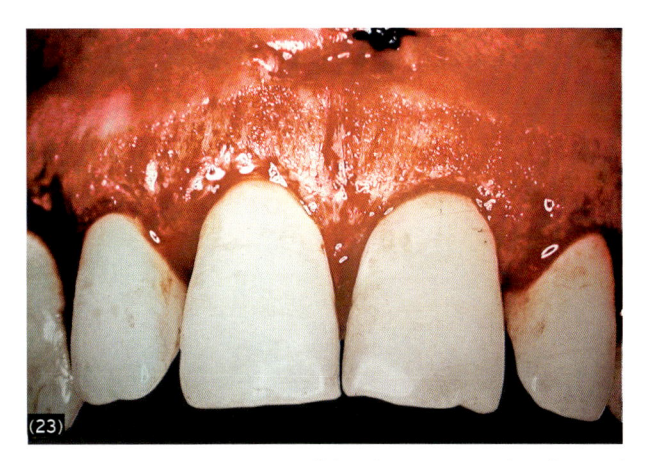

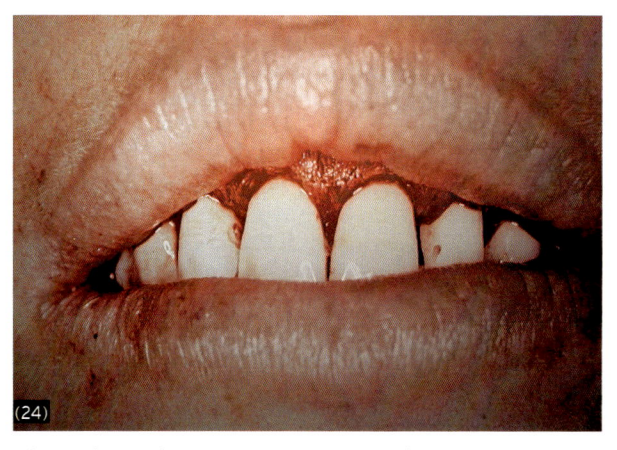

FIGURA 4.2. (23) e **(24)** Vistas clínicas intra e extraorais após a realização da gengivectomia e a complementação com frenectomia, mostrando a curva parabólica do tecido gengival aproximadamente acompanhando a junção cemento-esmalte, porém, sem a manifestação de profundidade clínica de exploração do sulco gengival. Observe o nível da margem gengival em relação à linha do lábio superior, estando a paciente com os lábios suavemente afastados.

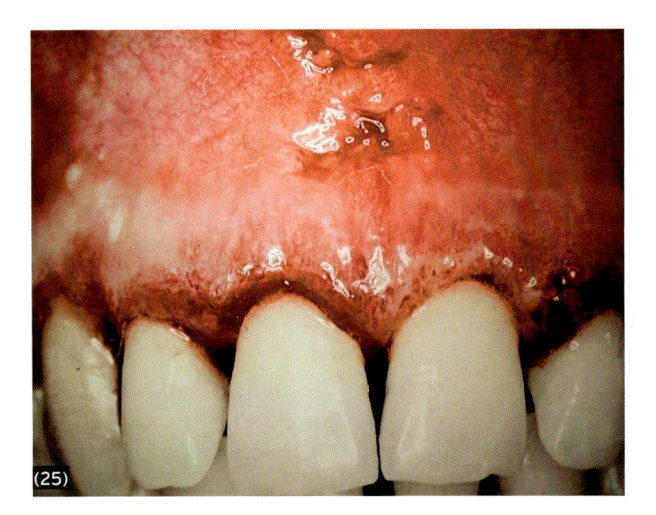

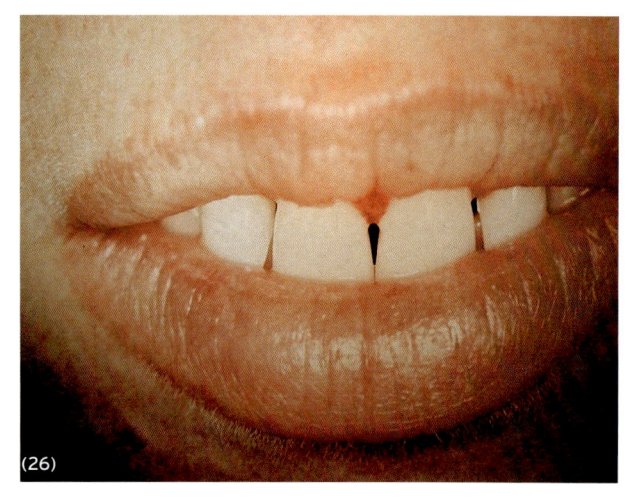

FIGURA 4.2. (25) e **(26)** trazem a expressão clínica dos tecidos após 1 semana de evolução da cicatrização, quando a tumefação dos tecidos pela transudação dos vasos sanguíneos, formando o edema cicatricial, produziu ligeiro encurtamento das coroas clínicas visuais (compare visualmente as imagens **(23)** e **(25)**). Observe o triângulo negro entre os incisivos centrais e o nível da margem gengival em relação à linha do lábio superior em **(26)**.

FIGURA 4.2. (27), **(28)** Aspecto final da cicatrização após 8 meses de pós-operatório, quando se comprovou a estabilidade posicional da margem gengival e a reprodução da profundidade média de exploração do sulco gengival dos dentes da área operada em duas mensurações seguidas, com intervalo de 1 mês entre elas, sendo a primeira delas nesse período. Observe que a margem gengival está posicionada mais coronalmente, numa evidência de que houve a reconstituição das distâncias biológicas. A proposta desta equipe é a de que a formação ou reformação do sulco gengival é uma função das características de restabelecimento do mecanismo homeostático do periodonto marginal, que requer a interação entre a agressividade bacteriana do meio oral e a resposta defensiva do sistema imune até que se compatibilize com a manifestação da saúde gengival quando o sulco gengival adquire profundidade suficiente para isolar o contato direto do epitélio juncional com o meio externo intraoral, porém, não o suficiente para aumento do número de bactérias além do compatível com o mecanismo homeostático de defesa desse sulco. A partir desse momento, o sulco gengival passa a apresentar estabilidade dimensional. Observe, em **(27)** e **(28)**, o crescimento coronal da margem gengival, reduzindo o triângulo negro a uma expressão aceitável, com estabelecimento de margem gengival em harmonia estética e relacionada em situação mais favorável à linha do lábio superior da paciente, que se encontra com os lábios ligeiramente afastados. Na concepção da paciente, o resultado foi melhor do que ela esperava, interferindo, portanto, em aspectos psicológicos e de comunicações social e trabalhista.

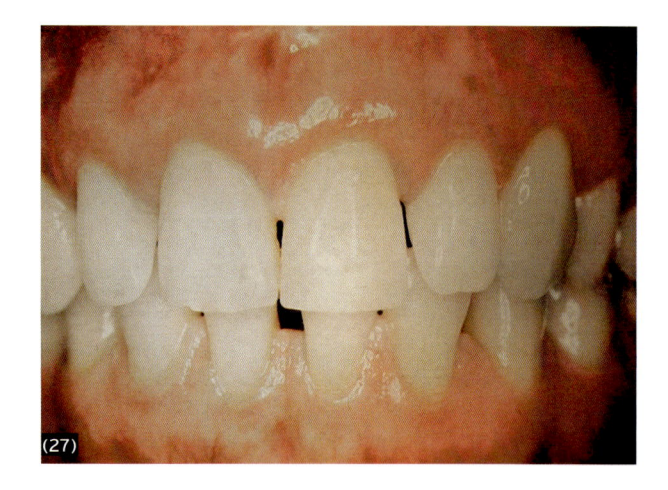

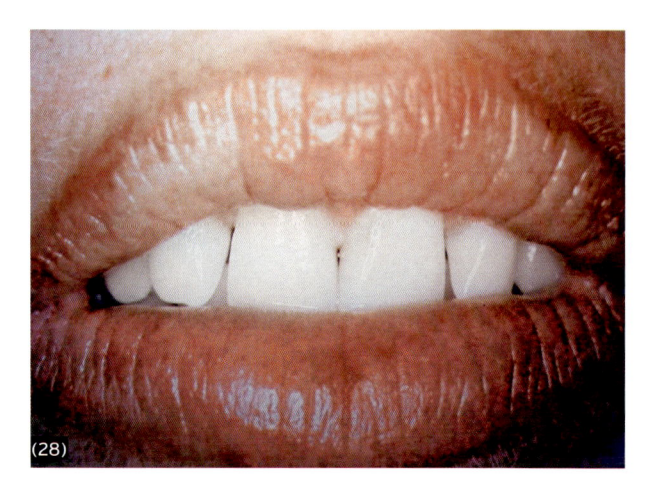

Tratamento cirúrgico | capítulo 4

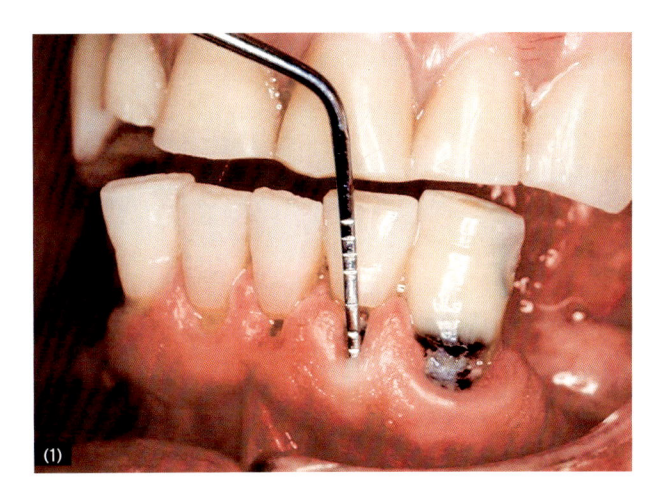

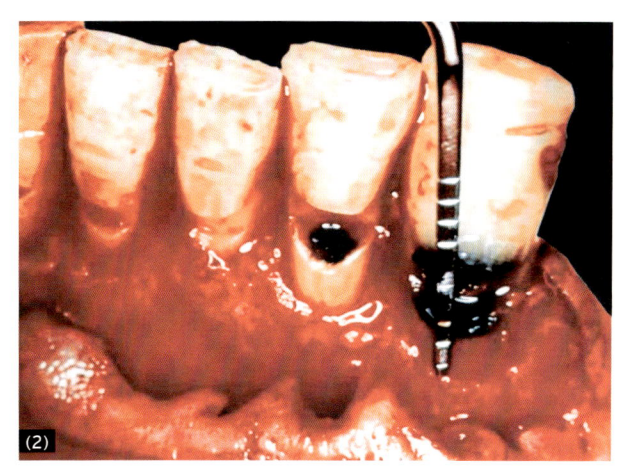

FIGURA 4.3. (1) Vista clínica com exploração clínica do sulco gengival em área com a presença de cáries subgengivais profundas, afetando o comportamento gengival, embora o paciente não apresente problemas periodontais avançados na área. Entretanto, as cáries não eram acessíveis aos seus tratamentos adequados e certamente haveria invasão das distâncias biológicas sagradas do periodonto marginal. **(2)** Exposição do campo cirúrgico por retalho dividido, ilustrando a proximidade da margem cariada ao nível ósseo.

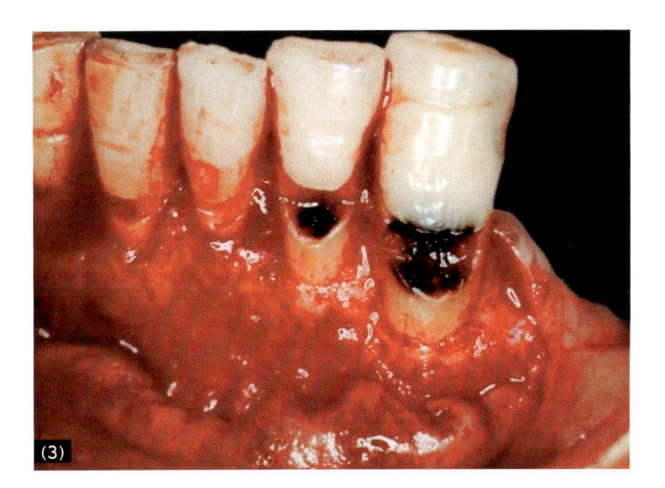

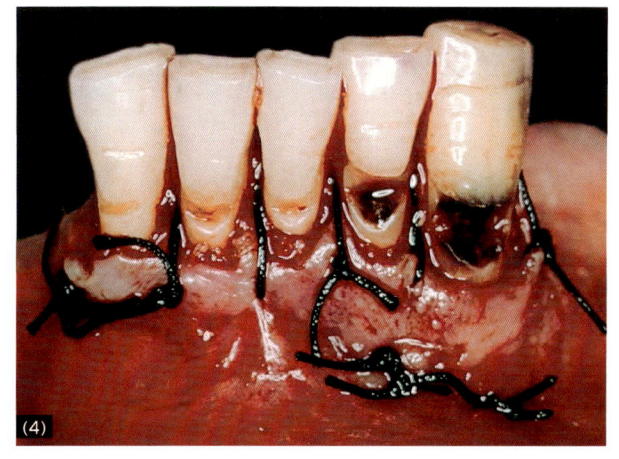

FIGURA 4.3. (3) Aspecto vestibular após suave osteotomia, suficiente para deixar estrutura radicular saudável extra-alveolar em torno de 3 mm para reconstituição das distâncias biológicas. **(4)** Vista final do retalho dividido suturado em periósteo em posição apical.

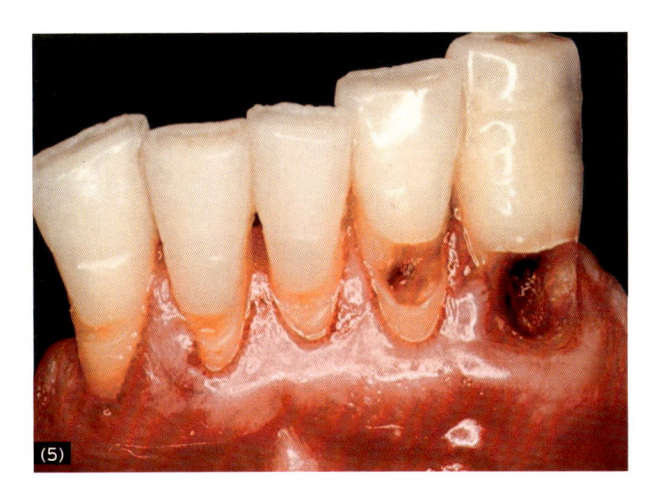

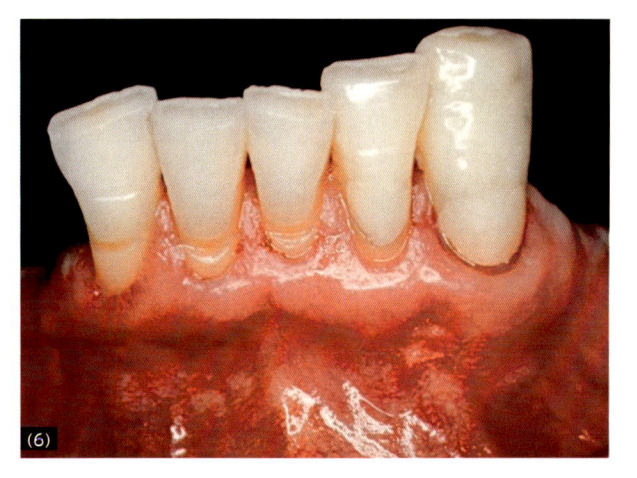

FIGURA 4.3. (5) e **(6)** Vistas clínicas dos sítios parcialmente cicatrizados, respectivamente após 30 e 60 dias. Observe que as margens circundantes das cáries tornaram-se supragengivais, permitindo as restaurações sem necessidade de adentrar os ambientes dos sulcos gengivais correspondentes.

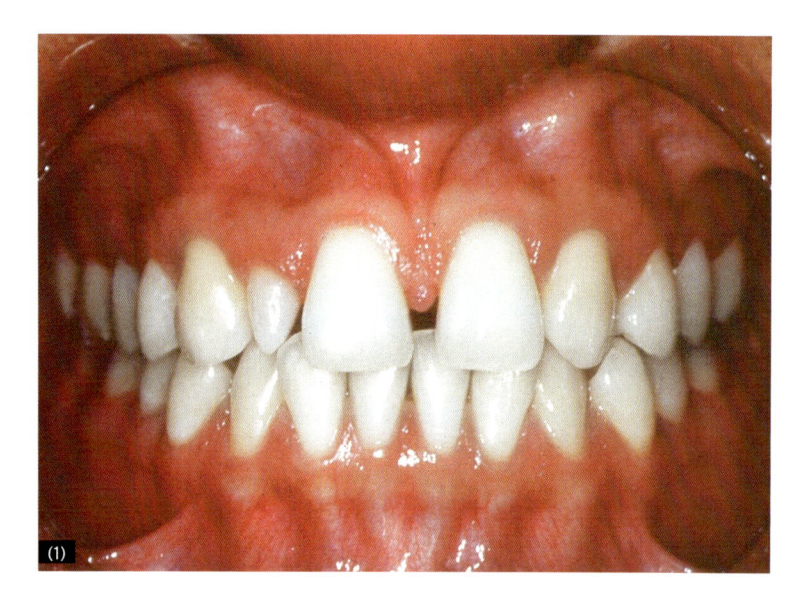

FIGURA 4.4. Tratamento das distâncias biológicas em área do dente 12 conoide com evidência de erupção passiva alterada. No outro lado, havia agenesia do 22 e entre os dentes 11 e 21 havia diastema em função da persistência de remanescente do freio tetolabial. Em **(1)**, **(2)** e **(3)**, procurou-se mostrar a característica clínica geral periodontalmente saudável da paciente, embora com alguns envolvimentos na sua chave de oclusão.

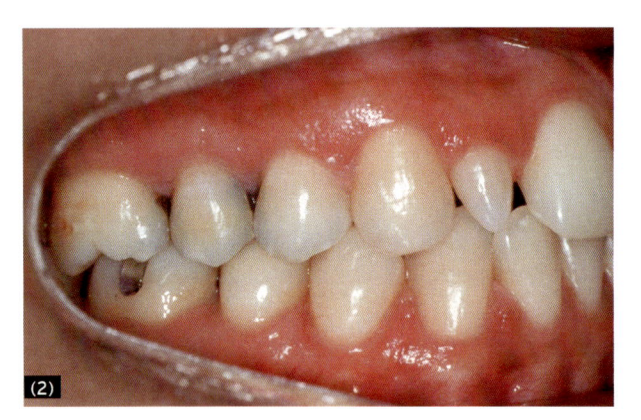

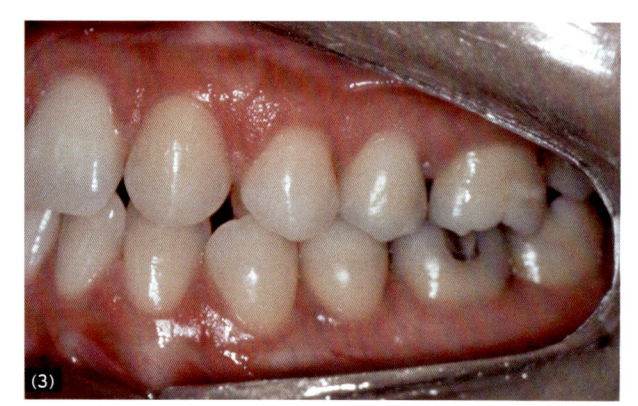

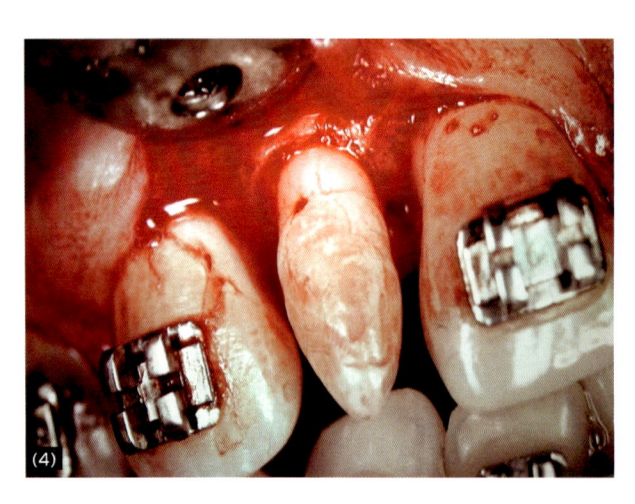

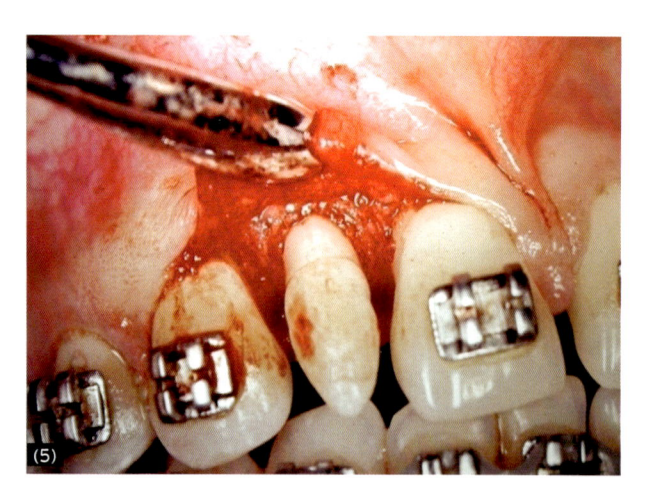

FIGURA 4.4. O planejamento para reconstituição das distâncias biológicas envolveu a incisão inicial em bisel inverso a partir do nível desejado para a margem gengival, delineando-se um retalho minimamente invasivo, circunscrito à área do dente envolvido e com extensão mínima para os dentes vizinhos, apenas o suficiente para definir o nível da crista óssea. **(4)** Vista clínica vestibular ilustrando a presença de septo ósseo com a crista razoavelmente romba e pouca curva vestibular para melhor assentamento gengival. **(5)** Vista da área após a osteotomia ligeira, que eliminou a forma romba da margem óssea e acentuou a curva óssea parabólica marginal, nivelando-a com a crista óssea dos dentes vizinhos e, ao mesmo tempo, mesclando gradualmente o encontro das tábuas ósseas vestibular e interproximais.

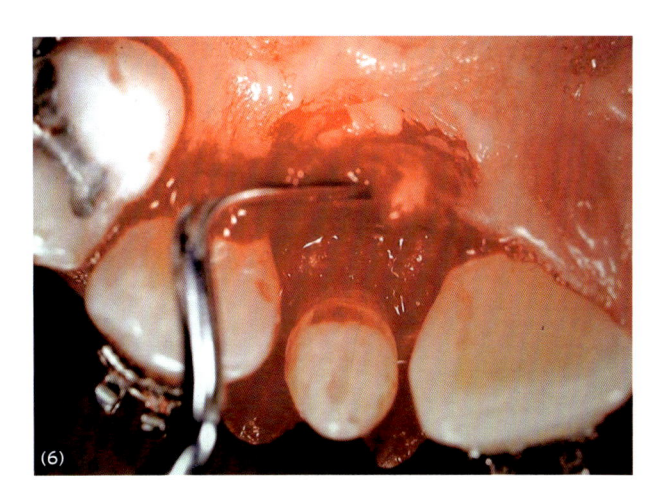

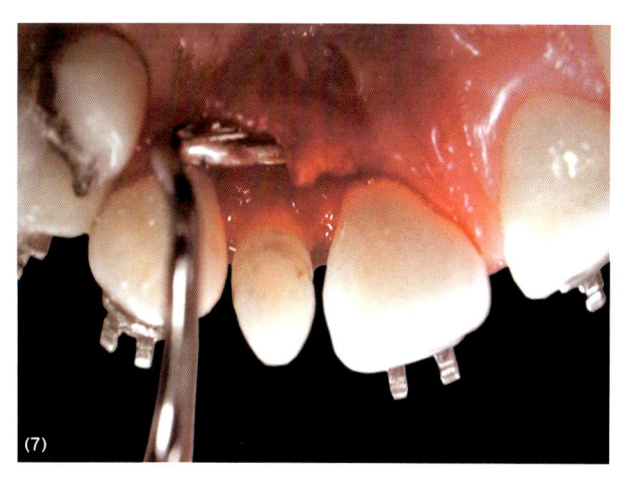

FIGURA 4.4. (6) e **(7)** representam condições similares às anteriores, antes **(6)** e após **(7)** a osteotomia palatina.

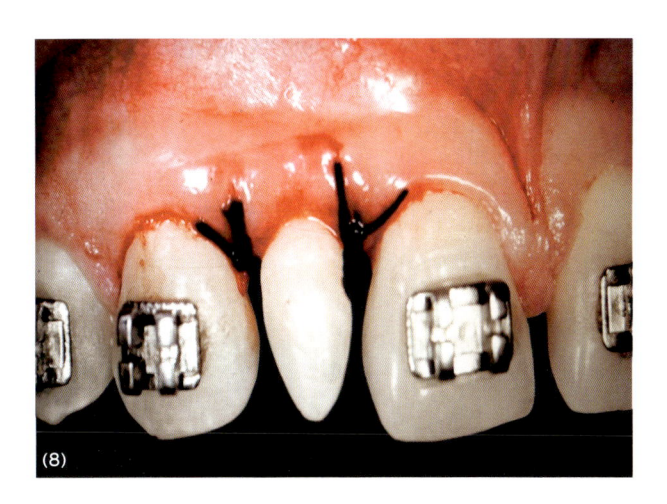

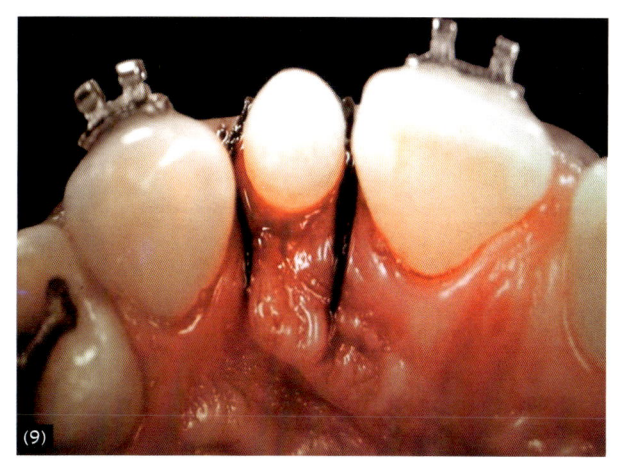

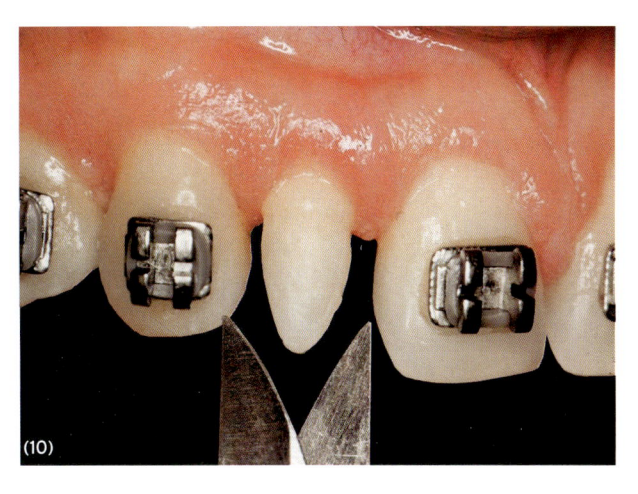

FIGURA 4.4. (8) e **(9)** mostram a posição em que os retalhos foram suturados, para estabelecer relação harmônica da margem gengival do 12 com os demais dentes, enquanto em **(10)** se pode observar o provimento ortodôntico de espaço adequado criado para a restauração estética do dente, após a cicatrização dos tecidos.

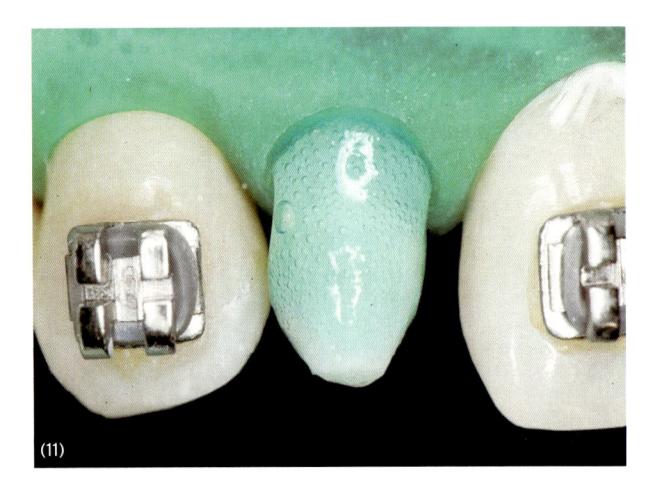

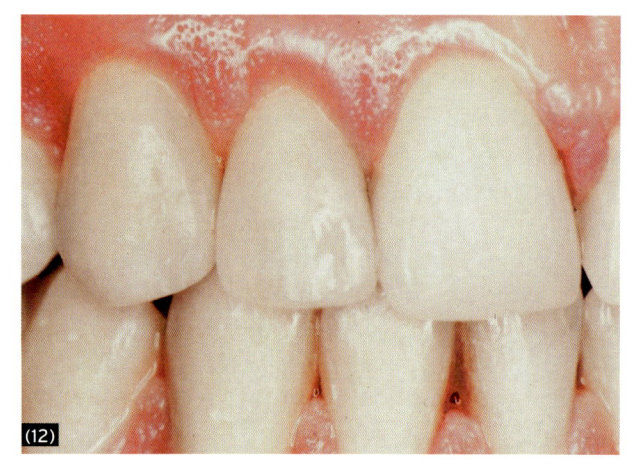

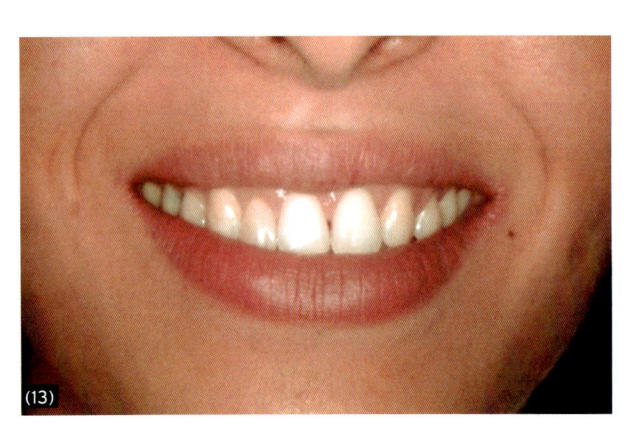

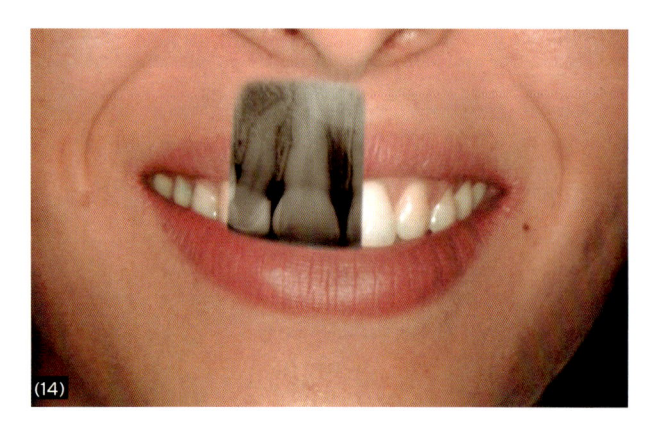

FIGURA 4.4. (11), **(12)** e **(13)** mostram detalhes da reconstrução estética do paciente com resina fotopolimerizável de sistema adesivo, chegando-se ao resultado da imagem **(13)**, na qual a paciente esboçou sorriso para vislumbrar o resultado estético produzido. A montagem fotográfica em **(14)** foi feita para se aquilatar a distribuição das cristas ósseas interproximais no contexto dos dentes em questão e vizinhos, ilustrando que não houve perda óssea posterior em consequência da osteotomia realizada 1 ano antes.

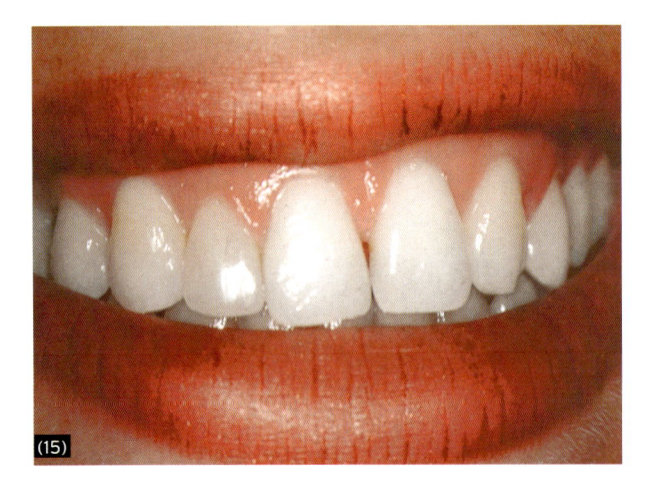

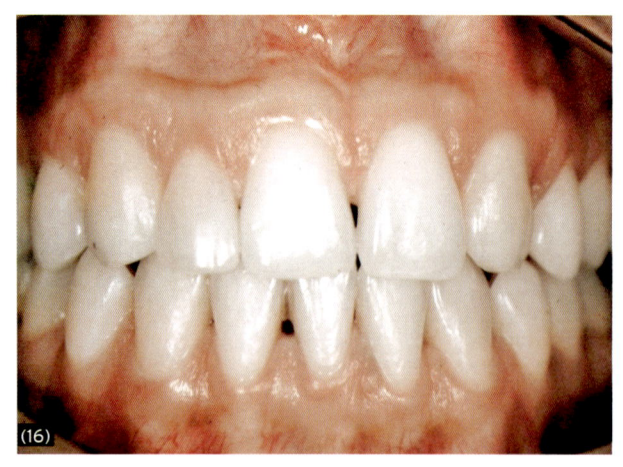

FIGURA 4.4. (15), **(16)** e **(17)** Vistas finais do posicionamento estável da margem gengival após 3 anos. Observe, em **(15)**, a harmonia de nível da margem gengival em relação aos dentes vizinhos e à linha do sorriso da paciente. Em **(16)**, pode-se observar com maiores detalhes a distribuição geral dos tecidos após a cirurgia periodontal, que incluiu, também, a realização de frenectomia para remoção do freio tetolabial. Nessa cirurgia, na área interproximal foram preservadas as margens gengivais dos dentes envolvidos, para não produzir recessão gengival acentuada, criando triângulo negro acentuado. Favorecendo o resultado nessa área, ortodonticamente foi fechado o diastema.

Tratamento cirúrgico | capítulo 4

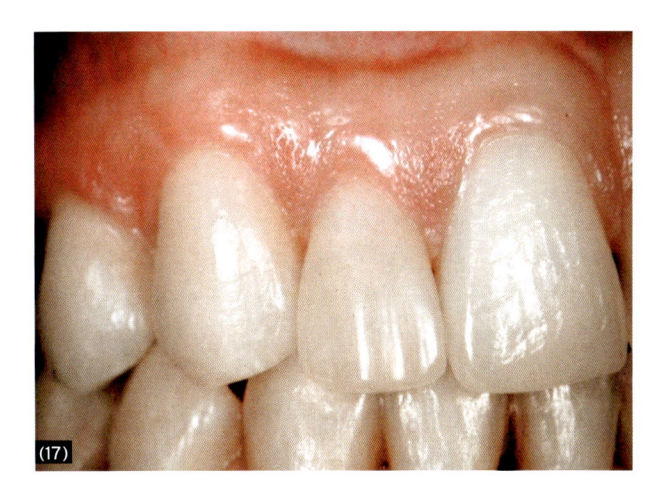

FIGURA 4.4. Em **(17)**, é apresentada a imagem em *close* do sítio tratado, para avaliar a excelência da resposta gengival pela reconstituição das distâncias biológicas.

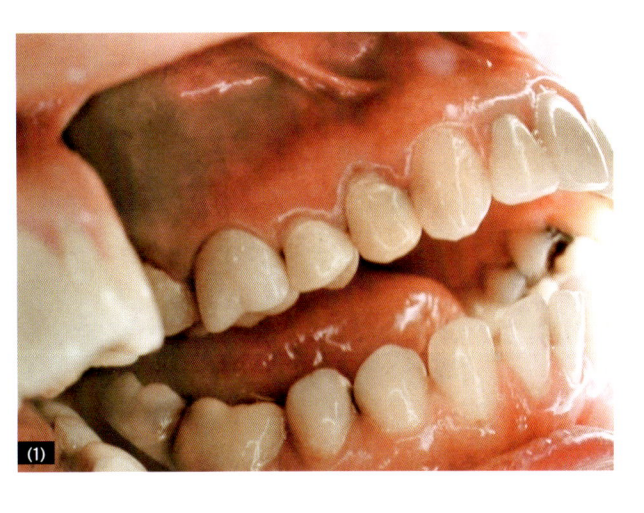

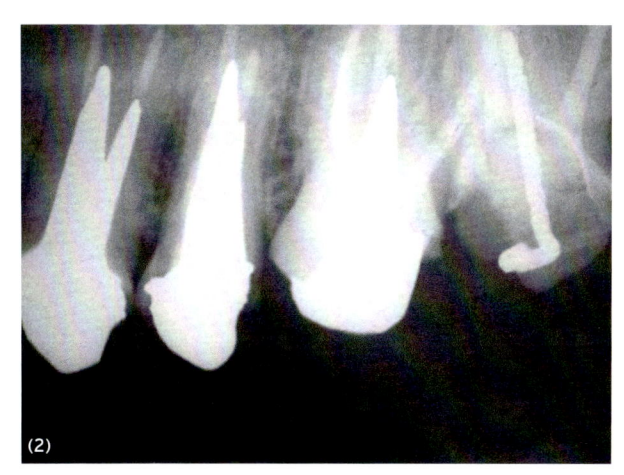

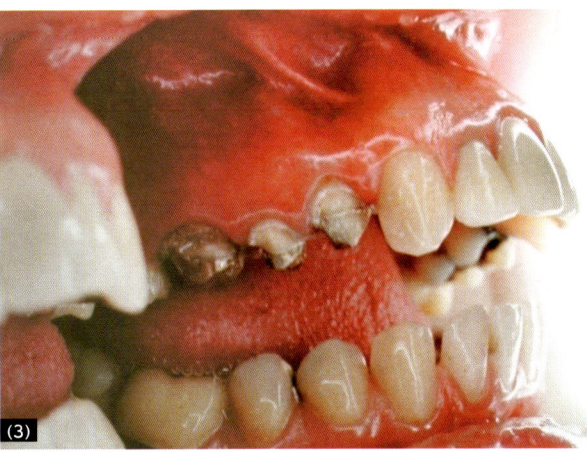

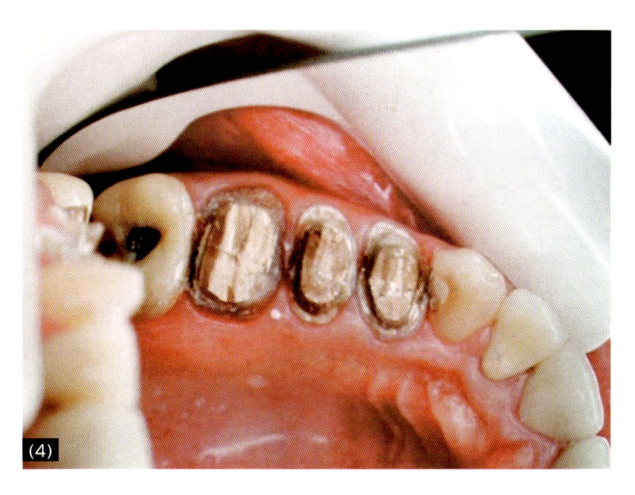

FIGURA 4.5. Caso clínico de 1977, de paciente necessitando reconstrução protética dos dentes posteriores superiores esquerdos, que apresentam coroas clínicas curtas para retenção friccional adequada de coroas protéticas e encontram-se muito próximos entre si, dificultando sobremaneira a confecção de trabalhos protéticos confiáveis e compatíveis com a eficiência dos procedimentos de higiene oral. As imagens **(1)**, **(3)** e **(4)** ilustram esses aspectos, visíveis tanto enquanto a paciente portava coroas provisórias **(1)** e **(2)**, quanto após a remoção destas **(3)** e **(4)**. Observe a inflamação gengival generalizada em toda a área correspondente e principalmente em **(4)** a proximidade íntima entre os dentes, deixando pouca ameia gengival disponível para o assentamento da papila gengival. A imagem radiográfica **(2)** mostra o grau de proximidade entre as raízes, excluindo quaisquer possibilidades da realização de reconstrução protética compatível com a excelência biotecnológica e a saúde periodontal. A proposta básica é que a distância entre os dentes em nível da crista óssea seja no mínimo de 1 mm e no máximo entre 2 e 3 mm, dependendo da disponibilidade de estrutura dental que possa ser desgastada sem afetar o conduto endodôntico.

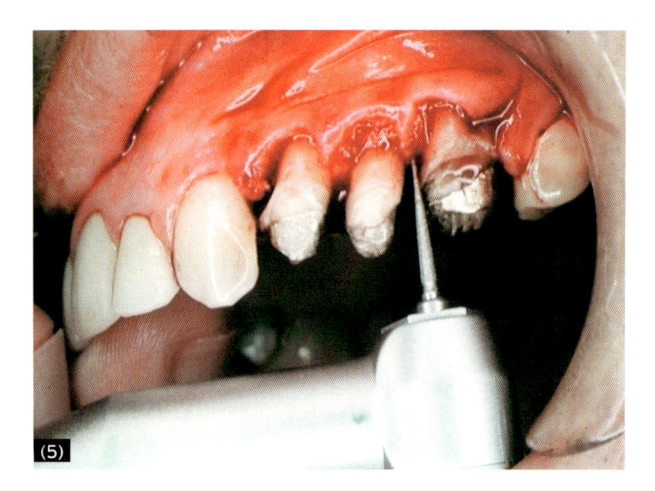

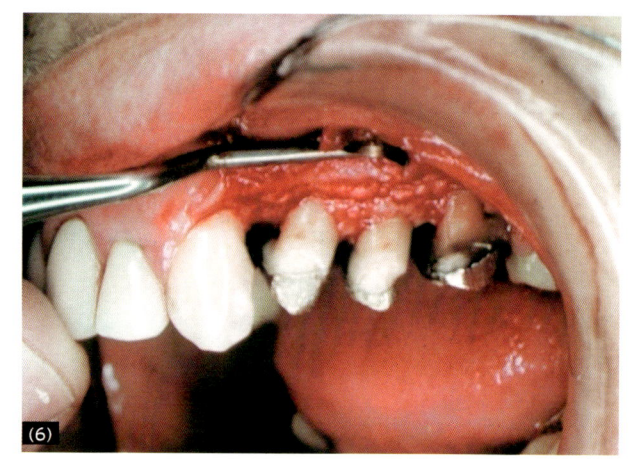

FIGURA 4.5. (5) Após elevação de retalho dividido vestibular, gengivectomia interna palatina e eliminação do tecido de granulação, foi feito o desgaste interproximal dos dentes até o nível da crista óssea, iniciando-se com broca cônica diamantada longa para separação interproximal de dentes até abrir espaço suficiente para desgastar as superfícies proximais com broca diamantada cônica longa com diâmetro de 1 mm em sua ponta; seguiu-se o alisamento das superfícies desgastadas com broca 12 lâminas de diâmetro correspondente, passando-se, finalmente, ao alisamento com curetas periodontais raspando a superfície dental no sentido horizontal e não vertical, pois as estrias deixadas pelas brocas são horizontais. **(6)** Vista vestibular dos dentes desgastados para abrir os espaços interproximais.

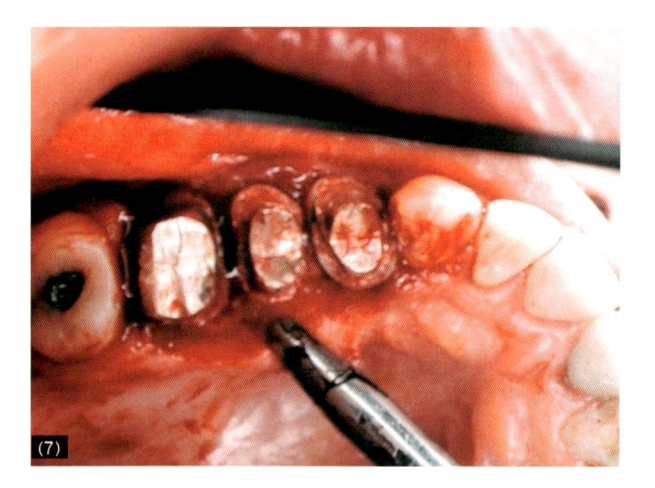

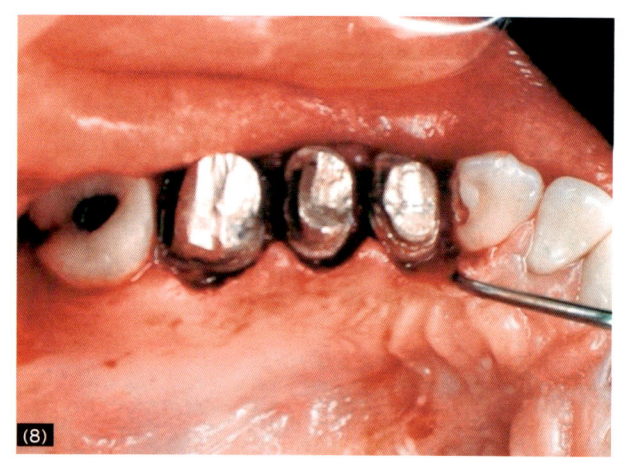

FIGURA 4.5. (7) e **(8)** correspondem às vistas oclusais respectivamente antes e após o desgaste dos dentes, para se aquilatar o desgaste realizado em todas as superfícies proximais dos dentes envolvidos. Observe o espaço criado para assentamento gengival junto às ameias.

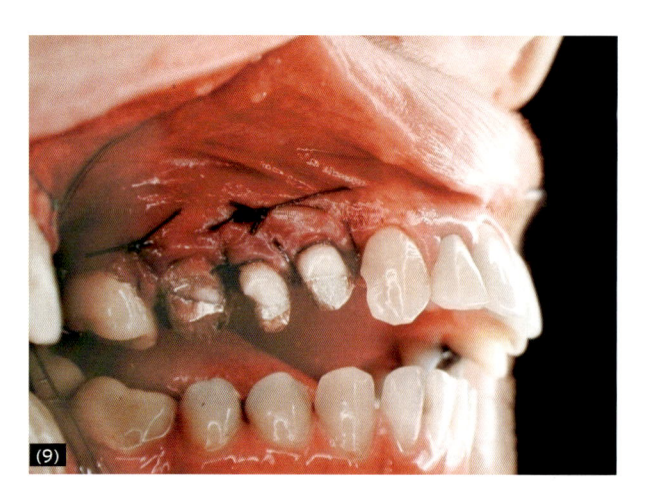

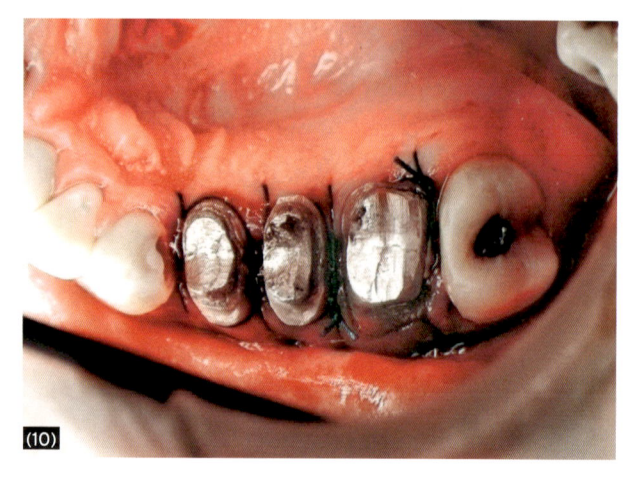

FIGURA 4.5. (9) e **(10)** Ilustração fotográfica vestibular e oclusopalatina para se vislumbrar a sutura dos retalhos com margens situadas apicalmente e inclusive com proteção óssea adequada mesmo nas regiões interproximais.

Tratamento cirúrgico | capítulo 4

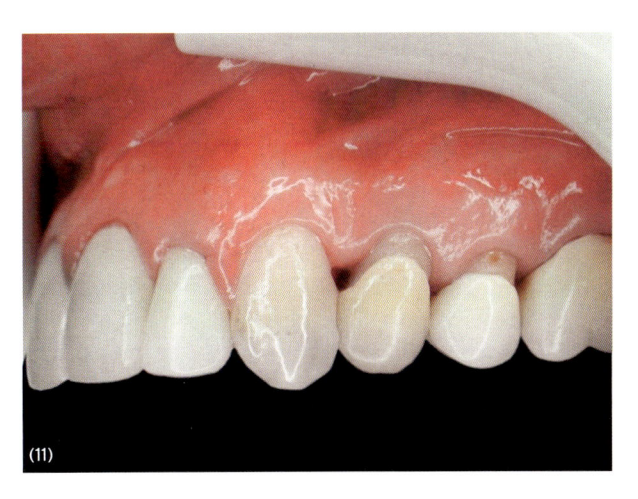

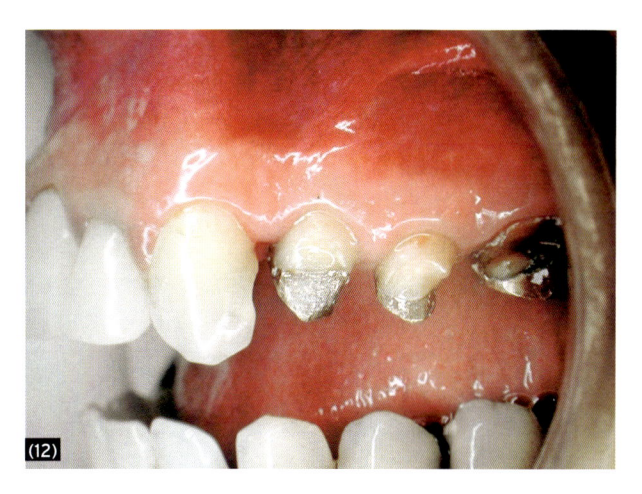

FIGURA 4.5. Em **(11)** e **(12)**, podem-se observar os resultados da cicatrização dos tecidos após 2 meses, quando ainda não estava definido o nível da margem gengival, e tampouco a profundidade de exploração clínica de sulco gengival estável. Observe, entretanto, o aumento da coroa clínica visual.

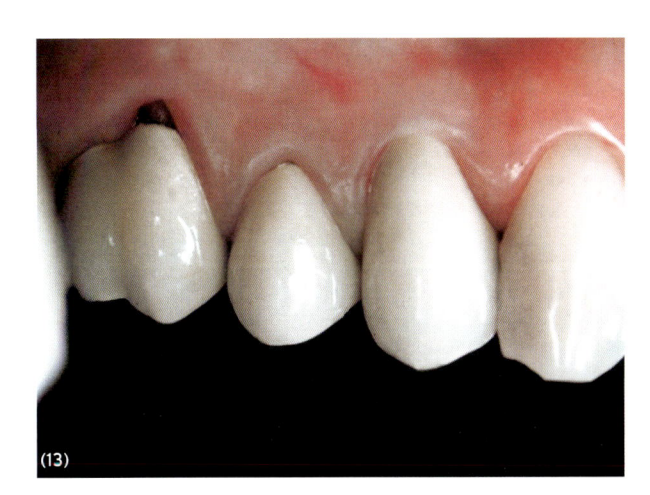

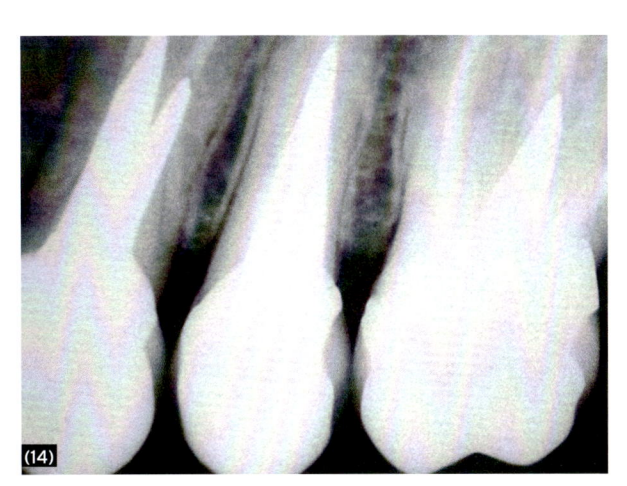

FIGURA 4.5. (13) Imagem clínica ilustrando o resultado alcançado e preservado ao longo de 18 anos após a finalização do trabalho protético. Observe que houve algum grau perfeitamente plausível de recessão gengival e inclusive lascou pequeno fragmento de porcelana na ponta da cúspide vestibular do 14. Todavia, a estabilidade da condição periodontal parece incontestável se for considerada a longevidade da preservação dos resultados produzidos. Parece evidente que não houve manifestação de perdas ósseas significantes nesse período, como se pode atestar pela imagem radiográfica **(14)**, na qual se visualiza a estabilidade posicional e a integridade das cristas ósseas proximais ao longo de 18 anos de uso da prótese e 19 anos após a realização da osteotomia. A excelência dos resultados alcançados foi fruto do estabelecimento das distâncias biológicas e do provimento de espaço interproximal adequado para que as ameias gengivais pudessem alojar as papilas gengivais.

Gengiva interproximal ou papila gengival e área de "col"

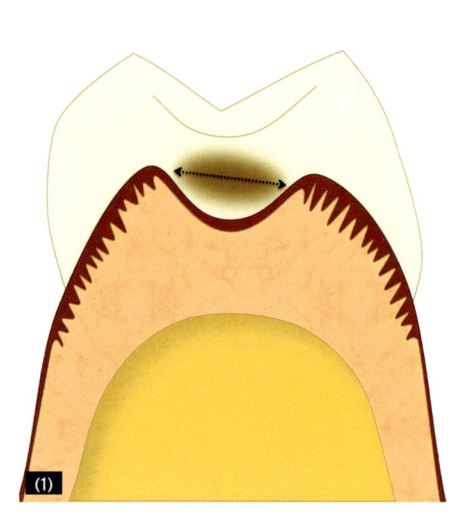

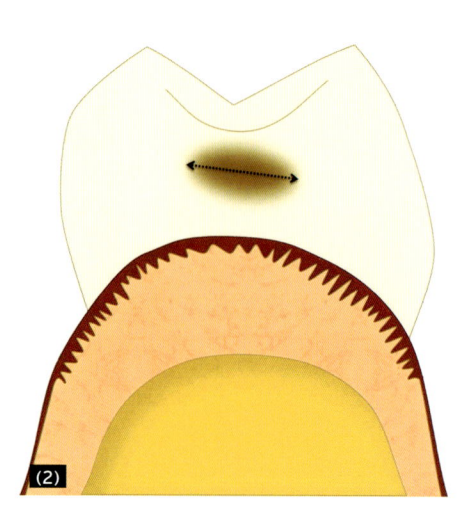

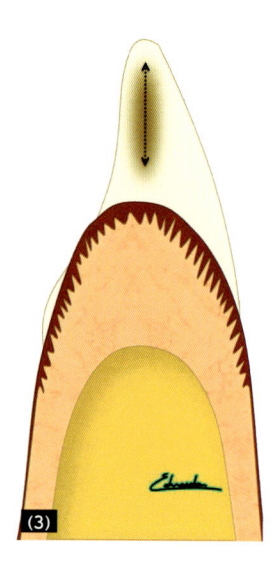

FIGURA 4.6. Relação de contato proximal dos dentes e área de "col". Cite-se de início que a área de "col" representa a formação de um vale entre dois picos, estando presente mais entre os dentes posteriores do que entre os anteriores e representando uma adaptação morfológica do tecido gengival ao passar de vestibular para palatino ou lingual, para se amoldar intimamente à região apical da relação de contato proximal dos dentes, de modo que a maior parte do epitélio dessa área não manifesta potencial ceratinizante, como descrito por Cohen[43], tratando-se quase totalmente de epitélio juncional, como mencionado por Listgarten no curso de Periodontia proferido em Belo Horizonte, em 1975. A presença dessa característica morfológica da papila gengival está intimamente relacionada às características da relação de contato proximal entre os dentes e às características das ameias interproximais. Via de regra, a relação de contato proximal apresenta forma geométrica elíptica, pelo menos depois de algum tempo de uso dos dentes. Nos dentes posteriores **(1)**, nos quais a área de "col" está presente mais manifestamente, o maior eixo da relação de contato proximal dos dentes está no sentido vestibulolingual, enquanto nos dentes anteriores **(3)** o maior eixo está no sentido incisoapical. Isso ocorre porque os dentes posteriores são mais largos e menos convexos vestibulolingualmente do que os anteriores, refletindo em maior espessura óssea vestibulolingual nos dentes posteriores. Com isso, há tendência da margem gengival dos dentes posteriores situarem-se mais coronalmente do que nos anteriores, ao mesmo tempo em que a distância da relação de contato proximal dos dentes posteriores até a crista óssea interproximal é menor do que nos anteriores, criando ameias gengivais mais amplas nos anteriores que nos posteriores. Essas características exigem maior invaginação interproximal do tecido gengival nos dentes posteriores para se amoldarem às áreas apicais da relação de contato proximal, resultando na formação da papila gengival em forma de "col", ou seja, apresentando um pico vestibular e um lingual ou palatino, unidos por uma depressão central. Por isso, procedimentos cirúrgicos que resultam no deslocamento apical da margem gengival por ampliação vertical da ameia gengival em consequência da osteotomia, aliados não só à separação interproximal dos dentes por desgaste, produzindo ampliação horizontal da ameia gengival nos sentidos mesiodistal e vestibulolingual, como também à redução da largura vestibulolingual do septo ósseo interproximal pelo pronunciamento das fossas ósseas por vestibular e lingual ou palatino, podem eliminar a presença da área de "col" e ao mesmo tempo favorecer a diferenciação de epitélio ceratinizado na área interproximal, como ilustrado em **(2)**. Também favorece essa manifestação quando a reconstrução protética reproduz a relação de contato proximal com características dimensionais reduzidas, principalmente no sentido vestibulolingual.

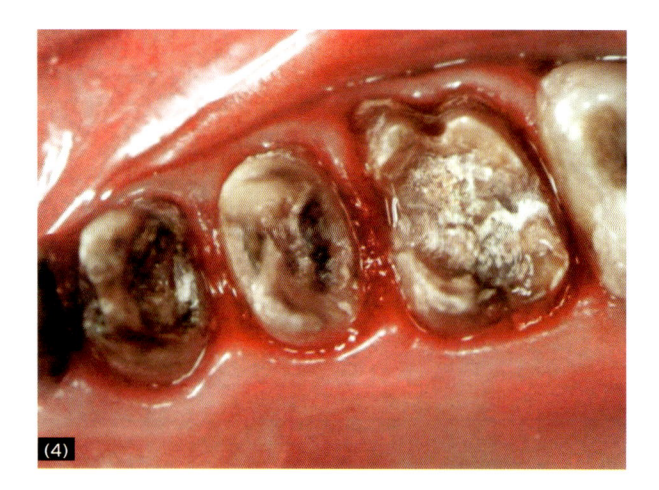

FIGURA 4.6. (4) Vista clínica oclusal após a remoção de coroas provisórias preparadas para reconstrução protética, ilustrando a manifestação de áreas de "col" nas regiões interproximais de todos os dentes da região. Observe a formação típica de dois picos unidos pela depressão central, característica esta comparável à existência de um caminho entre duas montanhas, que é conhecida como "col" em linguagem americana de alpinistas. O termo nacional efípule não parece ter ganho aceitação. Cumpre ressaltar que a correção cirúrgica foi necessária nesse caso por suas implicações de saúde periodontal e provimento de características propícias à reconstrução protética tecnologicamente correta e compatível com a higiene oral. Entretanto, a papila gengival em forma de "col" é uma formação constitucional do periodonto de proteção e como tal não deve ser corrigida cirurgicamente simplesmente por ter forma retentiva e ser permeável, pois nessas áreas a justaposição íntima da gengiva ao dente quase exclui até a existência de sulco gengival. De qualquer maneira, sendo uma região de fragilidade periodontal, é recomendável que os processos de higiene oral se iniciem pelas regiões interproximais com os meios adequados e específicos e não por vestibular e lingual como usualmente se faz.

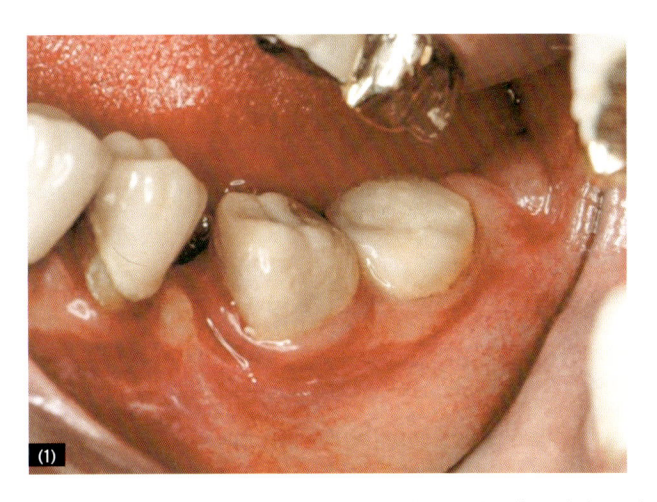

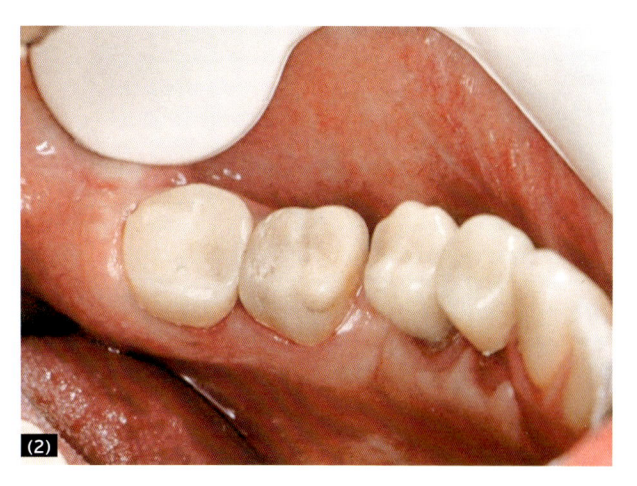

FIGURA 4.7. (1) e **(2)** Vistas clínicas vestibular e oclusolingual de paciente de reabilitação protética apresentando coroas curtas nos molares e separação mínima entre os dentes, gerando área de "col", em situação incompatível com a criação de características periodontais compatíveis com a saúde, além da dificuldade de realização de trabalho reconstrutivo biotecnologicamente de qualidade.

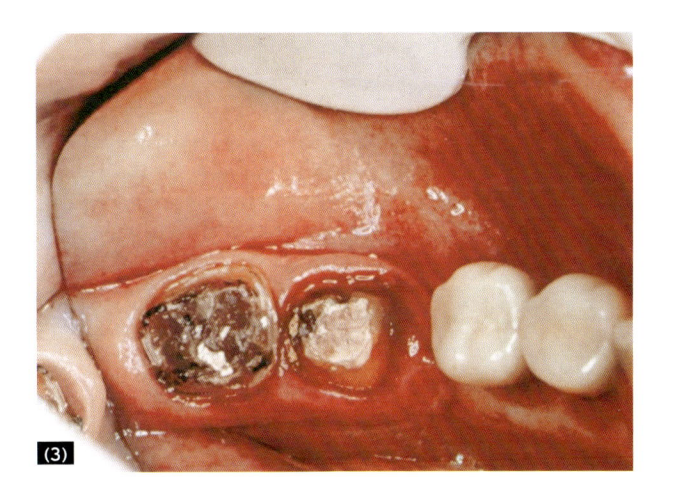

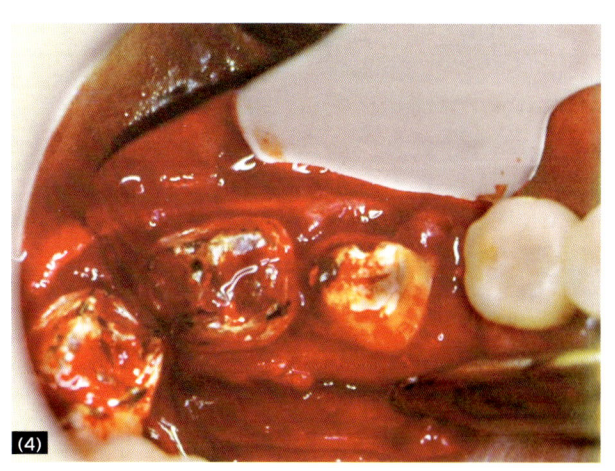

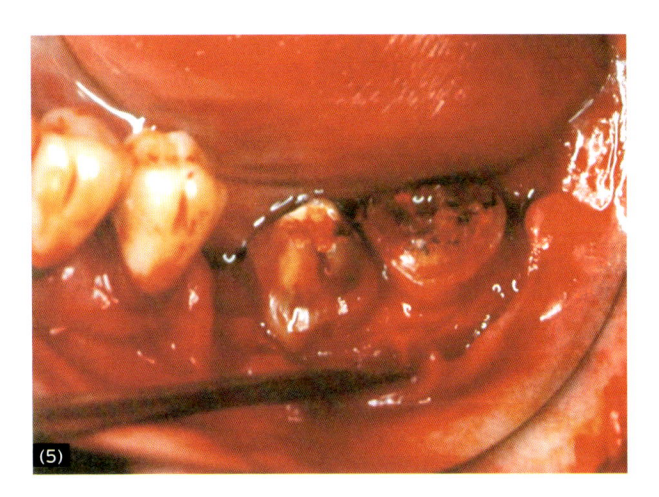

FIGURA 4.7. Em **(3)** e **(4)**, respectivamente, vistas oclusais sem as coroas provisórias antes e após o levantamento dos retalhos. Pode-se observar com mais clareza a proximidade entre os dentes e a área de "col" presente, estando o nível dos preparos na altura das margens gengivais **(3)**. Os retalhos vistos em **(4)** foram do tipo dividido por vestibular e gengivectomia interna por lingual, permitindo comprovar a proximidade íntima entre as raízes até o nível ósseo; na distal do 38 foi realizado procedimento em forma de cunha. **(5)** Vista vestibular após a remoção do tecido de granulação, evidenciando a proximidade das raízes.

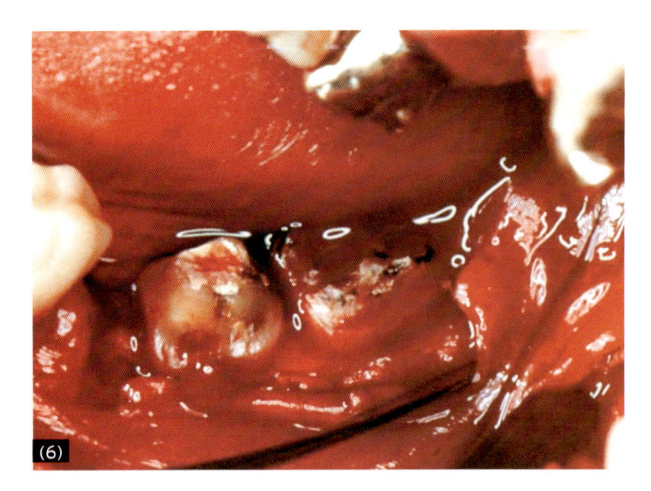

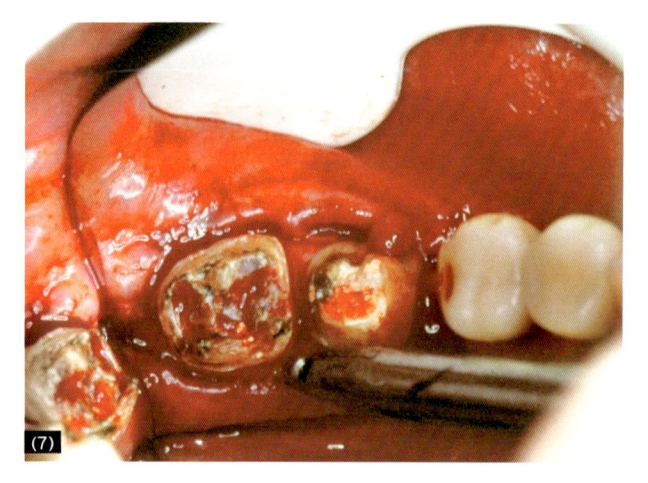

FIGURA 4.7. (6) e **(7)** Vistas vestibular e oclusal após a realização do desgaste das superfícies interproximais dos dois molares, abrindo espaço de cerca de 1,5 mm entre eles, sem produzir degrau na superfície dental ao nível da crista óssea.

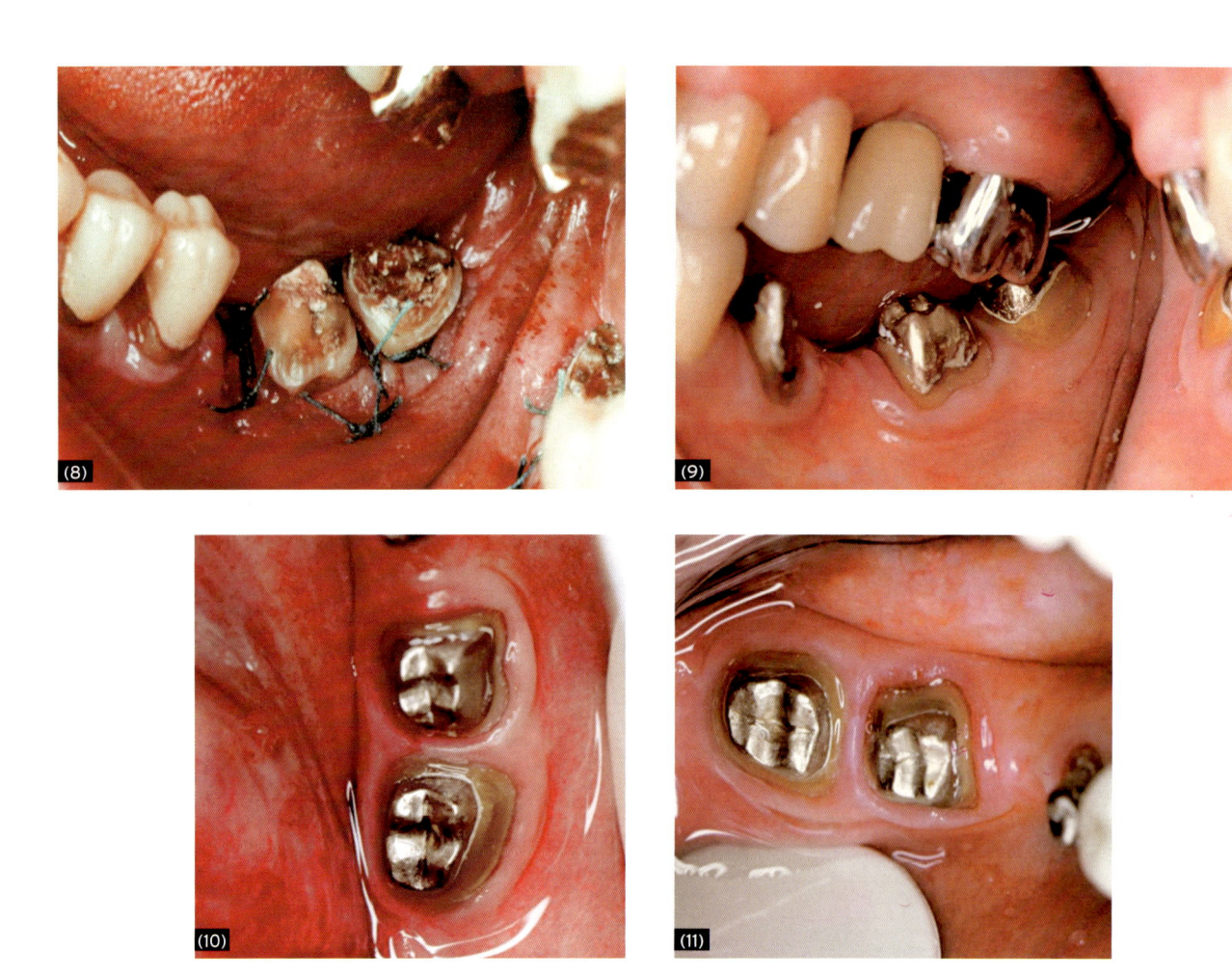

FIGURA 4.7. (8) Vista do campo cirúrgico após a sutura dos retalhos, evidenciando o posicionamento apical do retalho dividido vestibular e a sutura do retalho em forma de cunha assentado ao rebordo ósseo distal do 38. Ressalte-se que o grau de deslocamento apical dos tecidos nessas regiões é difícil de ser alcançado, mesmo com a realização de enxertos autógenos livres de gengiva, devido à forte demanda funcional da área e à presença da linha oblíqua externa muito próxima da margem óssea. **(9)**, **(10)** e **(11)** Vistas vestibular, oclusal e lingual da região operada após a cicatrização dos tecidos e o repreparo dos dentes em nível intrassulcular, a 0,5 mm além da margem gengival.

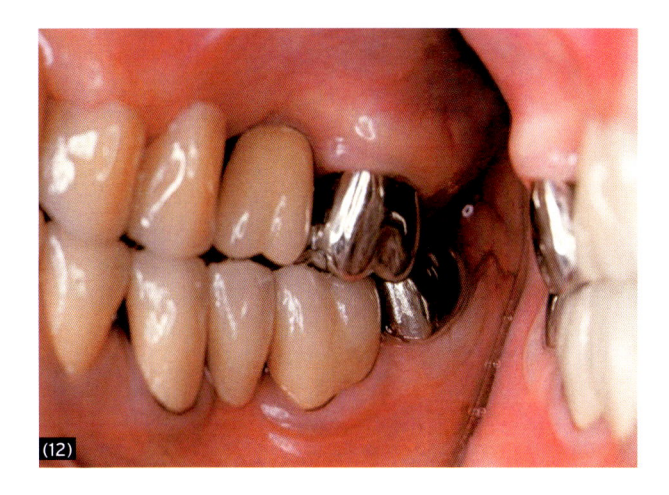

FIGURA 4.7. (12) Vista clínica vestibular após a cimentação do trabalho protético reconstrutivo. Observe em todas as imagens a reprodução de características compatíveis com a saúde periodontal e com o acesso adequado aos meios de higiene oral, favorecendo a prevenção de problemas periodontais futuros para o paciente. A aplicação dos princípios enunciados para o tratamento das áreas interproximais permitiu converter a área de "col" de concavidade em convexidade mesmo em região tão crítica como esta em questão.

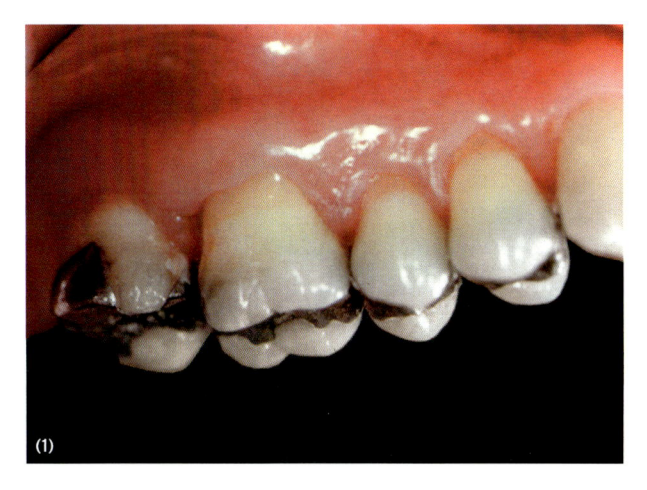

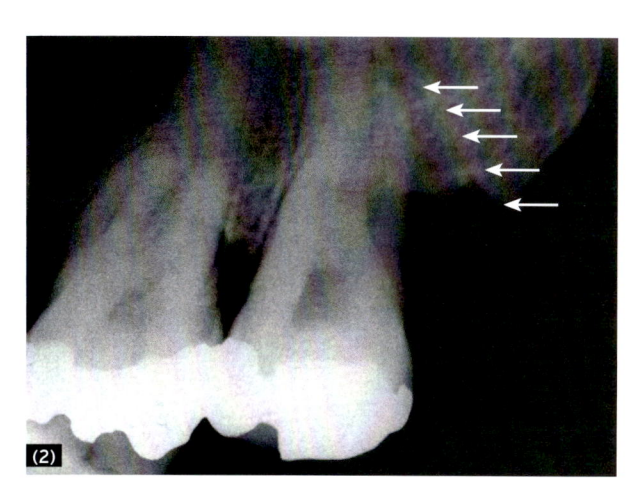

FIGURA 4.8. Paciente portadora de bolsas periodontais nas regiões mesial e distal do 26 e vestibular e distal do 27, este apresentando lesão em forma de túnel entre as raízes distovestibular e palatina. A profundidade da bolsa na bifurcação vestibular do 26 era imensurável, sem apresentar qualquer resistência à introdução da sonda periodontal. A paciente queixou-se de começar a apresentar problemas de sangramento na área algum tempo após realizar a extração do terceiro molar. **(1)** Vista clínica vestibular após controle profissional de placa dentobacteriana, sugerindo condição periodontal infecciosa localizada, clinicamente nítida pelo aspecto e pela forma da gengiva, principalmente entre os molares e entre o 25 e o 26, bem como pela profundidade de exploração aumentada nas áreas retromencionadas. A imagem radiográfica **(2)** ilustra a perda óssea periodontal marginal nas áreas envolvidas, estando a parede óssea distal do defeito periodontal na distal do 27 localizada conforme indicado pelas setas.

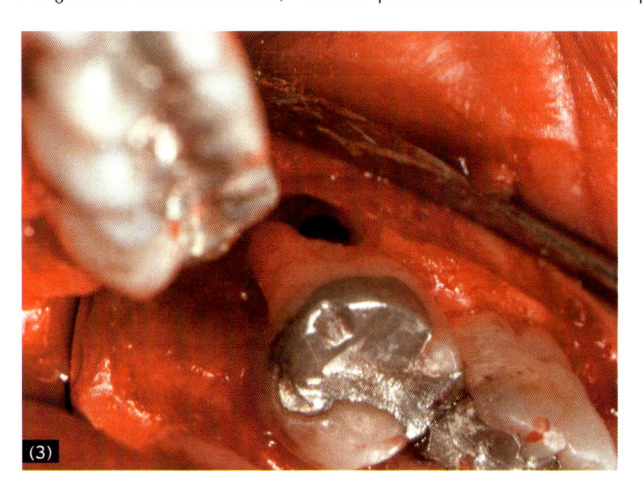

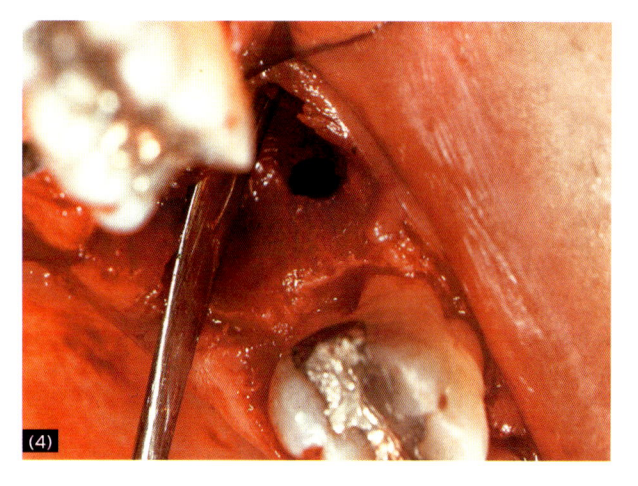

FIGURA 4.8. A confirmação clínica do envolvimento periodontal avançado no 27 é mostrada em **(3)**, onde se pode notar a extensa perda óssea envolvendo desde a distal da raiz mesiovestibular até a distal da raiz palatina; o debridamento do defeito ósseo permitiu observar a presença de comunicação bucossinusal na região apical distal da raiz mesiovestibular, explicando porque não se detectou o fundo da bolsa à exploração com sonda periodontal em campo fechado. Essa vista ainda permite notar que o retalho levantado foi do tipo total, uma vez que o planejamento terapêutico foi de procedimento regenerativo. **(4)** Vista clínica após a remoção do 27, assim decidida devido à extensão do defeito entre as raízes mesiovestibular e palatina e ao envolvimento da raiz mesiovestibular com a comunicação bucossinusal; após a remoção do 27, foi confirmada lesão classe II na bifurcação distal do 26.

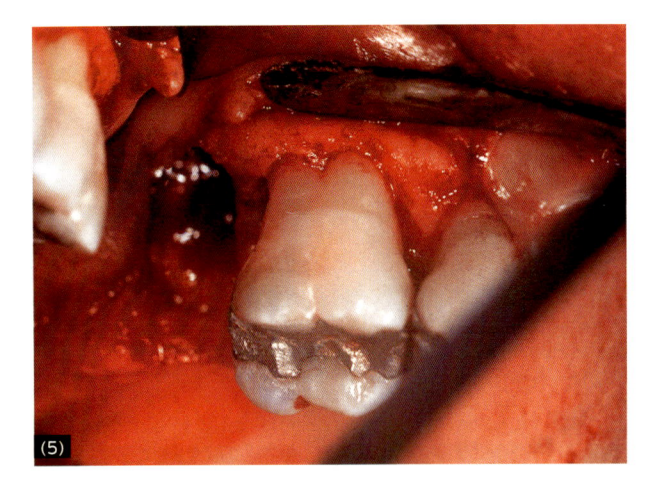

FIGURA 4.8. (5) Vista clínica na qual se evidencia a presença de defeito ósseo de uma parede, raso e estreito, na região mesial do 26.

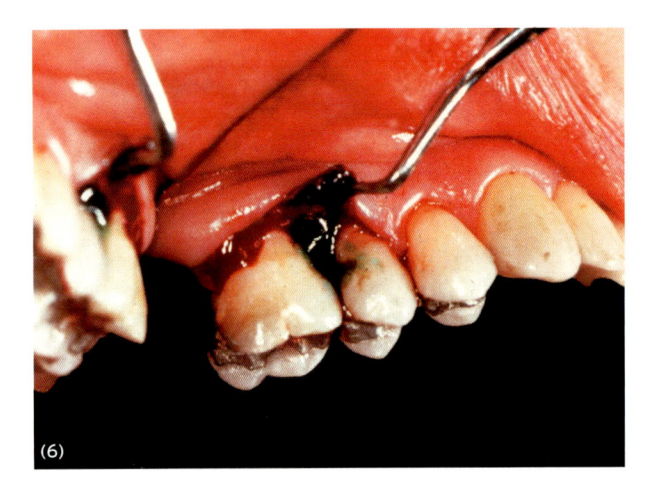

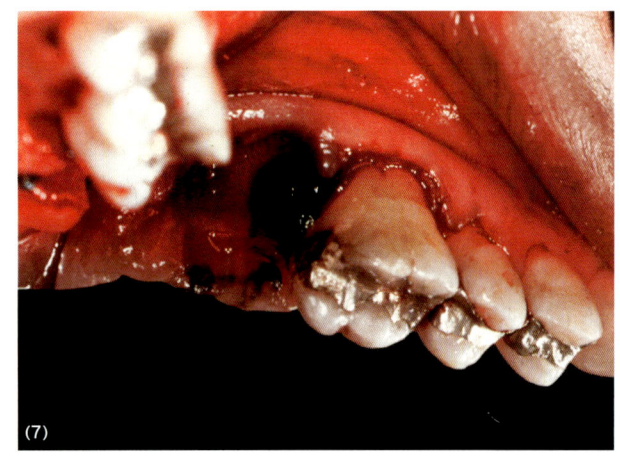

FIGURA 4.8. (6) e **(7)** Desmineralização radicular e óssea com ácido fosfórico por 3 minutos se o sangramento estiver controlado, ou por 5 minutos, trocando o ácido de minuto em minuto, se houver sangramento. Esse procedimento foi seguido por se tratar de planejamento para regeneração periodontal por enxerto autógeno de granulação óssea. Trabalho desenvolvido por Bosco[97] junto a esta equipe mostrou resultados altamente promissores por esse procedimento na formação de fibras de Sharpey junto a cemento neoformado. Recentemente, Rezende[165] confirmou o valor do condicionamento ácido da superfície óssea no processo de cicatrização da ferida óssea cirúrgica.

FIGURA 4.8. (8) Vista oclusal da região posterior inferior esquerda, na qual foi processada a extração do 27 cerca de 1 mês antes, devido a envolvimento com perda óssea periodontal avançada após a extração do 38, realizada 1 ano antes. A exposição do sítio cirúrgico da área doadora por descolamento rombo de retalho total produz a separação nítida entre o retalho e o tecido de granulação, que permanece no interior do alvéolo, como se pode observar nessa imagem, estando a granulação preenchendo o alvéolo de extração do 38. Ressalte-se que a remoção desse tecido é bastante simples, bastando soltá-lo junto às paredes ósseas por curetagem suave.

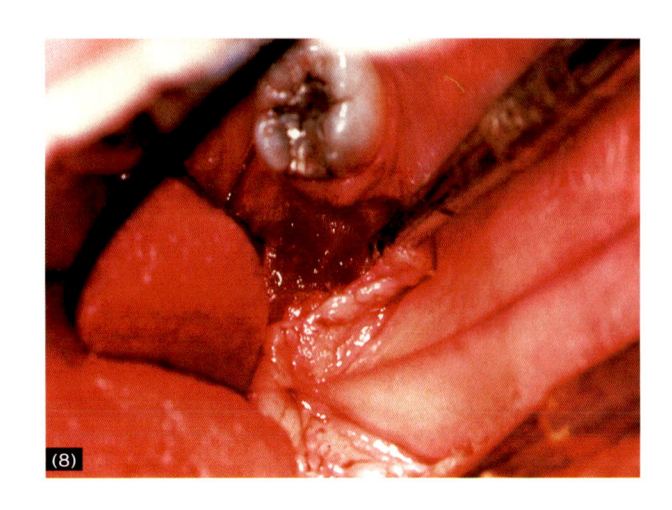

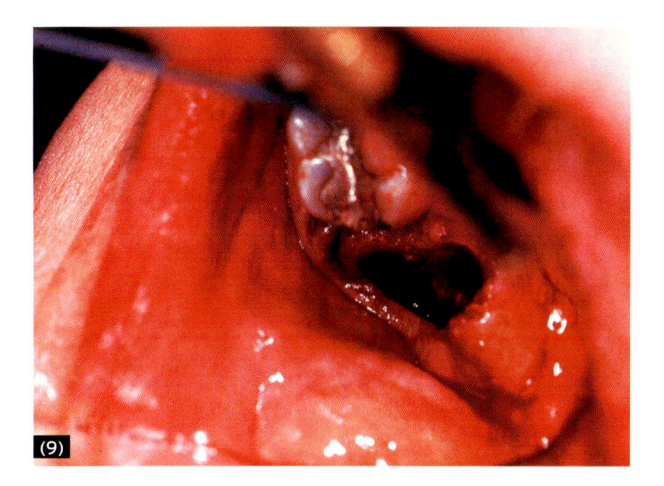

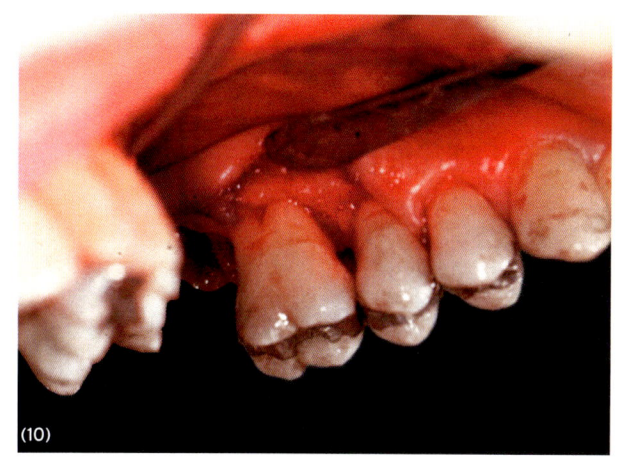

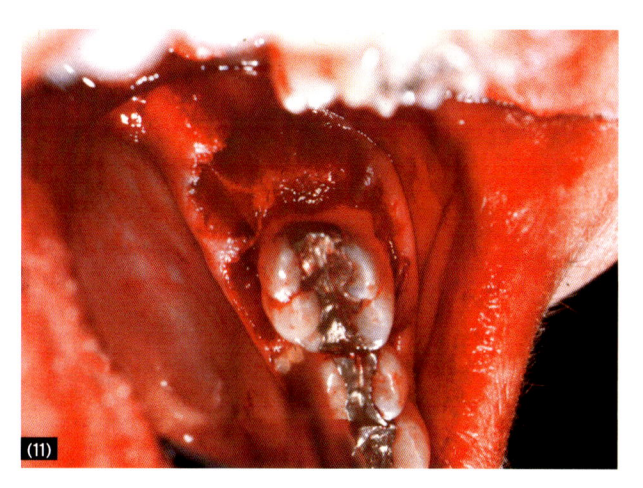

FIGURA 4.8. (9), (10) e (11) ilustram, respectivamente, o preenchimento do orifício da comunicação bucossinusal e dos defeitos ósseos na mesial e distal do 26 com a granulação óssea, obtida do alvéolo de extração do 37. Observe que não se procurou preencher os defeitos ósseos além do nível ósseo delimitante dos defeitos.

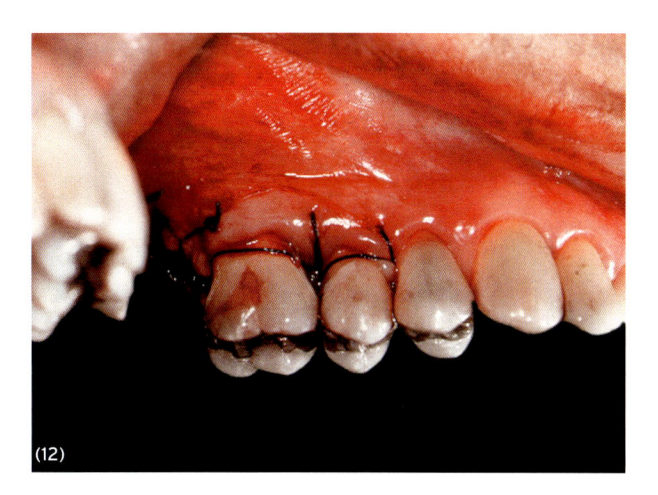

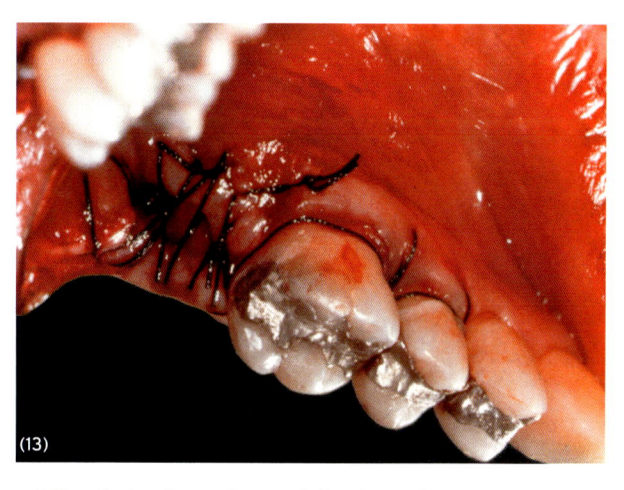

FIGURA 4.8. (12) e (13) Vistas clínicas dos sítios cirúrgicos após a sutura dos retalhos, ilustrando o vedamento íntimo dos retalhos contra os dentes. Na região distal do 26, devido à extração do 27, o retalho não permitia o fechamento do alvéolo, pelo que foi feita uma incisão vertical relaxante no retalho vestibular, junto à linha de ângulo distovestibular do dente, seguida por incisão horizontal interna no periósteo da região apical da fração vestibular distal do retalho produzido, aprofundando essa incisão até obter o relaxamento adequado do retalho para fechar o campo cirúrgico distal, isolando o enxerto de granulação óssea realizado, como visto em (13). Ressalte-se que não foi feito uso de barreiras físicas pelo fato de se ter empregado granulação óssea, na qual as propriedades haptotáticas do material parecem estar voltadas para estruturas mesodermais, excluindo por si só a invaginação epitelial, enquanto o material mantém a osteopromoção e regeneração periodontal.

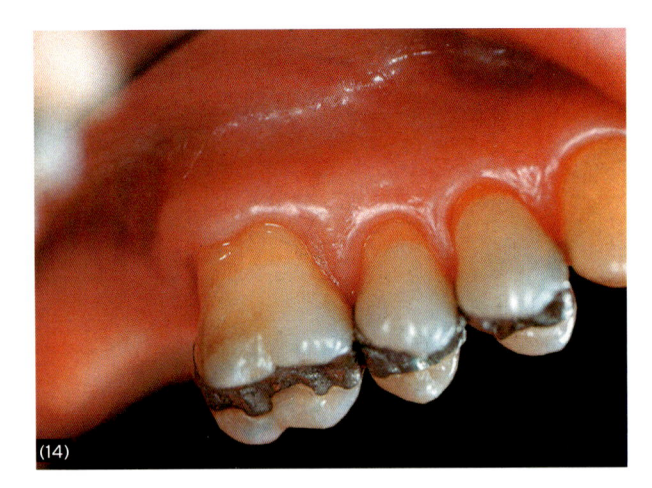

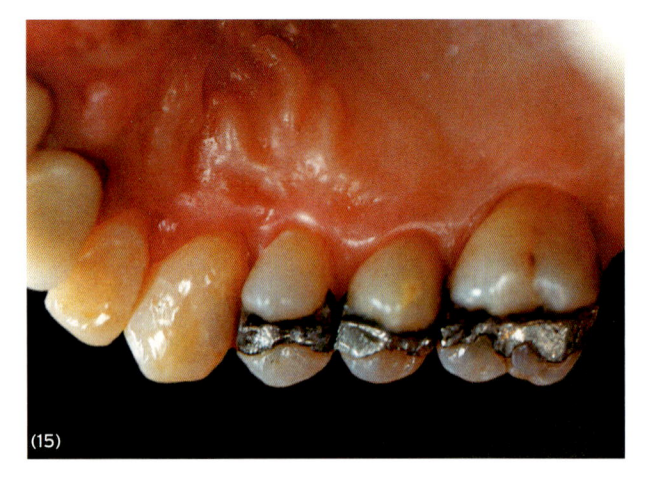

FIGURA 4.8. (14) e **(15)** são as vistas clínicas dos resultados obtidos após 15 anos, mostrando a saúde periodontal alcançada, a despeito de alguma perda de inserção. Veja a imagem de saúde dos tecidos, mesmo a paciente não comparecendo a controles periódicos anuais como proposto. Evidentemente, a efetividade dos procedimentos de higiene oral da paciente só foi possível graças ao fato de não mais haver profundidade de exploração do sulco gengival acima de 2 mm no caso. Aliás, esta é a razão pela qual se torna crítica a estabilidade de resultados quando o indivíduo apresenta profundidades clínicas de exploração do sulco gengival acima de 2,5 mm, impedindo a efetividade dos meios e dos métodos de prevenção da formação, da evolução, da manutenção e da ação de placa dentobacteriana.

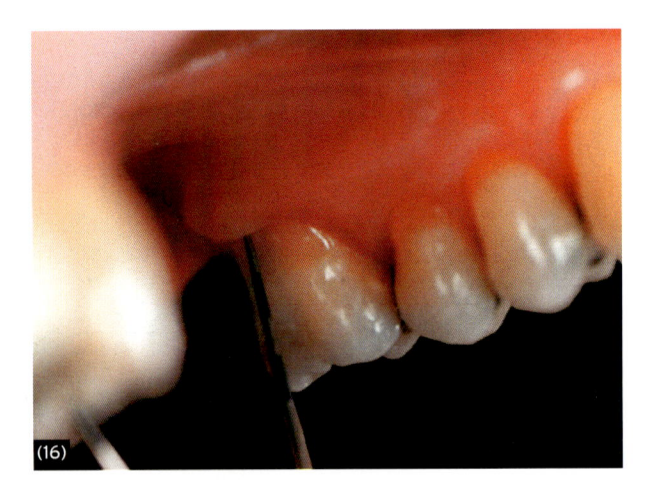

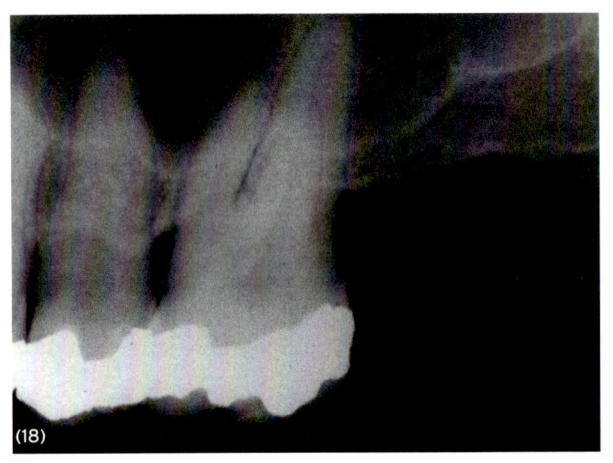

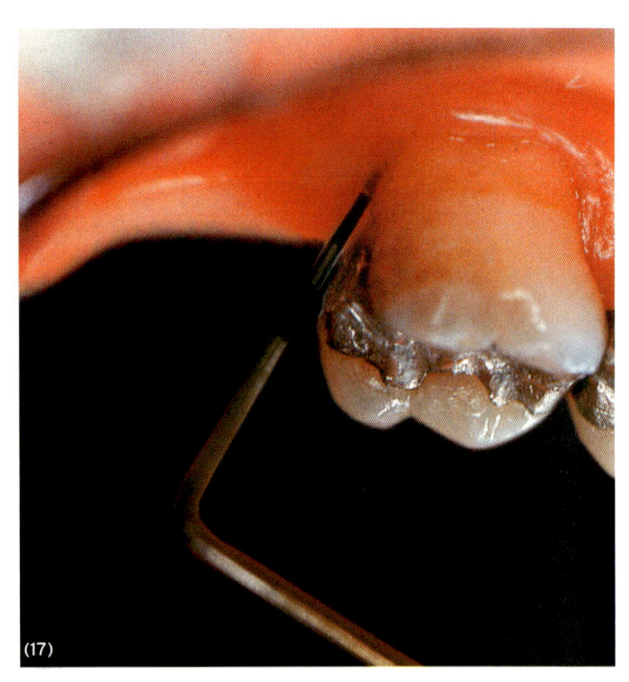

FIGURA 4.8. (16) e **(17)** ilustram as profundidades de exploração clínicas dos sulcos gengivais produzidos, estando elas situadas em torno de 2 mm após 15 anos, sem que o paciente comparecesse para os controles periódicos da terapia periodontal de assistência profissional. A imagem radiográfica **(18)** mostra-se compatível com a eliminação dos defeitos ósseos e a preservação dos resultados produzidos, indicando que também se pode obter a reconstituição das distâncias biológicas por procedimentos periodontais regenerativos.

TRATAMENTO CIRÚRGICO PARA CRIAÇÃO DE GENGIVA CERATINIZADA

A gengiva ceratinizada, conforme proposta de Lang e Löe[55] e aceita por Löe e Listgarten[31], engloba a fração da gengiva marginal livre e a gengiva inserida.

Talvez essa seja realmente a melhor maneira de interpretar a constituição dos tecidos que compõem o periodonto de proteção, pois, de modo geral, o comportamento funcional e homeostático marginal parece ser amplamente dependente da qualidade e da quantidade de gengiva ceratinizada e menos dependente da existência e das características do sulco gengival, quando se considera que o sulco gengival histológico representa uma fração mínima da quantidade global de gengiva ceratinizada.[31]

Por outro lado, a gengiva ceratinizada parece ser o fator determinante das distâncias biológicas voltadas contra o dente[26], influenciando principalmente as dimensões do epitélio juncional e do sulco gengival, uma vez que a área do ligamento de Köllicker é a mais estável delas.[23] Reporte-se ao fato de que a criação ou aumento da quantidade e da qualidade da gengiva ceratinizada relaciona-se, via de regra, com a ocorrência de processos de crescimento coronal da margem gengival (*creeping attachment*), como observados em trabalhos desenvolvidos em conjunto com esta equipe nos estudos de Barroso[34], Macêdo[58] e Pellicano.[56]

Dentro desse raciocínio, Mendonça[26] mostrou a correlação estreita entre as distâncias biológicas em geral, permitindo inferir que o volume do tecido mole supra-alveolar é fator fundamental na preservação da integridade da crista óssea. Portanto, talvez esse seja um fator de predisposição à ocorrência de recessão gengival em dentes proeminentes no arco dental, de modo que a gengiva apresenta-se fina e com redução da distância até a crista óssea, que, por sua vez, também é usualmente fina nessas condições.[26] Dessa forma, a diminuição das distâncias biológicas voltadas contra o dente põe em cheque a integridade da crista óssea mediante a ocorrência de diferentes estímulos agressivos de qualquer natureza.

A importância funcional da gengiva ceratinizada foi mostrada com propriedade por Lang e Löe[55], em 1972, e corroborada por Lagos[50], em 2003. No primeiro trabalho, os autores observaram que frações de gengiva ceratinizada com menos de 2 mm estariam mais relacionadas com índices de exsudato próprios de áreas patologicamente afetadas, ainda que em presença de quantidades negligentes de placa dentobacteriana. No segundo, analisando o comportamento do sulco gengival em áreas com diferentes quantidades de gengiva ceratinizada e mediante a função mastigatória natural de alimentos fibrosos em seres humanos, Lagos[50] observou influência significativa na fisiologia do sulco gengival, traduzida por variações na transudação de fluido gengival sulcular, conforme o indivíduo apresentasse quantidade maior ou menor que 2 mm. A influência da quantidade de gengiva ceratinizada manifestou-se inclusive com repercussões na dissipação do fluido tecidual para a região da mucosa alveolar, afetando o próprio comportamento do sulco gengival.

Ao longo dos anos, essas observações permitiram imputar à gengiva ceratinizada uma série de funções[35,50] ainda não suficientemente exploradas na literatura, mas que, teleologicamente, bem demonstram as razões pelas quais a natureza brindou o ser humano com essa estrutura de proteção periodontal marginal.

Assim, em relatos iniciais, Hirschfeld[53] exaltou a predisposição à formação de placa dentobacteriana subgengival em pessoas nas quais a gengiva ceratinizada não impedia a movimentação da margem gengival produzida pela presença de freios tensos, que por si só são responsáveis por diminuição na quantidade daquela estrutura.

Por sua vez, conforme citação de Corn[54], Goldman acrescentou ao problema dos freios tensos, as imputações no tratamento cirúrgico de bolsas que atingem ou estão próximas à mucosa alveolar e de casos com vestíbulo raso.

Essas observações iniciais destacaram a importância de relação proporcional harmônica entre a gengiva ceratinizada e a mucosa alveolar, de modo que se pudesse ter margem gengival imóvel e ceratinizada e sulco gengival raso, explicando por que a natureza criou a gengiva ceratinizada na área marginal. Essa foi a base para a introdução da cirurgia mucogengival, hoje conhecida como cirurgia periodontal plástica reconstrutiva.

Dessa forma, pode-se inferir que a gengiva ceratinizada neutraliza a tensão produzida por freios e inserções musculares durante as atividades funcionais do sistema, de modo a proteger melhor a fisiologia do sulco gengival. Também nesse contexto, a impermeabilidade relativa conferida pela gengiva ceratinizada à margem gengival é importante no controle do fluxo do fluido gengival, como mostrado por Lagos[50], assim influenciando o comportamento periodontal marginal homeostático relacionado à defesa do sulco gengival. Aliás, Mendonça[26] mostrou haver correlação entre a profundidade do sulco gengival e a quantidade e a qualidade da gengiva ceratinizada, representando esta o fator que influencia o volume de tecido mole supra-alveolar e, consequentemente, as distâncias biológicas. Neste trabalho, foi observado que quanto maior o volume de tecido ceratinizado supra-alveolar, ultrapassando o limite máximo das distâncias biológicas, maior a tendência de desenvolvimento de sulcos gengivais profundos, que dificultam a higiene oral[4,5] e funcionam como reservatórios de proliferação bacteriana.[59]

Como explicar, então, a necessidade da presença de mucosa alveolar, estruturalmente permeável e móvel?

Sob o ponto de vista da permeabilidade, que pode ser inferida dos trabalhos de Lagos[50] e Lang e Löe[55], a presença de tecido não ceratinizado próximo à margem gengival ou fundo do sulco gengival reflete-se no fluxo do fluido gengival[68,69], interferindo nos processos homeostáticos desse sulco, o que serviria para explicar os resultados obtidos por Lang e Löe.[55]

Entretanto, a presença de mucosa alveolar permeável provavelmente está em parte relacionada à necessidade de o organismo humano poder reconhecer estímulos antigênicos da cavidade oral antes mesmo que eles possam exercer a sua atividade agressiva. Isso explicaria o questionamento de Brandtzaeg[57] sobre o porquê de indivíduos saudáveis, que nunca tiveram placa dentobacteriana ou qualquer forma de doença periodontal marginal infecciosa, ainda assim sejam portadores de anticorpos antiantígenos da placa no soro sanguíneo. Além disso, a característica estrutural de tecido frouxo confere à mucosa alveolar a mobilidade tecidual necessária à execução das diferentes atividades funcionais do sistema, como mastigação, fonação e expressão facial. Na mastigação, o movimento do vestíbulo em direção coronal parece ser necessário para levar o bolo alimentar à altura da superfície oclusal dos dentes, para onde a bochecha o conduz, iniciando-se novo ato de mastigação. Devido a essa atividade funcional é que eventualmente o indivíduo morde os lábios, a bochecha ou até o assoalho da boca.

Assim, em áreas nas quais há necessidade de proteção máxima, a natureza criou a gengiva ceratinizada, enquanto nas áreas de maturação dos processos defensivos e de necessidade de mobilidade funcional, a natureza criou a mucosa alveolar. Isso explicaria por que no palato tem-se apenas mucosa ceratinizada, uma vez que a ação da gravidade usualmente impede que o bolo alimentar fique aí retido. Além disso, como a maturação do sistema defensivo e as atividades funcionais provavelmente requerem vigilância celular e atividade metabólica maiores e mobilidade tecidual, a mucosa alveolar foi criada estruturalmente formada por tecido conjuntivo frouxo, caracteristicamente bem vascularizado e celular, com menor número de fibras colágenas e maior quantidade de substância fundamental amorfa, sendo recoberto por epitélio não ceratinizado permeável.

Portanto, em áreas nas quais haja deficiência ou ausência de gengiva ceratinizada, a proteção adequada à crista óssea oferecida pelo volume supra-alveolar apropriado desse tecido torna-se crítica, sendo imprescindível seu aumento ou sua criação. Com isso, ter-se-á o restabelecimento das distâncias biológicas do periodonto marginal, em conformidade com a proposta da "mãe natureza".

Todavia, como é importante e salutar em qualquer ramo da atividade humana que surjam opiniões contrárias, essa necessidade foi questionada na literatura, merecendo algum comentário.

A questão parece ter ganhado vulto quando Wennström, Lindhe e Nyman[63], em 1982, analisando o comportamento periodontal marginal em cães submetidos à eliminação da gengiva ceratinizada e a sua fração óssea correspondente em um dos lados, não encontraram diferenças significativas em relação ao comportamento periodontal do lado controle com gengiva ceratinizada, mantendo-se os animais livres de placa dentobacteriana. Seguindo essa proposta, vários outros autores[60-62] aceitaram a decisão de que não parece haver necessidade de uma quantidade mínima de gengiva ceratinizada para a expressão e preservação da saúde periodontal marginal, contanto que se faça o controle de placa dentobacteriana.

Algumas observações tornam-se então necessárias para justificar as possibilidades de diferentes interpretações filosóficas, as quais, por sua vez, dependem intimamente da formação e da proposta científica do profissional que analisa esse comportamento.

Assim, sob o ponto de vista metodológico, cães não parecem representar uma espécie animal perfeitamente favorável à análise do comportamento gengival em função de características constitucionais e funcionais. Por outro lado, a influência de fatores adversos na margem gengival é melhor avaliada quando essa margem encontra-se próxima do nível normal em relação à união cemento-esmalte, pois o seu deslocamento apical a coloca em áreas de septos ósseos mais espessos, que são mais resistentes, ao mesmo tempo em que a afasta da zona de maior influência da mastigação do bolo alimentar e da ação dos meios de higiene oral. Além disso, a análise histopatológica do processo inflamatório em diferentes áreas de tecidos não parece boa norma quando se considera que a resposta inflamatória parece ser estereotipada no ser humano, respeitando os mesmos princípios patogênicos e defensivos nas diferentes regiões do organismo. Em outras palavras, a análise do quadro histopatológico em si pode não apresentar grandes variações qualitativas e quantitativas, quer se trate de gengiva marginal ceratinizada ou mucosa alveolar, mesmo porque o estímulo bacteriano usual não parece ser de alta potencialidade periodontopatogênica.

Embora esses considerandos possam ser contestados até se partindo de premissas filosóficas, há outro ponto fundamental a ser avaliado, que é a conclusão enfática de que se consegue manter comportamento marginal saudável desde que haja o controle rigoroso e adequado de placa dentobacteriana. Como essa proposta partiu de grupos de pesquisa, é evidente que o controle foi mantido e fiscalizado pelos profissionais envolvidos, o que permite inferir que o profissional consegue manter adequadamente o controle de placa a ponto de preservar a saúde periodontal marginal. Não significa, todavia, que a presença de quantidade adequada de gengiva ceratinizada não exerça efeito homeostático marginal melhor do que em sua ausência ou em quantidades menores que 2 mm.

O suporte e o fortalecimento dessas concepções podem ser extrapolados do trabalho de Kennedy e colaboradores[60] com seres humanos, nos quais áreas experimentais deficientes de gengiva ceratinizada foram submetidas a sua criação por enxerto autógeno livre de gengiva, para serem comparadas com áreas não supridas com esse tecido. O acompanhamento em longo prazo não mostrou recessão adicional ou perda de inserção posterior e, embora o lado experimental tenha evidenciado ganho de inserção clínica e diminuição da recessão gengival, provavelmente os autores foram influenciados pelas concepções anteriormente mencionadas, pois concluíram que as condições periodontais relativas à inflamação gengival, à recessão gengival e ao nível de inserção clínica podem ser mantidas saudáveis em áreas carentes de gengiva ceratinizada desde que a higiene oral seja bem controlada. Entretanto, alguns indivíduos da amostra apenas respeitaram a programação metodológica no 1º ano pós-operatório e, a partir de então, não mais compareceram às visitas programadas para controle, retornando apenas após 6 anos. Formou-se, assim, um subgrupo submetido às condições usuais de vida rotineira. Nessas circunstâncias, as condições periodontais associadas aos parâmetros analisados de índice de placa dentobacteriana, índice gengival, perda de inserção e recessão gengival mostraram diferenças significantes entre os dois lados, evidentemente com comportamento homeostático mais salutar nas regiões em que foram criadas quantidades adequadas de gengiva ceratinizada.

É fácil, pois, concluir que a observação de preservação da saúde em áreas com deficiência de gengiva ceratinizada nos estudos realizados nada mais é do que a evidência de que o controle profissional de placa dentobacteriana é efetivo na prevenção da doença periodontal. Entretanto, significa também que a gengiva ceratinizada desempenha papel fundamental na manifestação e na preservação da característica homeostática do periodonto marginal.

Esses resultados são concordes com a aceitação filosófica dos autores desta obra, cuja proposta está expressa nos trabalhos de pesquisa de Mestrado de Lagos[50] e de Doutorado de Barroso.[34]

Portanto, o aumento ou a criação de gengiva ceratinizada é procedimento que encontra aceitação no arsenal terapêutico periodontal, mesmo porque a experiência na realização de seguramente mais de 2.000 enxertos autógenos livres de gengiva levou à convicção de que o resultado desse procedimento tem 100% de previsibilidade de êxito, quando são seguidos os princípios gerais propostos por Sullivan e Atkins[166], com pequenas variações acompanhando sugestões de Isenberg[167], Passanezi e colaboradores[35] e Ruben, Goldman e Janson[42], entre outros.

Como em qualquer procedimento cirúrgico, os enxertos autógenos livres de gengiva devem respeitar determinado protocolo rígido de execução para alcançar o percentual máximo de êxito, sem incorrer na surpresa desagradável de resultados imprevisíveis quanto aos objetivos específicos do procedimento ou àqueles relacionados à estética. Os objetivos específicos dos enxertos autógenos livres de gengiva consistem em:

- criação ou aumento de faixa adequada de gengiva ceratinizada mínima de 2 mm, conforme Lang e Löe[55] e de 5 mm em áreas protéticas, conforme Maynard e Wilson;[2]
- imobilidade da gengiva ceratinizada criada, capaz de produzir imobilização da margem gengival; e
- restabelecimento das distâncias biológicas periodontais, com formação de sulco gengival raso.

Quanto à estética, o objetivo imediato é a reprodução da faixa de gengiva ceratinizada com a maior e melhor mesclagem possível de sua aparência e conformação com aquelas dos tecidos do leito receptor, tornando-a imperceptível ou com dissimulação bem-aceita, principalmente pelo paciente. Os principais resultados antiestéticos possíveis estão associados a diferenças na tonalidade da cor, volume excessivo da gengiva ceratinizada resultante, presença de irregularidades na superfície do enxerto (como rugas palatinas), destaque do enxerto na área receptora que o deixa facilmente identificável e formação de uma linha demarcatória visível entre o enxerto e a margem do tecido gengival previamente existente.

Para alcançar os objetivos específicos e preencher os requisitos estéticos, Passanezi e colaboradores[35] descreveram os cuidados principais a serem tomados durante a realização do procedimento cirúrgico de enxerto autógeno livre de gengiva em si. Assim, dentre os trabalhos de pesquisas desenvolvido pela equipe desta obra, comparando histologicamente os enxertos autógenos livres de gengiva conjuntivoepiteliais com os de conjuntivo em seres humanos, Alves[168], sob a orientação de Passanezi, mostrou melhores resultados com o emprego de enxertos conjuntivoepiteliais do que de conjuntivos, principalmente nos períodos iniciais de cicatrização. Como os períodos iniciais são os mais críticos para a pega dos enxertos, é de boa norma considerar-se mais exequível o uso de enxertos contendo conjuntivo e epitélio.

A espessura correta do enxerto deve ser uniforme e estar entre 1 e 1,5 mm, retirando-o de região do palato posterior às rugas palatinas e próximo da margem gengival de áreas desdentadas ou de áreas de ressecção cirúrgica de gengiva ceratinizada. A obtenção dessa fração de tecido é iniciada com incisão biselada aproximadamente a 45º em toda periferia, continuando paralela à superfície externa do tecido em toda área interna de modo a obter a espessura correta. Trabalhando-se paralelamente à superfície externa evita-se o risco de envolver vasos sanguíneos mais profundos como a artéria palatina anterior. A região escolhida deve ter tonalidade similar à área receptora. A extensão oclusoapical do enxerto deve ser superior àquela desejada, pois ocorre perda em altura do enxerto por migração coronal da sua margem apical[56], perda essa influenciada principalmente pela demanda funcional da área e que pode ser calculada em torno de 20% daquela do enxerto no momento cirúrgico. Em áreas críticas, nas quais o requerimento funcional muscular é maior, como nas regiões posteriores inferiores, a ativação do periósteo de toda área a receber o enxerto, feita cerca de 2 semanas antes, pode minimizar a perda da altura do enxerto em torno de 10%.[58] De qualquer maneira, a largura do enxerto deve ser suficiente para produzir faixa de gengiva ceratinizada máxima de 5 mm, correspondente às áreas de maior necessidade relacionada a reconstruções protéticas. Assim, é sugestivo que a largura do leito doador não envolva além de 7 mm, situação na qual, iniciando a incisão próxima à margem gengival evita-se a inclusão de maiores quantidades de gordura do palato. Em áreas nas quais não há necessidade de reconstrução protética, a extensão oclusoapical da faixa necessária pode ser definida pela análise da disposição da união mucogengival como um todo ou de áreas homólogas em boas condições, devendo obrigatoriamente estar acima de 4 mm.

Quanto ao preparo do leito receptor, a sua determinação é definida pela região carente de gengiva ceratinizada, estendendo-a até a área de espessura compatível com aquela do enxerto, para não haver destaque do enxerto por proeminência no leito. Isto posto, não parece haver justificativa para deixar a margem gengival, pois o enxerto funciona como um cimento biológico protetor e evita que se produza perda óssea.[169] Reversamente, ao se incluir a margem no preparo do leito receptor, recobrindo-a com o enxerto, evita-se a formação de uma linha demarcatória entre a base apical do enxerto e o tecido fixo apical ao mesmo, às vezes com a intromissão de um tecido com aparência de mucosa alveolar. Além disso, a margem coronal do enxerto deve ser posicionada pela sutura cobrindo de 0,5 a 1 mm da superfície dental supra-alveolar, abrindo a perspectiva de reconstrução das distâncias biológicas em conformidade com o padrão individual constitucional, gerando não só condições estéticas satisfatórias de nível e de contorno da margem gengival, como também propiciando a formação de sulco gengival com as características próprias do indivíduo.

Assim, a incisão de preparo do leito receptor é feita iniciando intrassulcularmente em direção apical, em forma de retalho dividido até atingir cerca de 3 a 4 mm apical ao nível proposto para a base apical do enxerto. Conforme o retalho vai sendo dividido de coronal para apical, a sua margem coronal vai se deslocando em direção apical, indicando o quanto ainda se deve estender a incisão para obter a dimensão oclusoapical definida para o enxerto. Se essa incisão não produzir o relaxamento e o deslocamento adequados do tecido para expor o leito receptor em toda sua extensão, incisões laterais verticais relaxantes poderão ser feitas, ou se poderá estender mais o preparo do leito no sentido mesiodistal. As incisões verticais relaxantes devem ser feitas também biseladas em direção ao centro do leito, de modo que o bisel interno do enxerto repouse sobre o bisel externo do leito receptor, com o que se produz melhor mesclagem entre o enxerto e o leito receptor após a cicatrização dos tecidos.

Para se alcançar o segundo quesito de sucesso dos enxertos autógenos livres de gengiva, que é a imobilidade do tecido enxertado em extensão adequada para ser capaz de imobilizar a margem gengival, a condição básica é que a divisão do retalho seja feita trabalhando com o bisturi rente à superfície óssea, de modo a preservar a camada delgada de conjuntivo sobre o osso, isto é, suposta e clinicamente deixando sobre o osso apenas o periósteo. Isso provavelmente leva à reversão do periósteo móvel de mucosa alveolar para periósteo imóvel de gengiva ceratinizada, em virtude da atividade cicatricial proliferativa e sintetizadora das células periosteais. Porém, para se minimizar a perda em altura dos enxertos, favorecendo melhor preservação de suas medidas e dotando-lhe de maior capacidade imobilizadora, é conveniente a realização de fenestração periósteca apical linear em toda extensão mesiodistal do enxerto, porém, 1 mm apical à sua base apical.

Ainda que não publicado, cite-se que ao longo de mais de 40 anos de experiência clínica e de pesquisas, seguindo estritamente esses critérios, a equipe desta obra não encontrou problemas de insucesso na realização desse procedimento seguramente em mais de 2.000 casos executados, com alguns casos documentados em períodos bastante prolongados, mostrando o valor do procedimento na estabilidade marginal dos tecidos, conforme apresentado nas figuras anteriores.

Aliás, essa estabilidade de comportamento tecidual é de tal ordem que viabiliza a localização dos términos cervicais dos preparos na área intrassulcular, em compatibilidade com os processos homeostáticos do periodonto marginal, que mantém o comportamento fisiológico do sulco gengival, em conformidade com os princípios apresentados por Karlsen[170], Maynard e Wilson[2], Passanezi e Campos[3], Passanezi e colaboradores[35], Tarnow e colaboradores[31] e Waal e Castellucci.[27]

De qualquer maneira, se houver inconvenientes relativos de insucesso estético e/ou de imobilidade, como se observou em alguns casos referidos à equipe da presente obra, correções poderão ser feitas atuando, respectivamente, na superfície externa por gengivoplastia ou *peeling* e/ou na interna para adelgaçar a camada de conjuntivo suprajacente à superfície óssea. A aplicação desses princípios e técnica de execução pode ser extrapolada na apresentação dos casos clínicos selecionados, que são ilustrados a seguir (Figuras 4.9, 4.10 e 4.11).

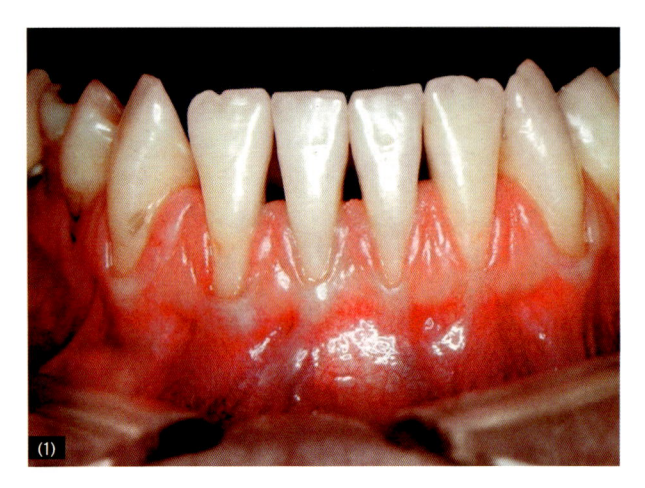

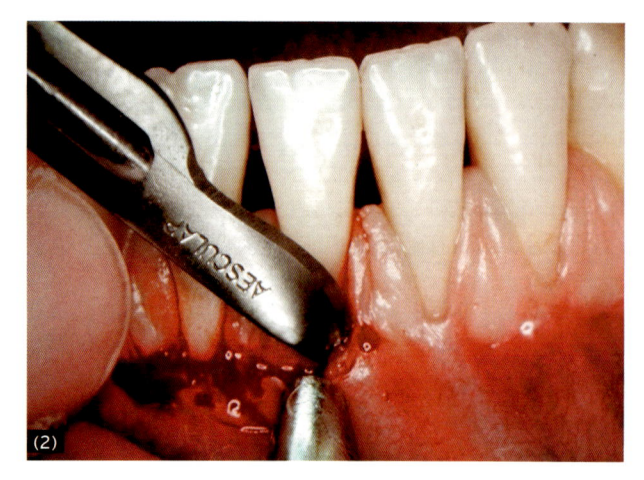

FIGURA 4.9. Paciente com 28 anos procurou atendimento periodontal preocupada com a recessão gengival generalizada progressiva, que poderia levá-la à perda dos dentes. Chame-se a atenção para o fato de esse evento ter ocorrido há mais de 35 anos, quando ainda não havia no Brasil quaisquer conhecimentos sobre implantes osseointegrados. O exame clínico da paciente mostrou a presença de vestíbulo raso e extensão da mucosa alveolar até a margem gengival, provavelmente em função de perda da gengiva ceratinizada ao longo do tempo. Devido à recessão gengival proximal ocasionada por perda óssea horizontal, não se considerou plausível o recobrimento radicular, pois resultaria na formação de sulco gengival profundo, crítico para a prevenção de placa dentobacteriana. O planejamento realizado incluiu, então, a realização de enxertos autógenos livres de gengiva, visando preservar o nível atual da margem gengival e restabelecer as distâncias biológicas periodontais, de modo a oferecer melhores condições para a prevenção de problemas futuros. **(1)** Ilustração clínica do caso inicial após o controle de placa dentobacteriana, destacando-se a falta de gengiva ceratinizada em toda região vestibular dos dentes inferiores, acompanhada por algum grau de recessão gengival interproximal. Observe a uniformidade da recessão e o nível da margem gengival de canino a canino. O quadro apresentado foi considerado sugestivo de ser a paciente portadora de doença periodontal infecciosa marginal, não traduzida perfeitamente pela profundidade de exploração de bolsas devido à recessão gengival simultânea. De qualquer maneira, após o controle de placa dentobacteriana e a conscientização e o aprendizado da paciente em relação à ação e à importância do controle de placa, houve melhora significativa da condição periodontal, inclusive com eliminação do sangramento gengival. **(2)** Vista clínica durante a realização da incisão do tecido no sentido mesiodistal, a partir da margem gengival e mantendo a lâmina rente ao tecido ósseo, enquanto o lábio do paciente é tracionado firmemente para cima e para fora, facilitando a incisão, pois desloca o vestíbulo até o nível da margem gengival por falta de gengiva ceratinizada.

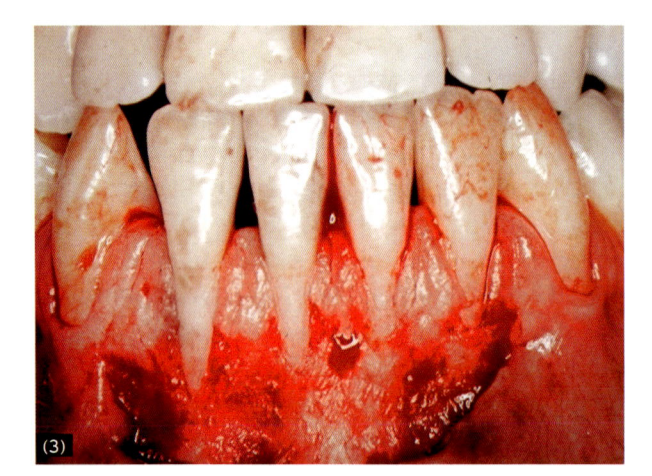

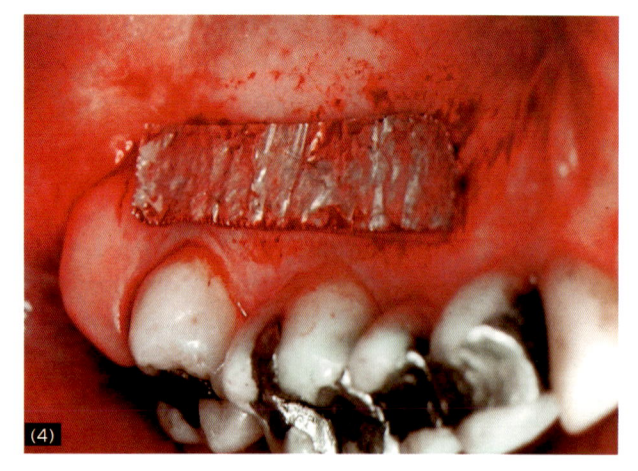

FIGURA 4.9. (3) Leito receptor preparado, evidenciando fina camada de periósteo recobrindo o tecido ósseo. Observe que a exposição radicular oculta é maior do que se esperava, o que levou a estender o preparo do leito cirúrgico em direção apical, pois as áreas de raízes expostas não devem exceder 25% do leito cirúrgico total. **(4)** Posicionamento do mapa copiado do leito receptor na área doadora do palato, sendo visível a demarcação periférica do leito doador por incisão superficial do tecido subjacente, acompanhando a periferia do mapa confeccionado. Observe que a margem coronal do retalho doador é delimitada nas proximidades da margem gengival, para que se tenha a menor extensão possível da margem apical em direção ao centro do palato, de modo a evitar áreas com maior quantidade de gorduras.

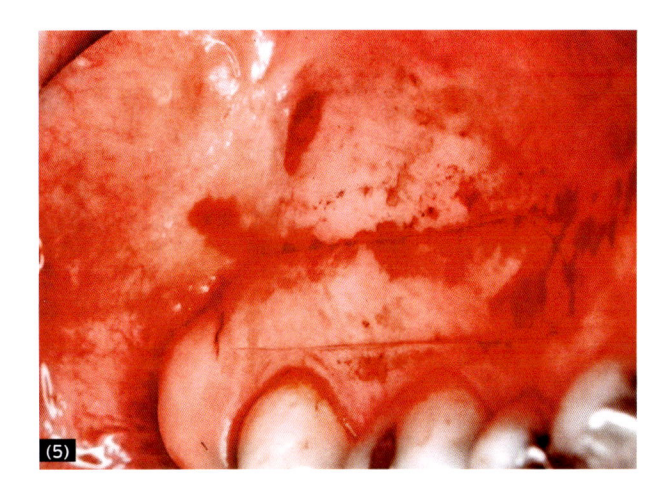

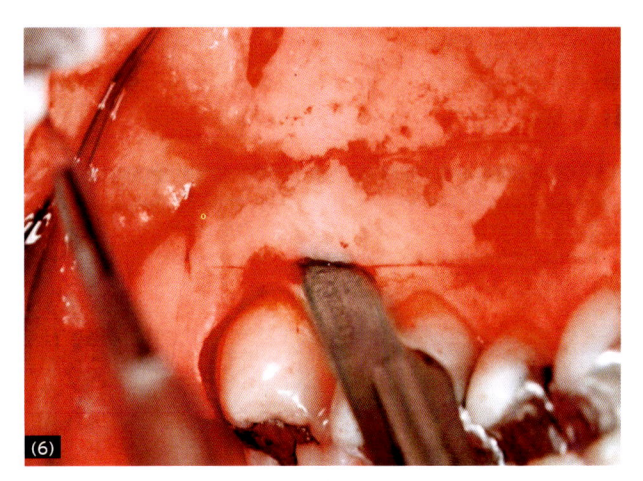

FIGURA 4.9. (5) Ilustração da definição do contorno periférico da área doadora, após a remoção do mapa feito no leito receptor. A profundidade dessa demarcação é apenas o suficiente para deixar a marca sangrante. **(6)** Início da incisão para obtenção do enxerto, feita em forma biselada em toda periferia do leito demarcado, numa profundidade entre 1 e 1,5 mm, baseada na penetração da lâmina do bisturi no tecido. Desse ponto em diante, a lâmina do bisturi é usada paralelamente à superfície externa do tecido, até que se consiga completar a soltura do enxerto com espessura uniforme variável de 1 a 1,5 mm. Saliente-se que assim procedendo não há aprofundamento da divisão do retalho, de modo que se evita o corte de quaisquer plexos neurovasculares na área, prevenindo possíveis complicações.

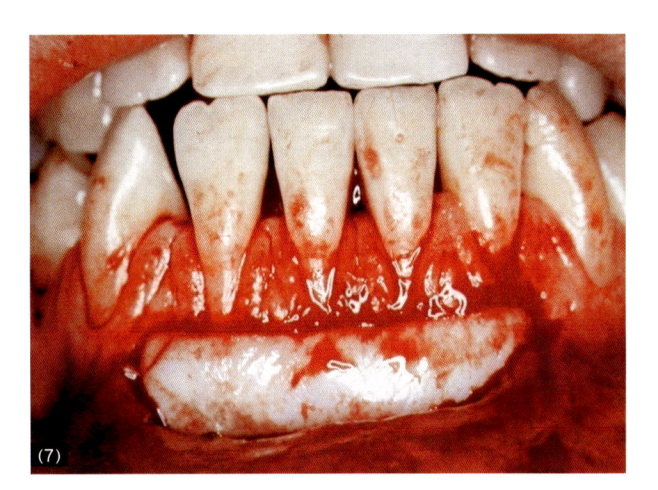

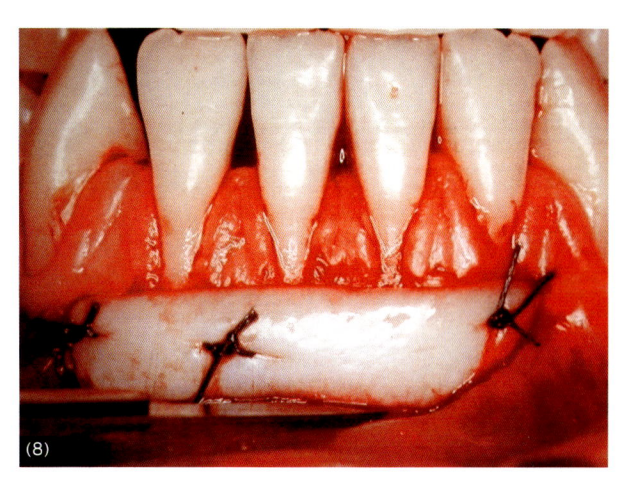

FIGURA 4.9. (7) Após fiscalização da superfície interna do enxerto para remoção de remanescentes de gordura, o enxerto foi posicionado sobre o leito doador para avaliar a sua adaptação, como se observa nessa vista vestibular. Quanto menor o tempo de trabalho do enxerto fora do leito, maior a probabilidade de êxito do procedimento. **(8)** Após sutura do enxerto no leito com o mínimo de pontos (no caso um em cada extremidade do enxerto no leito fixo e outra intermediária no enxerto e periósteo subjacente), procedeu-se à fenestração perióstica linear mesiodistal, seguindo-se compressão com gaze embebida em solução fisiológica, até hemostasia local.

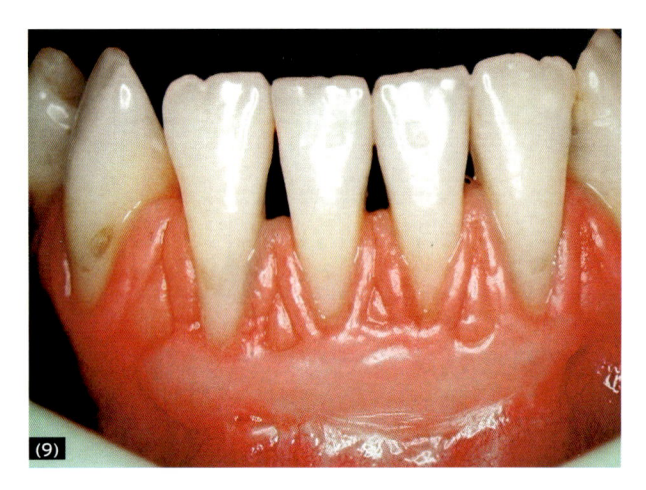

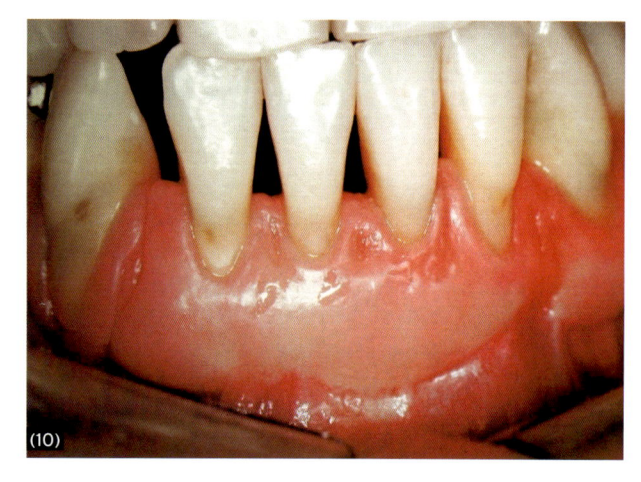

FIGURA 4.9. Resultados clínicos nos pós-operatórios de 3 meses (9) e de cerca de 18 anos (10), destacando-se a mesclagem satisfatória dos tecidos enxertados com os do leito receptor e evidenciando de imediato a saúde periodontal, expressa pelas características clínicas gengivais saudáveis. Compare as imagens de (9) e (10) e veja a manifestação de crescimento coronal significativo do tecido nas áreas enxertadas, incluindo o canino esquerdo e contracenando com a área de canino inferior direito, no qual não houve a criação de gengiva ceratinizada adequada, e a margem gengival continuou a expressar recessão gengival progressiva, o que ilustra o papel protetor que a gengiva ceratinizada exerce como membro componente e determinante do volume de tecidos moles supra-alveolares, ao estabelecer as distâncias biológicas e assim atuar efetivamente como estrutura de proteção do periodonto de sustentação. Como foi dito, a prioridade terapêutica em Periodontia tem que ser e é a preservação da integridade do periodonto de sustentação, o verdadeiro responsável pela manutenção do dente em estado de suspensão no alvéolo e biologicamente integrado ao osso esquelético, sustentáculo do corpo humano.

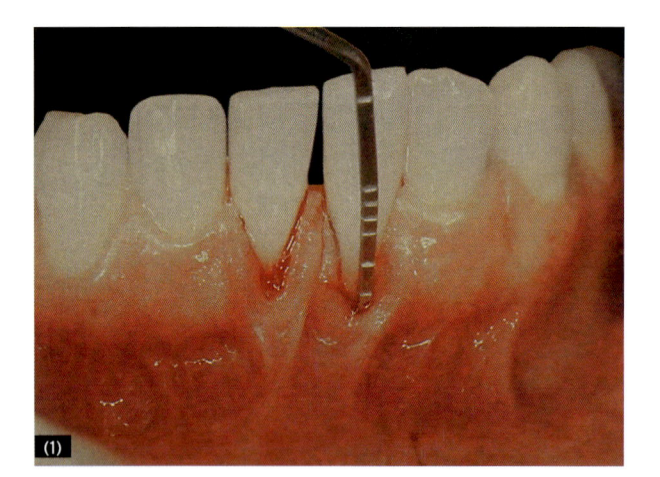

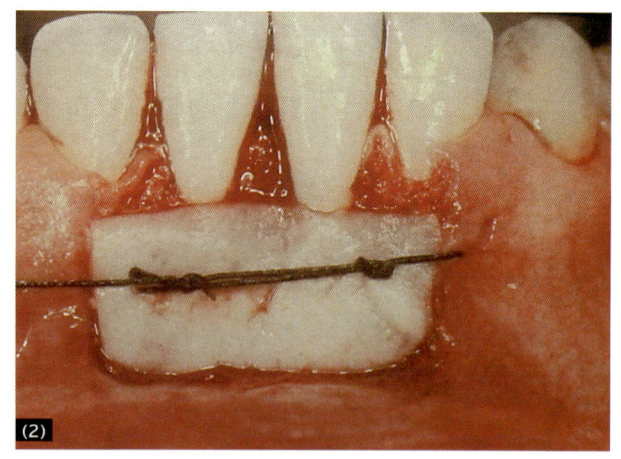

FIGURA 4.10. (1) Vista clínica vestibular da condição inicial da paciente, portadora de bolsa periodontal rasa por apresentar perda de inserção nos dentes 31 e 41, chamando a atenção o sangramento gengival dessa área. A paciente relatou a sua preocupação com essa situação localizada. Observe a presença de freios labiais em forma de leque, produzindo não só diminuição na profundidade do vestíbulo como também retração gengival por falta de gengiva ceratinizada capaz de produzir a imobilização da margem gengival, o que favorece a formação de placa dentobacteriana subgengival e consequente instalação do quadro de doença periodontal infecciosa marginal. Em (2), observa-se a estabilização do enxerto autógeno livre de gengiva contra o leito receptor, definida por sutura única que trespassou o enxerto em uma extremidade lateral, envolvendo o leito fixo dessa área, foi direcionada para a outra extremidade passando sobre o enxerto e perfurando-o a cerca de 4 a 5 mm de sua margem, donde trespassou o leito fixo em nível similar ao lado oposto, com o que se pode dar o nó final com a extremidade do fio deixada livre no lado da sua primeira passagem. Com isso, a sutura não só manteve o enxerto em posição, como auxiliou na justaposição íntima do enxerto ao leito receptor. Isso posto, realizou-se a fenestração perióstica apical linear. Observe que a margem coronal do enxerto cobriu ligeiramente uma fração das raízes expostas dos incisivos.

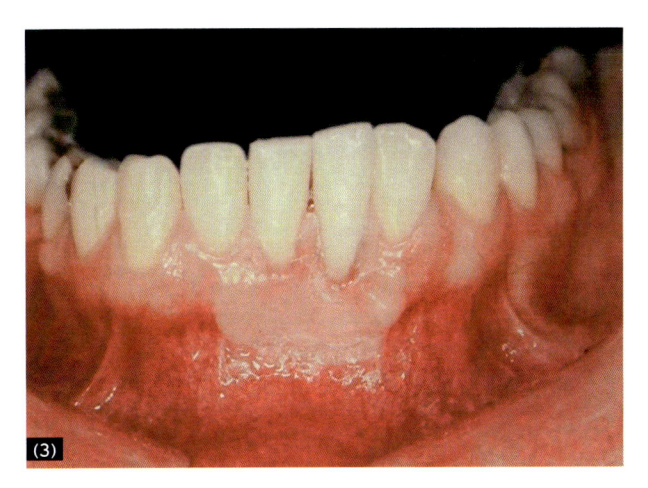

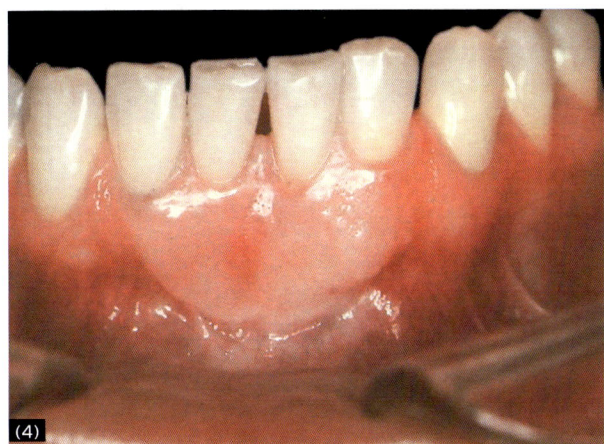

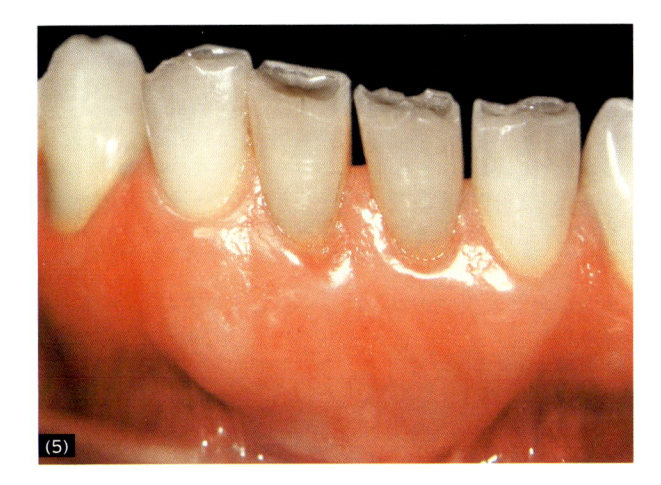

FIGURA 4.10. (3) Vista clínica do resultado obtido após 2 meses, denotando-se que houve alguma perda de inserção principalmente no 31, provavelmente por estar o enxerto apoiado sobre o leito não vascularizado da raiz. Embora não esteja imperceptível, a imagem geral dos tecidos não parece chamar a atenção para a presença do enxerto, a menos que se alerte para o fato. Entretanto, o período cicatricial é ainda pequeno e alterações dimensionais, morfológicas e de aspecto e consistência deverão ocorrer. Resultados clínicos observados nos períodos de 18 e 30 anos pós-operatórios respectivamente apresentados em **(4)** e **(5)**, cumprindo o alerta de ter a paciente informado que a irritação vestibular do tecido em **(4)** foi resultante de trauma de escovação, não estando presente em **(5)**. É de se enfatizar o processo de crescimento coronal da margem gengival e a preservação da profundidade do vestíbulo alcançada, resultando no restabelecimento pleno das distâncias biológicas do periodonto marginal, com o que seguramente a paciente pode manter as condições de higiene oral compatíveis com a preservação da saúde. Observe, também, o grau de abrasão incisal dos dentes, indicando que a paciente faz uso efetivo desses dentes em sua rotina diária. Saliente-se que a paciente não participou de qualquer programa de terapia periodontal de assistência profissional.

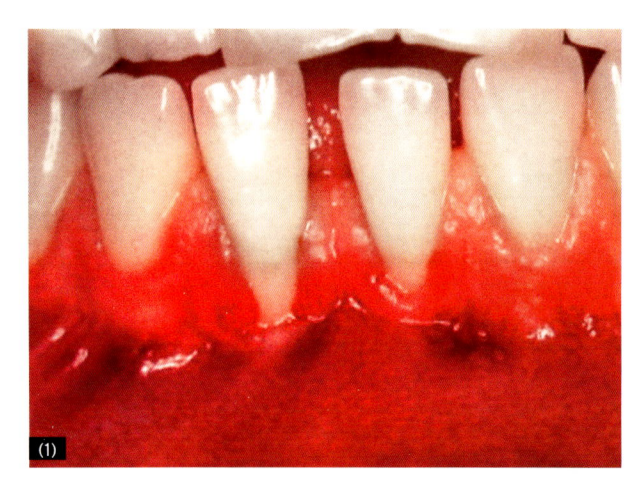

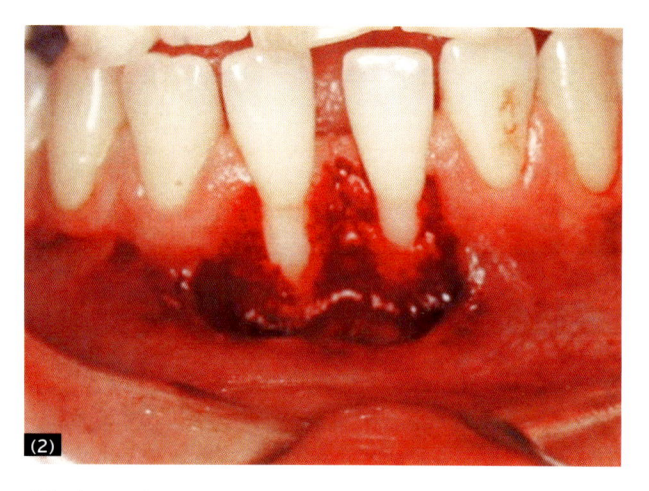

FIGURA 4.11. (1) Vista vestibular de área com insuficiência de gengiva ceratinizada ocasionada pela presença de freio labial alto, restringindo a largura da gengiva ceratinizada e produzindo diminuição da profundidade do vestíbulo, com a consequente mobilidade da margem gengival. O produto final foi o estabelecimento de recessão gengival nos incisivos centrais inferiores. A despeito de o paciente ser mantido sob supervisão diária de sua higiene oral pessoal, durante período de 3 meses de acompanhamento o paciente não conseguiu manter o índice de placa conforme zerado profissionalmente no atendimento inicial, pelo que se observam alterações gengivais compatíveis com processo patológico marginal, cuja expressão clínica principal, afora a recessão gengival, é o sangramento gengival. **(2)** Vista clínica após o preparo do leito doador, podendo-se visualizar a camada fina de periósteo do leito receptor, em profundidade cerca de 20% maior que a quantidade desejada de gengiva ceratinizada.

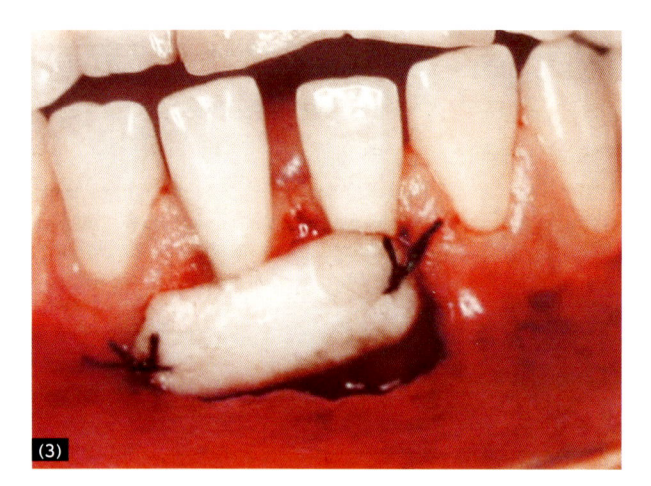

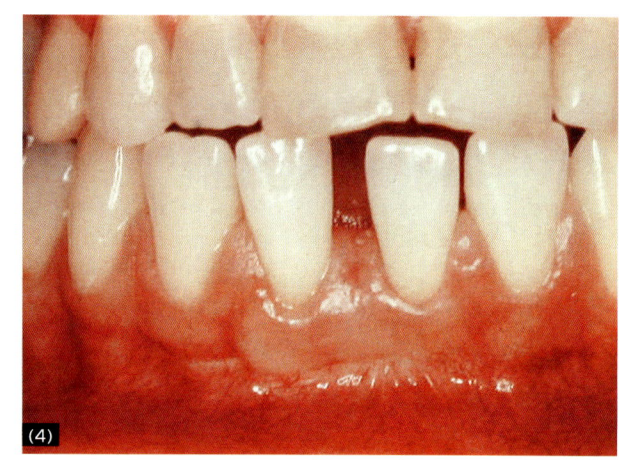

FIGURA 4.11. (3) Retalho suturado em posição, inadvertidamente deslocado para coronal em sua extremidade esquerda, pois o profissional procurou fazer a sutura em gengiva ceratinizada. Observe o número reduzido de pontos de sutura, para evitar que se produza necrose do enxerto. **(4)** Pós-operatório de 1 ano, quando o paciente retornou ao controle pela primeira vez. Observe que, mesmo sem controle profissional, durante 1 ano o paciente conseguiu manter nível satisfatório de higiene oral, houve restabelecimento da profundidade de vestíbulo compatível com a demanda funcional da área, a mesclagem dos tecidos foi favorável e a margem gengival encontra-se uniforme entre os dentes, ilustrando o restabelecimento funcional do periodonto de proteção e da estética da área.

CAPÍTULO 5

METODOLOGIA DA TRAÇÃO CORONAL

Ao longo de mais de 30 anos de experiência clínica, após o desenvolvimento inicial da metodologia publicado pela primeira vez em nota prévia em 1974, foram tratados pacientes dos sexos masculino e feminino, com idade variável entre 23 e 50 anos, apresentando comprometimento das distâncias biológicas do periodonto marginal por envolvimento dental e por envolvimento periodontal. Nesses casos, a recuperação das distâncias biológicas foi realizada, respectivamente, por meio da tração coronal rápida ou lenta, como será visto posteriormente, a despeito do tipo de aparelho ortodôntico gerador da força de tração ou da magnitude da força necessária, a qual gira em torno de 25 a 30 g.[14,126,146,150]

Por isso, em alguns casos foram usadas bandas ortodônticas para ancoragem, enquanto em outros a ancoragem foi feita em coroas provisórias. Todavia, na maioria dos casos e preferencialmente foi utilizada uma placa de mordida especialmente elaborada para esse fim, conforme descrito na apresentação dos diferentes casos clínicos. Contudo, em todos os casos, as diferentes etapas de movimentação ativa e de acomodação tecidual (sem movimento dental) foram rigorosamente controladas.

Tendo presente que o comprometimento das distâncias biológicas do periodonto marginal, consideradas como sagradas por Waal e Castellucci[27], podem se dar por envolvimento dental (lesões de cárie, trepanação endodôntica, fratura, reabsorção externa, por exemplo) ou periodontal (bolsas periodontais supra e infraósseas, por exemplo), sua recuperação pode ser feita através da tração coronal rápida ou da tração coronal lenta, respectivamente (Figura 5.1).

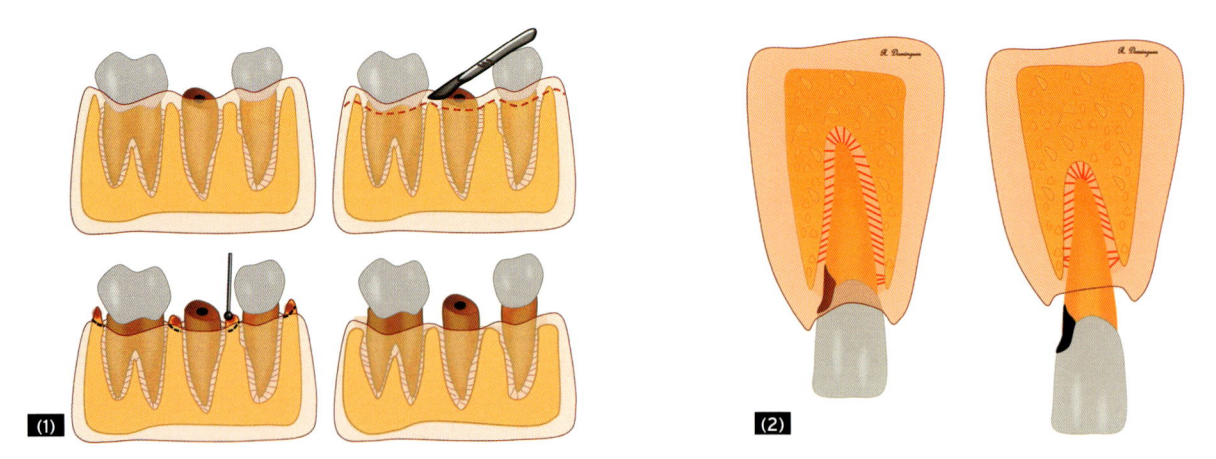

FIGURA 5.1. (1) Desenho esquemático de tratamento cirúrgico por osteotomia para recuperação de distâncias biológicas em dente isolado, requerendo extensão aos dentes vizinhos para evitar desnivelamento brusco da curva óssea parabólica marginal, resultando em comprometimento do suporte periodontal e da estética não só do dente envolvido como também dos vizinhos. **(2)** Representação diagramática de comprometimento das distâncias biológicas por envolvimento dental, representado por processo extenso de cárie subgengival, requerendo tracionamento coronal rápido para promover recuperação das distâncias biológicas pela exteriorização da fração radicular saudável, coronalmente ao epitélio juncional, para permitir a colocação das margens da restauração. Quando a extensão do movimento é suficiente para produzir movimentação marginal significativa do dente envolvido, a cirurgia periodontal torna-se necessária para harmonização marginal dos tecidos.

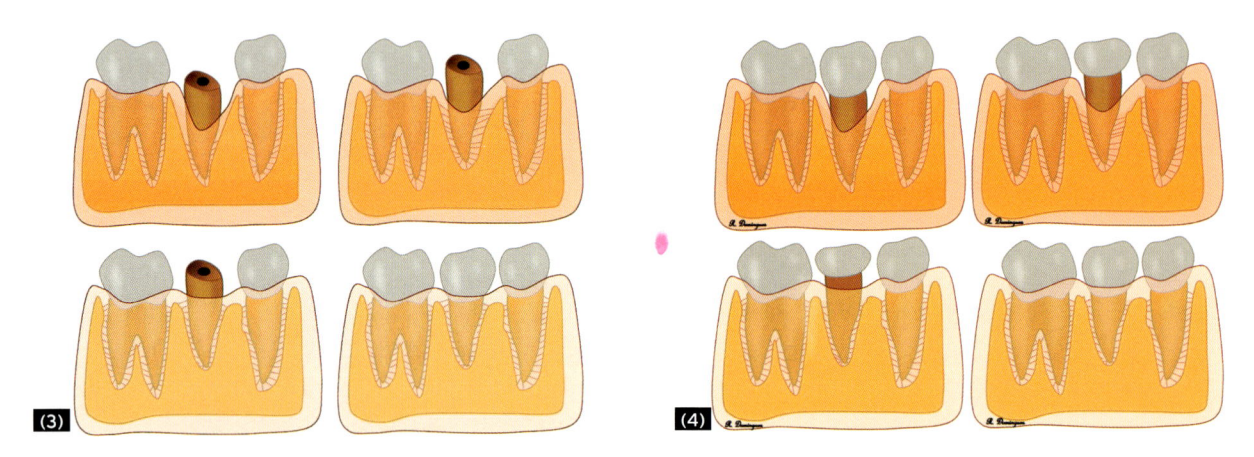

FIGURA 5.1. (3) Representação esquemática de tracionamento coronal rápido em raiz residual para promover exposição da fração radicular íntegra necessária e suficiente para ação de abraçamento de futuro núcleo ou coroa protética e para recuperação das distâncias biológicas, sem comprometimento dos dentes vizinhos. **(4)** Representação ilustrativa de comprometimento das distâncias biológicas por envolvimento periodontal, evidenciado por perda óssea extensa e recessão gengival, de modo que a indicação terapêutica é o tracionamento coronal lento, para favorecer o posicionamento coronal da margem gengival e do nível ósseo, resultando em eliminação da bolsa periodontal. Observar que nesta condição e naquela vista em **(1)**, a tração coronal do dente resulta em diminuição da raiz clínica e não interfere com a coroa clínica, de modo que há necessidade de avaliar a indicação do procedimento em função da adequacidade da relação coroa clínica/raiz clínica remanescente. Observar, no esquema apresentado, a simbolização da necessidade de colocação de coroa protética para finalizar o tratamento.

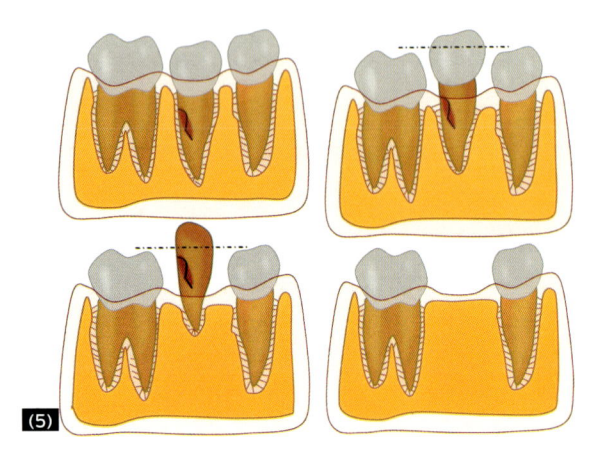

FIGURA 5.1. (5) Representação esquemática de tracionamento coronal lento como método de extração atraumática para pacientes com condições especiais, como pacientes irradiados ou portadores de contraindicações gerais para extrações cirúrgicas, ou para pacientes cuja extração cirúrgica pode resultar na necessidade de reconstruções ósseas mais avançadas em função do remodelamento dos tecidos consequente a essa extração como, por exemplo, áreas de risco para pneumatização do seio maxilar, áreas com pouca altura óssea e/ou de septos ósseos delgados.

Embora existam diferenças conceituais entre as duas, como serão vistas nos capítulos que se seguem, ambas partilham de pontos comuns quanto à metodologia e à complementação técnica. Os princípios mecânicos inerentes a cada um dos métodos serão descritos separadamente. Os aspectos compartilhados comumente por ambos os procedimentos serão descritos nos subitens deste capítulo, que se seguem.

ESTABILIZAÇÃO TEMPORÁRIA PRÉ-CIRÚRGICA

Após as etapas de movimento ativo, os dentes tracionados pelo movimento rápido ou lento devem ser estabilizados em posição por meio de diferentes recursos de contenção, em conformidade com a necessidade dos casos e como descrito na apresentação dos casos clínicos.

No início deste trabalho, considerou-se que são necessárias duas renovações completas do ligamento periodontal, o que poderia ocorrer, teleologicamente, em 90 dias, posto que, segundo estudo em ratos conduzido por Carneiro e Moraes[171], a renovação completa (*turnover*) do ligamento periodontal se processa em 30 dias. Considerando-se que no homem a renovação exigiria maior intervalo de tempo, optou-se, arbitrariamente, por período de contenção de 3 meses para reformação e estabilização do periodonto de sustentação. Entretanto, a ocorrência de relapso ortodôntico de cerca de 1 mm após a liberação da contenção já nos dois primeiros casos, realizados por volta de 1972 (dados não publicados), levou à necessidade de ampliar o período de contenção para 4 meses, após o qual não mais se observou o relapso ortodôntico.

Assim sendo, ainda que a imagem radiográfica seja sugestiva de recomposição da largura adequada do espaço do ligamento periodontal em períodos anteriores, após as observações histológicas e clínicas relatadas e extrapolando estes conceitos para os seres humanos, esta equipe arbitrou que o período de estabilização temporária dos dentes movimentados seja feito por, no mínimo, 4 meses, que corresponderiam, provavelmente, a dois períodos completos de renovação das fibras do ligamento periodontal, cada qual de 60 dias.

Dessa maneira, a ocorrência de duas renovações de todo o conteúdo de colágeno correspondente às fibras provavelmente restabeleça o comprimento compatível com a eliminação do esforço de tração em direção apical exercido pelas fibras do ligamento periodontal que foram distendidas durante o movimento ortodôntico de tração coronal. Além disso, nesse período ter-se-ia restabelecido a largura essencial mínima do ligamento periodontal, necessária para a movimentação funcional do dente no alvéolo sem interferir na homeostasia do periodonto de sustentação, perpetuando assim as características teciduais para a consolidação dos resultados produzidos pelo movimento.

CIRURGIA PERIODONTAL PÓS-MOVIMENTO ORTODÔNTICO DE TRAÇÃO CORONAL

Na maior parte dos casos, após o período de estabilização temporária, é necessário complementar a técnica através de procedimentos cirúrgicos periodontais, constituídos fundamentalmente de retalho dividido por vestibular para posicionamento apical, gengivectomia interna por palatino e osteotomia usualmente restrita ao(s) dente(s) tracionado(s). Esse procedimento visa essencialmente à remoção do tecido ósseo neoformado ao redor do dente tracionado, tendo por objetivo o restabelecimento da arquitetura óssea marginal compatível com as distâncias biológicas e, consequentemente, com a saúde periodontal.

Assim, para o restabelecimento das estruturas periodontais, busca-se deixar a crista óssea interproximal plana e paralela à linha que passa pela junção cemento-esmalte dos dois dentes vizinhos, delineando-se conformação curva às cristas ósseas bucal e lingual, aproximadamente paralela à junção cemento-esmalte correspondente. Não existe, dessa forma, necessidade de remoção do osso originalmente presente nos dentes vizinhos, mas tão somente a de remoção do osso excedente que se formou no dente tracionado em resposta ao movimento de erupção dental assistida. O delineamento da osteotomia em forma de curva parabólica paralela à junção cemento-esmalte está associado ao fato de que a natureza assim a criou para estabelecer área de inserção conjuntiva uniforme ao redor dos dentes, harmonizando a profundidade do sulco gengival.

Cumpre salientar que atenção especial deve ser dedicada à observância da existência de estrutura dentinária e/ou de cemento íntegra e saudável em extensão supraóssea suficiente para a reformação da dimensão fisiológica subsulcular. Nesse contexto, cabe ainda ressaltar que a distância considerada mais apropriada é ao redor de 3 mm, optando-se pelo mínimo de 2 mm quando outros fatores de risco estiverem presentes como, por exemplo, presença de bifurcações e suporte periodontal crítico. O retalho deve ser, de preferência, suturado apicalmente, de maneira a não recobrir além de 2 a 3 mm da superfície dental exposta, estando, assim, dentro da faixa de reconstrução das distâncias biológicas. As posições de sutura do retalho estão mais bem detalhadas na descrição dos casos.

Essa padronização foi feita conforme proposta de Passanezi e Campos[3], segundo os quais o tempo de definição do nível da margem gengival e da consequente reformação do sulco gengival é dependente do nível em que se sutura o retalho. De modo geral, quando o retalho é suturado próximo do nível em que se deseja a margem gengival após a cicatrização, a reformação do sulco gengival leva de 2 a 4 meses, enquanto ao se suturar o retalho a cerca de 0,5 a 1 mm coronal à crista óssea, a reformação do sulco gengival pode levar muito mais tempo para se reformar. Como nos casos de tração coronal os dentes usualmente requerem a reconstrução protética, parece racional suturar o retalho recobrindo cerca de 2 mm da estrutura dental supraóssea exposta no procedimento cirúrgico, de modo a possibilitar condições para complementação mais rápida do tratamento final. Alguma exceção pode ser feita para os casos com pouca ou nenhuma gengiva ceratinizada, quando o retalho deve ser suturado cobrindo 0,5 a 1 mm da estrutura radicular supraóssea ou optar-se pelo aumento dessa gengiva por meio de enxertos autógenos livres de gengiva. Com essa última opção, é possível abreviar o período pós-operatório de restabelecimento das distâncias biológicas, expresso clinicamente pela reformação do sulco gengival.

A maneira mais prática para se estabelecer a consolidação da cicatrização parece consistir em adotar o esquema da obtenção da mesma profundidade do sulco gengival em duas mensurações subsequentes com intervalo de 30 dias entre elas, conforme observações clínicas desta equipe e que estão de acordo com as propostas de Maynard e Wilson[2] e de Wise.[172]

RECONSTRUÇÃO PROTÉTICA

Após a reformação do sulco gengival, deve-se proceder à reconstrução protética dos elementos tracionados, seguindo-se fundamentalmente os princípios propostos por Janson, Passanezi, Valle, Pegoraro, Pandolfi e Freitas[173] e Passanezi e Campos[3], de modo a não invadir as distâncias biológicas sagradas, conforme enunciado por Waal e Castellucci.[27] Mencione-se o fato de que, nos casos de reconstrução com núcleo, a tração coronal deve prover área dental saudável no ambiente externo clinicamente disponível de pelo menos 2 a 3 mm, para permitir a reconstrução protética com observância do efeito de abraçadeira da coroa elaborada, minimizando assim os riscos de fratura dental.[174]

Independentemente do tempo de cicatrização dos tecidos, porém, na dependência exclusiva da reformação do sulco gengival clínico, apenas e tão somente nessa etapa os preparos tiveram seus términos cervicais estendidos para cerca de 0,5 mm na área intrassulcular, graduados pelo uso de uma broca especialmente destinada para esse fim. De modo geral, em todos os casos, usou-se a técnica do preparo por silhuetas, orientado por canaletas horizontais paralelas à superfície externa interessada, trabalhando-se com uma espessura padrão de profundidade do desgaste dental ao redor de 1,5 mm, a fim de propiciar condições para a restauração metalocerâmica. A técnica proposta de preparo dos dentes para coroas totais é uma modificação da proposta de Janson e colaboradores[173], que consiste em realizar o desgaste do dente com sulcos de orientação na direção horizontal, de modo a evitar que os sulcos de orientação verticais possam dificultar a uniformização do desgaste, ao deixar esses sulcos inscritos na face envolvida. Além disso, o desgaste é iniciado pela superfície oclusal ou incisal, inscrevendo-se nos dentes posteriores três sulcos oclusais em direção mesiodistal nas áreas oclusais central e de união dos terços vestibular com o médio e médio com o lingual e, nos dentes anteriores, três sulcos vestibulolinguais – um mesial, um central e outro distal. Os passos da técnica de preparo são apresentados na Figura 5.2, a seguir.

Em todos os casos, os dentes preparados foram moldados com casquetes de resina, reembasados até reproduzirem exatamente a imagem do término cervical dos preparos subgengivais. Nesse momento, produziu-se o alívio interno dos casquetes, exceto no milímetro cervical da reprodução desses términos, procedendo-se, então, à moldagem dos dentes. Os troquéis obtidos foram recortados pelo profissional junto aos términos cervicais, deixando-os retentivos imediatamente apicais a esses términos. Os modelos assim preparados foram montados em articulador semiajustável e encaminhados ao protético, que preparou as infraestruturas, adaptadas aos dentes pelo profissional. Em seguida, o protético fez a aplicação das porcelanas, que foram ajustadas, acabadas e cimentadas pelo profissional.

Alguns detalhes do tratamento protético, tradicional ou sobre implantes, são apresentados nos casos clínicos selecionados e apresentados nos capítulos a seguir.

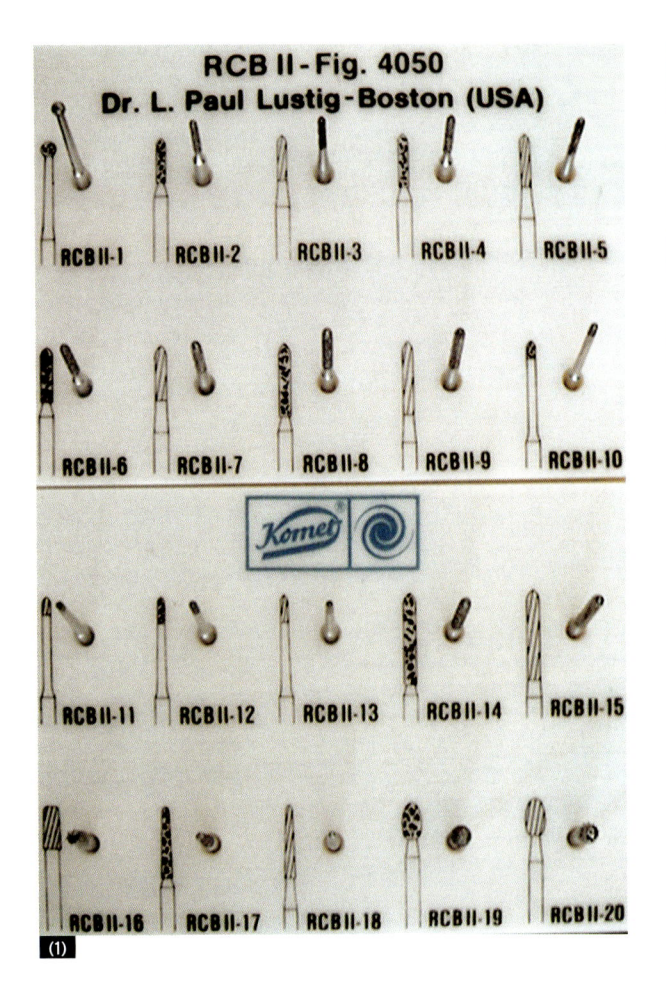

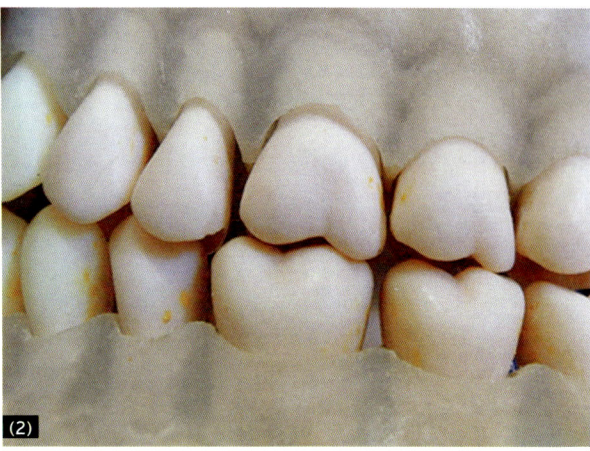

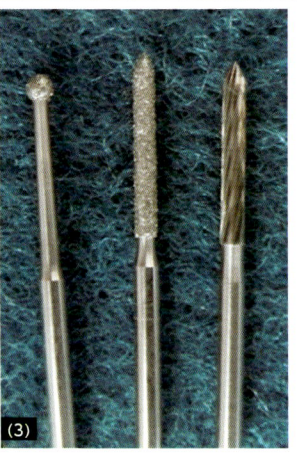

FIGURA 5.2. (1) Ilustração de um conjunto de brocas para preparo de dentes com finalidade protética. Embora o conjunto apresentado seja o kit da Komet, a formulação é a da utilização de brocas com o mesmo formato e tamanho, pois o conjunto é dirigido para todos os tipos de dentes. (2) Modelos plásticos padronizados montados em articulador laboratorial para ilustrar com melhores detalhes a técnica de preparo dos dentes para coroa total, não se usando dentes naturais extraídos por determinação da legislação vigente. Observe o relacionamento oclusal presente, principalmente entre o 26 e o 36, pois o preparo será apresentado no 36. (3) Vista em *close* das três brocas básicas para preparo de coroas totais em molares. Algumas variações das brocas podem ser feitas em conformidade com os critérios do profissional.

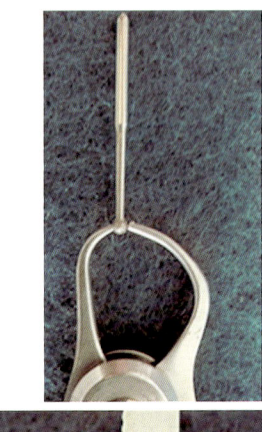

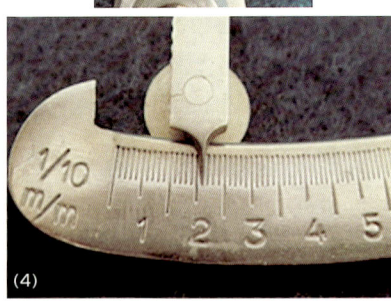

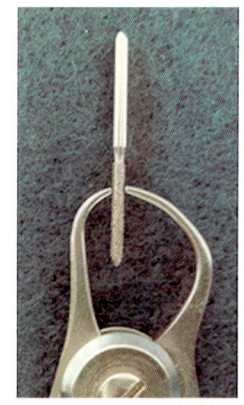

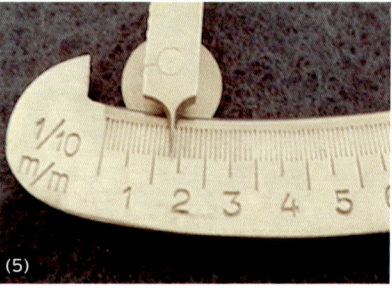

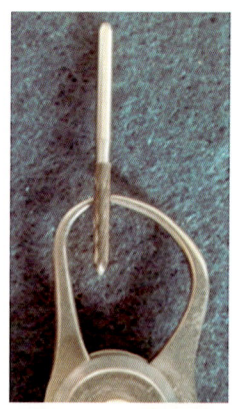

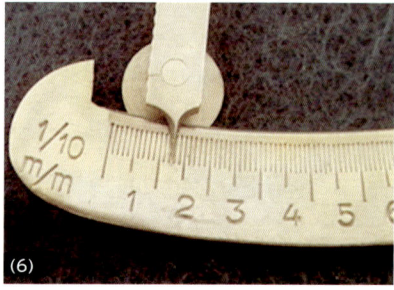

FIGURA 5.2. (4), **(5)** e **(6)** Mensuração do diâmetro das brocas com espessímetro, mostrando que o diâmetro da broca esférica de 1,6 mm é ligeiramente maior que o das brocas diamantadas e 12 lâminas cilíndricas de ponta ogival, que é de 1,3 mm.

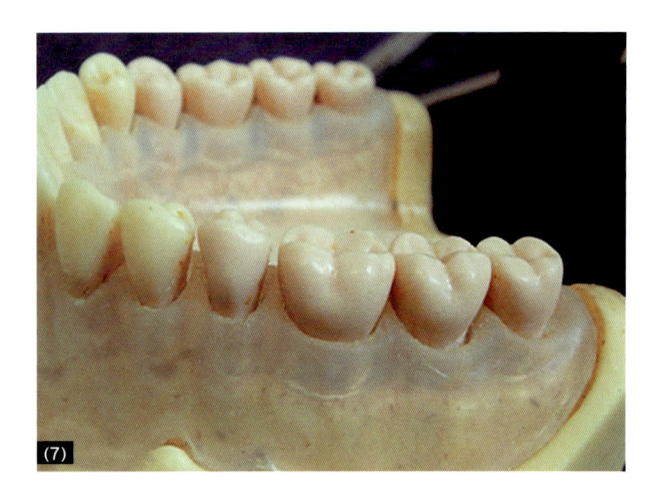

FIGURA 5.2. (7) Vista vestibular do modelo no qual será preparado o dente 36 para coroa total, cumprindo mencionar que normalmente os dentes naturais apresentam relação de contato proximal íntima, que requer cuidados especiais e brocas específicas para romper o contato no momento do preparo da superfície proximal correspondente. A técnica desenvolvida por Passanezi é modificação da técnica de preparo em perfil de silhueta, que prepara canaletas de orientação verticais paralelas à superfície externa da coroa, usando brocas cilíndricas com diâmetro calibrado para a profundidade do desgaste e, portanto, cria planos verticais de desgaste em diferentes ângulos, visando à uniformidade da espessura do desgaste. A modificação proposta é a de fazer os desgastes em forma de canaletas de orientação na direção horizontal e não vertical, pois nesta última o desgaste de união das canaletas esbarra, por vezes, na dificuldade de aplainamento da superfície, deixando a superfície com ondulações. Além disso, como as superfícies externas dos dentes apresentam convexidades maiores em regiões afastadas do contato com a margem gengival, a canaleta de orientação paralela à superfície externa pode deixar o preparo com características retentivas, requerendo correções, que geralmente são feitas em excesso, tornando o preparo demasiadamente expulsivo. Na técnica desenvolvida, as canaletas de orientação são feitas com a broca esférica trabalhando na direção horizontal na profundidade aproximada de 1,5 mm, conforme orientação descrita nos passos seguintes da técnica.

Metodologia da tração coronal | capítulo 5

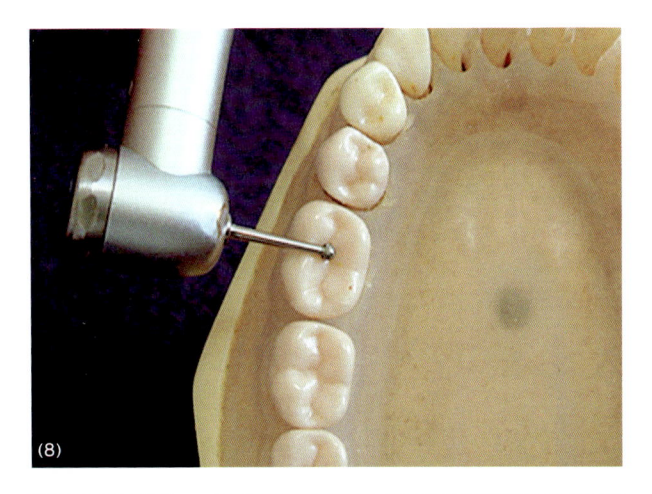

FIGURA 5.2. (8), (9) e (10) Passo inicial da técnica por desgaste oclusal das canaletas de orientação com profundidade de 1,5 mm. Quando o perímetro oclusal permitir, são inscritas três canaletas mesiodistais de orientação, uma central, uma junto à aresta longitudinal vestibular e outra junto à lingual.

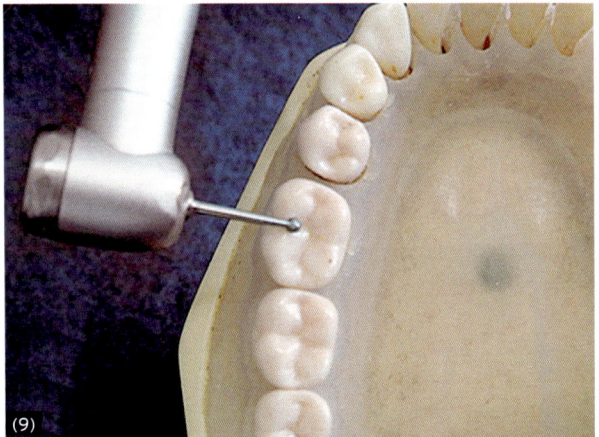

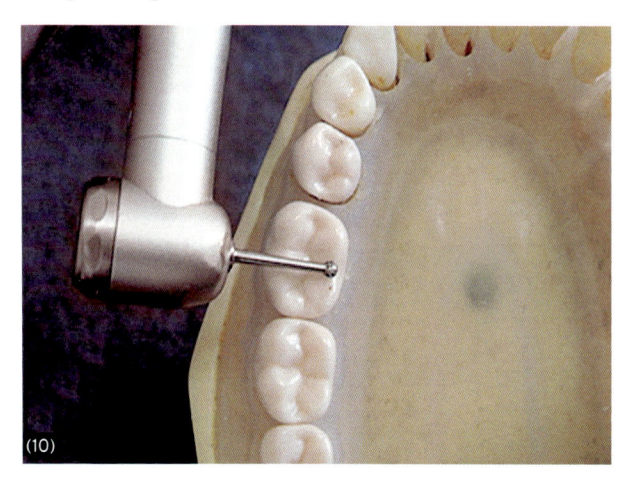

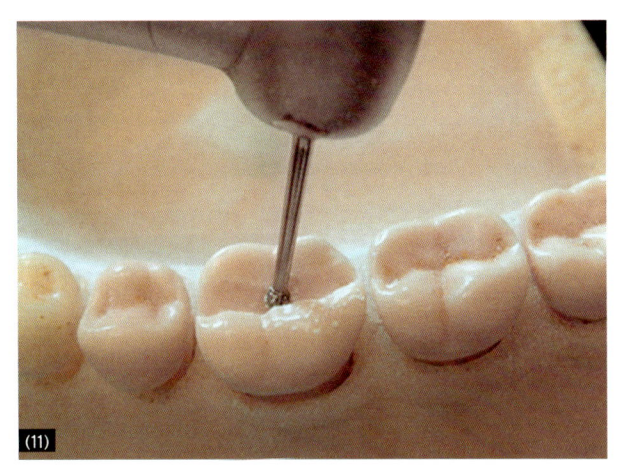

FIGURA 5.2. (11) Preparo da canaleta de orientação oclusal central com broca esférica calibrada, realizado à profundidade aproximada de 1,5 mm em toda extensão da superfície oclusal, de modo que o perfil do desgaste acompanhe as inclinações das vertentes das cúspides. **(12)** e **(13)** Vista oclusal panorâmica e com aproximação maior após o preparo das três canaletas de orientação oclusal. Observe a regularidade da profundidade dos desgastes, destacando-se que o preparo foi feito desconsiderando a cúspide vestibular nas inclinações, pois a área se torna bastante reduzida após o desgaste, de modo que é possível corrigir quaisquer deformações na infraestrutura. **o**. Vista oclusal dos modelos articulados, mostrando o vão livre interoclusal produzido pelo desgaste.

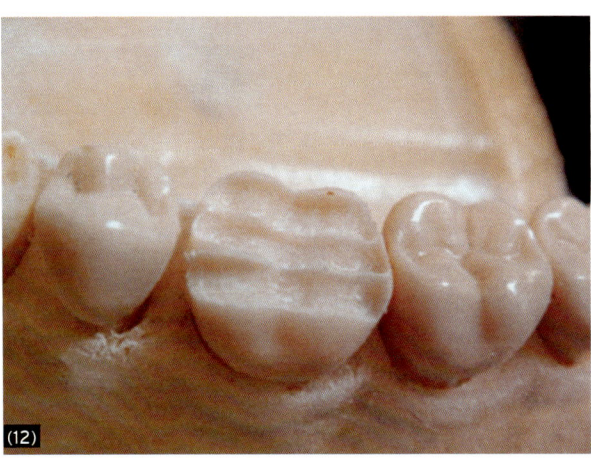

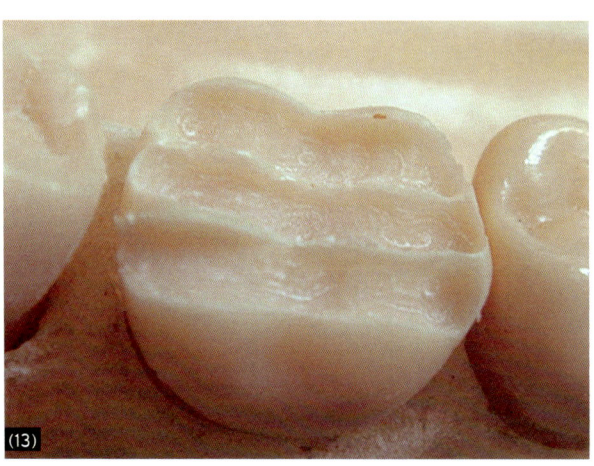

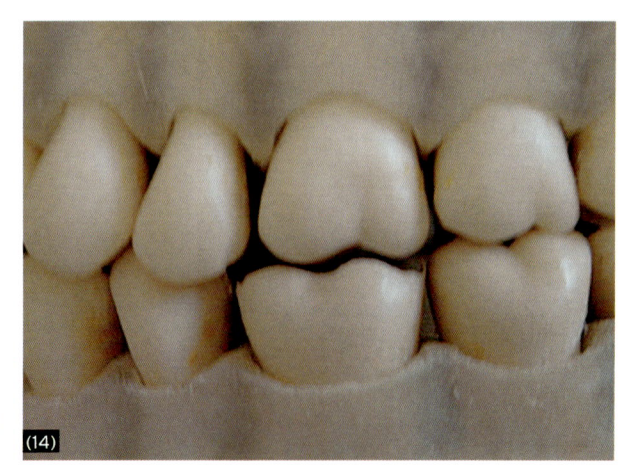

FIGURA 5.2. (14) Vista vestibular dos modelos articulados, mostrando o vão livre interoclusal produzido pelo desgaste.

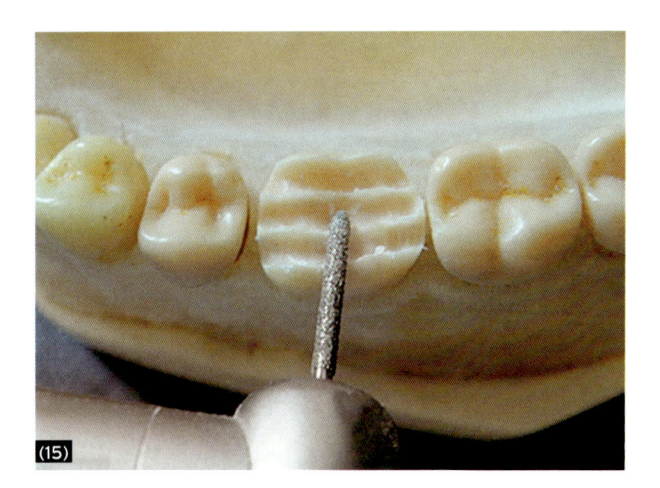

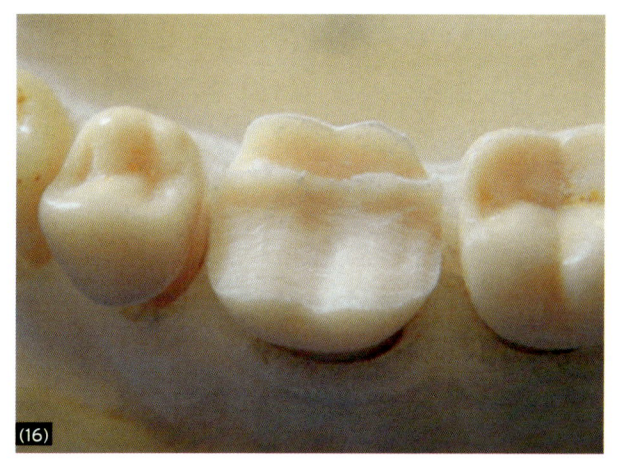

FIGURA 5.2. (15) e **(16)** Preparo da superfície oclusal, realizando o aplainamento por desgaste com broca cilíndrica de ponta ogival, trabalhando na direção mesiodistal do centro da face em sentido vestibular até eliminar todas as porções dentais remanescentes do preparo das canaletas, com o que se obtém uniformidade do desgaste. Observe como a broca, trabalhando tranversalmente à canaleta, não cria ondulações na superfície.

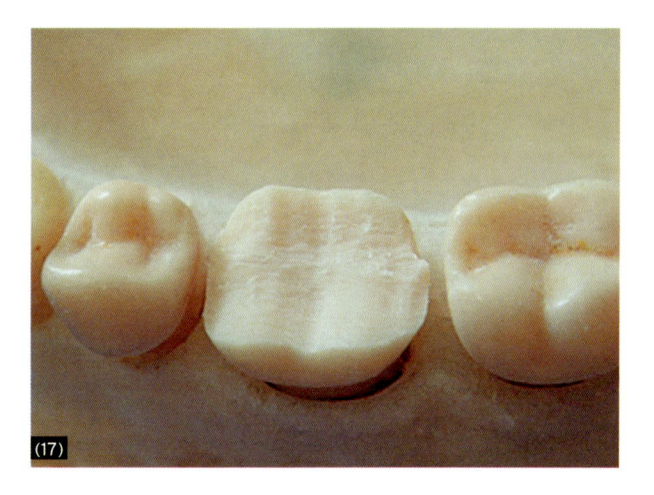

FIGURA 5.2. (17) Vista oclusal após completar o desgaste da área lingual correspondente, mostrando que o desgaste seguiu as inclinações das vertentes de cúspides.

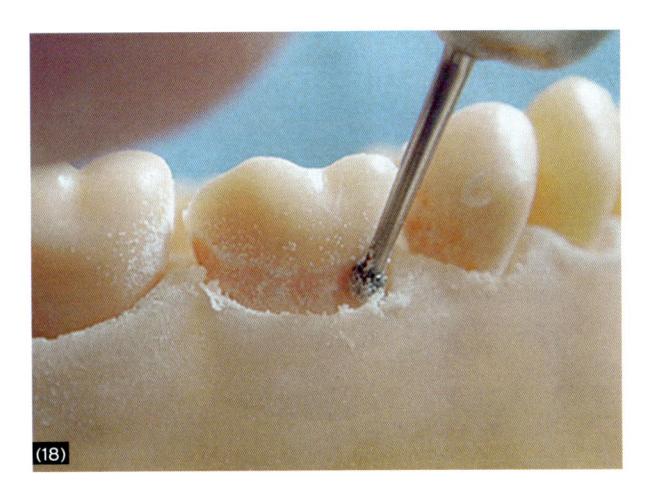

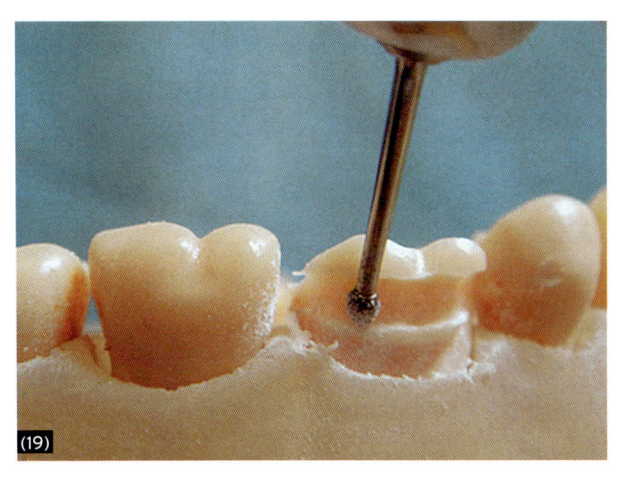

FIGURA 5.2. (18) e (19) Preparo das canaletas de orientação horizontais na superfície vestibular, iniciando pela canaleta próxima e faceando a margem gengival e depois realizando outra mais coronal. Quando houver altura suficiente, podem ser inscritas outras canaletas mais coronais. A canaleta junto à margem gengival deve respeitar a profundidade de 1,5 mm, determinada pelo diâmetro da broca, porém, a canaleta mais oclusal terá profundidade de acordo com a convexidade da superfície externa da coroa: quando a canaleta coincidir com a zona de maior convexidade, ela será preparada ligeiramente mais profunda que a cervical, de modo a eliminar quaisquer retenções posteriores no preparo. As canaletas são preparadas em toda extensão da superfície vestibular, estendendo-se na região proximal o quanto possível, na mesma profundidade e com todo cuidado para não tocar os dentes vizinhos.

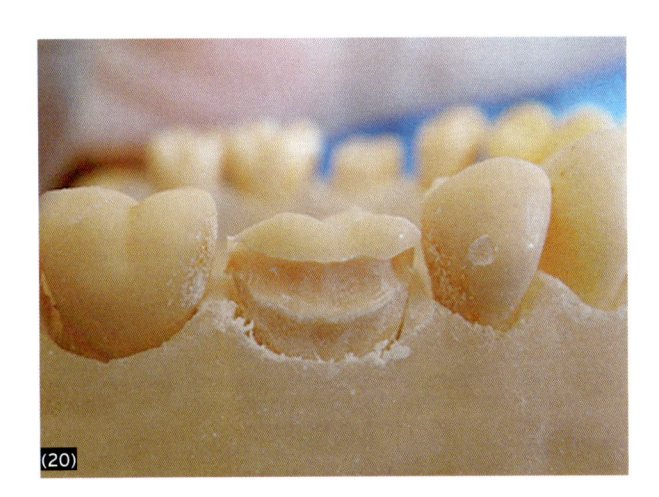

FIGURA 5.2. (20) Vista vestibular após o preparo de duas canaletas horizontais de orientação, chamando-se a atenção para a profundidade ligeiramente maior da canaleta mais oclusal. As canaletas adentram o terço dental vestibular nos espaços interproximais.

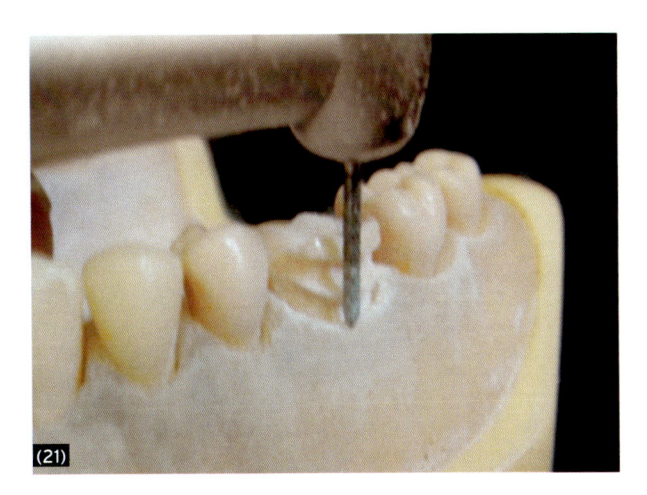

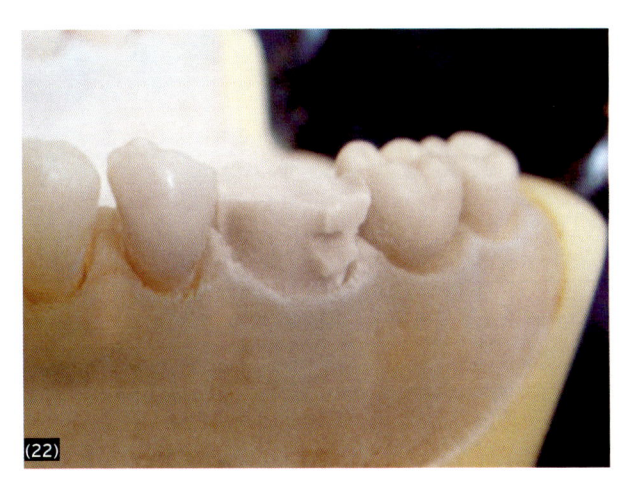

FIGURA 5.2. (21) Posicionamento da broca cilíndrica ogival para desgaste vestibular até a profundidade das canaletas de orientação. Observe como a broca trabalha transversalmente às canaletas, evitando a inscrição de ondulações na superfície desgastada. **(22)** Vista vestibular após o desgaste da metade vestibular mesial do dente, ilustrando o desenvolvimento do perfil de silhueta para guiar a quantidade de estrutura dental desgastada.

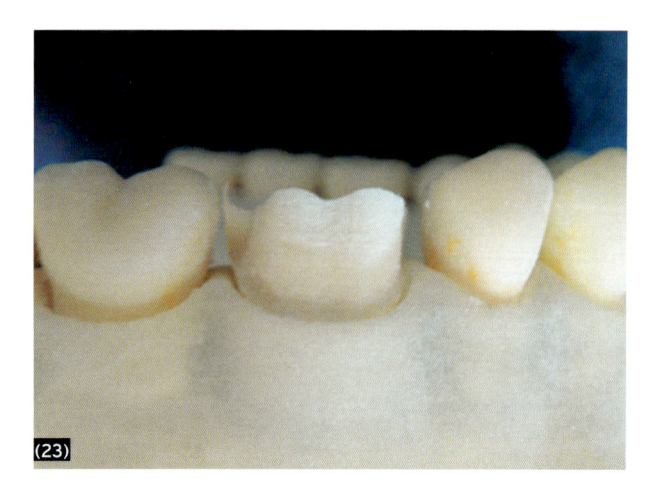

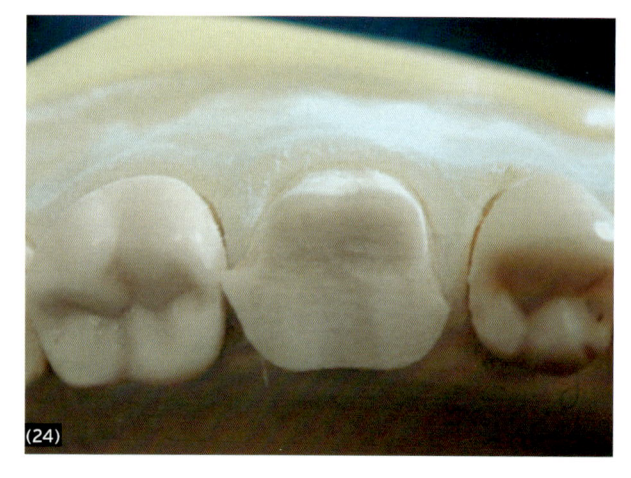

FIGURA 5.2. (23) Características do desgaste completo por vestibular, mostrando o desgaste em um só plano mesiodistal, englobando parte das superfícies proximais com a mesma profundidade. **(24)** Vista oclusal do desgaste efetuado por vestibular. Observe que a inclinação do desgaste foi feita de maneira a eliminar quaisquer possibilidades de retenções para oclusal. Observe a extensão do preparo nas regiões proximais. A convergência dos preparos para oclusal, que é feita automaticamente, deve ser da ordem de 5 a 10º.

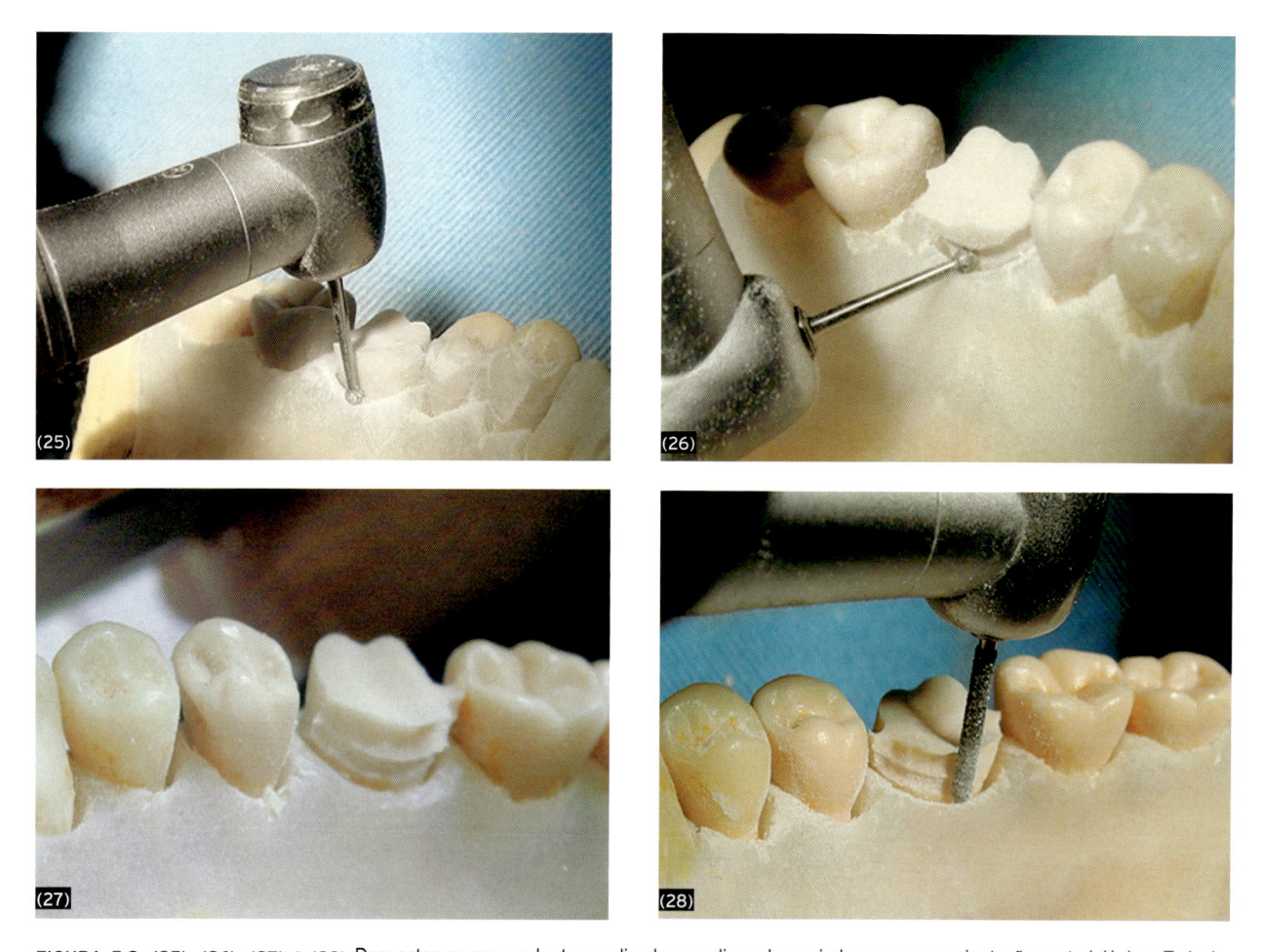

FIGURA 5.2. (25), (26), (27) e **(28)** Desgastes correspondentes realizados por lingual seguindo a mesma orientação metodológica. Todavia, a canaleta mesiodistal faceando a margem gengival deve ter menor espessura, aproximadamente de 1 mm, enquanto a canaleta lingual mais para coronal deve ser mais profunda, da ordem de 1,5 mm ou ligeiramente maior, de modo a eliminar áreas de retenção. Essas quantidades de desgaste estão associadas ao fato de que na região lingual a cinta metálica da infraestrutura deve ser maior em extensão oclusoapical e em espessura, de modo a oferecer maior resistência à deformação do material nas fases laboratoriais seguintes de confecção da prótese. Deve-se considerar que nessas regiões não há qualquer envolvimento estético. Esses desgastes também devem se prolongar nas regiões proximais o quanto possível. Observe, em **(28)**, que a verticalização da broca procura seguir o plano que passe pelo fundo das canaletas de orientação mesiodistais, determinando a convergência oclusal da parede desgastada em torno de 5 a 10º.

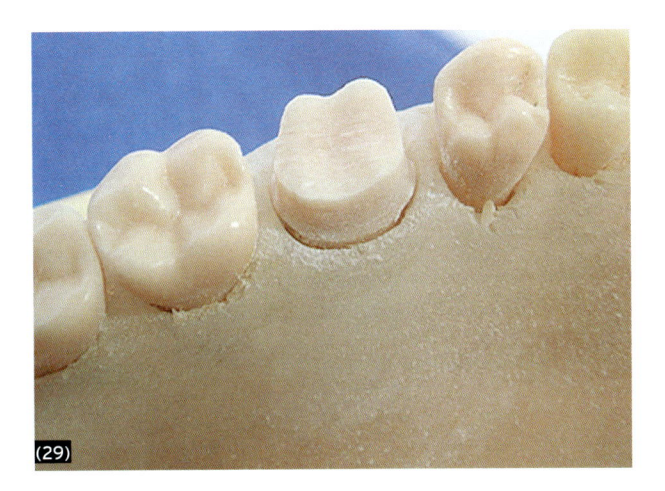

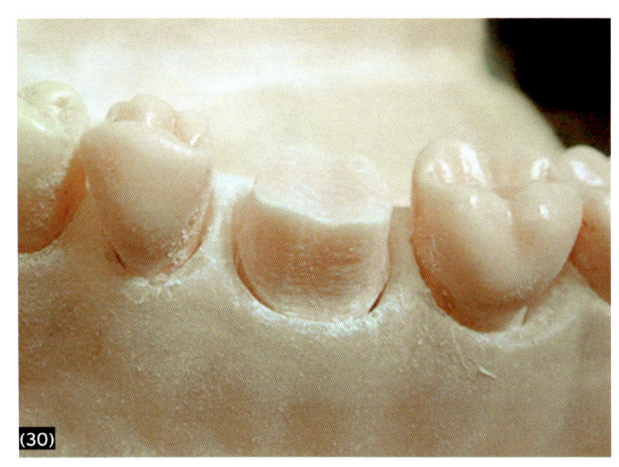

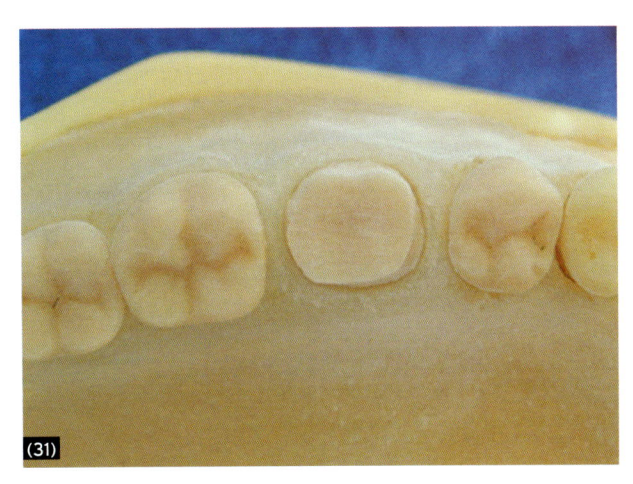

FIGURA 5.2. (29), **(30)** e **(31)** Vistas do preparo até então realizado em diferentes ângulos, para se ter uma ideia da fidelidade da técnica no respeito aos princípios dos preparos protéticos para coroas totais, destacando-se a uniformidade das paredes desgastadas e a convergência mínima das paredes preparadas, de modo a oferecer a retenção friccional adequada às coroas.

FIGURA 5.2. (32) Preparo do bisel oclusal da cúspide funcional, para adequar a espessura da coroa aos movimentos funcionais da mandíbula, mantendo a mesma magnitude de espaço do dente preparado com o antagonista. Esse bisel pode variar de 30 a 45°, dependendo da altura disponível do preparo, de modo a não perder retenção friccional.

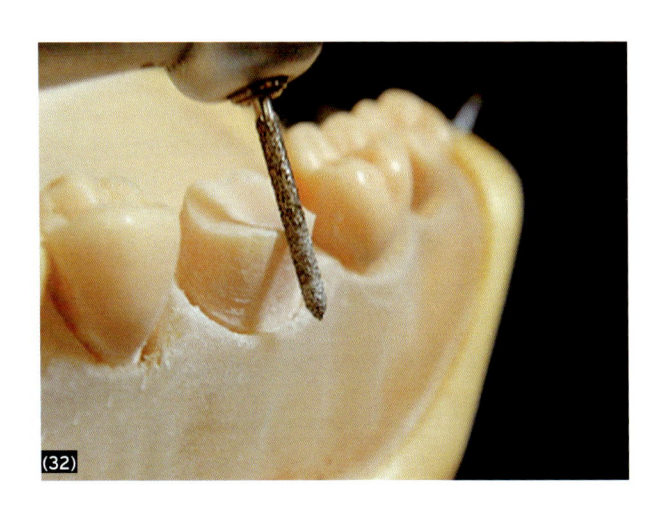

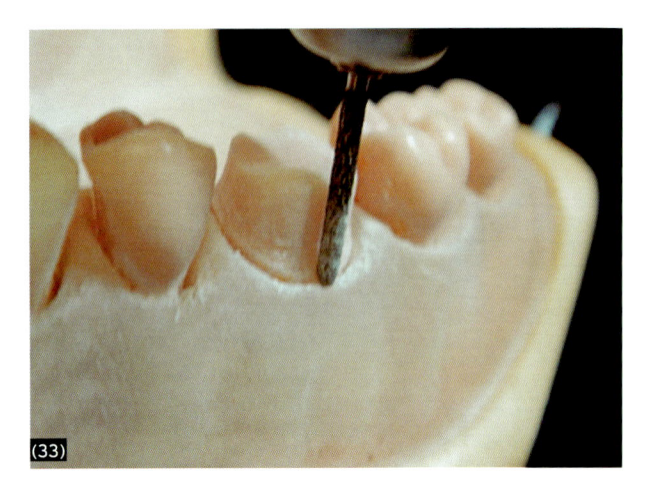

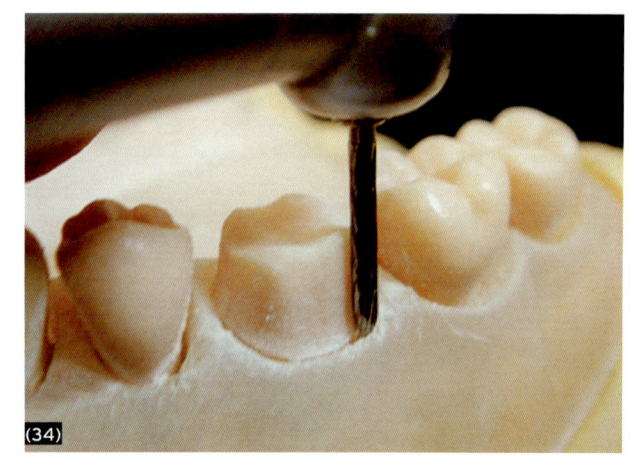

FIGURA 5.2. (33) e **(34)** Extensão do término cervical do preparo para 0,5 mm na região intrassulcular, feito com a fração ogival da broca cilíndrica diamantada e complementado pela broca cilíndrica ogival 12 lâminas, esta trabalhando em toda extensão das diferentes paredes do preparo realizado, para promover o alisamento das paredes.

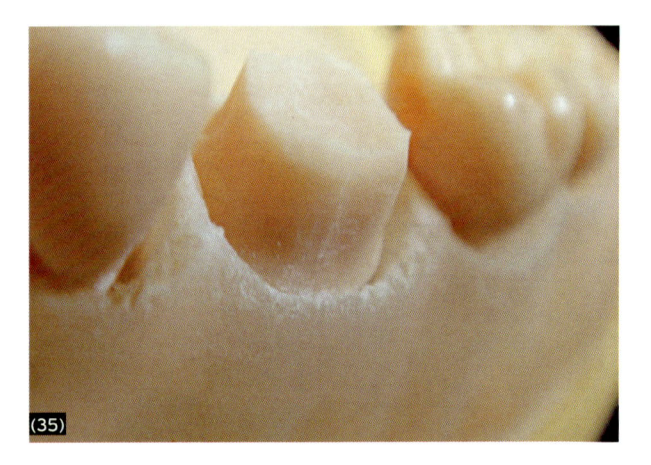

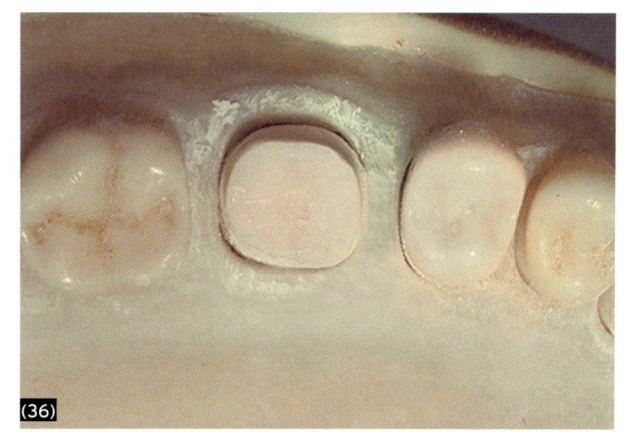

FIGURA 5.2. (35) Vista oclusovestibular do dente preparado, mostrando o término cervical a 0,5 mm na área intrassulcular e a extensão oclusoapical disponível na vestibular e proximal até o nível do bisel da cúspide funcional, além desse próprio bisel. Veja a regularidade das paredes do preparo e o pequeno grau de convergência oclusal dessas paredes, oferecendo retenção friccional máxima à coroa protética. **(36)** Vista oclusal do dente preparado, sendo possível visualizar todo término cervical do preparo devido à convergência oclusal das paredes circundantes preparadas. Entretanto, como se pode denotar, essa convergência é mínima, devendo apenas ser o suficiente para evitar áreas de retenção.

FIGURA 5.2. (37) Vista final do dente 36 preparado, mostrando a sua relação correta com o dente antagonista, obtida automaticamente pelo desenvolvimento da técnica proposta. Veja que em momento nenhum os desgastes foram feitos analisando a sua relação com dentes do arco antagonista.

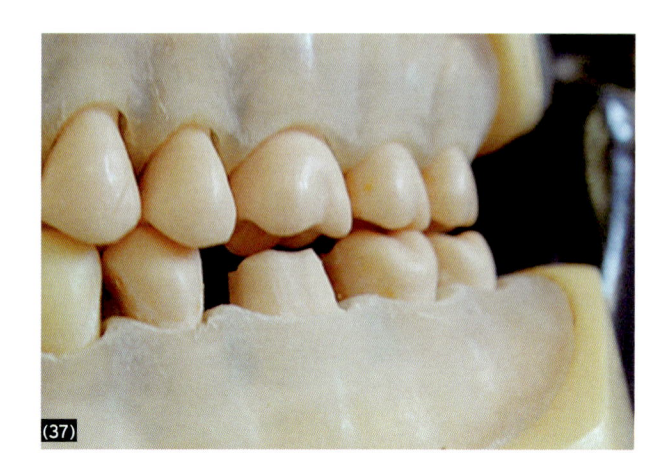

Metodologia da tração coronal | capítulo 5

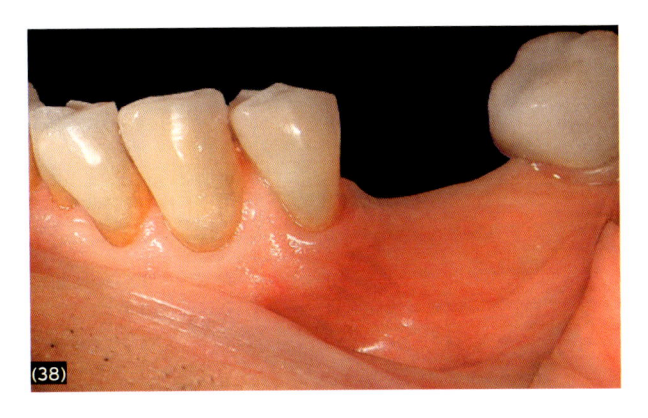

FIGURA 5.2. (38), (39) e (40) Ilustração clínica das relações do 44 no seu arco dental e no inter-relacionamento oclusal, evidenciando condições apropriadas ao preparo para coroa total como suporte de prótese fixa a ser colocada em substituição aos dentes 45 e 46.

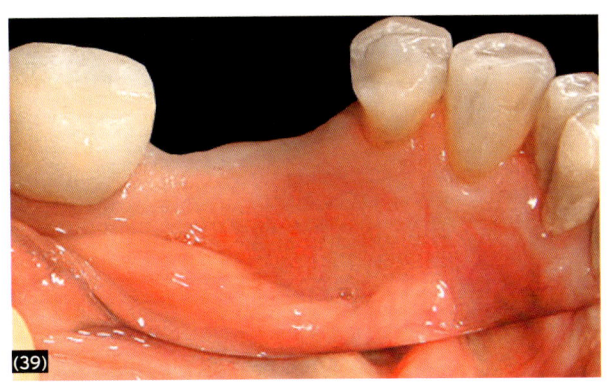

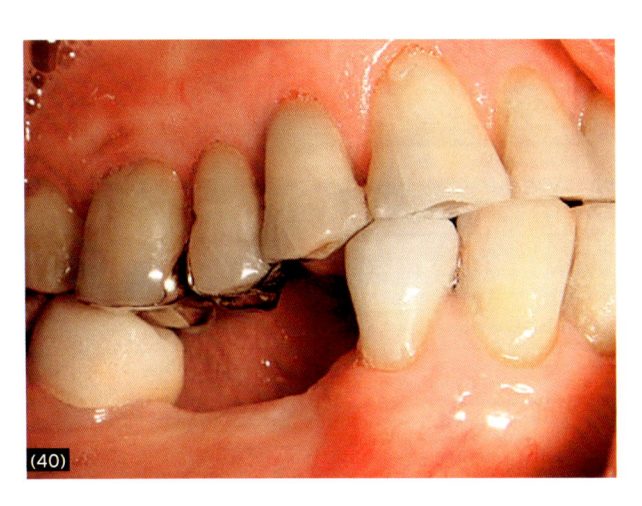

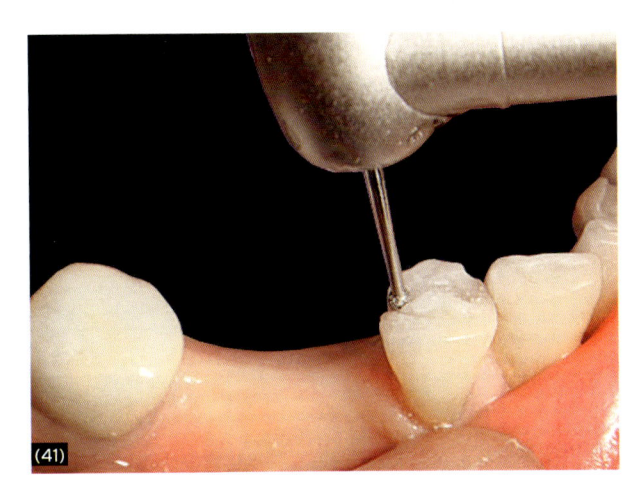

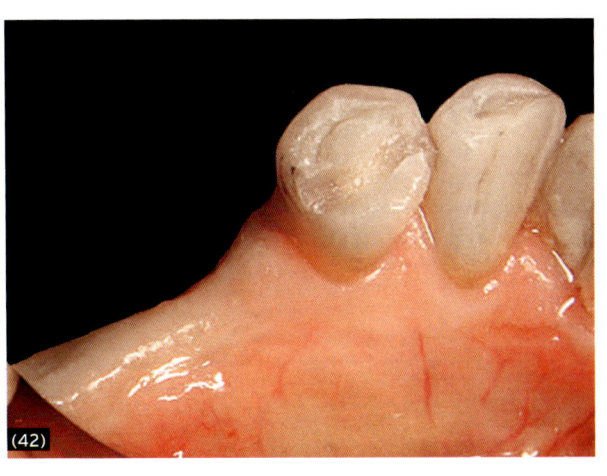

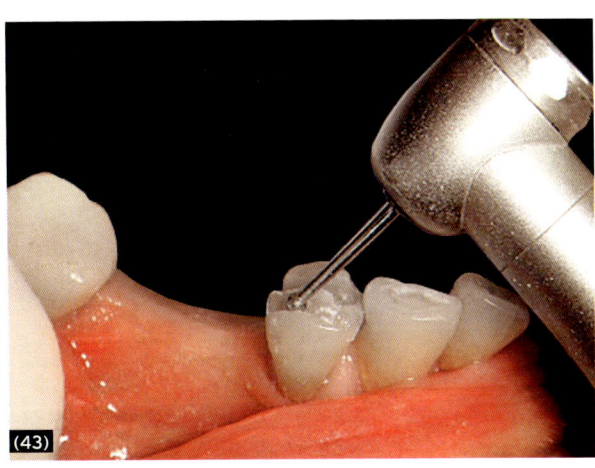

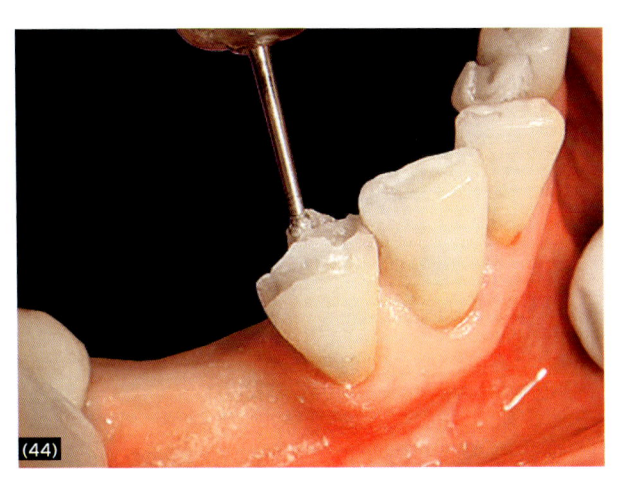

FIGURA 5.2. (41), (42), (43) e (44) Passos na inscrição das canaletas oclusais de orientação da profundidade de desgaste, a ser efetuado para obtenção de camada apropriada do material restaurador para melhor resistência e reprodução correta das características dentais. Todo o diâmetro da broca acompanha uniforme e paralelamente a superfície externa do dente.

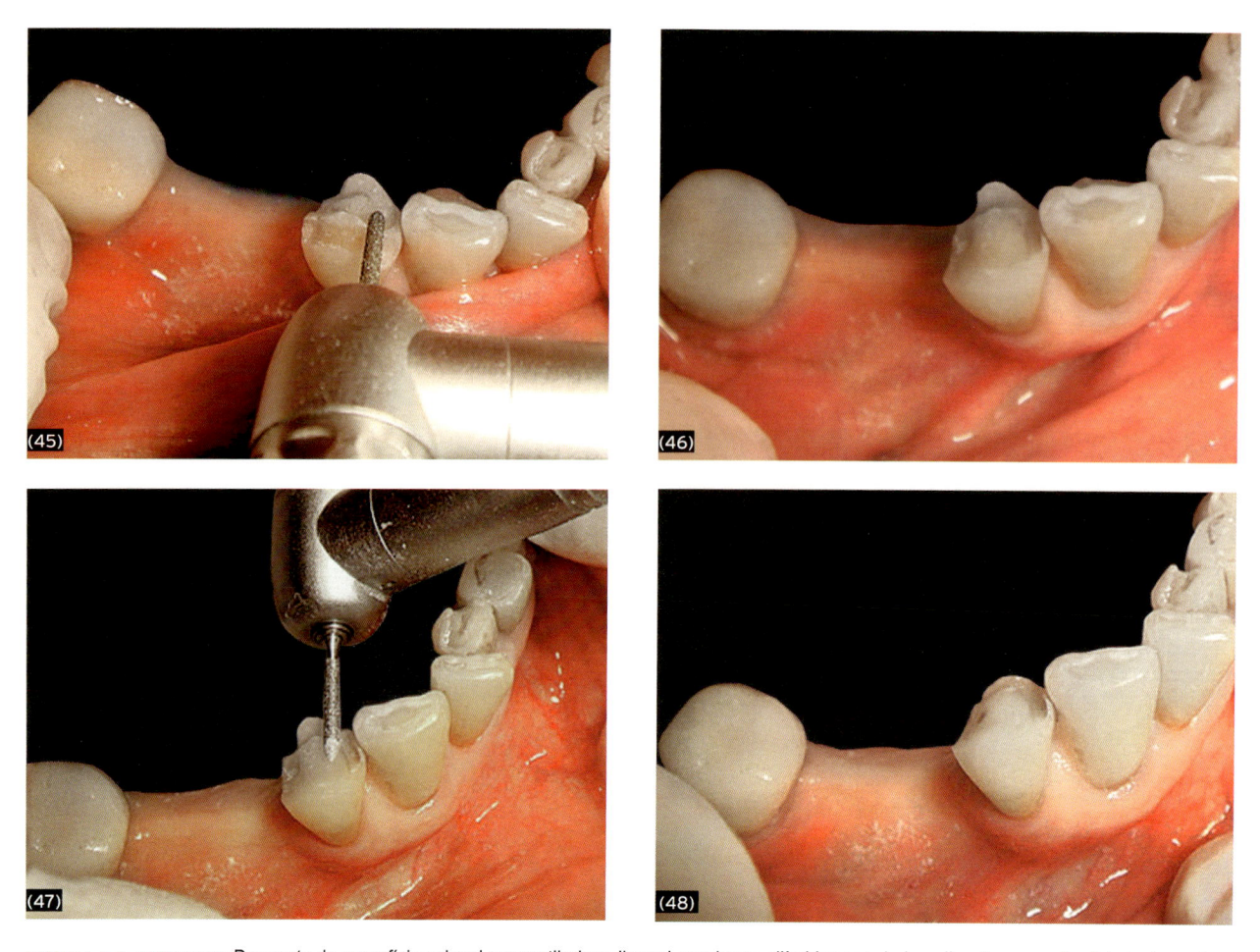

FIGURA 5.2. (45) e **(47)** Desgaste da superfície oclusal por vestibular e lingual com broca cilíndrica seguindo a direção e a profundidade dos sulcos de orientação. **(46)** e **(48)** Vista oclusal após o desgaste proposto, evidenciando como os sulcos de orientação levaram ao desgaste uniforme da estrutura dental, acompanhando as inclinações das vertentes de cúspides. Observe, nas imagens, que pequena fração mesial ficou sem desgaste, para evitar atingir desnecessariamente o dente vizinho com a broca, posto que essa área dental será incluída no desgaste proximal.

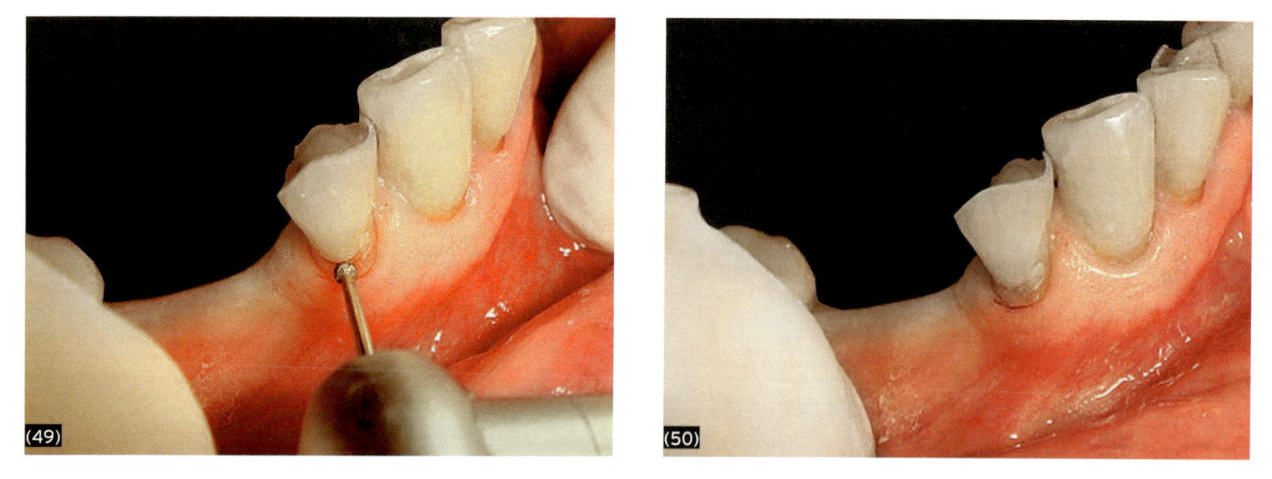

FIGURA 5.2. (49) Inscrição do sulco mesiodistal com broca esférica junto à margem gengival, estendendo-se interproximalmente tanto quanto possível sem atingir os dentes vizinhos. Quando a zona de maior convexidade da coroa encontra-se nesse limite, a broca pode incluir todo o seu diâmetro no preparo, enquanto em áreas de recessão a profundidade do desgaste deve cair para cerca de 1 mm, o que será compensado pela convexidade posterior dada à coroa protética. Ressalte-se que essa convexidade é necessária para proteger a margem e o sulco gengival, de modo que qualquer intenção de realizar o contorno duplo do perfil de emergência deve ter como limite a margem gengival. No entanto, em áreas de grande convexidade cervical o sulco pode ser ligeiramente mais profundo, de modo a possibilitar que as paredes do preparo não fiquem excessivamente expulsivas. **(50)** Vista vestibular após a inscrição do sulco de orientação mesiodistal cervical. A profundidade do desgaste junto à área proximal disponível mantém a profundidade de orientação.

Metodologia da tração coronal | capítulo 5

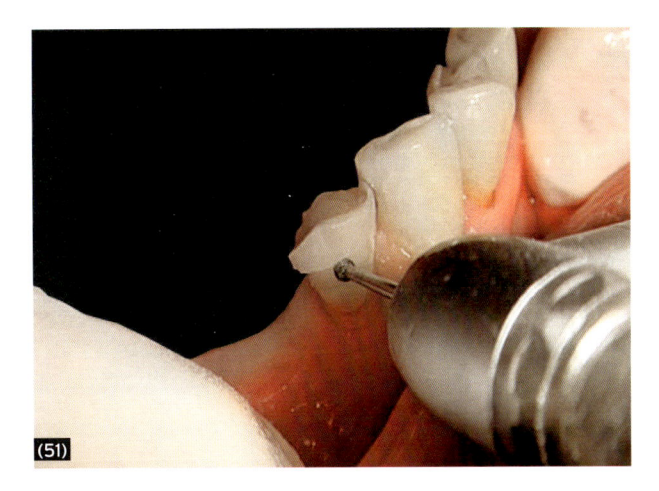

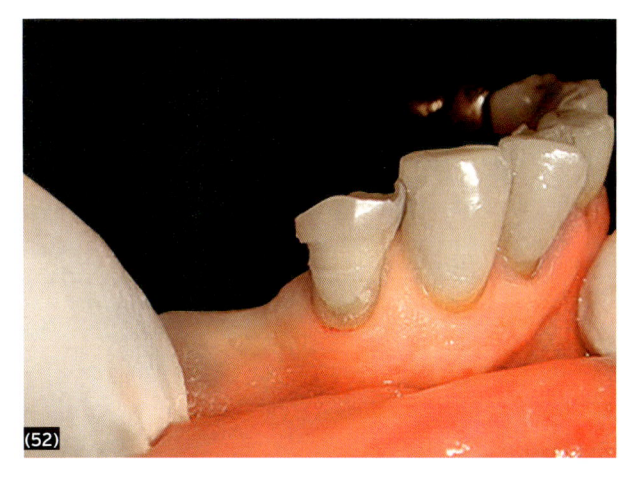

FIGURA 5.2. (51) Inscrição do sulco mesiodistal na região central da coroa, destacando-se a penetração do diâmetro da broca no interior do sulco. Quando o dente apresenta altura suficiente, um terceiro sulco pode ser preparado mais coronalmente. É importante observar que deve haver harmonia entre as profundidades dos sulcos de orientação para que ao final as paredes do preparo estejam com grau de convergência de 5 a 10°, de modo a proporcionar retenção friccional para a coroa. **(52)** Vista vestibular ilustrando a inscrição de dois sulcos de orientação mesiodistais, que servirão como base para a profundidade do desgaste a ser realizado. Como o corte da broca cilíndrica acompanha a direção dos sulcos de orientação, ao atingir a profundidade correta do desgaste, as paredes preparadas não apresentarão ondulações.

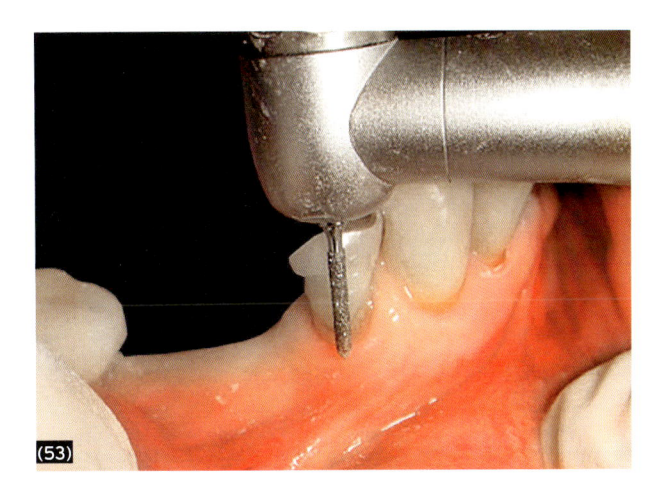

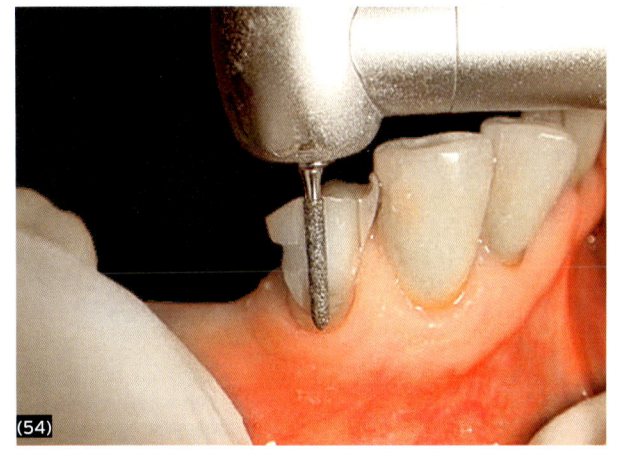

FIGURA 5.2. (53) e (54) Desgaste da superfície vestibular conforme a profundidade dos sulcos de orientação. A broca deve ser direcionada de acordo com o plano vestibular que dê a expulsividade mínima adequada para a obtenção de retenção friccional.

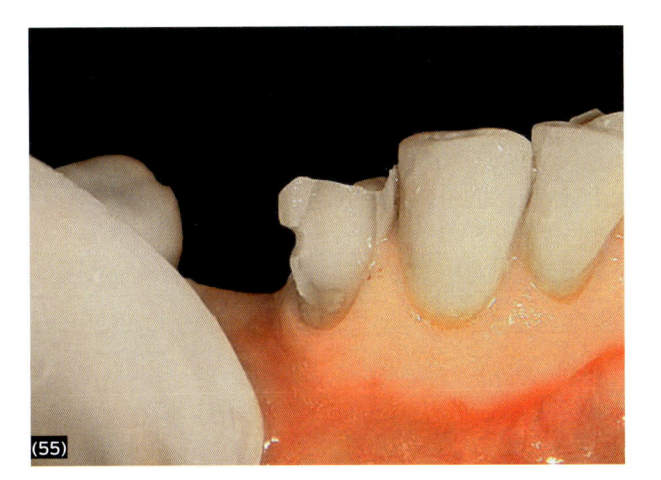

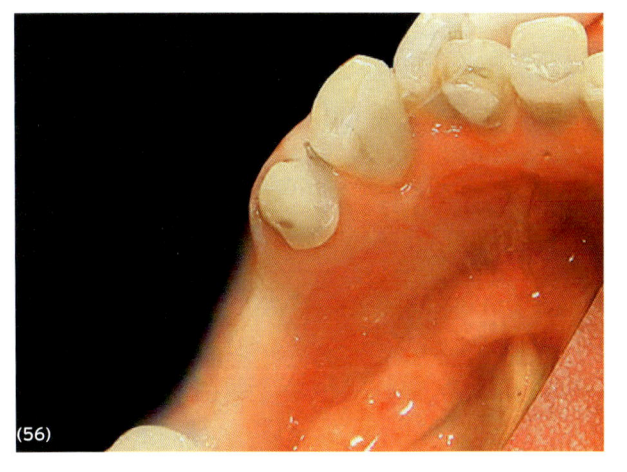

FIGURA 5.2. (55) Vista vestibular após desgaste da metade mesial da coroa, mostrando a uniformidade do desgaste ao atingir a profundidade dos sulcos de orientação. **(56)** Vista oclusal depois de completado o desgaste da superfície vestibular, identificando a convergência mínima da parede vestibular desgastada e mostrando a extensão proximal do desgaste. A metade lingual da coroa ainda não foi desgastada.

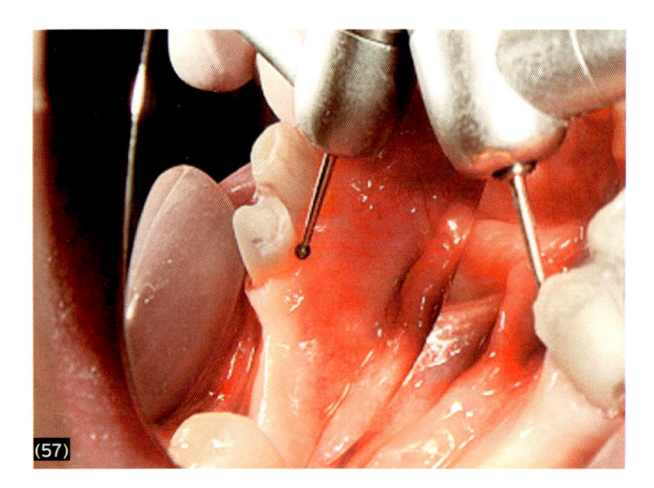

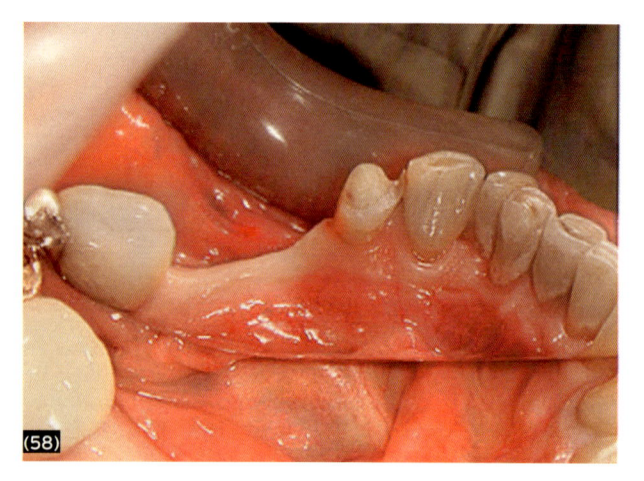

FIGURA 5.2. (57) e **(58)** Preparo do sulco de orientação mesiodistal junto à margem gengival com a broca esférica, à semelhança do preparo por vestibular, exceto pelo fato de que a profundidade do desgaste não deve ultrapassar 1 mm nessa área, dependendo do grau de convexidade do dente.

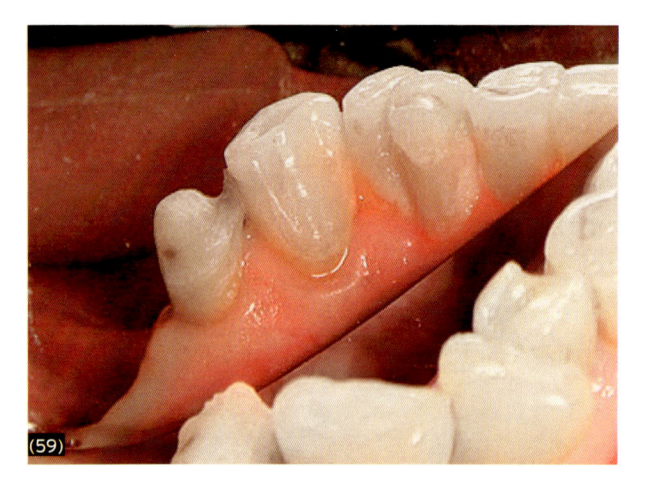

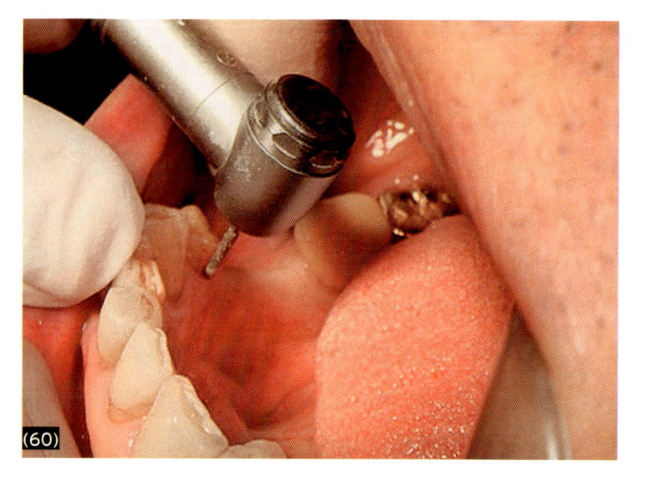

FIGURA 5.2. (59) Vista lingual após o preparo do sulco de orientação mais oclusal, junto à área de maior convexidade do dente por lingual, na qual a profundidade do desgaste pode ser ligeiramente maior para evitar o estabelecimento de zonas retentivas no preparo. Chame-se a atenção para o fato de que as paredes proximais do preparo ainda não foram desgastadas. **(60)** Desgaste da superfície lingual com inclinação compatível com a da parede vestibular, de modo a produzir a convergência correta das paredes até alcançar o fundo dos sulcos de orientação preparados.

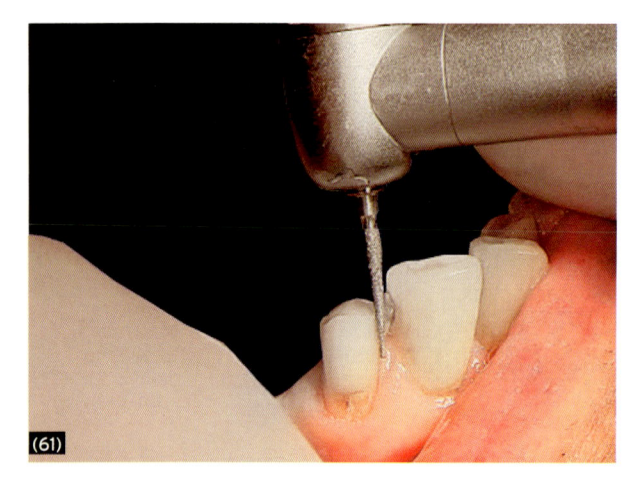

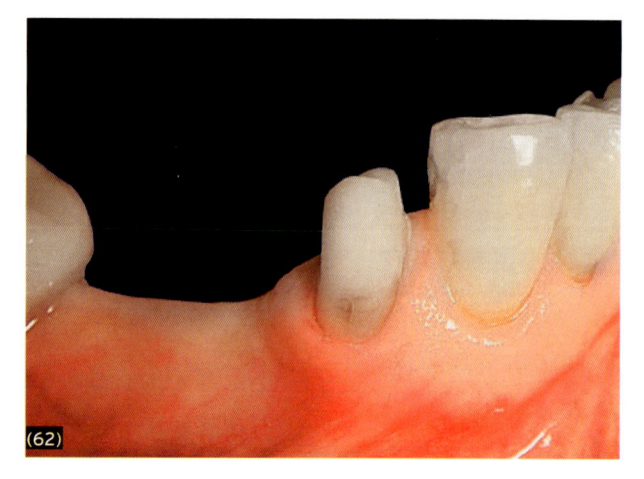

FIGURA 5.2. (61) Desgaste da parede proximal mesial usando broca cônica longa com diâmetro apropriado para não atingir o dente vizinho, abrindo o espaço adequado para trabalhar com a broca cilíndrica de ponta ogival. **(62)** Vista do desgaste feito na parede mesial com inclinação suave para distal, até harmonizar as inclinações dadas às extensões das paredes vestibular e lingual nessa área.

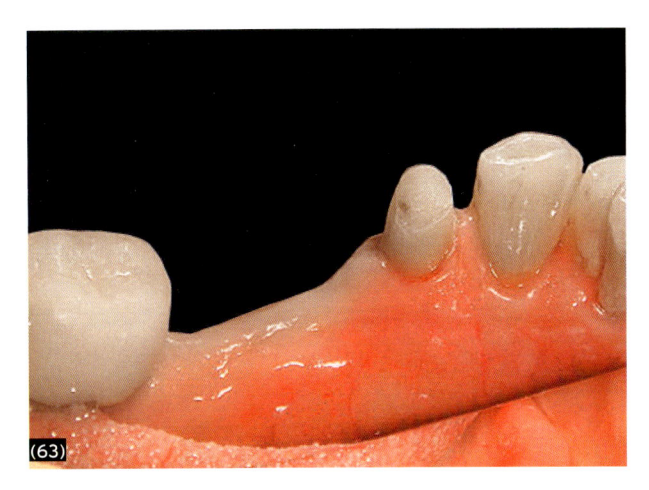

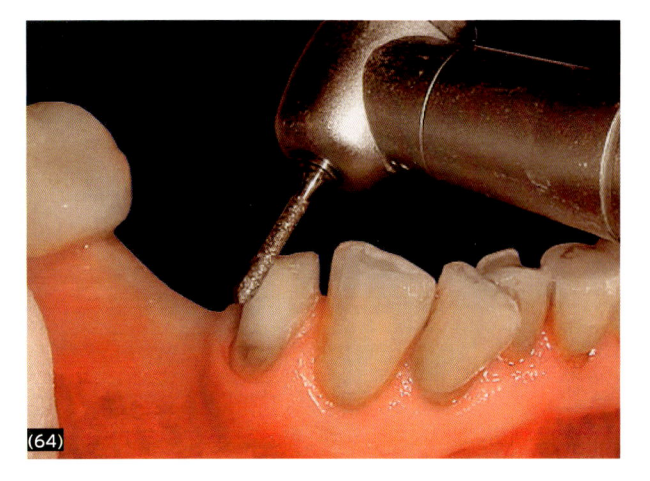

FIGURA 5.2. (63) Vista lingual depois de completada esta fase do preparo com o desgaste da superfície distal, destacando-se a uniformidade do desgaste, sem a inscrição de ondulações e com grau de convergência oclusal mínima entre as paredes correspondentes. **(64)** Realização do desgaste para formação do bisel da cúspide funcional, variável de 30 a 45° conforme a altura disponível do preparo.

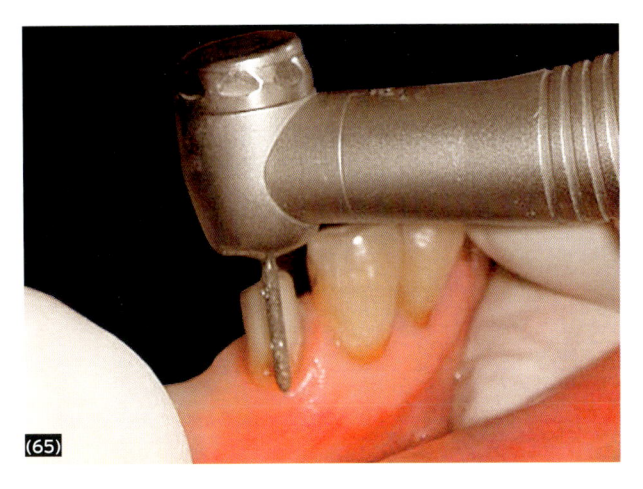

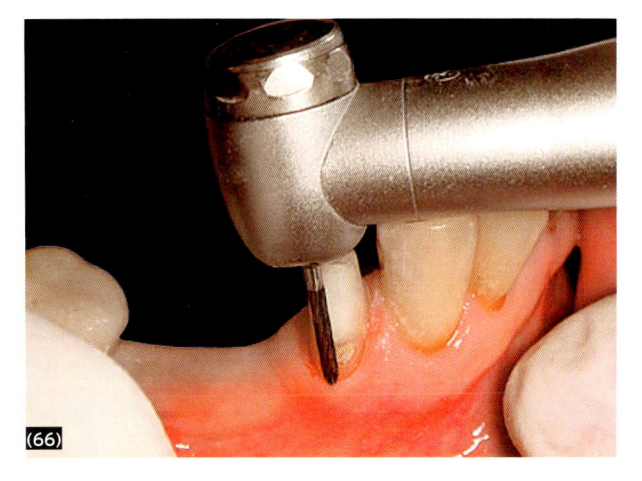

FIGURA 5.2. (65) Uso da broca cilíndrica com ponta ogival para estender o término cervical do preparo em cerca de 0,5 mm no interior do sulco gengival. Relembre-se que a cúpula ogival tem essa dimensão de referência, de modo que é possível trabalhar nessa extensão ou muito próximo a ela, harmonizando com a estética e a saúde periodontal a confecção de uma cinta metálica vestibular de cerca de 0,2 mm. **(66)** Uso da broca de 12 lâminas correspondente para promover o alisamento do preparo, inclusive na área intrassulcular, pois a broca tem a extremidade ogival.

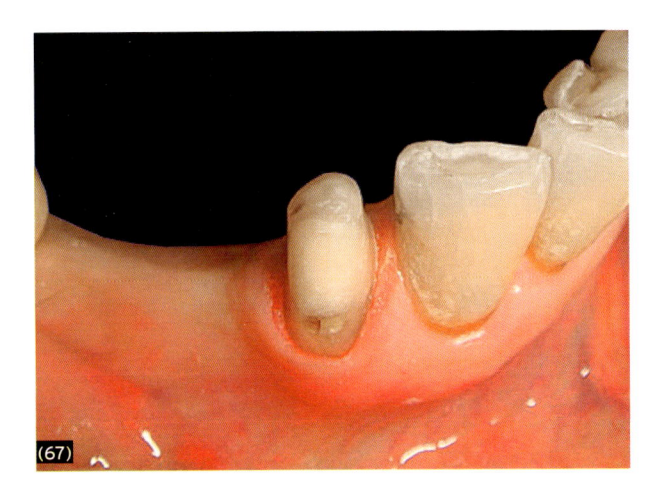

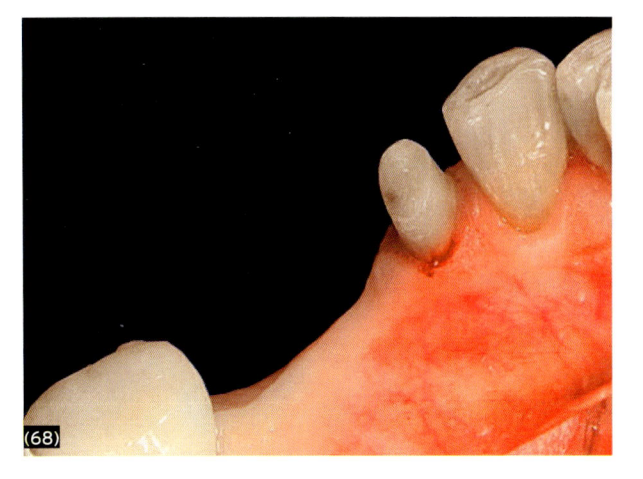

FIGURA 5.2. (67) e **(68)** Vista final vestibular e lingual ilustrando a adequação do preparo da coroa, mantendo superfície de desgaste uniforme em todas as faces dentais e apresentando, na superfície oclusal, inclinações apropriadas de conformidade com as inclinações naturais das vertentes do dente, dando, assim, maior resistência à porcelana, principalmente contra forças de cisalhamento.

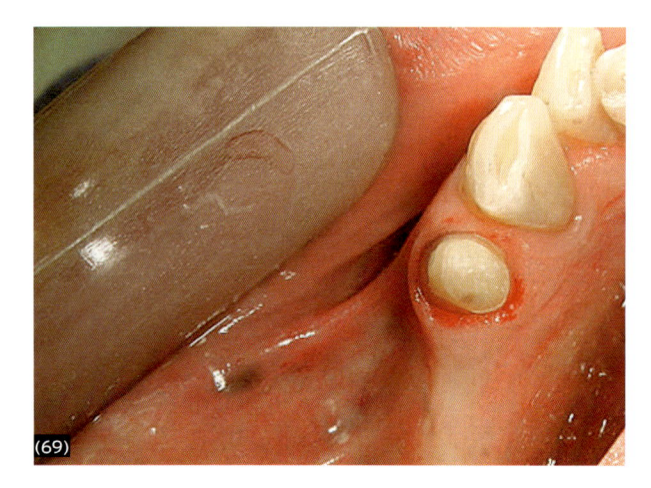

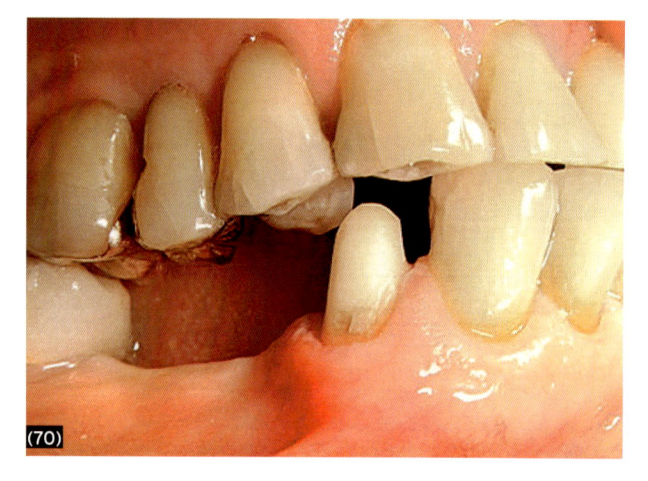

FIGURA 5.2. (69) e **(70)** Características finais do preparo do 44 para coroa total, mostrando não só a convergência adequada das paredes circundantes e o relacionamento correto do dente inferior com o superior após o preparo. Saliente-se que, durante o preparo, não foi feito nenhum esforço para analisar essa relação, tendo ela sido estabelecida essencialmente a partir do protocolo desenvolvido para o preparo de dentes para coroa total.

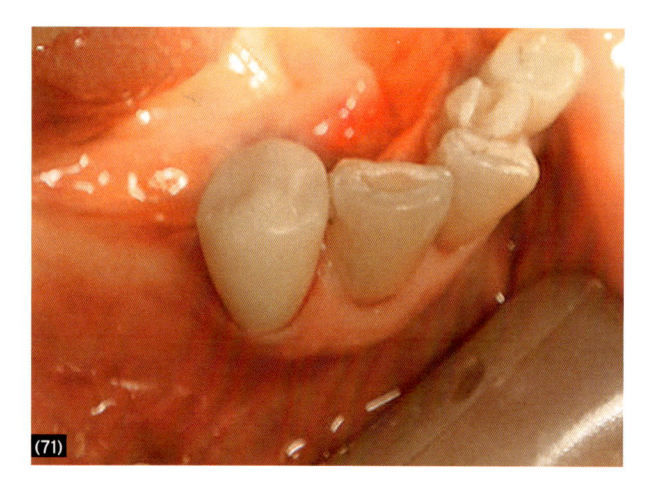

FIGURA 5.2. (71) e **(72)** Ilustração da coroa provisória confeccionada em resina acrílica autopolimerizável imediatamente após o término do preparo, sendo possível vislumbrar a escultura oclusal compatível com as características da coroa original e o relacionamento oclusal estabelecido.

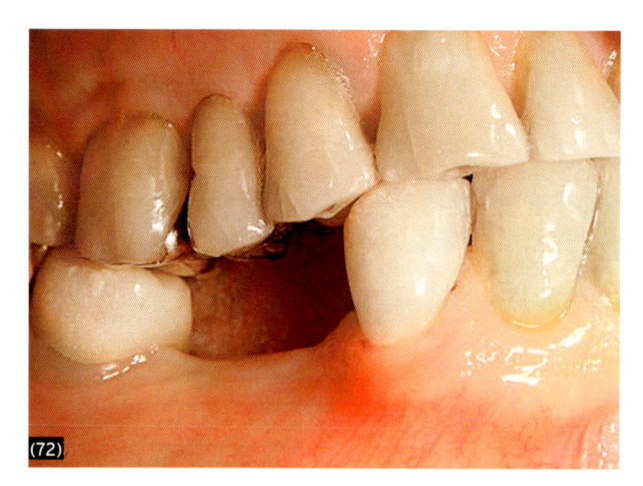

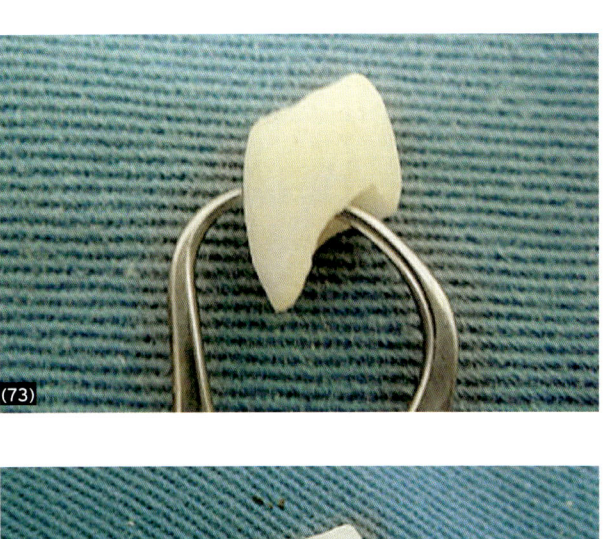

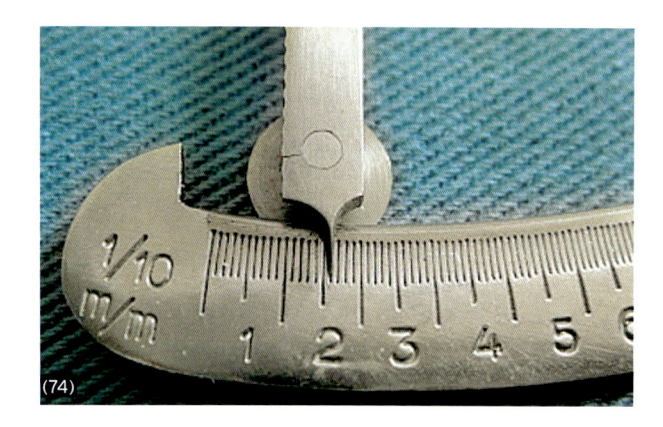

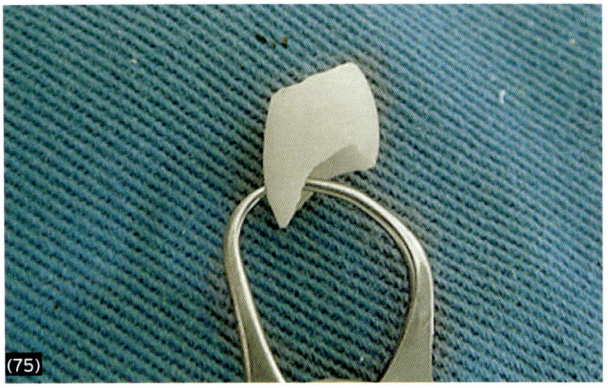

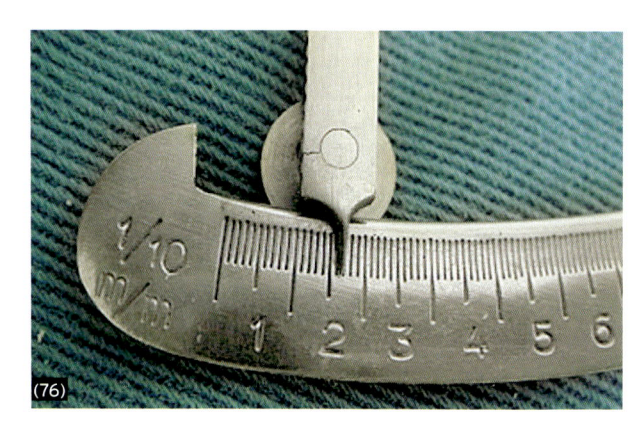

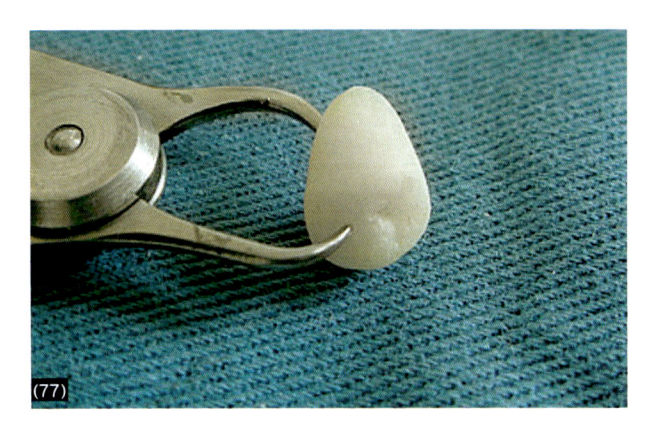

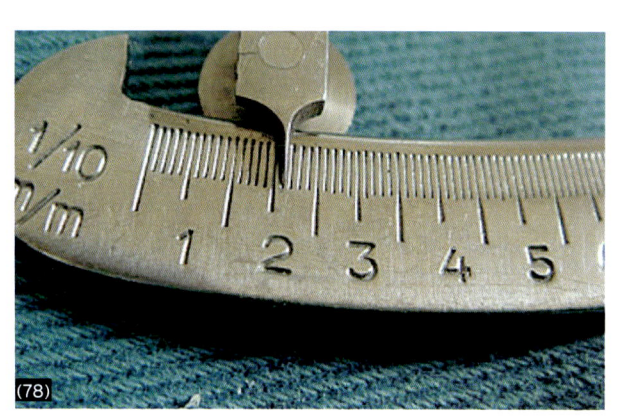

FIGURA 5.2. (73) e **(74)**, **(75)** e **(76)** e **(77)** e **(78)** Mensuração da espessura da coroa provisória em diferentes áreas, mostrando que em cada uma delas foram obtidas as espessuras correspondentes.

PRINCÍPIOS DA TRAÇÃO CORONAL RÁPIDA

CAPÍTULO 6

O mecanismo da tração coronal rápida deve ser empregado quando o comprometimento das distâncias biológicas ocorrer por envolvimento dental, de tal sorte que o propósito básico do movimento seja o de extruir apenas o dente em questão, tirando-o para fora do alvéolo o suficiente para que se tenha estrutura supraóssea saudável de dentina ou cemento de 2 a 3 mm para o restabelecimento da saúde periodontal.

Para sua execução, independentemente do tipo de aparelho ortodôntico empregado, deve-se deixar uma área livre disponível de 2 a 3 mm para o movimento do dente, não importando qual o tempo despendido para tanto. Quando for necessário movimento extrusivo adicional, um intervalo para acomodação tecidual de 3 a 5 dias deve ser então estabelecido, durante o qual o dente é mantido em posição estável. Após esse período, segue-se nova ativação do movimento ortodôntico, abrindo-se, para tanto, novo vão livre disponível para o movimento por desgaste preferencial do dente envolvido, ou mesmo da placa, se necessário. Quanto menos críticas as situações que possam pôr em risco a integridade do dente durante e após o movimento, maior a extensão do movimento dental e menor o tempo de acomodação tecidual. Essa orientação metodológica deve ser assim seguida até completar a extensão do movimento programado para o restabelecimento das distâncias biológicas.

Considerando-se que as distâncias biológicas a serem restabelecidas referem-se, conforme proposição de Maynard e Wilson[2], às dimensões fisiológicas superficial (zona de mucosa ceratinizada), sulcular (zona do sulco gengival histológico) e subsulcular (área do epitélio juncional e de inserção conjuntiva) e tendo presente as proposições de Carmichael, Apse, Zarb e McCulloch[17], Gargiulo, Wentz e Orban[23], Lang e Löe[55], Listgarten[38] e Tarnow e colaboradores[30], é aceitável que a dimensão adequada mínima para a mucosa ceratinizada é de 2 mm, enquanto que as demais dimensões giram ao redor de 0,2 a 0,7 mm para o sulco gengival e 1 a 1,5 mm para cada uma das outras. Assim sendo, a quantidade adequada de estrutura dental a ser colocada para fora do nível ósseo atual é da ordem de 2 a 3 mm, extensão esta que se conformaria à dimensão fisiológica subsulcular necessária para o estabelecimento de saúde periodontal e, por isso, considerada sagrada por Waal e Castellucci.[3]

Dessa forma, a extensão total do movimento para cada caso deve ser calculada como sendo correspondente à soma da extensão do movimento necessário para nivelar a área de envolvimento dental em relação à crista óssea mais a extensão do movimento para colocar a fração mais apical da área de envolvimento dental 2 a 3 mm coronalmente ao nível da crista óssea. Com isso, pode-se prever o tempo aproximado de duração total do movimento da seguinte maneira: a etapa inicial do movimento é calculada em torno de 7 a 10 dias, seguida por 3 a 5 dias de intermitência e, a seguir, por intervalos de movimentação ativa com duração de 3 a 6 dias, acompanhados por 3 a 5 dias de intermitência e assim por diante. Portanto, um movimento total de 6 mm requer, aproximadamente, período de tempo mínimo de 13 a 16 dias e máximo de 18 a 21 dias, considerando-se que em cada etapa ocorre 3 mm de extensão de movimento. Para a mesma extensão total de movimento em frações de 2 mm para cada etapa, a duração total mínima é de 19 a 22 dias e máxima de 29 a 32 dias. Nos casos de reconstrução protética por núcleos, deve-se incluir o tempo necessário para produzir o movimento adicional de 2 a 3 mm, necessário para estojar o núcleo, conferindo o efeito de abraçadeira. Evidentemente, em casos críticos a decisão de incluir ou não essa extensão adicional do movimento, total ou parcialmente, fica sujeita à avaliação do profissional quanto aos riscos de fratura ou não do dente envolvido e o quanto essa decisão influiria no suporte periodontal do dente e na relação coroa clínica/raiz clínica na nova posição.

Após a movimentação necessária, os dentes devem ser estabilizados em posição, durante período de 4 meses, por meio de aparelhos de contenção apropriados, ora sob a forma de amarrilho com fio de aço e acrílico, ora com coroas protéticas provisórias e outros. Posteriormente, devem ser submetidos a procedimento periodontal cirúrgico e reabilitação protética, conforme comentado no capítulo anterior.

APRESENTAÇÃO DE CASOS CLÍNICOS

Caso clínico 1 (Figura 6.1)

Descrição: a paciente apresentou-se com destruição extensa da coroa e raiz do dente 13 por cárie, envolvendo a superfície dental até as proximidades da crista óssea (Figuras 6.1 (1), (2) e (3)). O dente foi submetido a tratamento endodôntico e recebeu então a colocação de núcleo metálico, no qual foi preparada cavidade circular por vestibular, com cerca de 1 mm de diâmetro x 1 mm de profundidade. Em modelos montados em articulador, confeccionou-se uma placa de mordida recobrindo a superfície oclusal de todos os dentes maxilares e estendendo-se pela zona expulsiva das superfícies vestibulares e palatinas desses dentes. A extensão da placa foi definida de maneira que ficasse estável na boca da paciente. Retorceu-se um fio ortodôntico de 0,8 mm de diâmetro em forma de mola circular, a qual por uma de suas extremidades foi fixada à placa de mordida na região dos dentes 14 e 15, que não estavam presentes. O outro braço da mola foi estendido para mesial em direção oblíqua para coronal, de modo que, estando o conjunto em posição na boca da paciente, esse braço mesial, quando inativo, situava-se cerca de 5 mm coronalmente à cavidade confeccionada no núcleo, vestibularmente a este. A extremidade desse braço foi dobrada em ângulo reto em direção ao núcleo e de forma tal que, ao encaixá-la na cavidade circular preparada no núcleo, ficasse ativada uma força de tração coronal do dente em questão. Da superfície oclusal do núcleo até a placa de mordida, deixou-se vão livre de 2 mm, percorrido num período de cerca de 9 dias, após o que o dente foi mantido estável por 5 dias. Seguiu-se nova movimentação de 3 mm de extensão, para o que se abriu novo vão livre correspondente. Saliente-se que a mola ortodôntica já se encontrava ativada e não vinha exercendo sua ação no período de repouso somente porque o núcleo havia encontrado o *stop* da placa (Figuras 6.1 (4) e (5)). O movimento nessa segunda fase foi mais rápido que na primeira, completando-se em cerca de 6 dias, quando o dente foi então estabilizado por meio de contenção temporária com amarrilho de fio de aço e acrílico, e assim mantido durante 4 meses.

Pôde-se observar nitidamente que o dente 13 experimentou extrusão efetiva, chegando a deixar a fração cervical da raiz para fora do nível ósseo, em extensão correspondente à necessária para reconstrução das distâncias biológicas do periodonto marginal. A borda cervical do preparo ficou aproximadamente a 1 mm da margem gengival na região intrassulcular evidenciando a diminuição significativa de 4 mm na profundidade do sulco gengival. Não se observou mudança no nível da união mucogengival do que se depreendeu que houve aumento efetivo na quantidade de mucosa ceratinizada (Figura 6.1 (6)). Alguma formação óssea foi detectada radiograficamente nas regiões proximais no nível da crista óssea e no ápice, no sentido do movimento dental (Figura 6.1 (7)).

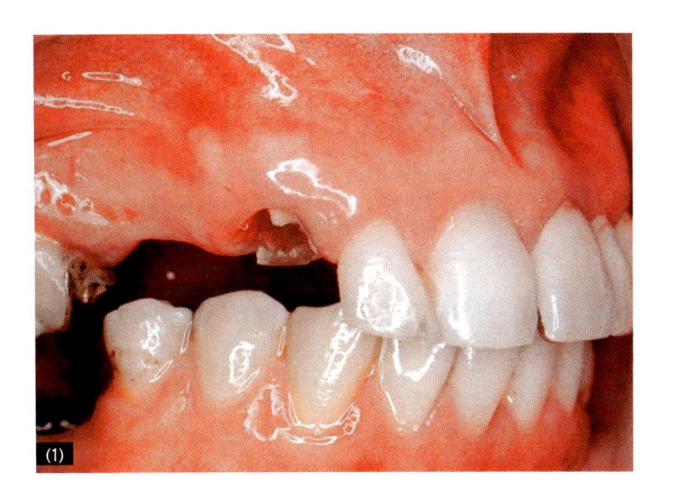

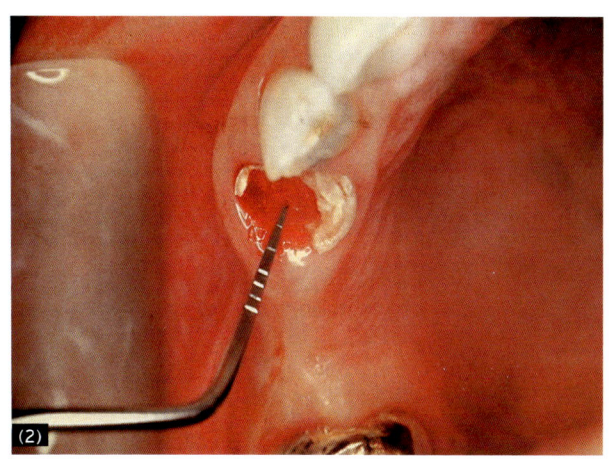

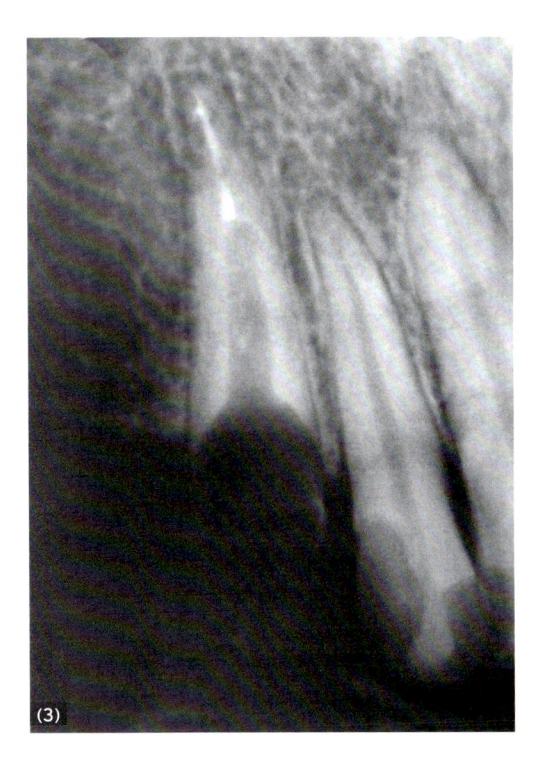

FIGURA 6.1. (1) e (2) Vista vestibular e oclusal caracterizando a invasão das distâncias biológicas do periodonto marginal por cárie no dente 13. Observe que a área da cárie encontra-se a 5 mm subgengivalmente. (3) Radiograficamente, pode ser identificada a destruição dental no nível da crista óssea, porém, é possível observar remanescente dental com raiz clínica adequada.

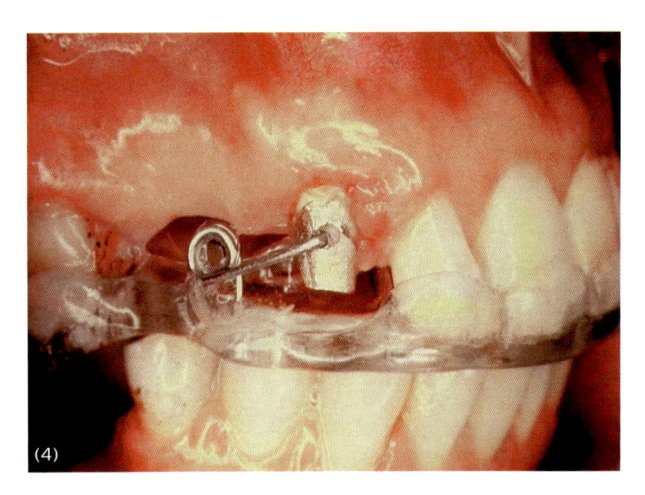

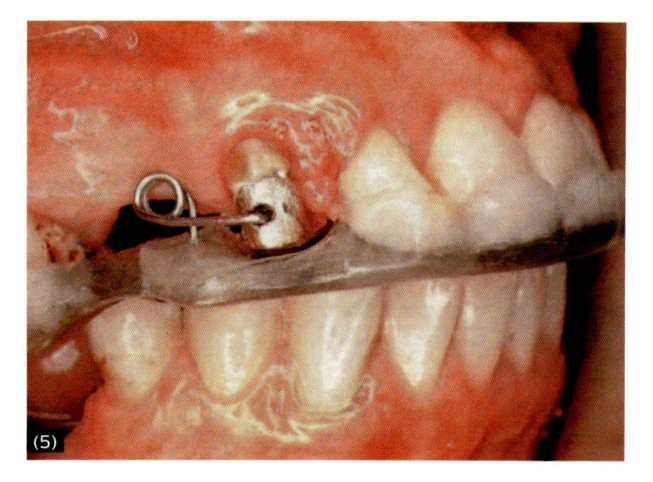

FIGURA 6.1. (4) Ilustração da placa de mordida em posição, contendo mola em fio de aço para promover a movimentação do dente. Na situação em questão, a mola encontra-se ativada, e o espaço livre para movimentação foi da ordem de 2 mm. Em **(5)**, é possível visualizar o movimento dental realizado, estando o núcleo em contato com a placa de mordida e o braço ativo da mola em posição horizontal.

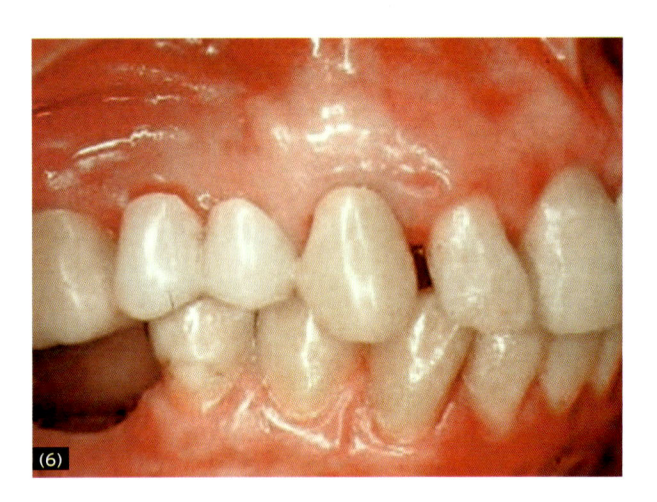

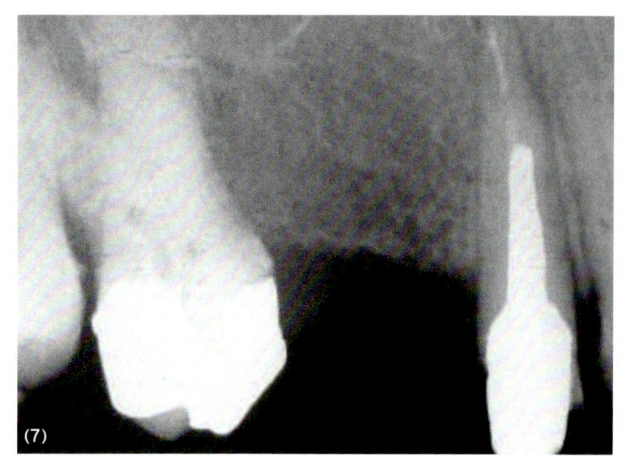

FIGURA 6.1. (6) Ilustração da posição final do dente 13 por vestibular, após a colocação de coroas provisórias, evidenciando aparência saudável da gengiva. **(7)** Vista radiográfica na qual se pode notar que a estrutura dental saudável necessária à reconstrução das distâncias biológicas encontra-se em posição supraóssea, alcançada pelo movimento ortodôntico, sem que se observasse aposição óssea cristal proporcional, ou seja, uma fração da raiz do dente foi exteriorizada do ambiente intraósseo.

Caso clínico 2 (Figura 6.2)

Descrição: neste caso, pôde-se detectar a presença de cárie recidivante na região da parede distocervical de uma restauração MOD a amálgama no dente 36, aproximadamente 3 mm apical à margem gengival e 1 mm coronalmente ao nível ósseo, o qual foi tido como apresentando desnível apical de 1 mm. Nas Figuras 6.2 (1) e (2), pode-se observar a metodologia empregada para realizar a tração coronal do dente 36, constando da confecção de duas bandas ortodônticas, uma no dente 35 e outra no 37, unidas entre si por alças de fio de aço de 0,8 mm, soldadas às bandas uma por vestibular e outra por lingual. Na região correspondente à área central do dente 36, soldou-se uma alça às anteriores, disposta transversalmente a estas e de maneira a guardar vão livre de 3 mm em relação à superfície oclusal do dente 36. No canal distal desse dente, fixou-se um fio de aço retentivo com cimento à base de fosfato de zinco, cuja extremidade livre foi dobrada em forma de argola. Um fio de aço ortodôntico de 0,10 mm enlaçou a argola e a alça transversal, sendo então retorcido na região coronal desta, até que o paciente pudesse sentir claramente a força de tração aplicada ao dente 36. A cada 2 dias, o fio de 0,10 mm foi tracionado de modo a apresentar folga no enlaçamento ao fio principal, quando então foi novamente retorcido até que o paciente voltasse a sentir a força de tração ativa no dente. O movimento total teve duração aproximada de 18 a 20 dias, após o que o dente foi estabilizado durante 4 meses com o próprio aparelho de tracionamento.

A tração coronal do dente 36 resultou na sua extrusão, de modo que a fração necessária para reconstrução das distâncias biológicas emergiu para fora do osso, como apresentado nas Figuras 6.2 (3) e (4). Foi interessante a observação de que houve formação de algum osso além do nível pré-existente da crista óssea do dente 37, o que emprestou característica de obliquidade à crista óssea nessa área, resultando em ligeiro aumento da profundidade clínica do sulco gengival do dente 37 e diminuição na do 36. A margem gengival apresentou tendência de acompanhar o movimento dental, mostrando-se coronalmente situada em relação à sua posição antes do tracionamento. Foi notável também o fato de não se ter processado exposição clínica da bifurcação do 36, onde de resto se observou neoformação óssea radiograficamente. Após o período de contenção de 4 meses já se pôde evidenciar até mesmo a condensação óssea da lâmina dura na área distal anteriormente comprometida, além do restabelecimento das características radiográficas de normalidade periodontal, não se tendo notado alteração no nível da união mucogengival (Figuras 6.2 (1), (3) e (4)).

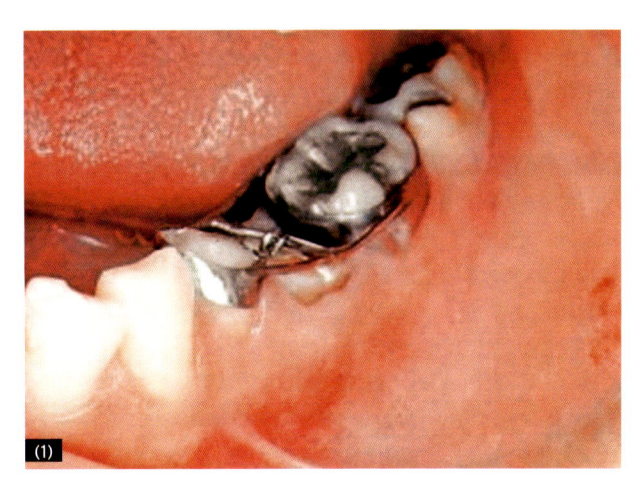

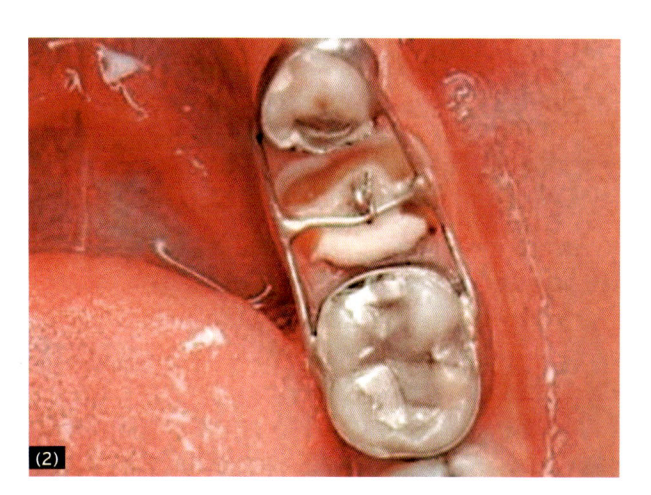

FIGURA 6.2. (1) Vista clínica vestibular e (2) vista clínica oclusal ilustrando a metodologia idealizada para tracionamento do dente 36 devido à invasão das distâncias biológicas na região distal por cárie. Observe que às bandas nos dentes 35 e 37 foram soldadas alças vestibular e lingual, que serviram como suporte para soldar outra alça, transversal a elas e passando pelo centro do 36, enquanto um pino retentivo foi cimentado no canal distal, tendo em sua extremidade oclusal livre a forma de alça em U vestibulolingual, recurvada para apical e que ficou afastada 3 mm do contato com a alça transversal oclusal. Um fio de aço de 0,10 mm de diâmetro foi utilizado para realizar o movimento, enlaçando a alça em U e a alça transversal e sendo retorcido a cada 2 dias até produzir o contato da alça em U com a alça transversal.

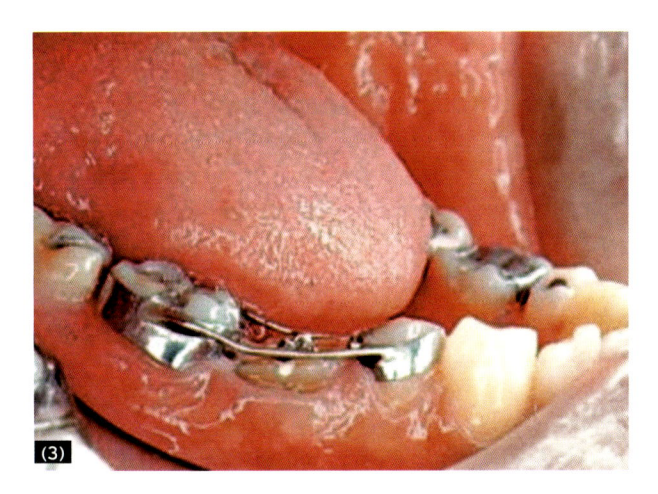

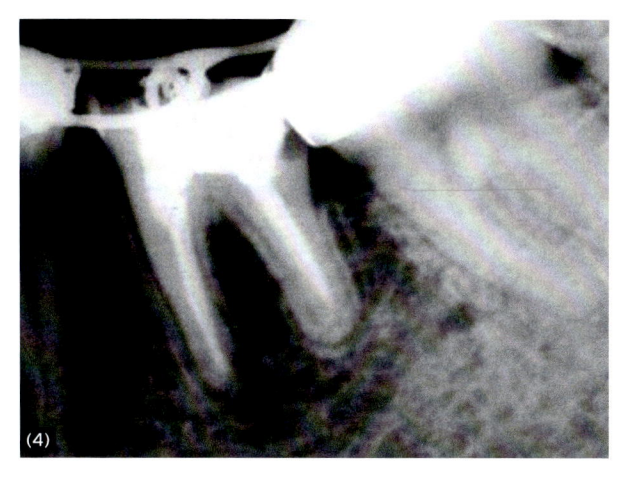

FIGURA 6.2. Durante o movimento, foi possível observar que o nível da margem gengival do dente 35 ao 37, uniforme antes do movimento, experimentou migração coronal da margem gengival do 36, produzindo desnivelamento dessa margem após o movimento (Figuras 6.2 (1) e (3)). (4) Imagem radiográfica após 4 meses de contenção, sugestiva de alguma aposição óssea cristal por mesial e distal, podendo-se antever que o mesmo deve ter se processado nas demais áreas cristais, inclusive na crista óssea inter-radicular, pois não há sinais radiográficos sugestivos de exposição da bifurcação. Observe a recomposição da lâmina dura e da largura do espaço do ligamento periodontal.

Caso clínico 3 (Figura 6.3)

Descrição: a paciente apresentou-se com recidiva de cárie na região mesiocervical do dente 12, situando-se profundamente na região subgengival, a ponto de se optar por exercer a tração coronal numa extensão de 5 mm. Para tanto, os modelos superior e inferior foram montados em articulador semiajustável, delineou-se a zona equatorial dos dentes de forma visual e encerou-se a placa de mordida na área expulsiva dos dentes superiores, procurando estabelecer relação oclusal harmônica. O padrão de cera foi incluído em mufla e a prensagem e o cozimento de resina acrílica termicamente ativada foram realizados. A placa acrílica de mordida obtida foi inicialmente adaptada ao modelo superior, permitindo algum refinamento da relação oclusal no articulador. A seguir, procedeu-se sua adaptação e ajuste oclusal na boca do paciente, procurando manter a espessura da placa dentro dos limites do espaço funcional livre. Por técnicas usuais, o dente 12 foi preparado para coroa total e pôde, assim, receber a colocação de coroa provisória em resina acrílica ativada quimicamente. Na região cervical mediana vestibular e na região correspondente lingual, foram acrescentados pinos de resina suficientemente pequenos para não lesar os tecidos moles e com curvatura para apical. A superfície incisal do dente 12 foi desgastada o suficiente para deixar um vão livre de 2 mm em relação à placa de mordida. Estando a coroa provisória cimentada temporariamente no dente 12, a placa de mordida foi assentada em posição e, então, com elástico ortodôntico *heavy pull*, enlaçou-se o pino cervical de resina por vestibular, passando-o para lingual oclusalmente à placa de mordida e, a seguir, enlaçando o pino cervical de resina por lingual. Dessa maneira, o dente pôde ser tracionado axialmente para coronal. Como a passagem do elástico ortodôntico por oclusal da placa coincidiu com a região de contato oclusal do dente inferior oponente, por desgaste foram criadas duas canaletas vestibulolinguais contíguas na porção oclusal da placa, as quais alojaram as duas frações do elástico ortodôntico. Essa norma foi seguida para os demais casos, sempre que houvesse influência no contato oclusal. Vários elásticos ortodônticos foram cedidos ao paciente, que ficou com a incumbência de trocar o elástico em uso a cada 2 dias. Tão logo o paciente percebesse o contato da superfície oclusal da coroa com a placa, deveria entrar em contato com o profissional para controle. Estabeleceu-se como plataforma dois movimentos com extensão de 2 mm, intercalados por 5 dias de repouso e seguidos por um movimento de 1 mm. Uma vez instalado o aparelho, a paciente foi orientada, como nos demais casos, a usá-lo ininterruptamente, inclusive durante o sono e a alimentação. Somente foi permitida a sua remoção para a execução dos procedimentos rotineiros de higiene oral. Considerando tratar-se de incisivo lateral, esperava-se que o momento se completasse rapidamente. Entretanto, como a paciente não relatasse que o dente alcançara o contato com a placa, passaram-se cerca de 20 dias até que a paciente fosse chamada para controle. Como o dente realmente não executara o movimento esperado, procurou-se observar a ocorrência de possíveis obstáculos e, nada sendo detectado, procedeu-se à nova fase de movimentação. Nessa etapa, houve praticamente a mesma implicação anterior, tendo-se chegado à concepção de que a paciente não vinha usando corretamente o aparelho, o que acabou sendo confirmado por ela. Com a anuência desta, fixou-se a placa em posição na boca e abriu-se vão livre de 5 mm, colocando-se então dois elásticos ortodônticos *heavy pull* com o intuito de movimentar o dente o mais rapidamente possível. Nessas circunstâncias, o dente alcançou o contato com a placa de mordida em 1 semana (Figura 6.3 (1)), sendo então fixado aos vizinhos com resina fotopolimerizável. Após a estabilização por 4 meses, a região foi abordada por cirurgia periodontal para correção das distâncias biológicas do periodonto marginal, em consonância com as características bioanatômicas dos dentes vizinhos. Os retalhos vestibular e lingual foram suturados de maneira a recobrir cerca de 2 mm da raiz coronalmente à crista óssea, sendo a paciente liberada para reconstrução protética após 60 dias.

Ao exame clínico no período imediato pós-tração, chamou a atenção o desaparecimento completo do sulco gengival, ficando a impressão clínica de que pelo menos o epitélio do sulco gengival foi exteriorizado, o que se depreendeu principalmente do aspecto, da cor e da consistência do tecido e da falta absoluta de penetração da sonda periodontal entre a margem gengival e o dente ao se realizar a exploração na região correspondente ao sulco gengival (Figura 6.3 (2)). Após o período de esta-

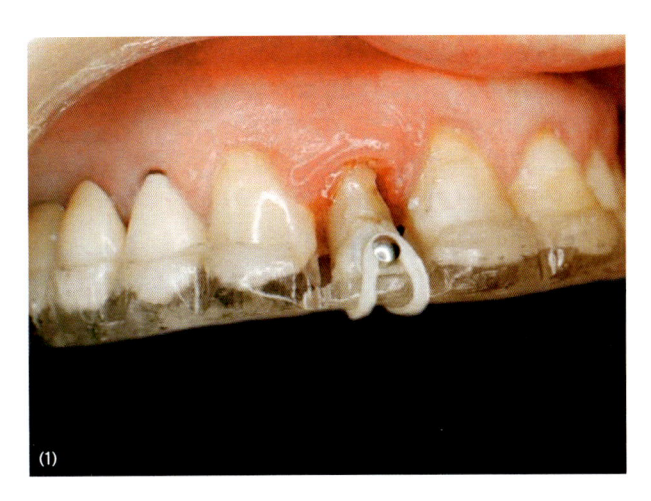

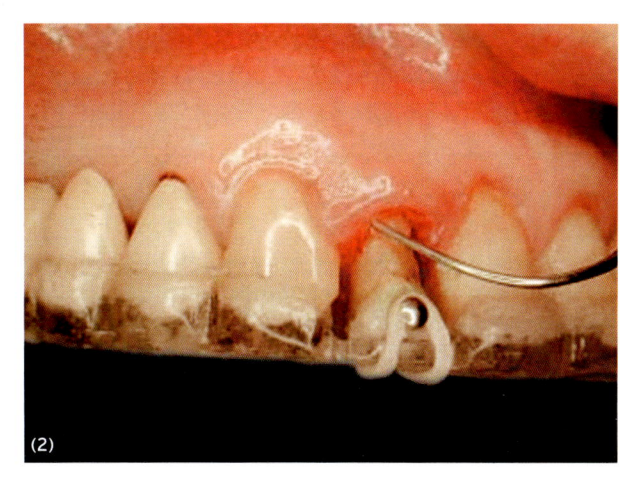

FIGURA 6.3. (1) Vista vestibular da tração coronal do dente 12 devido à presença de cárie subgengival, envolvendo a superfície dental 5 mm além da margem gengival mesial. Observe que a metodologia foi formulada com placa de mordida e uso de botões linguais como retentores dos elásticos, estando os retentores situados próximos à margem gengival e, ao término do movimento rápido de 5 mm em 1 semana, estão situados afastados dessa posição, indicando que o dente foi exteriorizado pelo movimento. Veja o nível da junção cemento-esmalte e a fração de raiz exposta, confirmando essa exteriorização. **(2)** Evidência clínica de "desaparecimento" do sulco gengival, pois a sonda clínica não penetra entre a margem gengival e o dente, apesar de se ter feito pressão suficiente para o paciente expressar dor. A impressão clínica foi a de reversão da vertente dental do tecido do sulco gengival pelas características clínicas principalmente de cor, brilho e lisura do tecido.

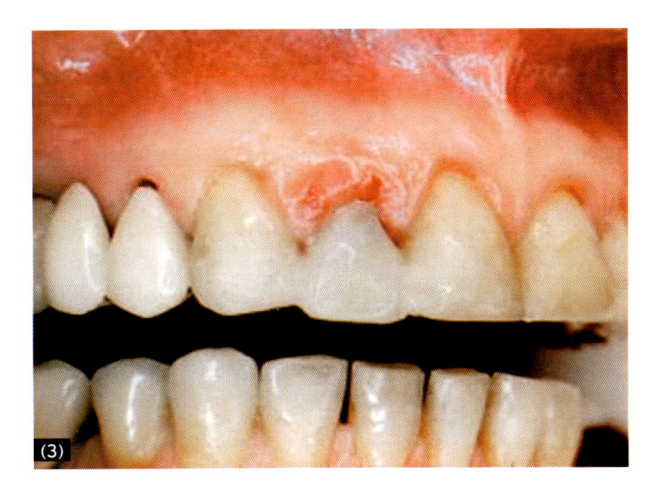

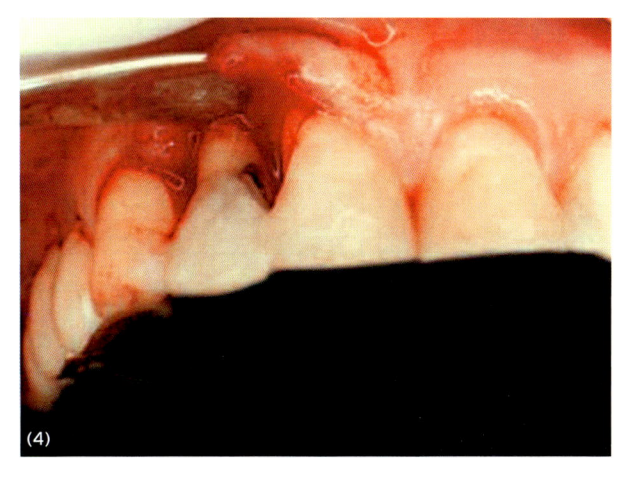

FIGURA 6.3. (3) A reconstrução de sulco gengival por crescimento coronal da margem gengival foi observada no pós-operatório de 4 meses de contenção, embora o tecido gengival ainda apresentasse alteração de cor e contorno. Observe que a contenção foi feita com uma coroa provisória em resina fixada aos dentes vizinhos. **(4)** Imagem clínica do campo cirúrgico após a osteotomia, identificando a exteriorização da cárie da superfície dental mesial em nível compatível com a reconstrução das distâncias biológicas e a reconstrução estética da área. Observe o nível ósseo em relação aos dentes vizinhos, fazendo prever a reformação da margem gengival em nível adequado.

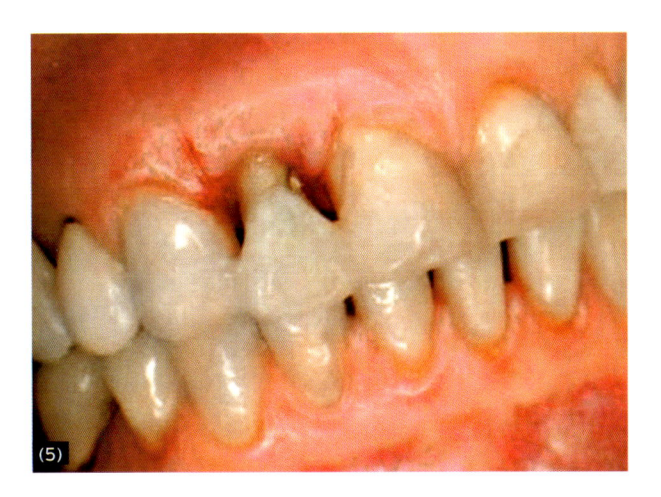

FIGURA 6.3. (5) Aspecto clínico dos tecidos 1 semana depois, mostrando o tecido gengival vestibular situado ao nível daquele dos dentes vizinhos. Entretanto, a área interproximal ainda não manifestava reconstrução gengival.

bilização, encontrou-se reformação parcial do sulco gengival, considerando-se a profundidade média dos sulcos gengivais de dentes semelhantes, manifestando-se aumento na profundidade dos sulcos gengivais contíguos dos dentes vizinhos ao tracionado, além da margem gengival mostrar-se coronalmente posicionada em relação ao seu nível original, com aumento da zona de mucosa ceratinizada (Figura 6.3 (3)). A elevação de retalho dividido permitiu identificar a exposição da cárie e de fração radicular saudável compatível com o restabelecimento das distâncias biológicas marginais (Figura 6.3 (4)), tendo a sutura do retalho sido feita com posicionamento apical, que pode ser visto na Figura 6.3 (5), correspondente ao pós-operatório de 1 semana. No pós-operatório de 12 anos, pôde-se detectar sulco gengival com profundidade em torno de praticamente 3 mm, com preservação de características gerais clínicas e radiográficas normais dos tecidos interessados (Figuras 6.3 (6) e (7)). Não se detectaram evidências clínicas de mobilidade alterada do dente 12 nesse período.

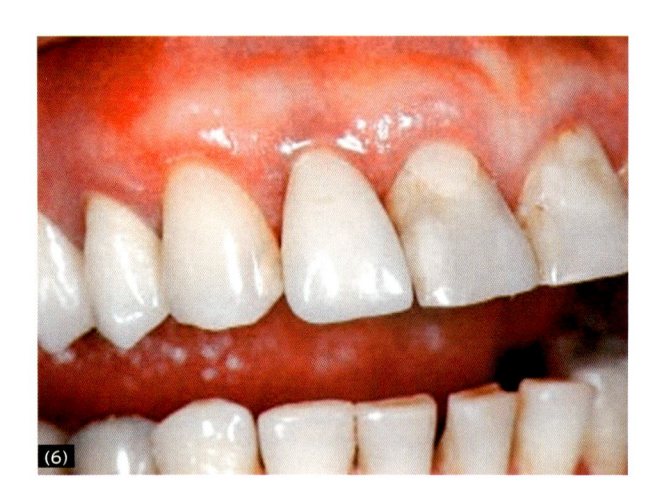

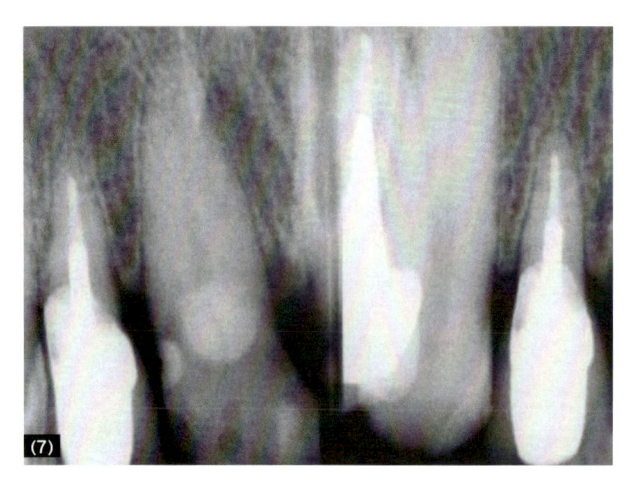

FIGURA 6.3. (6) e **(7)** Respectivamente, vista clínica e radiográfica no monitoramento do caso, mostrando a reconstrução e a preservação dos resultados 12 anos depois da intervenção, evidenciando como a combinação dos tratamentos ortodôntico e periodontal compatibilizou a cirurgia periodontal com a reconstrução protética e estética do paciente. Observe a harmonia do contorno gengival do dente 12 em relação ao conjunto dos dentes e a formação de sulco gengival compatível com a estabilidade dos resultados. Veja, em **(7)**, a consolidação da manifestação de comportamento fisiológico dos tecidos nesse período, que pode ser inferida da imagem radiográfica, na qual se identifica a preservação do nível das cristas ósseas, o restabelecimento da lâmina dura e o espaço normal do ligamento periodontal. Constata-se que, a despeito da relação coroa clínica/raiz clínica crítica, os requisitos de oclusão seguidos foram compatíveis com a transmissão e a neutralização de forças, não gerando sinais e sintomas de oclusão traumatogênica. O filme radiográfico foi dobrado e exposto duas vezes com diferentes angulações, para melhor visualização das características radiográficas da área. Entre as partes dobradas do filme foi interposta a proteção de chumbo também dobrada para bloquear a sensibilização dupla de cada lado do filme por superposição dos feixes de raios X.

Caso clínico 4 (Figura 6.4)

Descrição: paciente com 45 anos de idade apresentando, em consequência de trauma acidental, fratura transversal oblíqua no dente 12, que se estendeu cerca de 1,5 mm apical à crista óssea na região distal da raiz (Figura 6.4 (1)). O exame clínico revelou gengiva clinicamente saudável, com recessão gengival generalizada, exceto nesse dente, em que a margem gengival encontrava-se coronal ao nível daquela dos dentes vizinhos (Figura 6.4 (2)). Os demais dentes do paciente estavam presentes, sem envolvimento periodontal, denotando não se tratar de paciente suscetível. Devido ao seu envolvimento profissional, o paciente relutou ao uso de placa de mordida, de forma que foi fixado um pino de aço à superfície distal do dente 11 e mesial do 13, passando pelo centro do espaço interproximal e à altura suficiente para deixar vão livre de 5 mm até um pino de resina fixado ao conduto radicular do 12, com uma alça vestibular (Figura 6.4 (2)) e outra palatina (Figura 6.4 (3)). Um elástico ortodôntico foi adaptado a essas alças, passando sobre o pino de aço, após o que se fixou uma faceta de dente de estoque correspondente ao 12 na distal do 11 e mesial do 13, de modo a ter estética aceitável para as ânsias do paciente (Figuras 6.4 (4) e (5)). Todavia, isso impediu a troca de elásticos pelo paciente e dificultou o controle profissional, razão pela qual foi deixado o vão livre de 5 mm para a realização do movimento, que se processou em 25 dias dentro da metodologia da tração coronal rápida (Figura 6.4 (6)), reformando-se as estruturas após 4 meses de contenção (Figuras 6.4 (7) e (8)). Nesse momento, o paciente foi submetido à cirurgia periodontal para correção da arquitetura óssea e reconstrução estética da harmonia entre a linha do sorriso e o nível da margem gengival, respeitando-se as dimensões apropriadas das distâncias biológicas do periodonto marginal (Figuras 6.4 (9), (10), (11), (12), (13) e (14)). O acompanhamento do paciente por período de 3 anos (Figuras 6.4 (15) e (16)) revelou a persistência dos resultados alcançados em função da elaboração e execução de plano de tratamento fundamentado em bases biológicas apropriadas para o caso.

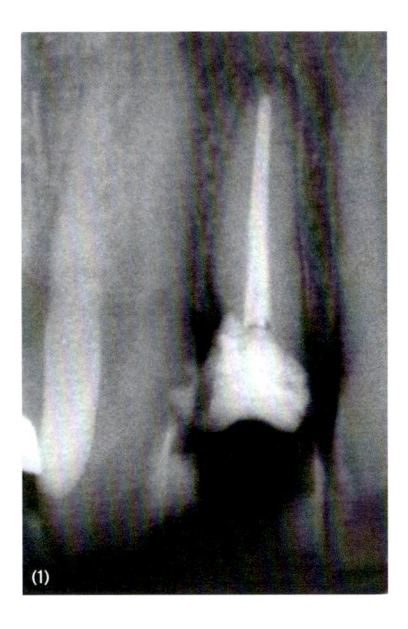

FIGURA 6.4. (1) Imagem radiográfica antes do início da tração coronal e após o tratamento endodôntico, na qual se identifica o nível intraósseo da fratura dental na região distal do dente 12. (2) e (3) Ilustração do esquema idealizado para a tração coronal do dente, constando de um pino de aço fixado da superfície distal do 11 à mesial do 13 e distando 5 mm das alças vestibular e lingual em resina, que estão fixadas ao conduto radicular por meio de resina vermelha. Observe como o elástico passou da alça vestibular para a palatina envolvendo o pino de aço, gerando a força de tração necessária ao movimento coronal da raiz do 12.

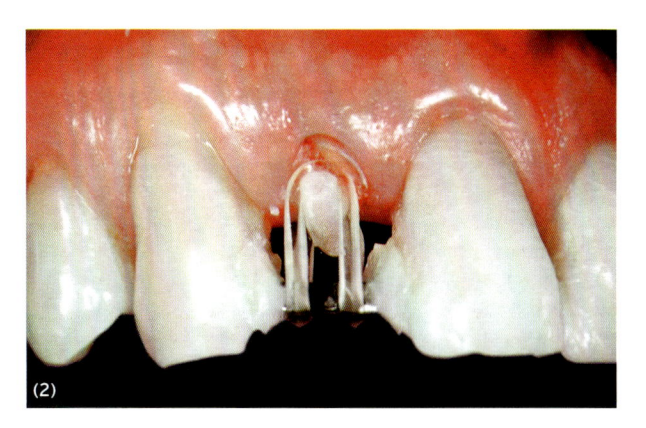

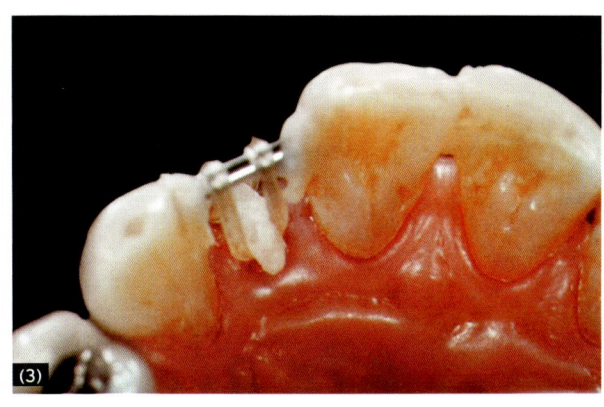

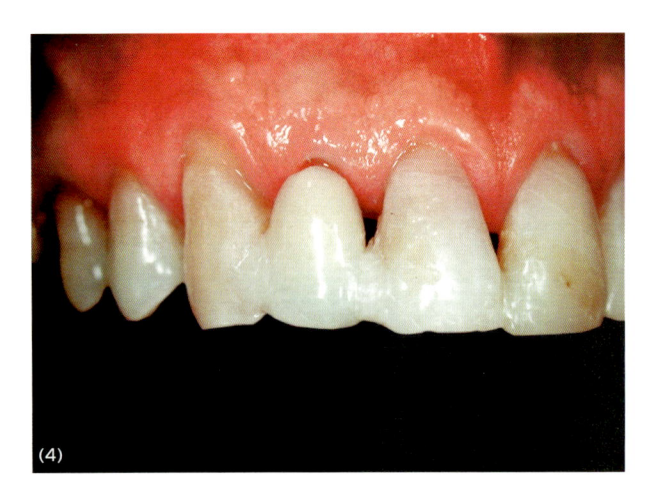

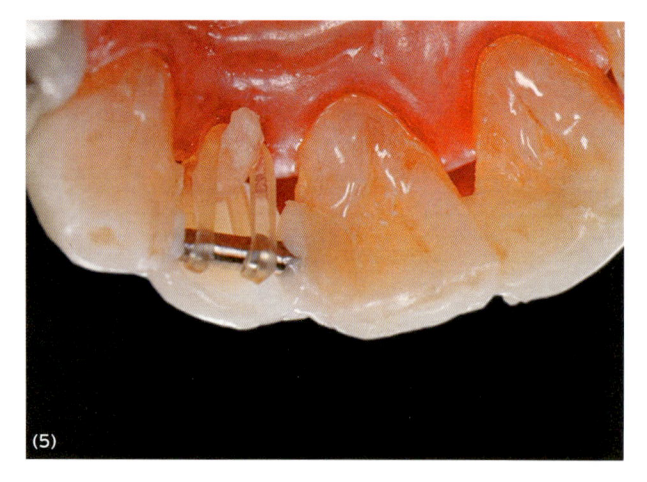

FIGURA 6.4. (4) e **(5)** Vista clínica vestibular e palatina para mostrar a fixação de uma faceta vestibular de dente de estoque para efeito estético, que não impediu a realização do movimento por não interferir na sua trajetória, pois, como se observa na vista radiográfica **(6)** de 25 dias de movimento, houve a exposição de estrutura dental saudável no ambiente supra-alveolar, suficiente e necessária para a reconstrução das distâncias biológicas marginais.

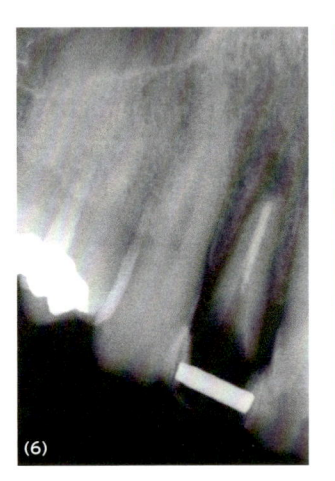

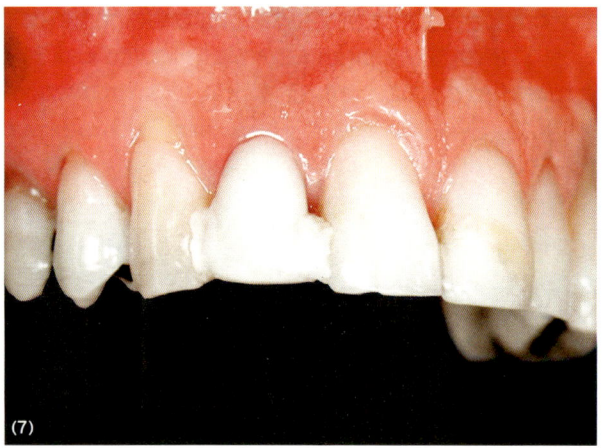

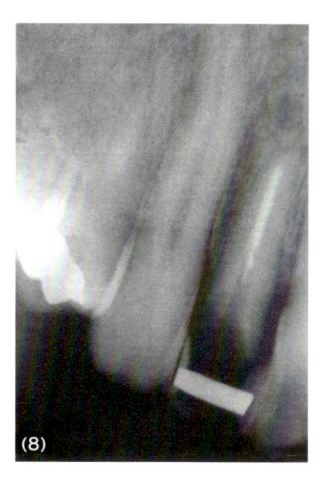

FIGURA 6.4. (7) Vista clínica após 4 meses de contenção, na qual se observa a preservação das características de normalidade da gengiva e a migração de sua margem para coronal, visíveis pelo crescimento da papila gengival e pelo "ocultamento" da margem gengival por detrás da faceta, quando se compara com a vista clínica **(4)**. **(8)** Visualização radiográfica deste período de 4 meses, mostrando as cristas ósseas proximais do 12 situadas coronalmente em relação aos dentes vizinhos. A comparação dessa situação com aquela vista em **(6)** indica a ocorrência de aposição óssea cristal acompanhando o movimento do 12. As demais características periodontais radiográficas em **(8)** são compatíveis com a consolidação das estruturas na nova posição dental.

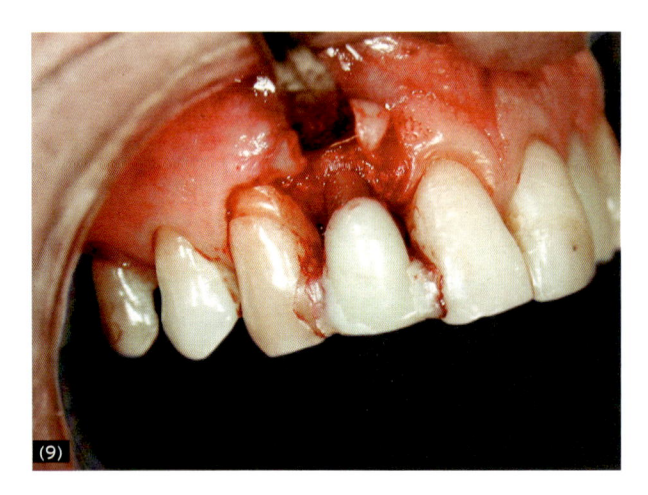

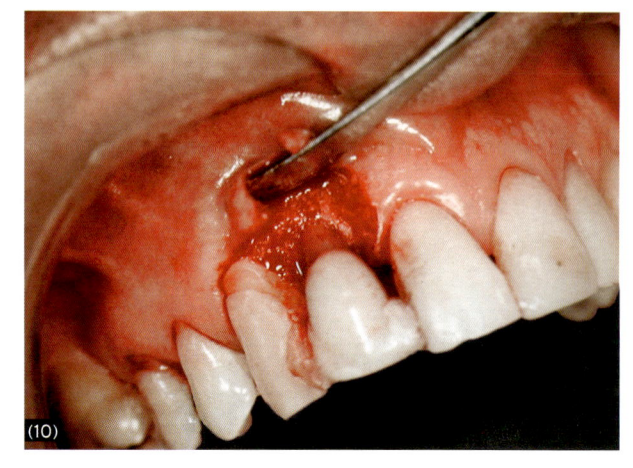

FIGURA 6.4. (9) e **(10)** Detalhes da cirurgia periodontal ressectiva são apresentados por vestibular, respectivamente antes e após osteotomia.

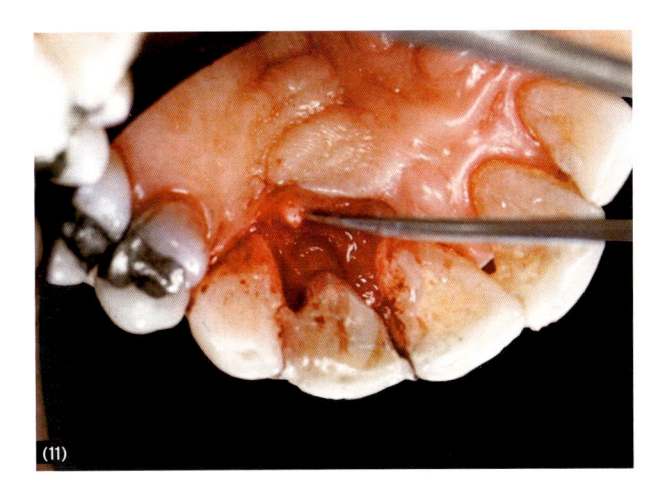

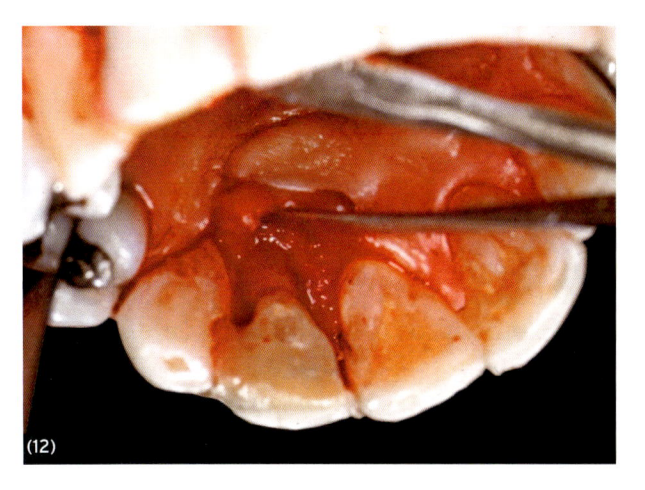

FIGURA 6.4. Detalhes da cirurgia periodontal ressectiva são apresentados por palatino em **(11)** (antes) e **(12)** (após) osteotomia, ilustrando o retalho restrito levantado e a pequena acentuação da curva parabólica da crista óssea, para harmonizá-la com a dos dentes vizinhos e propiciar a formação de sulco gengival raso.

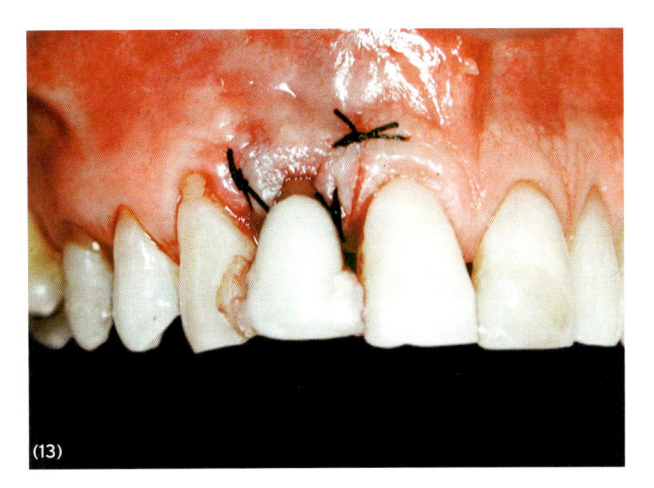

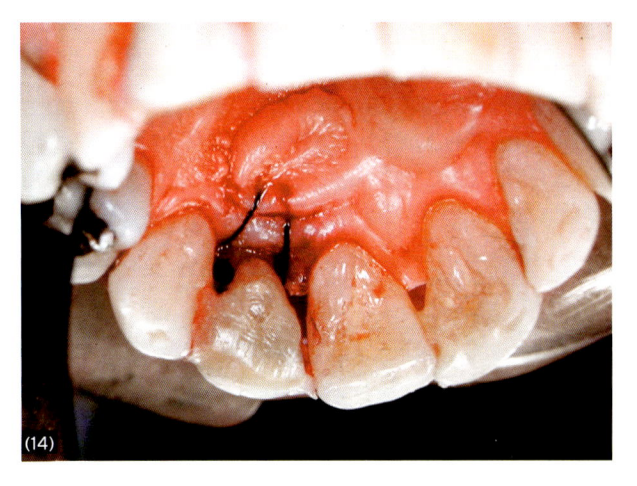

FIGURA 6.4. (13) e **(14)** Visualização do nível das margens dos retalhos após a sutura, definido de modo compatível com a sua reconstrução estética em relação aos dentes vizinhos e, consequentemente, em relação à linha do sorriso do paciente.

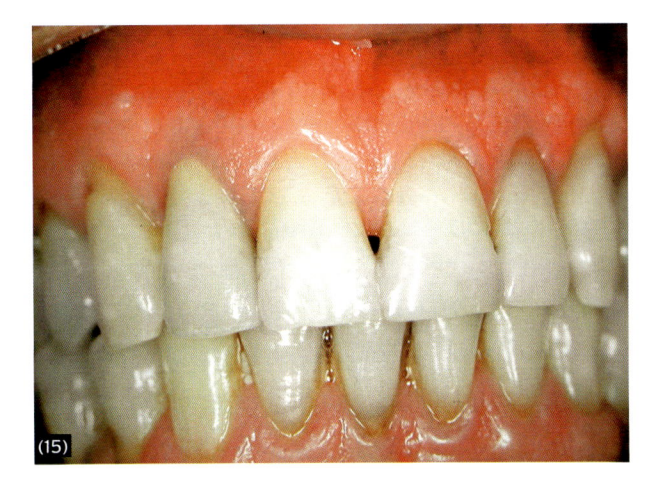

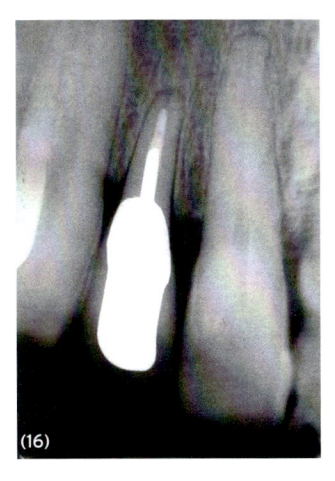

FIGURA 6.4. (15) Imagem clínica de 3 anos do pós-operatório, evidenciando uniformidade e estabilidade do contorno da margem gengival, estando o preparo protético a 0,5 mm intrassulcularmente. Observe a preservação das características estéticas alcançadas cirurgicamente, permitindo reprodução protética satisfatória. **(16)** Vista radiográfica de 3 anos pós-operatórios, mostrando o nível das cristas ósseas proximais coerente com a estabilidade óssea, além de espaço do ligamento periodontal, lâmina dura e osso esponjoso com características normofisiológicas, indicando a perpetuação dos resultados alcançados. Essas características traduzem a aplicação de princípios oclusais saudáveis, quando se avalia em **(16)** a condição crítica da relação coroa clínica/raiz clínica.

Caso clínico 5 (Figura 6.5)

Descrição: paciente com 60 anos, portador de prótese parcial fixa do dente 24 ao 27 por mais de 10 anos, apresentou-se com dor e tumefação na região vestibular do dente pilar 24, tendo como outro pilar o 17. O exame clínico não revelou comunicação com a área tumefeita a partir de exploração do sulco gengival, nem a presença de fístula na região. A análise radiográfica (Figuras 6.5 (1) e (2)) mostrou radiolucidez circunscrita junto à parede lateral da raiz, em sua porção mesial média, além de alargamento do espaço do ligamento periodontal como um todo, sugerindo a possibilidade de trinca ou fratura da raiz junto à extremidade do núcleo protético ali instalado ou, ainda, a exacerbação de uma possível lesão crônica ocasionada por perfuração endodôntica ou protética. A prótese foi, então, seccionada entre o 24 e o 25 (este um pôntico), procedendo-se à remoção da coroa e do núcleo para exame direto intracanal, com o que se evidenciou a existência de perfuração endodôntica na região retromencionada. As tentativas de solução endodôntica intraconduto mostraram-se infrutíferas, tendo-se optado pela extração do dente, de comum acordo com o paciente. Como abordagem inicial, idealizou-se a reconstrução da área com implantes osseointegrados, para o que seria conveniente a preservação da altura do seio maxilar, de modo a se ter altura suficiente para a colocação do implante. Por isso, optou-se por realizar inicialmente a tração coronal rápida de 5 mm do dente, afastando-o do seio maxilar o suficiente para evitar a extensão alveolar deste, para depois completar-se o procedimento com a extração cirúrgica do dente. Foi confeccionada uma placa de mordida articulada, apoiada inclusive nos dentes da prótese fixa, estando a coroa provisória colocada no dente 24 separada da prótese e na qual se fixou um pino de resina por vestibular e outro por lingual, com suas extremidades livres voltadas para apical, de modo a reterem o elástico ortodôntico quando este passou sobre a porção oclusal da placa de vestibular para lingual. Entre a placa e a oclusal do dente em questão, foi deixado espaço livre de 2 mm, que requereu cerca de 9 dias para que a coroa provisória tocasse a placa. Após 3 dias de intermitência, foi aberto novo vão livre de 3 mm entre a coroa provisória e a placa de mordida, processando-se o movimento em 5 dias. O movimento foi realizado a expensas da colocação de placa de mordida e de elástico ortodôntico, trocado a cada 2 dias pelo próprio paciente. Canaletas oclusais transversais de alívio foram confeccionadas na placa de mordida para abrigarem o elástico ortodôntico, de modo a evitar seu rompimento no momento da função, uma vez que o paciente foi instruído para mastigar sobre a placa. Completado o movimento programado, o 24 foi estabilizado unindo sua coroa provisória à prótese fixa presente até o 27, mantendo-se a contenção por 4 meses. Nesse momento, a análise radiográfica (Figura 6.5 (3)) foi sugestiva da formação de estrutura óssea entre o assoalho do seio maxilar e a raiz dental em quantidade e densidade suficientes para permitirem a extração cirúrgica do dente sem riscos de extensão alveolar do seio. Na área óssea marginal não pareceu ter ocorrido aposição óssea cristal, indicando que fração do dente foi exteriorizada no ambiente supra-alveolar. As vistas radiográficas (4) e (5) ilustram, respectivamente, a evolução da densidade óssea cicatricial nos pós-operatórios de 8 e 18 meses, ambas indicando a estabilidade dimensional do seio maxilar, como se pode atestar comparando essas imagens com aquelas mostradas em (1) e (2). Cumpre mencionar que, após completar essa fase do tratamento, o paciente optou pela colocação de outra prótese fixa convencional em lugar de implantes osseointegrados. De qualquer maneira, clinicamente se observou melhor preservação do contorno morfológico do processo alveolar, favorecendo a reconstrução protética.

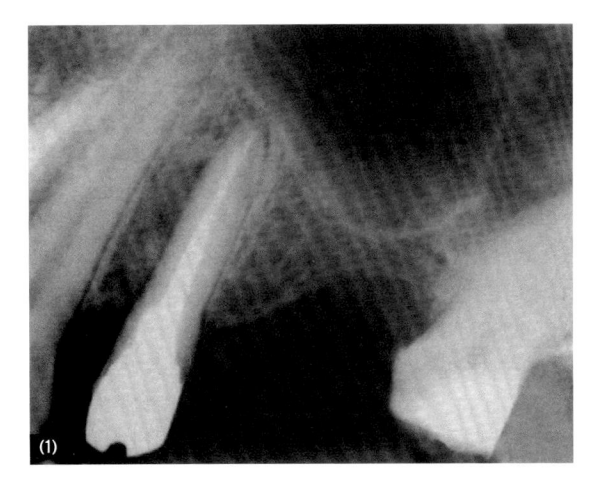

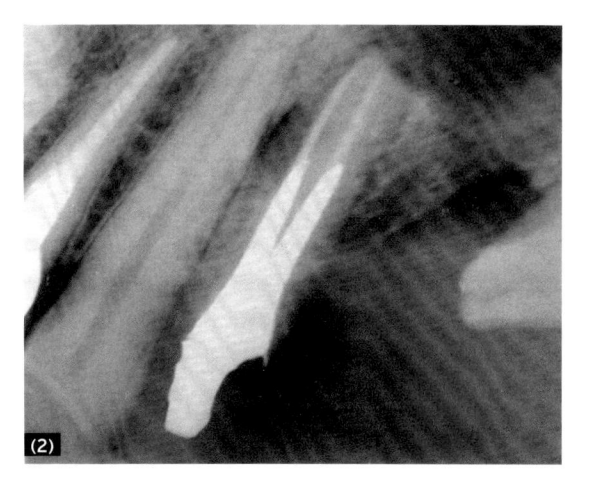

FIGURA 6.5. (1) e **(2)** Vistas radiográficas da região posterior superior esquerda de paciente com sinais e sintomas de comprometimento endodôntico do dente 24, após a remoção da prótese parcial fixa. Observe a manifestação de zona radiolúcida na região mesial média do dente 24, à altura da extremidade apical do núcleo protético instalado, também sendo visível o alargamento do espaço do ligamento periodontal do dente 24. Além do desenvolvimento de morfologia indevida do rebordo ósseo oclusal, veja a tendência de extensão alveolar do seio na zona correspondente aos dentes 25 e 26, que foram extraídos cirurgicamente.

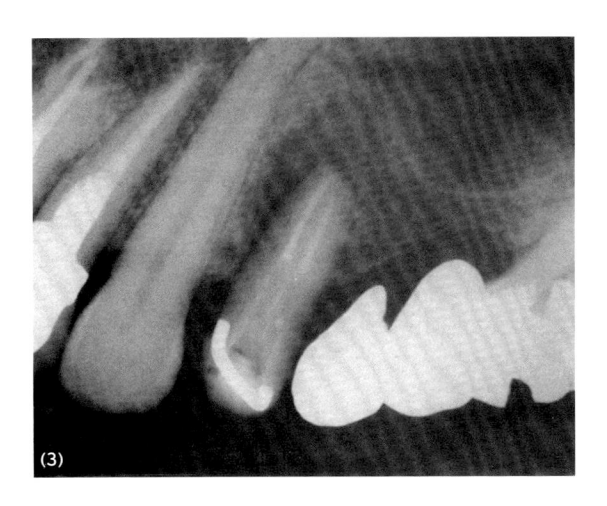

FIGURA 6.5. (3) Imagem radiográfica correspondente ao controle de 4 meses após a tração, destacando a reformação óssea entre o assoalho do seio maxilar e a região apical do 24 em extensão tal que elimina riscos de invaginação alveolar do seio pós-extração cirúrgica desse dente. O alargamento do espaço do ligamento periodontal ainda pode ser visto na região mesial do dente 24, provavelmente por se tratar da área de agressão endodôntica.

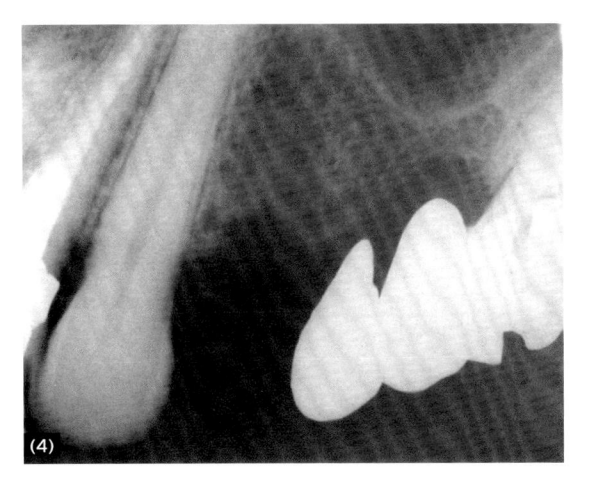

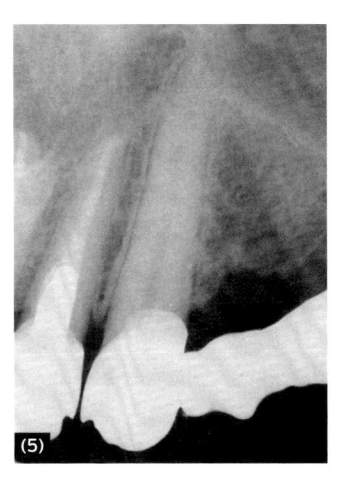

FIGURA 6.5. (4) e **(5)** Ilustração radiográfica da consolidação óssea sem extensão alveolar do seio maxilar respectivamente nos pós-operatórios de 8 e 18 meses.

Caso clínico 6 (Figura 6.6)

Descrição: neste caso, a paciente apresentou problema periodontal devido ao preparo incorreto do dente 11 para coroa total com extensão sulcular de cerca de 5 mm além da margem gengival por vestibular. A partir da instalação dessa coroa protética, a paciente passou a notar quase que diariamente a manifestação de sangramento gengival, principalmente durante a noite, pois, ao acordar, percebia o travesseiro impregnado por sangue. Observando ao espelho, a paciente notou que o sangramento ocorria na área gengival marginal da coroa do dente 11. O exame clínico da paciente confirmou essa assertiva e permitiu identificar a extensão subgengival do preparo além dos limites biológicos permissíveis (Figura 6.6 (1)). Além disso, também chamou a atenção o fato de que a paciente apresentava boa higiene oral geral, sem outros envolvimentos periodontais significativos, evidenciando não se tratar de paciente de alto risco à DPIM. Como nos demais casos, a análise do suporte periodontal atual foi considerada adequada para permitir alguma redução, motivo pelo qual se optou pela tração coronal dos dentes. Para realizar a tração coronal do dente em questão, foram bandados os dentes 13, 12, 21 e 23, tendo bráquetes vestibulares soldados às bandas (NB: à época, não havia recursos para o uso de materiais ortodônticos compatíveis com cimentação por resinas fotopolimerizáveis). Os bráquetes permitiram a fixação de um fio ortodôntico vestibular de 0,7 mm de diâmetro, no qual se preparou um *loop* para oclusal na altura da região mediana incisal do 11. Neste, afixou-se um pino de resina à região cervicovestibular mediana, com ligeira extensão para apical, deixando um espaço livre disponível desse pino ao suporte oclusal do *loop* de cerca de 3 mm (Figura 6.6 (2)). O movimento do dente levou em torno de 10 dias para se completar, quando então se substituiu o arco vestibular com *loop* por outro reto, unindo-o ao dente movimentado com resina acrílica ativada quimicamente, pois a coroa protética era do tipo metaloplástica (Figuras 6.6 (3) e (4)). Decorridos 3 meses de estabilização, a contenção foi removida e o dente apenas foi preparado proteticamente depois de 4 meses, recebendo coroa protética provisória.

O exame clínico imediato pós-tração coronal do dente 11 permitiu evidenciar nitidamente que entre 2 e 3 mm de extensão subgengival da coroa protética metaloplástica desse dente movimentou-se para fora do sulco gengival, indicando que alguma fração do dente saiu do seu alvéolo e da área intrassulcular (Figura 6.6 (3)). Não mais se manifestou sangramento gengival espontâneo ou provocado, o que também foi relatado pela paciente. A margem gengival mostrou-se ligeiramente deslocada para coronal, porém, com características normais de cor, aspecto e consistência, mesclando bem com os tecidos vizinhos. A interpretação radiográfica revelou alargamento do espaço do ligamento periodontal não só no aspecto lateral como principalmente na região apical, além de evidências de alteração na integridade da lâmina dura. Após 2 meses, embora em menor intensidade, estes sinais ainda estavam presentes (Figura 6.6 (5)), atingindo o seu desaparecimento total após 4 meses de estabilização. Todavia, pôde-se observar que do 3º mês pós-operatório, no qual se removeu o sistema de estabilização, ao 4º mês houve intrusão do dente 11 de pelo menos 1 mm, atestada pelo desnivelamento apical da face incisal da coroa provisória desse dente (Figura 6.6 (6)). O tecido gengival, nesse período, apresentou características clínicas compatíveis com a normalidade. O exame radiográfico minucioso da região após 4 meses de contenção levou a evidenciar que as cristas ósseas interproximais junto ao dente 11 apresentaram nível ligeiramente coronal em relação às suas correspondentes nos dentes 12 e 21, emprestando característica topográfica oblíqua àquelas cristas ósseas (Figura 6.6 (7)). As demais áreas ósseas e a largura do ligamento periodontal mostraram-se normais. O desnível da margem gengival do dente 11 em relação aos vizinhos não foi tão manifesto a ponto de chamar a atenção, e a paciente recebeu, então, a colocação da coroa protética provisória (Figura 6.6 (8)), retornando ao profissional de referência. Como a visão geral da gengiva da paciente foi tida como normal, e considerando a paciente não suscetível à DPIM, tratando-se de área de fácil acesso à higiene, optou-se por liberar o caso para a complementação protética, ainda que pudesse haver sulco gengival aprofundado nos dentes vizinhos, porém, com o compromisso de manter a paciente sob observação crítica quanto ao comportamento periodontal nas visitas de terapia periodontal de assistência profissional. Após cerca de 2 anos e meio, a paciente experimentou fratura do dente e providenciou a sua extração sem comunicar o fato, com prejuízo de observações futuras.

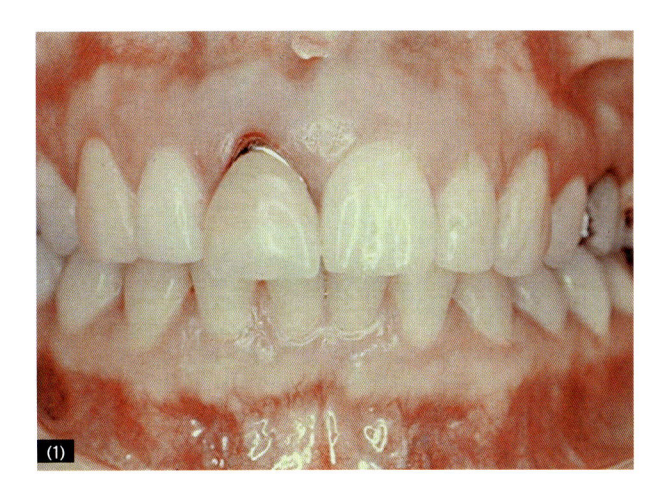

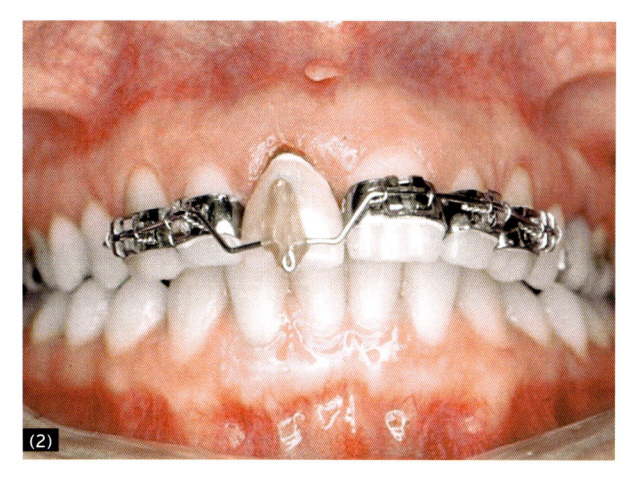

Princípios da tração coronal rápida | capítulo 6

FIGURA 6.6. (1) Vista vestibular da região do dente 11, podendo-se notar parte da fração metálica subgengival da coroa protética colocada. Observe que a paciente não apresenta comprometimento periodontal clinicamente visível de modo geral. **(2)** Dentes 13, 12, 21, 22 e 23 bandados para dar fixação ao arco vestibular contendo um *loop* na região vestibular do dente 11, *loop* esse projetado coronalmente ao pino de retenção colocado na região cervical desse dente, assim criando o espaço necessário para a ativação do elástico ortodôntico.

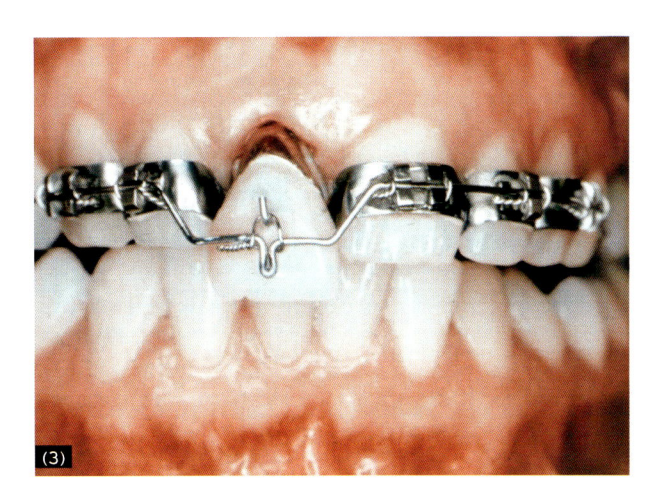

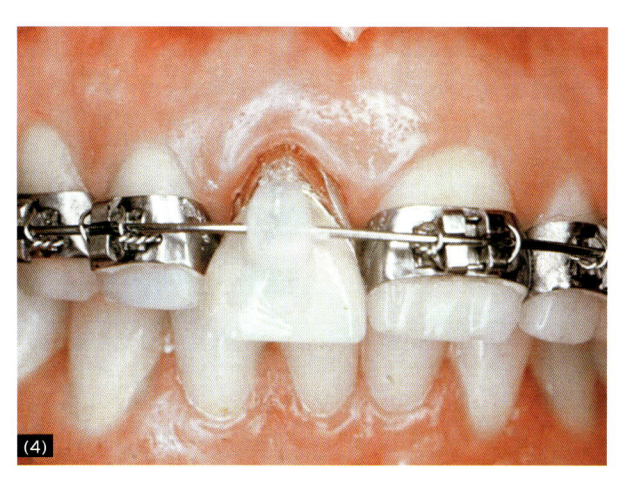

FIGURA 6.6. (3) Vista vestibular após o movimento de tração coronal rápida, evidenciando nitidamente que pelo menos alguma fração do dente movimentou-se para fora do alvéolo. Observe a fração de metal supragengival e a face incisal do dente 11, propositalmente não desgastada, em supraversão relativamente aos dentes vizinhos. **(4)** Ilustração do meio de estabilização do 11 usado na vista clínica de 3 meses após a contenção do 11, podendo-se notar a qualidade da resposta gengival, não mais sendo observado ou relatado pela paciente sangramento gengival. A contenção do dente foi feita fixando-o com resina autopolimerizante a um fio de aço ortodôntico reto.

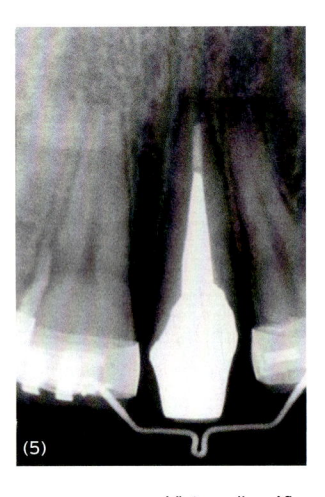

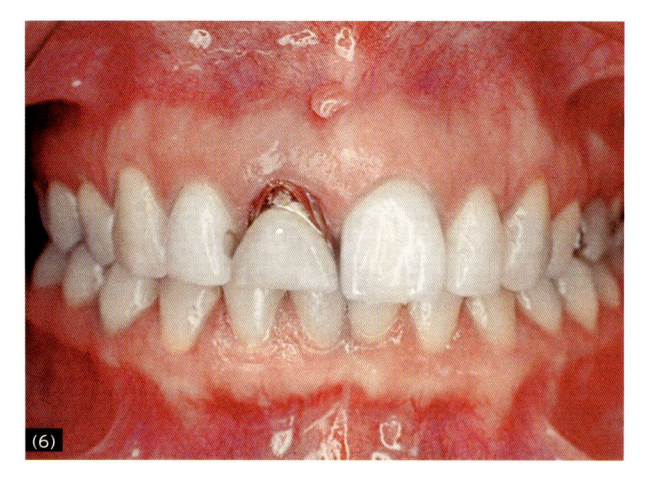

FIGURA 6.6. (5) Vista radiográfica ao término da tração coronal do dente, evidenciando que a fração dental necessária ao restabelecimento das distâncias biológicas foi situada no ambiente supra-alveolar. Observe, também, o alargamento do espaço do ligamento periodontal e a falta de integridade da lâmina dura. **(6)** Imagem clínica vestibular 1 mês após a remoção da contenção e antes da colocação da coroa provisória. Observe a ligeira intrusão do 11 por comparação com a apresentação **(4)**.

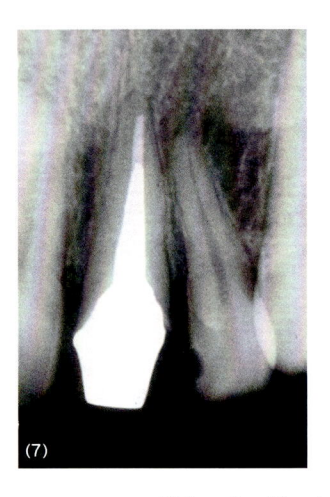

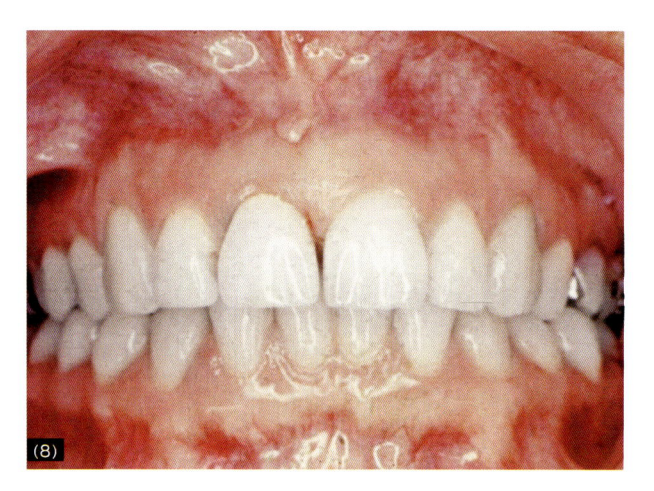

FIGURA 6.6. (7) Vista radiográfica da região do 11 no período de 4 meses pós-operatórios, evidenciando sinais de reconstrução de características periodontais normais quanto à largura do espaço do ligamento periodontal, lâmina dura e trabeculado ósseo. **(8)** Vista clínica final do caso, após colocação de coroa provisória no 11, sendo possível notar sinais de normalidade do periodonto de proteção, compatíveis com reconstrução protética funcional e estética adequada, graças ao restabelecimento da profundidade normal do sulco gengival, ausência de sangramento sulcular e nível e contorno apropriados da margem gengival.

Caso clínico 7 (Figura 6.7)

Descrição: a paciente apresentou-se com envolvimento por síndrome dor-disfunção miofascial relacionada à oclusão dental, requerendo a colocação substitutiva de prótese parcial fixa englobando do dente 23 ao 26. Como o 23 se apresentava com coroa protética cuja parede cervical distal do preparo encontrava-se cerca de 3 mm apicalmente à margem gengival e 1 mm coronalmente à crista óssea, e tendo considerado o suporte periodontal adequado (Figura 6.7 (1)), decidiu-se pela tração coronal de 2 mm desse dente. O procedimento de tração seguiu os mesmos requisitos dos casos anteriores, nos quais foram usadas placas de mordida. O movimento dental foi executado em uma única etapa, com a duração aproximada de 10 dias. A estabilização do dente foi feita com uma prótese fixa provisória do dente 23 ao 26, tomando-se o cuidado de cimentar a coroa do dente envolvido no movimento com cimento de fosfato de zinco. Decorridos 4 meses, procedeu-se à correção periodontal cirúrgica para harmonizar a arquitetura tecidual alterada pelo movimento ortodôntico.

No período pós-tração imediato, observou-se sulco gengival de praticamente 1 mm em toda volta do dente e, de modo geral, a gengiva apresentou características clínicas de normalidade. Decorrido o período de estabilização, observou-se que a margem gengival apresentou migração coronal, com redução no tamanho da coroa clínica aparente. A imagem radiográfica nesse período foi compatível com o provimento das distâncias biológicas do periodonto marginal (Figura 6.7 (2)). O rebatimento de retalho dividido vestibular e de gengivectomia interna por palatino evidenciou a margem óssea do dente 23 em nível suavemente coronal ao dente 22, requerendo alguma osteotomia, na qual se procurou harmonizar a curva parabólica da crista óssea. A superfície mesial do dente 23 foi desgastada com brocas diamantadas e 12 lâminas para adequar a ameia gengival à reformação de gengiva interproximal normal. O controle clínico (Figura 6.7 (3)) e radiográfico (Figura 6.7 (4)) no período de 16 anos pós-operatórios revelou a preservação dos resultados, com estabilização tanto da margem gengival, como do nível da crista óssea, revelando a compatibilização biológica das características periodontais produzidas pelo movimento ortodôntico e pela cirurgia periodontal com os princípios protéticos empregados na reconstrução funcional e estética do caso. Foi evidente que os bordos cervicais das coroas continuaram subgengivais e a crista óssea apresentou lâmina dura visível radiograficamente, denotando comportamento homeostático marginal.

NB: As radiografias que aparecem com imagens "duplas" assim as registraram porque o filme foi dobrado ao meio, tendo uma lâmina de chumbo também dobrada entre as duas partes do filme. Cada uma dessas partes do filme foi então posicionada e submetida à exposição aos raios X, de modo a se obter imagens com angulações diferentes para melhor caracterizar as relações interessadas.

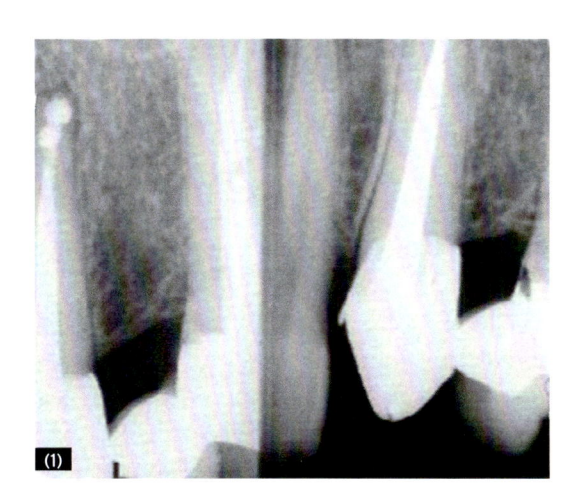

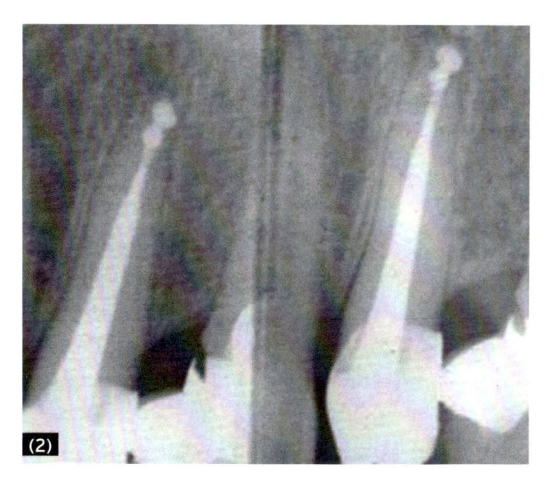

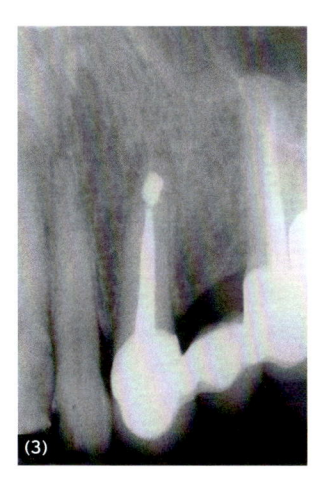

FIGURA 6.7. (1) Imagem radiográfica inicial da região do dente 23, ilustrando a falta de estrutura dental saudável em nível extra-alveolar, necessária para a preservação das distâncias biológicas sagradas. (2) Imagem radiográfica da mesma região após a tração coronal e contenção de 4 meses desse dente. Observar a exposição de estrutura dental saudável em nível extra-alveolar essencialmente com movimento dental de 2 mm, produzido em cerca de 10 dias. (3) Imagem radiográfica do controle pós-operatório de 3 anos mostrando a preservação dos resultados obtidos, com perpetuação das características alcançadas, destacando-se, basicamente, a integridade da crista óssea por sua lâmina dura e a estabilidade de nível.

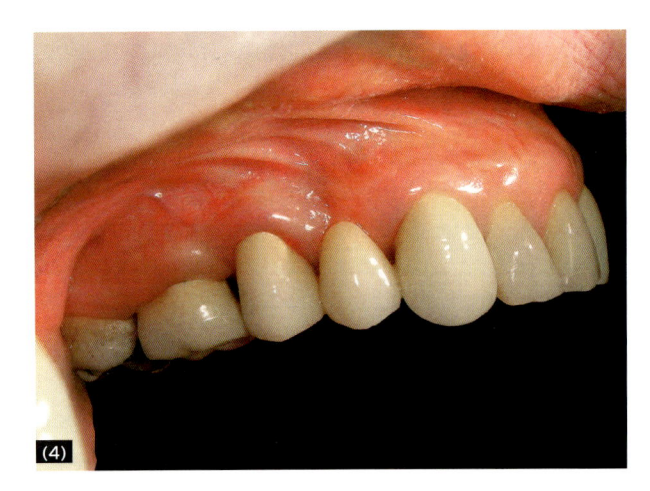

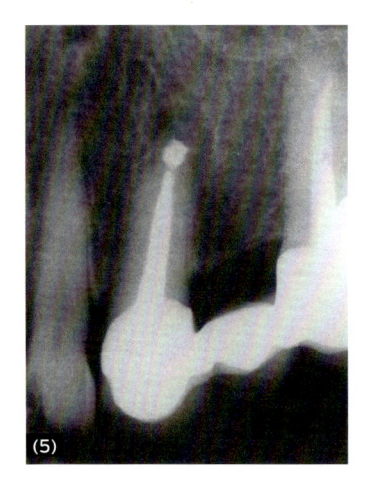

FIGURA 6.7. (4) e **(5)** Respectivamente, retratação clínica e reprodução radiográfica correspondente ao controle de 16 anos pós-tratamento. Notar em **(4)** o nível, o contorno e a cor da margem gengival com características de normalidade plena, indicando o restabelecimento da homeostasia periodontal marginal, ainda que com término cervical dos preparos protéticos em área intrassulcular, de modo que a paciente por si só foi capaz de manter as condições de saúde alcançadas, sem a necessidade premente do controle profissional frequente. Essa preservação das características homeostáticas é confirmada pela imagem radiográfica **(5)**, na qual se pode observar a preservação das distâncias biológicas dentais produzidas, associada à manifestação de características radiográficas de normalidade do nível e da integridade da crista óssea e da lâmina dura, ao aspecto do tecido ósseo esponjoso e à largura do ligamento periodontal. O alargamento desse espaço na região apical foi tido como se tratando de zona de fibrose em consequência de cirurgia parendodôntica anteriormente realizada, visto que a paciente não apresentava qualquer sintomatologia após mais de 16 anos de realização do procedimento.

Caso clínico 8 (Figura 6.8)

Descrição: a paciente apresentou-se com coroas totais isoladas nos dentes 12, 21 e 22, e coroa isolada sobre implante osseointegrado no 11. O exame clínico e radiográfico indicou falta de osseointegração do implante do 11 e perda da altura óssea de mesial do 12 a mesial do 21, além de invasão das distâncias biológicas, principalmente dos dentes 21 e 22. Pelo menos em algumas áreas desses dentes, todos os preparos apresentaram extensões subgengivais aproximadas de 2 mm e a cerca de 1 mm da crista óssea (Figura 6.8 (1)). Foi providenciada a remoção do implante do 11, sendo preenchida a loja alveolar com osso liofilizado recoberto por membrana absorvível, ficando a paciente reconstruída com prótese fixa provisória até decisão sobre o tratamento definitivo a ser realizado, uma vez que a paciente encontrava-se desgastada pelo insucesso da terapêutica anterior, que resultara em envolvimento estético comprometedor. Após a cicatrização clínica dos tecidos e imagens radiográficas respectivas compatíveis em torno de 6 meses, optou-se por realizar a tração coronal dos dentes 12, 21 e 22 com a finalidade de correção das distâncias biológicas periodontais, qualquer que fosse a complementação protética. Como o tempo foi considerado crítico pela paciente, embora resultado mais promissor pudesse ser alcançado com tração lenta, os dentes foram tracionados 2 mm em 1 semana (Figuras 6.8 (2), (3) e (4)) com placa de mordida e elástico, e então estabilizados por meio de união das próprias coroas provisórias entre si. Após período de estabilização de 6 meses, processado mediante o uso da prótese parcial fixa provisória, a paciente optou pela instalação de novo implante osseointegrado, cuja localização seguiu a orientação do pôntico do 11 da prótese provisória. Principalmente em função da perda do implante anteriormente colocado e da repetitividade de cirurgias na mesma área, decidiu-se pela instalação em duas etapas cirúrgicas para a consolidação da osseointegração sem distúrbio. O retalho de acesso foi levantado englobando os dentes vizinhos o suficiente para a instalação do implante e para a harmonização das áreas destinadas à reconstituição das distâncias biológicas do periodonto marginal (Figuras 6.8 (5), (6) e (7)). A segunda fase cirúrgica foi realizada 6 meses depois, instalando-se o intermediário de cicatrização e mantendo o paciente com a mesma prótese provisória até a cicatrização gengival (Figuras 6.8 (8), (9) e (10)). Como procedimento final para minorar os efeitos antiestéticos do comprimento da coroa clínica aparente do dente 11, 2 meses após programou-se a realização de um enxerto gengival conjuntivo subepitelial, quando também se trocou o intermediário de cicatrização por um intermediário protético tipo *cera-one*, sobre o qual se instalou uma coroa provisória (Figuras 6.8 (11), (12) e (13)). A cicatrização clínica final, ocorrida 3 meses depois, foi determinada pela reformação de sulcos gengivais clínicos saudáveis e de profundidades estáveis, que definiram o momento a partir do qual foram iniciados os procedimentos clínicos para a confecção e a instalação das coroas protéticas metalocerâmicas nos dentes 12, 21 e 22 e de porcelana sobre *ceradapt* no implante (Figuras 6.8 (14), (15), (16), (17), (18), (19), (20), (21), (22) e (23)). Enquanto nos dentes os términos cervicais dos preparos situaram-se cerca de 0,5 mm em nível intrassulcular, no implante a coroa de porcelana pura foi adaptada sobre o intermediário *cera-one*, cerca de 4 mm intrassulcular na área mesial, 2,5 mm na distal e 1 mm nas faces livres.

No controle de 4 meses pós-remoção do implante e da colocação do enxerto ósseo, a imagem radiográfica sugeriu a "pega" do enxerto até o nível do rebordo ósseo pré-existente, já com algum grau de identificação da cortical óssea do rebordo (Figura 6.8 (2)), pelo que se passou aos procedimentos para a tração coronal dos dentes. Esta somente foi realizada 2 meses depois, em função da disponibilidade da paciente, produzindo a exteriorização da estrutura dental saudável para o restabelecimento das distâncias biológicas em período de 1 semana. No período imediato pós-tração, pôde-se observar a redução quase total na profundidade do sulco gengival, porém, praticamente sem alterações facilmente perceptíveis nas demais características clínicas dos tecidos. Radiograficamente, após 1 semana de tração, foi possível identificar que se conseguiu colocar a fração dos dentes envolvidos equivalente ao movimento para fora do alvéolo (Figuras 6.8 (2), (3) e (4)). No período pós-contenção, a gengiva apresentou-se com consistência resiliente e coloração rósea, sem sangramento gengival, porém, levemente coronal em relação ao nível pré-existente, reproduzindo a profundidade normal do sulco gengival e assim traduzindo ligeiro aumento da zona de gengiva inserida, uma vez que não se constatou mudança de nível da união mucogengival. No período de exposição do campo cirúrgico para instalação do implante do 11, foi constatada a existência de área dental saudável em extensão suficiente para a reconstituição, isto é, o restabelecimento das distâncias biológicas do periodonto marginal em conformidade com o padrão genético e constitucional da paciente. Pequena osteotomia foi necessária para harmonizar a curva óssea marginal parabólica (Figuras 6.8 (5), (6) e (7)). Na sessão para a realização da segunda fase cirúrgica, os dentes apresentaram nível gengival marginal considerado satisfatório pela paciente, o que levou a preservar as margens gengivais interproximais ao levantar os retalhos para instalação do intermediário de cicatrização (Figuras 6.8 (8), (9) e (10)). Entretanto, ocorreu contração significativa dos tecidos durante a cicatrização, o que determinou a necessidade de realização de novo enxerto gengival de tecido conjuntivo subepitelial, chegando-se à aceitação estética pela paciente (Figuras 6.8 (11) e (12)). Como a paciente foi submetida ao tratamento de outros envolvimentos, durante o qual as coroas provisórias individualizadas foram mantidas, apenas depois de decorridos 2 anos do tratamento foi iniciada a complementação protética do caso, momento no qual foi possível constatar a consolidação dos resultados pela estabilidade dos diferentes parâmetros analisados como, por exemplo, nível e contorno da margem gengival, profundidade do sulco gengival, ausência de sangramento e nível ósseo (Figura 6.8 (13)). Nessa etapa, os dentes foram repreparados, estendendo-se os términos cervicais para 0,5 mm na região intrassulcular, uniformemente ao redor dos dentes, ao mesmo tempo em que foram inscritas canaletas de retenção adicional, uma vez que os núcleos foram mantidos, embora com dimensões reduzidas de diâmetro na área de sua exposição coronal. Seguiram-se os passos necessários para a confecção protética (Figuras 6.8 (13), (14), (15), (16), (17), (18), (19), (20), (21), (22) e (23)). A estabilidade dos resultados foi observada até os 3 anos de uso das próteses colocadas (Figura 6.8 (24)).

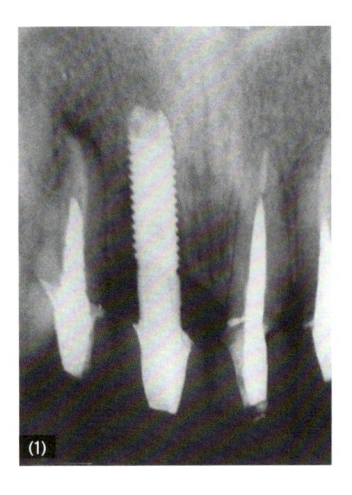

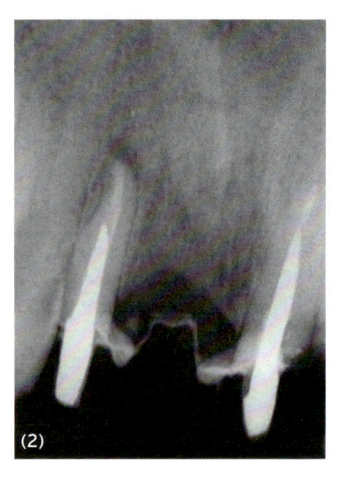

FIGURA 6.8. (1) Condição radiográfica inicial de paciente com invasão das distâncias biológicas periodontais devido a comprometimento dental relativo a preparo protético profundo no sulco gengival. Observe a proximidade dos términos cervicais dos preparos às cristas ósseas correspondentes. Veja, também, a falta de consolidação da osseointegração do implante do 11. **(2)** Imagem radiográfica 4 meses após a cirurgia de remoção do implante com enxerto de osso liofilizado particulado, na qual ainda se denota, apesar do delineamento da cortical sobre o rebordo ósseo, a área cirúrgica enxertada e a preservação da invasão das distâncias biológicas.

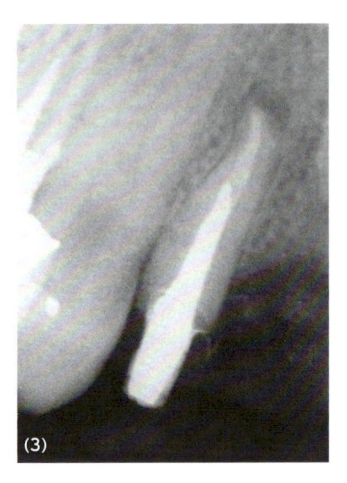

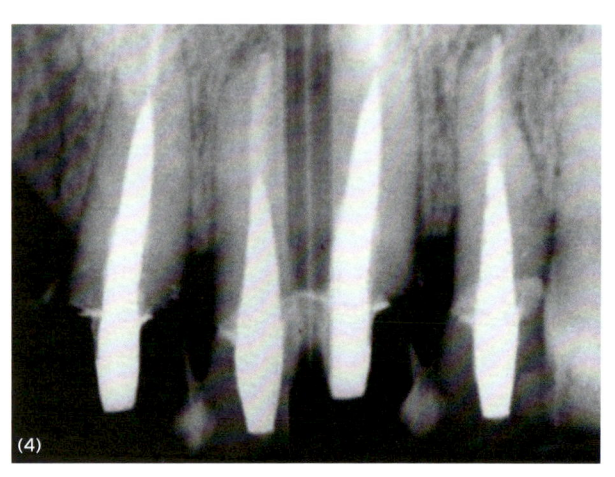

FIGURA 6.8. (3) e **(4)** Uma semana após o início da tração coronal rápida, as imagens radiográficas indicam a exposição de cerca de 1 mm mais da estrutura dental saudável no ambiente supra-alveolar para o restabelecimento das distâncias biológicas marginais. Observe a imagem sugestiva de que os dentes foram preparados circunferencialmente no mesmo nível, o que levou ao aprofundamento subgengival excessivo nas áreas interproximais para que as margens vestibulares e linguais também ficassem subgengivais.

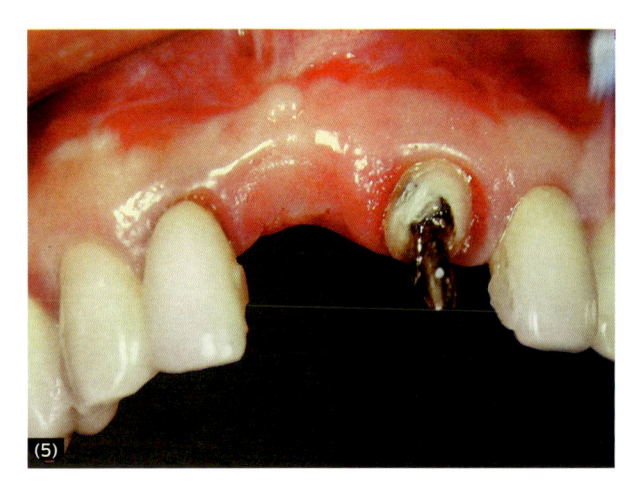

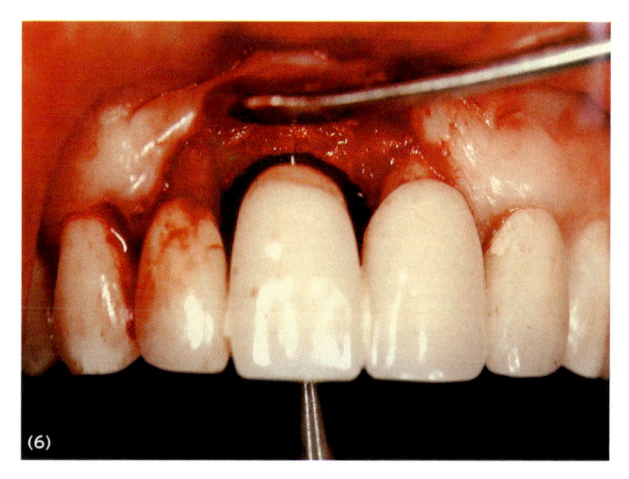

FIGURA 6.8. (5) Vista clínica vestibular 6 meses após a tração, mostrando a uniformidade de nível da união mucogengival, que não se alterou pelo movimento coronal dos dentes tracionados. **(6)** Área cirúrgica para instalação do implante do 11: após a elevação dos retalhos vestibular e lingual, o posicionamento da prótese parcial fixa permitiu definir o local de preparo da loja alveolar para instalação do implante osseointegrado, conforme se pode ver pelo instrumento localizador posicionado centralmente ao pôntico e em contato com o rebordo desdentado exatamente no ponto interessado. Observe as áreas das superfícies radiculares expostas pelo movimento de tração coronal ortodôntica dos dentes 12 e 21 para reformação das distâncias biológicas.

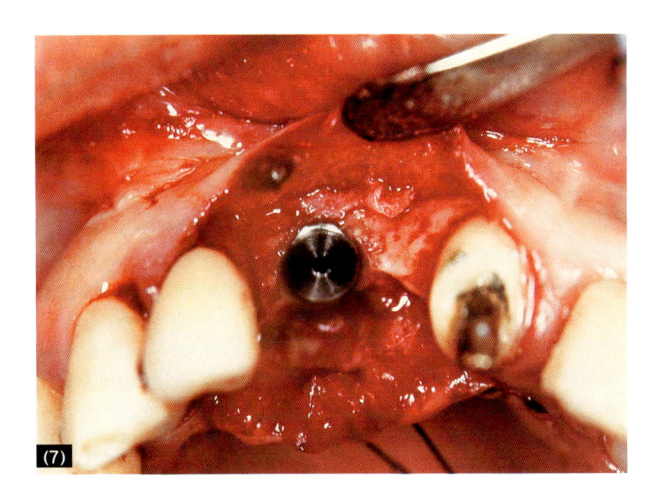

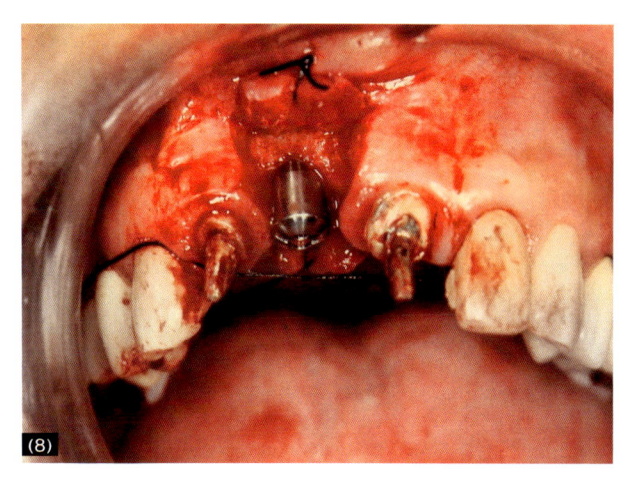

Princípios da tração coronal rápida | capítulo 6

FIGURA 6.8. (7) Ilustração após a instalação do implante, já protegido pelo parafuso de proteção, destacando-se a localização do implante mais profundo nas regiões interproximais que nas faces livres, para favorecer a formação de papila gengival. Nessa localização do implante procurou-se não só deixar espaço adequado em relação ao 12, como também evitar o contato com o forame incisivo. **(8)** Vista clínica vestibular do campo cirúrgico na segunda fase cirúrgica, destacando-se a preservação das papilas gengivais pelo levantamento de retalhos vestibular e lingual trapezoidais, limitados ao implante em si. Observe que o parafuso de proteção do implante foi substituído pelo intermediário de cicatrização dos tecidos moles perimplantares.

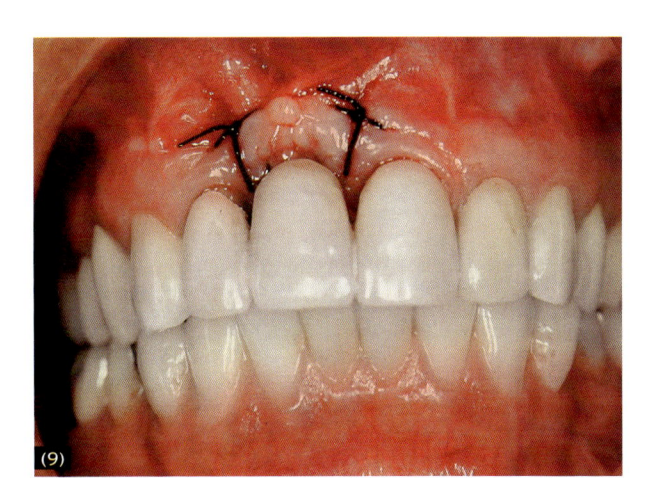

FIGURA 6.8. (9) Retalhos suturados na posição definida conforme limites do pôntico do 11 e desenho dos retalhos. **(10)** Imagem radiográfica no pós-operatório de 2 meses, imediatamente antes da cirurgia corretiva de tecidos moles, sugerindo a preservação óssea e o processamento da osseointegração. Observe que o nível da união entre o intermediário de cicatrização e o implante encontra-se apicalmente ao rebordo ósseo.

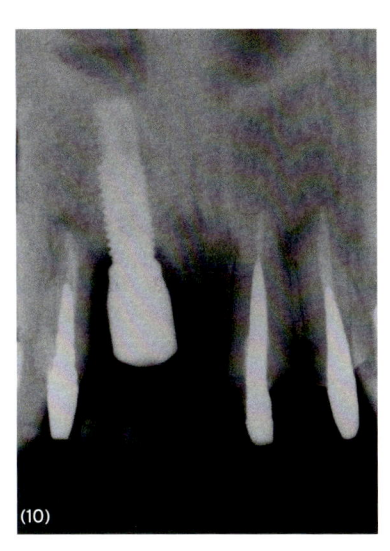

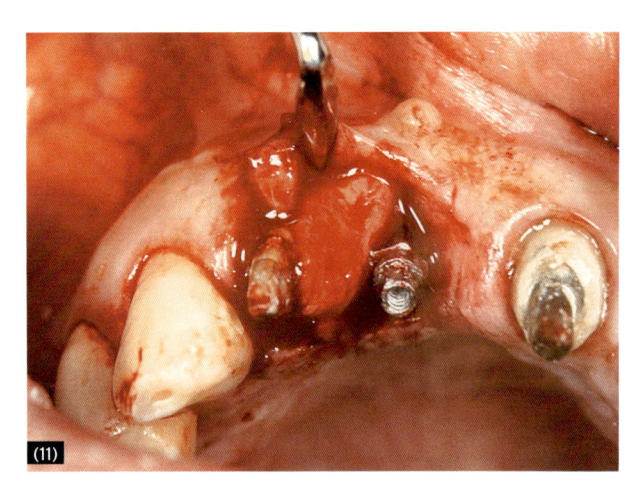

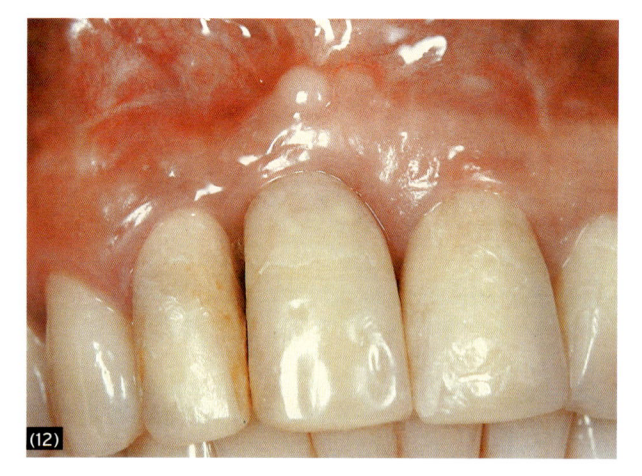

FIGURA 6.8. (11) Enxerto gengival de conjuntivo subepitelial posicionado para recompor o nível marginal do tecido mole perimplantar, de modo a melhorar a condição estética da paciente. **(12)** Resultado final alcançado após 3 meses da realização do enxerto gengival, denotando-se algum desnivelamento da margem gengival, porém, em situação que satisfez as exigências da paciente.

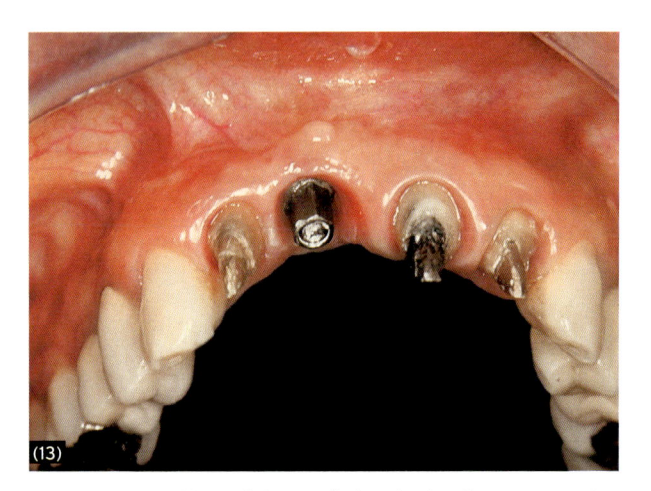

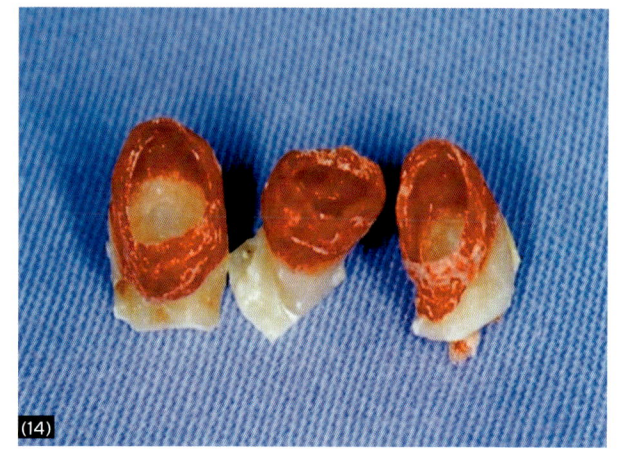

FIGURA 6.8. (13) Vista clínica vestíbulo-oclusal após a remoção das coroas provisórias. Observe a aparência normal dos tecidos e os términos cervicais dos preparos protéticos em níveis intrassulculares nos dentes 12, 21 e 22, enquanto no implante encontra-se mais profundo. **(14)** Casquetes de moldagem dos dentes preparados, obtidos a partir de molde em alginato da superfície interna e externa das coroas provisórias, deixando à mostra apenas as suas superfícies incisais. Os casquetes foram reembasados *in situ* com resina de maior precisão para melhor selamento aos términos cervicais, deixando intacto o milímetro final desse selamento e aliviando-se os casquetes em todas as demais áreas internas.

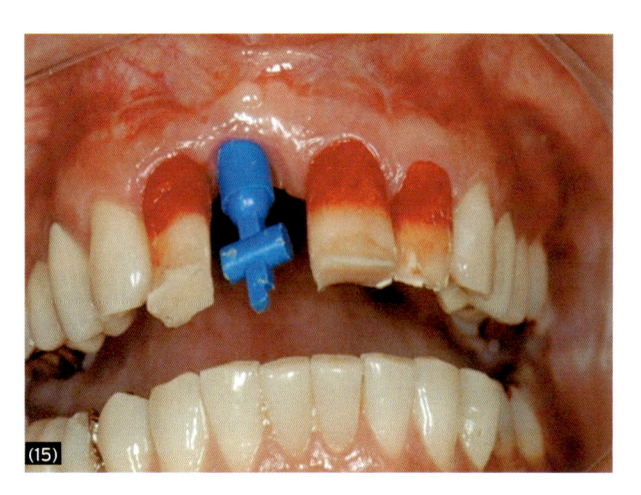

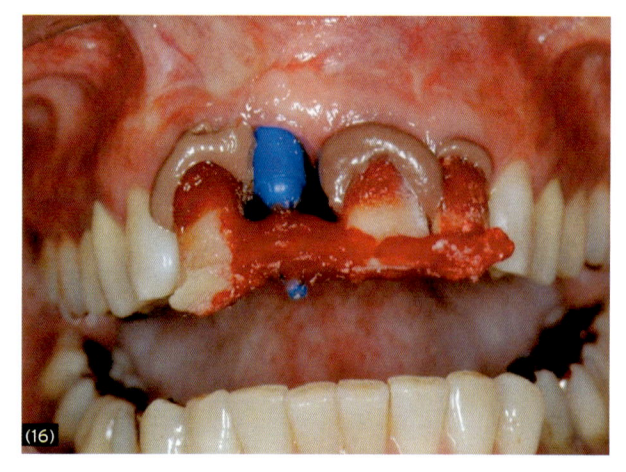

FIGURA 6.8. (15) Prova dos casquetes nos respectivos dentes preparados para conferir o assentamento destes sem qualquer pressão lateral de um contra o outro, ou contra a guia de transferência do intermediário protético. **(16)** Aspecto da moldagem do conjunto com material à base de elastômero, tendo sido pincelada fina camada de adesivo nos casquetes dos dentes. Observe que todos os casquetes, inclusive aquele sobre o implante, foram unidos entre si com resina, dando-lhe forma retentiva para assegurar o posicionamento do conjunto no molde. Durante a moldagem com moldeira aberta, o material de moldagem foi eliminado da região sobre os casquetes, a fim de possibilitar acesso para unir essa área à moldeira com resina autopolimerizável de maior precisão, garantindo o posicionamento correto do conjunto moldado.

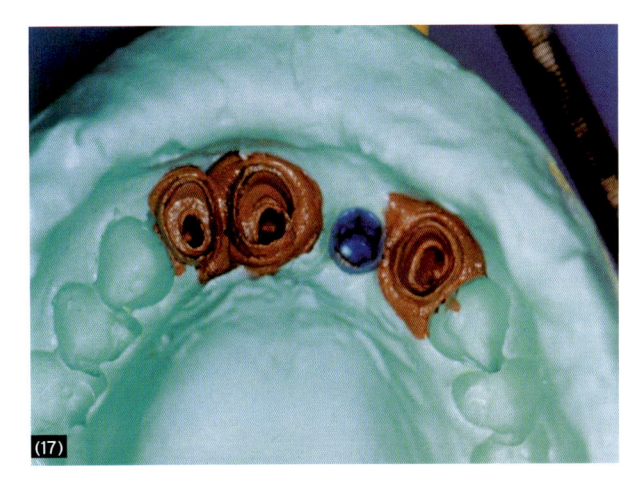

Princípios da tração coronal rápida | capítulo 6

FIGURA 6.8. (17) Vista interna do molde obtido para vazamento do modelo de trabalho. Observe as sutilezas da moldagem dos preparos e a distância entre cada elemento interessado, o que preservou a posição correta de cada um deles no molde e no modelo.

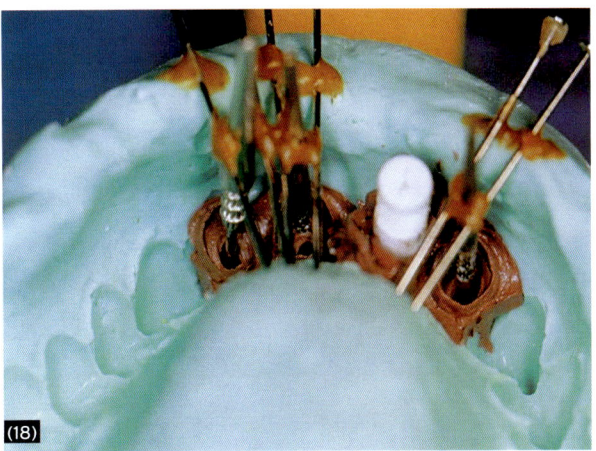

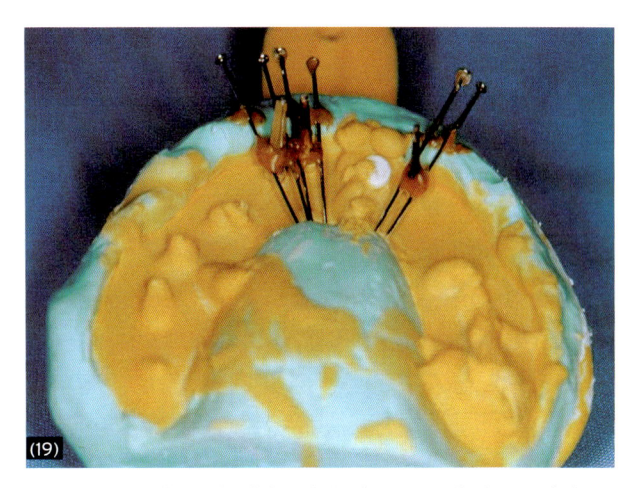

FIGURA 6.8. (18) Posicionamento dos pinos para troquéis nos moldes dos dentes preparados e da réplica do implante na guia de transferência respectiva. Observe que os pinos para troquéis foram mantidos suspensos por fixação com cera pegajosa a alfinetes estrategicamente implantados no molde de vestibular para lingual, de modo a posicionar a ponta retentiva dos pinos com a extremidade nivelada aos términos cervicais dos preparos e centralmente aos seus perímetros. Os alfinetes de suporte dos pinos para troquéis foram mantidos a altura tal que o gesso para modelo vazado recobrisse a porção retentiva dos pinos para troquéis, porém, não os alfinetes, como se pode ver em **(19)**. Nesta vista ainda é observado que o gesso recobriu todas as coroas dos dentes a uma altura suficiente para englobar a ponta retentiva dos pinos para troquéis e praticamente toda a réplica do implante, além de se deixar frações retentivas de gesso sobre sua superfície nas áreas não envolvidas com a confecção dos troquéis de trabalho.

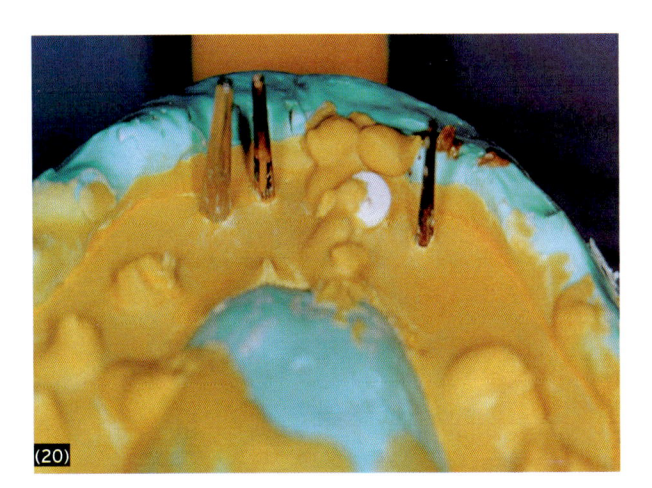

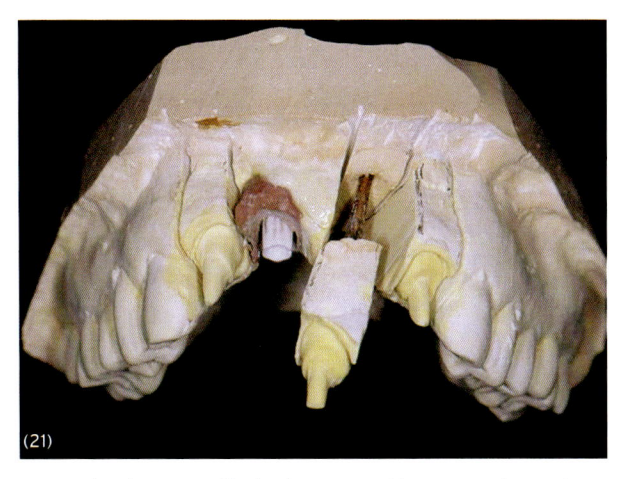

FIGURA 6.8. (20) Vista do modelo parcialmente vazado após a presa do gesso, mostrando que os alfinetes foram removidos sem quaisquer riscos de fragmentar o modelo junto aos bordos dos preparos. Neste momento, completou-se o vazamento do gesso, tendo-se o cuidado de isolar as áreas dos troquéis com vaselina e colocando quantidade de gesso suficiente para deixar apenas a extremidade final reta do pino para troquel aparecendo na superfície do gesso, uma vez que não é necessário e não se deve recobrir essa ponta do pino para troquel com cera ou qualquer outro material. **(21)** Individualização dos troquéis liberando-os do modelo por serragem, dando condições para o profissional fazer o recorte do troquel junto ao término cervical dos preparos, deixando o troquel retentivo dessa região para apical. Pode-se observar que um material elástico foi usado para simular o tecido mole perimplantar, muito embora isto não pareça ser boa norma para a colocação da porcelana, dando-se preferência, atualmente, a copiar a área intrassulcular dos implantes durante os procedimentos de moldagem e a fazer o vazamento direto do gesso.

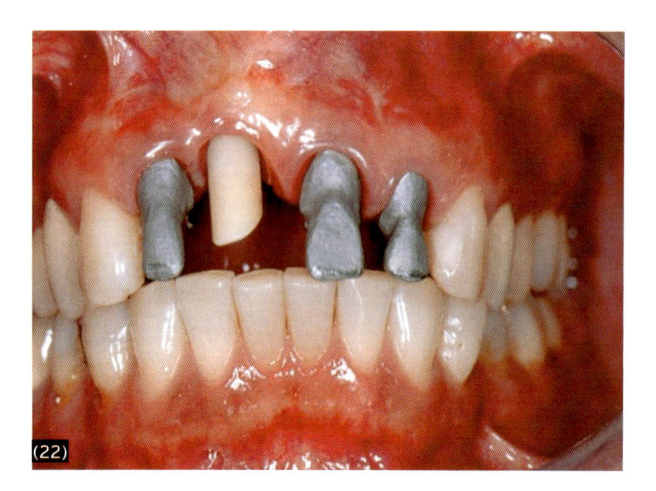

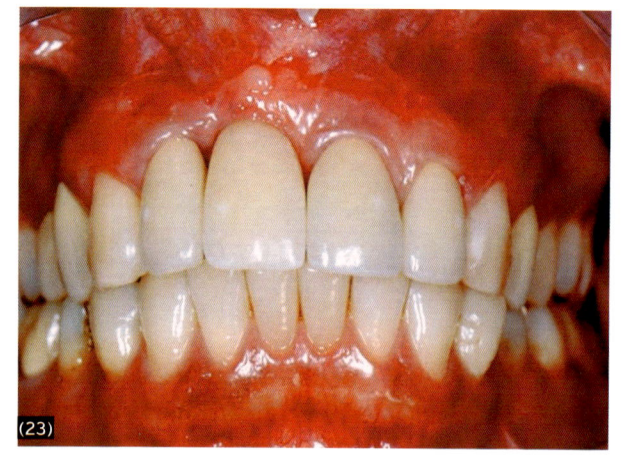

FIGURA 6.8. (22) Vista vestibular da prova das infraestruturas nos dentes preparados e do *coping ceradapt* no implante; especialmente nos dentes foram deixados espaços em torno de 1,2 a 1,5 mm para colocação da porcelana. **(23)** Resultado clínico final após 1 ano das coroas protéticas em função, ilustrando a saúde gengival, traduzida pela preservação do contorno, da cor e do aspecto, corroborada pela evidência clínica de sulco gengival raso e sem sangramento à exploração.

FIGURA 6.8. (24) Resultado radiográfico no período anterior, destacando-se a manifestação de características de normalidade da osseointegração e estabilidade dos resultados quanto à preservação do nível ósseo de modo geral e das áreas criadas pelo movimento de tração coronal para a reconstituição das distâncias biológicas do periodonto marginal, necessárias para a manifestação e preservação da saúde periodontal.

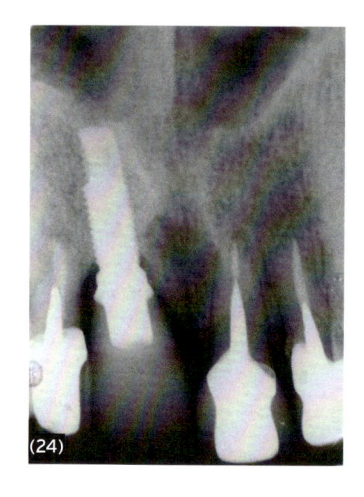

Caso clínico 9 (Figura 6.9)

Descrição: este caso mostrou reação inflamatória marginal exuberante, estando a gengiva marginal bastante avermelhada, edemaciada e brilhante, com sangramento fácil e abundante ao menor toque na região dos incisivos superiores (Figuras 6.9 (1) e (2)). Nos incisivos, a extensão subgengival profunda dos preparos e a reconstrução protética sem o respeito adequado a princípios periodontais foram tidas como a causa real da inflamação gengival, porém, com algum grau provável de influência de hormônios sexuais. De modo geral, os términos cervicais dos preparos e das coroas respectivas foram identificados a cerca de 2 mm subgengivalmente, exceto no 21, em que chegava a 3 mm interproximalmente. A proximidade ao nível ósseo girou em torno de 1 mm sob o ponto de vista radiográfico (Figura 6.9 (3)). A paciente relatou ter recebido o diagnóstico de reação alérgica ao material empregado para a confecção das coroas metaloplásticas nos dentes 12, 11, 21 e 22. O dente 25 também apresentou alterações comportamentais, mas clinicamente a reação inflamatória não se mostrou com a mesma intensidade. Neste dente, também com coroa total metaloplástica, o preparo cervical por mesial e distal estendia-se cerca de 4 mm na área intrassulcular e a 2 mm aquém da crista óssea, porém, com bolsa e sangramento gengival concordantes com a tendência de obliquidade das cristas ósseas, sugerindo que a invasão das distâncias biológicas foi a provável causa de perda óssea (Figura 6.9 (4)). Ressalte-se, todavia, que nos dentes 24 e 25 foi possível evidenciar pequena coroa clínica aparente, pois a margem gengival cobria extensão considerável da coroa. Inicialmente, as coroas foram removidas e transformadas em coroas provisórias. Estas foram reembasadas e demarcadas junto ao contorno da margem gengival (Figura 6.9 (5)), definindo-se o nível a partir do qual foi feito o perfil de emergência intrassulcular e corrigido o contorno extrassulcular das coroas. Como a resposta gengival clínica continuou evidenciando alterações inflamatórias por desrespeito às distâncias biológicas (Figura 6.9 (6)), optou-se pela tração coronal dos incisivos. Todos os dentes foram tracionados com a metodologia da placa de mordida, cabendo esclarecer, entretanto, que o 25 o foi posteriormente aos incisivos, por razões peculiares e pessoais do tratamento da paciente. Como norma, os dentes foram tracionados em extensão suficiente para colocar a margem cervical dos preparos ao nível da margem gengival presente antes do movimento, programando-se 2 mm de movimento ativo por etapa. Assim, para o dente 11 o movimento total durou cerca de 13 dias e para o 12, o 21 e o 22 durou 7 dias. Do 7º ao 13º dia, estes 3 últimos dentes permaneceram estabilizados contra a placa pelo próprio elástico ortodôntico, e no 13º dia todos os incisivos foram esplintados entre si com resina acrílica ativada quimicamente e os caninos, com resina fotopolimerizável, uma vez que se completou o movimento programado para exposição da superfície dental. A avaliação clínica e radiográfica do paciente após 4 meses de contenção evidenciou, respectivamente, migração coronal da margem gengival e preservação da extensão radicular extra-alveolar obtida para reconstituição das distâncias biológicas, indicando que provavelmente ocorreu alguma aposição óssea geral na área anterior (Figura 6.9 (7)). A região anterior superior foi então submetida à cirurgia de harmonização das características próprias dos tecidos moles e duros relacionadas à reconstituição das distâncias biológicas. A reconstrução protética desse caso somente pôde ser executada 1 ano depois da cirurgia periodontal, pois foi nessa época que se observou estabilidade dimensional e profundidade compatível do sulco gengival reformado. Com a mesma placa de mordida, mantida armazenada sob imersão em água, foi agora feita a tração coronal do dente 25, num total de 2 mm, considerando a problemática de tronco curto das raízes. O movimento foi realizado em duas etapas de 1 mm cada, envolvendo período de 20 dias, após o que o dente 25 foi estabilizado por união rígida com o dente 24 por meio de fio de aço e acrílico. Depois de completado o período de estabilização, a cirurgia periodontal de reconstrução foi feita, deixando a paciente em condições para receber a reconstrução protética por núcleo e coroa metalocerâmica (Figuras 6.9 (8) e (9)).

Imediatamente após o movimento ortodôntico, observou-se mudança na cor, na textura e no aspecto do tecido gengival, embora ainda ressaltasse os sinais de inflamação gengival, inclusive com sangramento. Os sulcos gengivais dos incisivos mostraram profundidades variáveis de 0,5 a 1 mm, enquanto nos caninos a profundidade do sulco mesial foi cerca de 3 mm. No dente 25, houve redução do sulco gengival nas regiões proximais para 1 mm, com eliminação total do sulco nas demais áreas desse dente. Nos sulcos contíguos dos dentes vizinhos, observou-se aumento da profundidade para 3 mm. Após 4 meses, evidenciou-se movimentação coronal da margem gengival, com ligeiro aumento na área de mucosa ceratinizada. A gengiva ainda se apresentou com sinais de inflamação gengival. Radiograficamente, as características do periodonto de sustentação traduziram normalidade. O acesso ao campo cirúrgico por retalho dividido vestibular e gengivectomia interna por palatino mostrou alteração da curva parabólica da margem óssea. Resultados muito semelhantes foram observados no dente 25, no qual se identificou o estabelecimento de uma área saudável de superfície dental com extensão de cerca de 2 mm entre o nível de crista óssea e a margem cervical do preparo protético, estando a crista óssea com configuração normal, ao indicar aposição óssea. A margem óssea vestibular e palatina do dente 25 mostrou nível ligeiramente coronal em relação à dos dentes 24 e 26, porém, não em concordância com a extensão do movimento realizado. Em todas as áreas operadas, conseguiu-se reproduzir a profundidade rasa do sulco gengival clínico, da ordem de 1,5 a 2 mm, após 1 ano da realização desses procedimentos. Apenas nessa etapa os preparos tiveram seus términos cervicais estendidos para cerca de 0,5 mm na área intrassulcular, graduados pelo uso de uma broca especialmente destinada para esse fim. De modo geral, em todos os casos trabalhou-se com uma espessura padrão de profundidade do desgaste dental de aproximadamente 1,5 mm, a fim de propiciar condições para a restauração metalocerâmica. Da mesma maneira, em todos os casos, os dentes foram moldados com casquetes de resina, reembasados até reproduzirem exatamente a imagem do término cervical dos preparos subgengivais. Nesse momento, produziu-se o alívio interno dos casquetes, exceto no milímetro cervical da reprodução dos términos cervicais dos preparos, procedendo-se, então, à moldagem dos dentes e à confecção das coroas metalocerâmicas. A estabilidade dos resultados com preservação geral das características de saúde periodontal foi constatada, clínica e radiograficamente, após 16 anos de uso, comparecendo a paciente para controles em períodos aleatórios não frequentes, o que evidencia a excelência do plano de tratamento integral empregado (Figuras 6.9 (10), (11), (12), (13) e (14)).

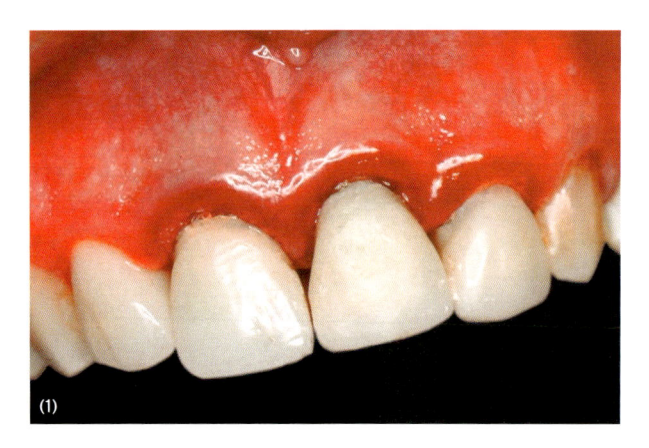

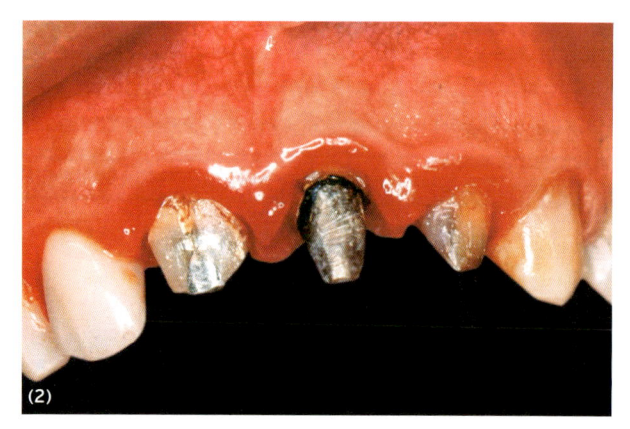

FIGURA 6.9. (1) Apresentação clínica da paciente na visita inicial, que ilustra o grau de inflamação gengival presente, resultando em sangramento gengival espontâneo e aparência antiestética ao sorriso, o que cria mal-estar psicológico à paciente. Observe o desnível acentuado das margens gengivais dos dentes. **(2)** À remoção das coroas protéticas, pôde-se observar a tumefação e aparência friável da gengiva em geral, em resposta aos preparos profundos nas áreas intrassulculares respectivas.

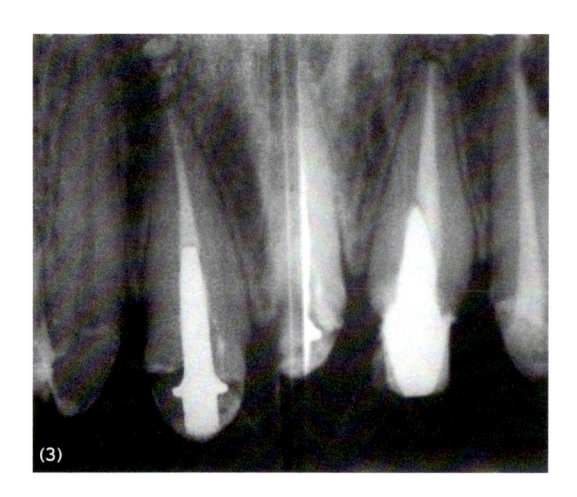

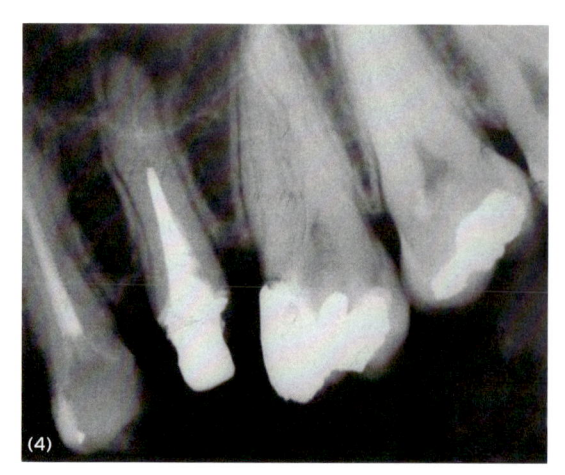

FIGURA 6.9. (3) Imagem radiográfica inicial da região anterior superior, ilustrando não só a falta de estrutura dental extra-alveolar saudável para expressão das distâncias biológicas sagradas, como também a proximidade entre as raízes. Observe sua forma cônica. **(4)** Vista radiográfica da condição inicial do dente 25 após a remoção da coroa protética. Observe a ligeira obliquidade da crista óssea mesial e distal em direção ao dente, sugerindo a ocorrência de perda óssea associada à invasão das distâncias biológicas. Veja, também, a forma radicular cilíndrica e com algum grau de retentividade.

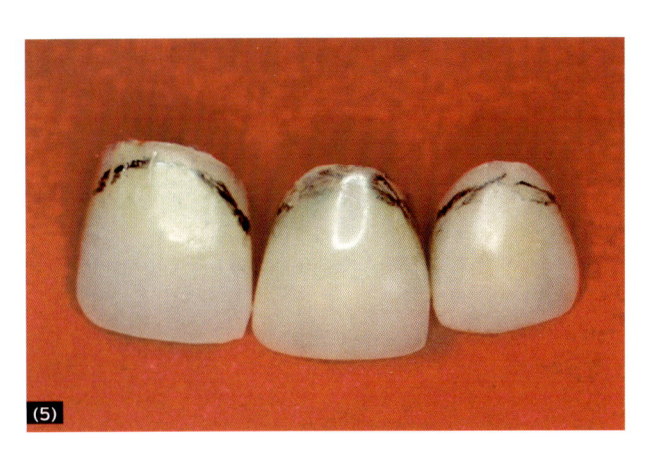

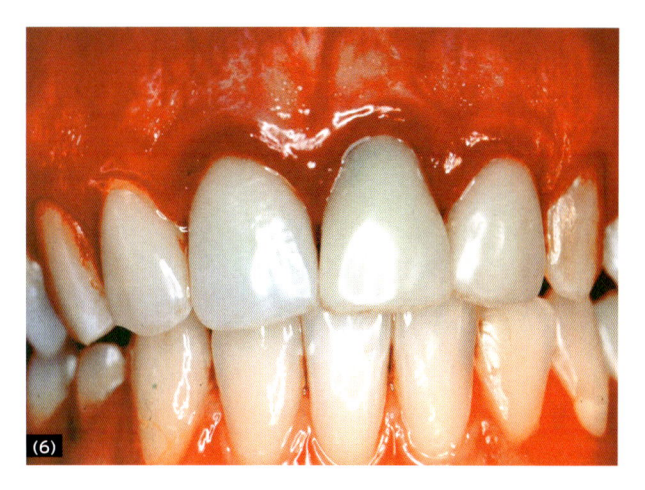

Princípios da tração coronal rápida | capítulo 6

FIGURA 6.9. (5) Delimitação a lápis do nível das margens gengivais nas coroas provisórias reembasadas: dessa área para apical foi definido o perfil de emergência das coroas protéticas, visando a adequar seus contornos intrassulculares ao comportamento gengival homeostático. **(6)** Vista clínica da resposta gengival aos procedimentos de correção das coroas provisórias, sendo visível a continuidade do processo inflamatório gengival, a despeito dos cuidados de higiene pessoal e profissional realizados.

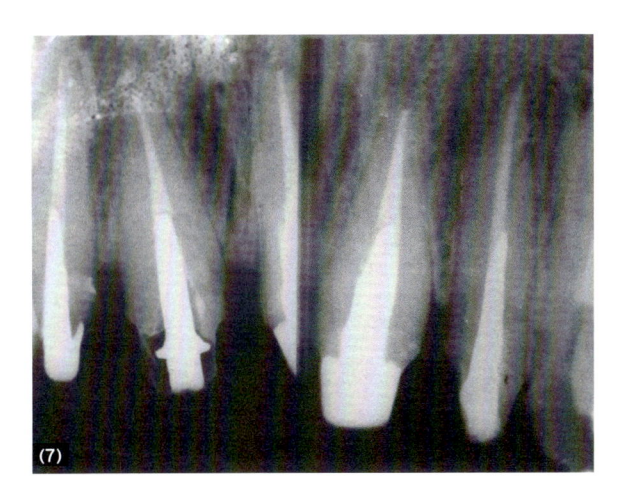

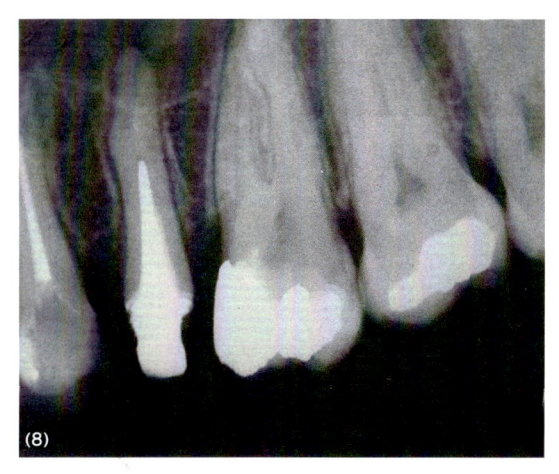

FIGURA 6.9. (7) Imagem radiográfica da região dos incisivos 4 meses após a contenção, destacando-se a exteriorização de fração da superfície radicular inicialmente intra-alveolar mais visível nos dentes 21 e 22. Entretanto, a horizontalidade das cristas é sugestiva de aposição óssea geral, uma vez que os quatro incisivos foram tracionados. Veja, ainda, que houve ligeira ampliação das ameias gengivais ao comparar com as áreas correspondentes em **(3)**. **(8)** Caracterização periodontal radiográfica da região do 25 após 4 meses de contenção. Observe a aposição óssea cristal mesial e distal em resposta ao movimento coronal do dente, chegando a reverter, levemente, a obliquidade da crista óssea, principalmente visível na região proximal distal do 25. A despeito de alguma evidência de alargamento do espaço do ligamento periodontal, já se pode distinguir, nitidamente, a lâmina dura. A imagem também é sugestiva de que a forma retentiva da raiz não foi obstáculo para o movimento, nem gerou problemas aflitivos para o prosseguimento do tratamento.

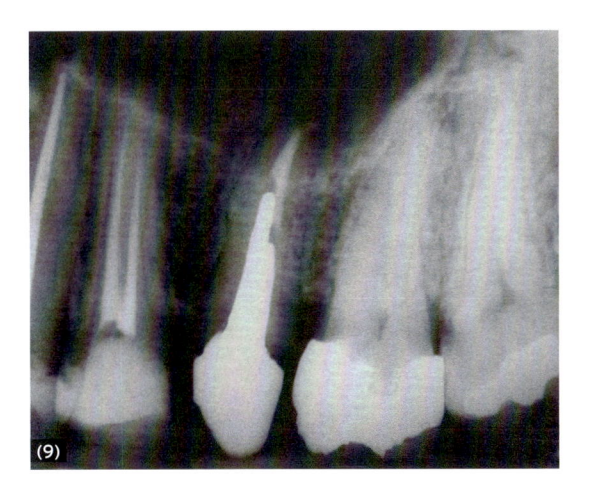

FIGURA 6.9. (9) Ilustração radiográfica do resultado após os tratamentos endodôntico e periodontal cirúrgico e instalação do núcleo no dente 25. Veja a horizontalidade das cristas ósseas e a faixa de estrutura dental saudável para a reconstituição das distâncias biológicas sagradas do periodonto marginal, além da recomposição da largura normal do espaço do ligamento periodontal.

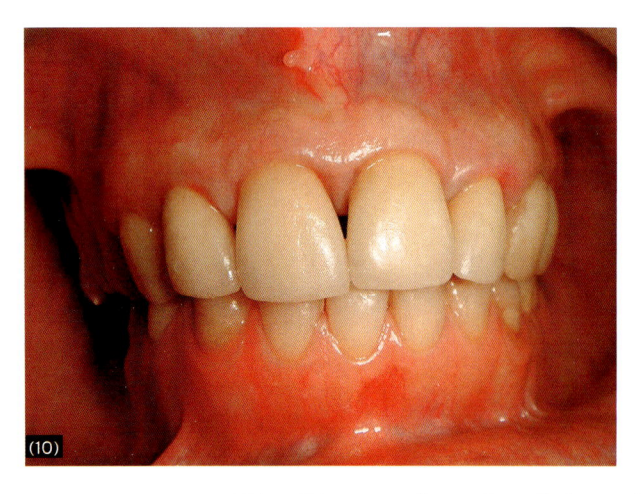

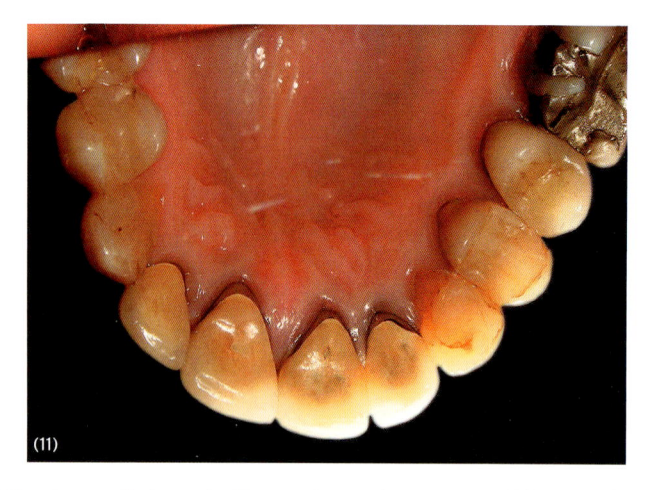

FIGURA 6.9. (10) e (11) Vistas clínicas respectivamente vestibular e palatina dos resultados após 16 anos de uso das coroas protéticas, sendo possível notar comportamento gengival geral satisfatório, com pequenas alterações marginais localizadas, provavelmente devidas à falta de terapia periodontal de assistência profissional mais rigorosa para o caso. Observe, entretanto, a estabilidade posicional das margens gengivais, inclusive em nível mais harmônico com a estética. Clinicamente, a paciente não acusou a ocorrência de sangramento gengival.

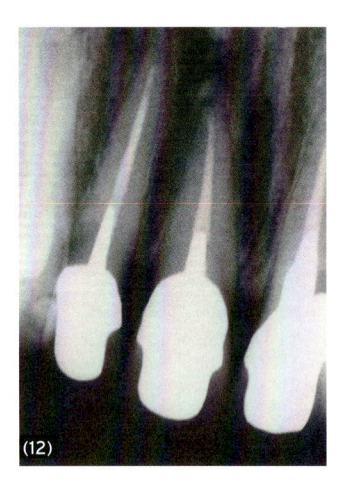

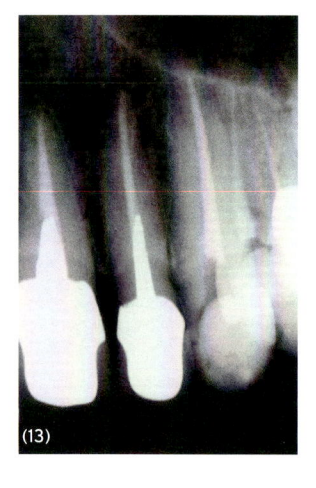

FIGURA 6.9. (12) e (13) Imagens radiográficas dos dentes anteriores 16 anos após instalação e uso das próteses, destacando-se a preservação dos resultados pela estabilidade do nível da margem óssea e a manifestação geral de características de normalidade óssea, traduzidas pela densidade do esponjoso, pela integridade e espessura da lâmina dura e pela largura do espaço do ligamento periodontal dos dentes envolvidos.

FIGURA 6.9. (14) Controle radiográfico do tratamento final do dente 25, 16 anos após a instalação da coroa metalocerâmica, indicando a preservação dos resultados, inclusive com manifestação de integridade e estabilidade posicional das cristas ósseas proximais.

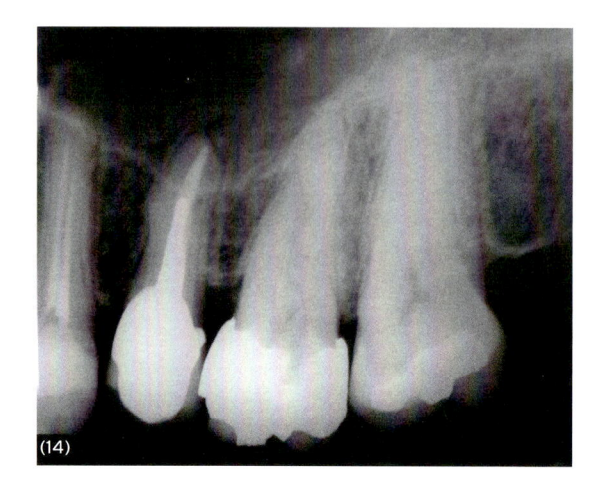

Caso clínico 10 (Figura 6.10)

Descrição: paciente com aproximadamente 35 anos de idade apresentou-se com ausência dos dentes posteriores superiores direitos, 12, 23, 25 e 26 e diastema entre o 11 e 21, além de mesialização dos dentes 13, 24 e 27. A paciente fazia uso de uma prótese parcial removível superior e, embora houvesse ausência dos molares inferiores de ambos os lados e do 35, a paciente não recebera nenhuma reconstrução protética inferior. Sob o ponto de vista periodontal, observou-se profundidade de exploração do sulco gengival de 2 a 3 mm, com pouca tendência ao sangramento gengival, porém, com retração e mobilidade das margens gengivais entre os incisivos centrais, devido à presença de freio labiopalatal tenso. Mencione-se que a retração gengival, correspondente ao afastamento horizontal da margem gengival em relação ao dente, foi definida direcionando-se jato de ar suave para os sulcos gengivais correspondentes. A complementação com o exame radiográfico revelou envolvimento das distâncias biológicas por cárie e preparo protético com extensão de cerca de 3 mm na área subgengival dos dentes 21 e 22, cujas raízes eram cônicas, ao mesmo tempo em que a do 21 apresentava-se com o comprimento reduzido. Como preparação inicial para melhor posicionar os dentes, eliminando os diastemas e posicionando os dentes estrategicamente para a reconstrução protética fixa com pônticos de extremo livre à direita, optou-se por realizar a frenectomia anterior superior, realizada com os cuidados essenciais para não se perder a relação das margens gengivais dos dentes envolvidos. Ressalte-se que a paciente recusou-se ao uso de prótese parcial removível inferior em época na qual os implantes osseointegrados não haviam sido introduzidos no Brasil. Essa apresentação inicial é ilustrada nas Figuras 6.10 (1), (2), (3), (4), (5) e (6). Como certamente a correção cirúrgica influencia o nível da margem gengival e, ao mesmo tempo, o propósito básico foi a saída parcial do dente do alvéolo, optou-se pelo tracionamento rápido numa extensão de 3 mm para o 21 e de 2 mm para o 22, o que deveria permitir não só a exposição da área saudável necessária à reconstrução das distâncias biológicas, como também levaria a alguma redução na altura total das coroas clínicas aparentes, a fim de melhor viabilizar a reconstrução subsequente por coroas protéticas. Os dentes foram tracionados usando a metodologia da placa de mordida para tração, placa na qual se fixaram dentes de estoque nos locais correspondentes aos espaços desdentados, para simular a presença dos dentes ausentes. A etapa inicial do movimento foi processada numa extensão de 2 mm, completada em 8 dias, seguida por intervalo de inércia de 5 dias e novo movimento de 1 mm para o 21, efetuado em mais 3 dias, com o que o movimento total completou-se em 16 dias. Durante esse movimento, os dentes 11 e 21 foram aproximados entre si. A estabilização dos dentes foi mantida por prótese parcial fixa provisória confeccionada para a paciente depois de completado o movimento desejado, tendo como pilares os dentes 13, 11, 21, 22 e 24 (Figuras 6.10 (7), (8), (9) e (10)). Decorridos 4 meses de contenção, procedeu-se à cirurgia periodontal, constante de retalho dividido por vestibular e gengivectomia interna por palatino para acesso cirúrgico e osteotomia para harmonização de curva óssea parabólica em consonância com o restabelecimento da área dental saudável necessária às distâncias biológicas. Embora as frações extra-alveolares das raízes estivessem adequadas para as distâncias biológicas sagradas, nessa etapa identificou-se trinca longitudinal na raiz do 21, realizando-se a sua extração e ligeira osteotomia foi feita para harmonização estética posterior. Para as suturas, os retalhos foram mantidos recobrindo por volta de 2 mm da superfície dental coronal ao nível ósseo. Alguns detalhes desses envolvimentos podem ser vistos nas Figuras 6.10 (11), (12), (13), (14) e (15). A área cirúrgica foi mantida sob proteção com cimento cirúrgico durante 2 semanas, período no qual o término cervical do preparo do 12 apresentou-se supragengival, ilustrando o alcance do objetivo idealizado (Figura 6.10 (16)). Após cerca de 6 meses de cicatrização, o sulco gengival apresentou profundidade compatível com áreas não operadas, e o paciente foi então submetido à reconstrução protética, cujos preparos tiveram extensão cervical intrassulcular por volta de 0,5 mm.[3,27]

Ao findar a movimentação coronal efetiva dos dentes 21 e 22, observou-se o deslocamento amplo da margem gengival para coronal, com redução significativa da profundidade de exploração do sulco gengival. Entretanto, os bordos cervicais das raízes dos dentes envolvidos ainda permaneciam em nível ligeiramente subgengival. A união mucogengival manteve-se estável, evidenciando-se nitidamente o aumento da zona de mucosa ceratinizada. Após o período de contenção não foram notados sinais de inflamação gengival, mas as coroas dos dentes 21 e 22 exibiram alturas pequenas para harmonizar a estética em função dos demais vizinhos (Figura 6.10 (7)). Nas radiografias, imediatamente após a tração coronal e a contenção pôde-se observar que a fração dental para as distâncias biológicas foi tornada supraóssea, na extensão aproximada de 3 a 4 mm por mesial e distal do dente 22 e distal do 21, e de 2 mm por mesial do 21 (Figura 6.10 (8)), muito embora os preparos ainda se mantivessem com términos na altura da margem gengival ou mesmo intrassulcular (Figuras 6.10 (9) e (10)). A exposição do campo cirúrgico por retalho dividido vestibular e gengivectomia interna lingual comprovou a localização da crista óssea deixando área disponível de aproximadamente 3 mm até o bordo cervical do preparo do dente 22, pois o dente 21 foi extraído. Por osteotomia deu-se a arquitetura óssea marginal em relação à reconstrução estética e às distâncias biológicas sagradas do periodonto marginal, principalmente caracterizada pela curva óssea parabólica marginal, pelos sulcos de escape interdentais e pelo biselamento marginal suave e gradual da crista óssea (Figuras 6.10 (11), (12), (13), (14) e (15)). Após a remoção do cimento cirúrgico, foi possível evidenciar a presença da fração cervical da raiz exposta ao meio bucal (Figura 6.10 (16)). O exame radiográfico de 4 e 7 meses pós-cirúrgicos (Figuras 6.10 (17) e (18)) evidenciou estabilidade posicional da crista óssea, enquanto o exame clínico após 5 anos mostrou nível estável da margem gengival (Figura 6.10 (19)), indicando que houve consolidação da reformação do sulco gengival. A preservação dos resultados clínicos alcançados pelo período de 16 anos pós-colocação da prótese em função é expressão da validade dos princípios ortodônticos, periodontais e protéticos aplicados (Figura 6.10 (20)).

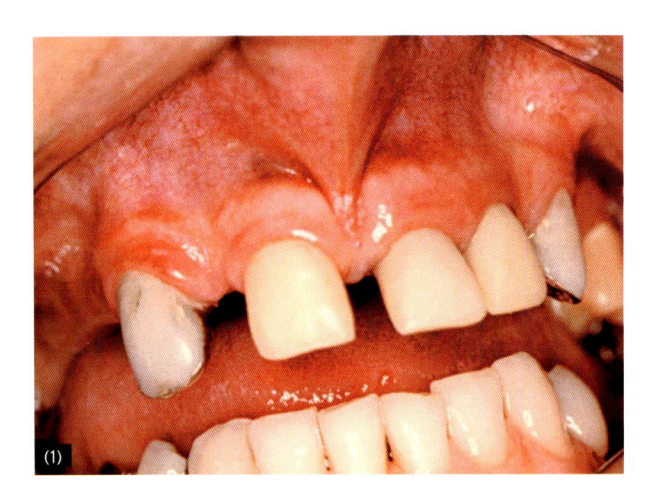

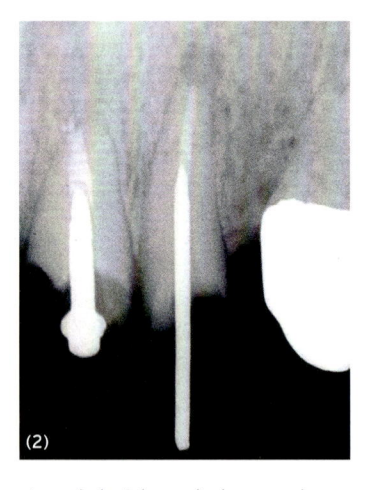

FIGURA 6.10. (1) e (2) Vista clínica vestibular e radiográfica de envolvimento periodontal marginal avançado em paciente de aproximadamente 35 anos, mostrando diastema entre os incisivos centrais, com intromissão do freio labiopalatal entre eles. Veja que a paciente é portadora de coroas totais com pinos intracanais e tenha em conta que a tração do lábio superior da paciente produzia movimentação do freio na área palatina. A imagem radiográfica (2) da área dos dentes 21 e 22 sugere a falta de estrutura dental saudável em nível extra-alveolar para a expressão homeostática das distâncias biológicas sagradas do periodonto marginal devido à extensão subgengival excessiva tanto dos preparos protéticos, quanto das coroas instaladas.

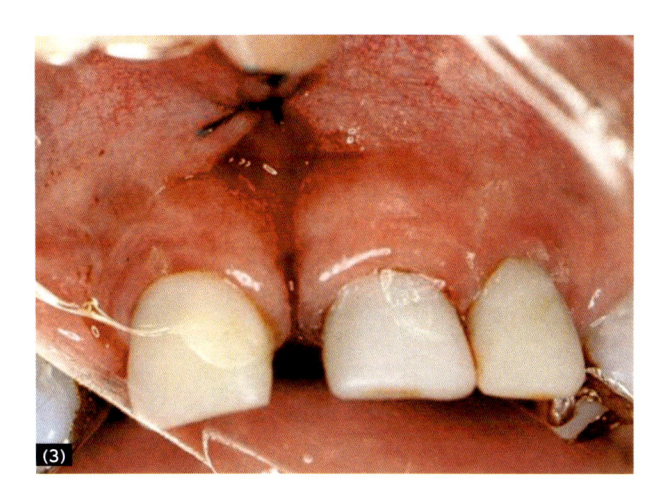

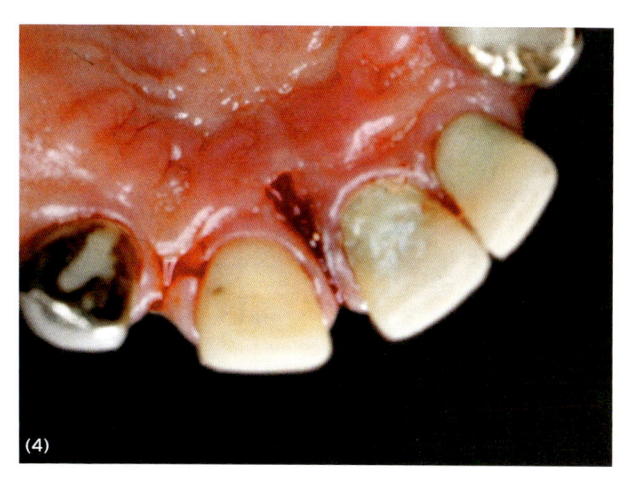

FIGURA 6.10. (3) e **(4)** Vistas clínicas respectivamente vestibular e palatina após frenectomia labiopalatal, provavelmente responsável pelo diastema entre os incisivos centrais e que iria dificultar a aproximação ortodôntica desses dentes. Observe a preservação das margens gengivais, que é condição básica para não se criar defeito gengival interproximal.

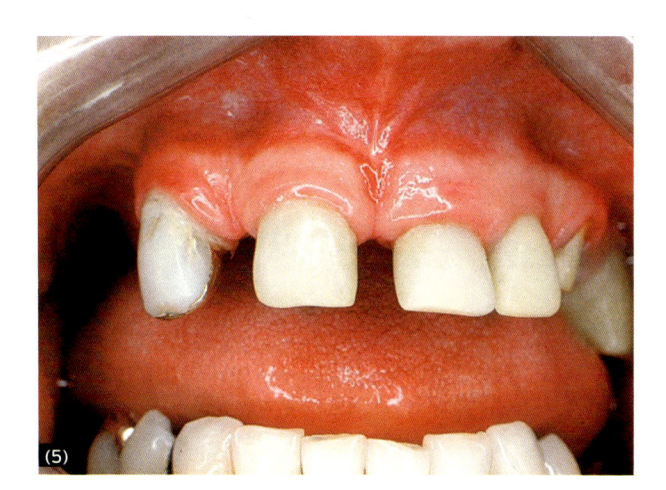

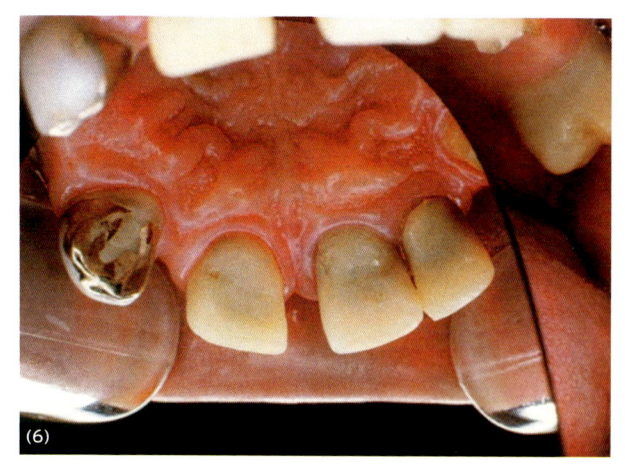

FIGURA 6.10. (5) e **(6)** Resultado de curto prazo da cirurgia de frenectomia, chamando a atenção para a inserção apical do freio por vestibular e para a preservação das margens gengivais intactas dos dentes envolvidos, evitando o colapso da papila gengival e a formação de um defeito estético. É importante avaliar radiograficamente as dimensões da sutura mediana da maxila, que poderá gerar invaginação excessiva da papila gengival.

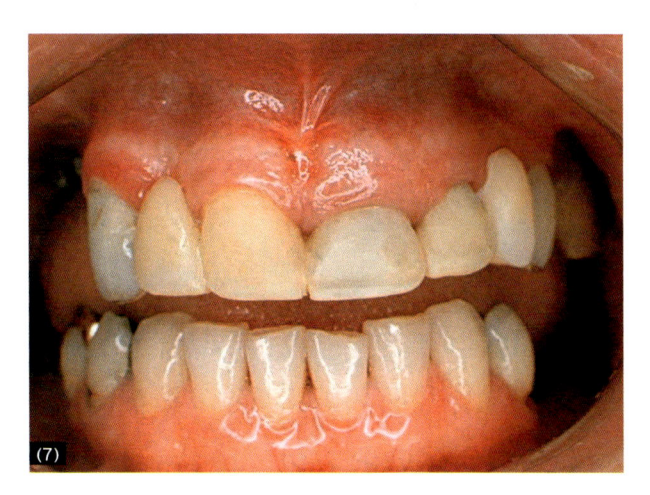

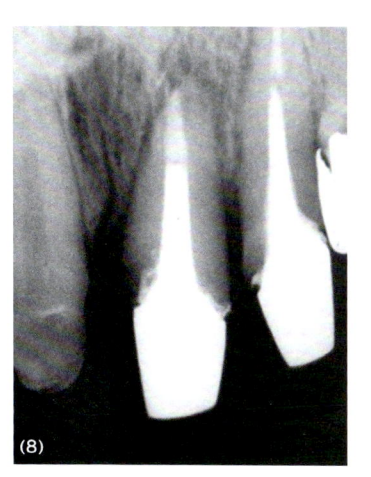

FIGURA 6.10. (8) Ao mesmo tempo, houve exposição das áreas radiculares extra-alveolares saudáveis para a expressão das distâncias biológicas sagradas. Os núcleos presentes foram confeccionados para facilitar o andamento do movimento ortodôntico dos dentes, estando cimentados provisoriamente com pasta à base de óxido de zinco e eugenol.

FIGURA 6.10. (7) e **(8)** Respectivamente, vista clínica e imagem radiográfica da mesma região anterior após 4 meses de estabilização dos dentes, sendo possível constatar, por comparação com **(5)** e **(6)**, a movimentação da margem gengival acompanhando o movimento ortodôntico **(7)**, não acompanhada pela união mucogengival, que se manteve estável, resultando em aumento nítido da faixa de gengiva ceratinizada. Em função da variação de nível da margem gengival e da necessidade de preservar o plano oclusal, como se pode ver na documentação fotográfica, os dentes 21 e 22 tiveram que ser desgastados em suas superfícies incisais, resultando em coroas clínicas aparentes diminuídas. Observe, também, a expressão clínica saudável do tecido gengival, evidentemente porque a fração radicular subgengival envolvida foi deslocada para coronal.

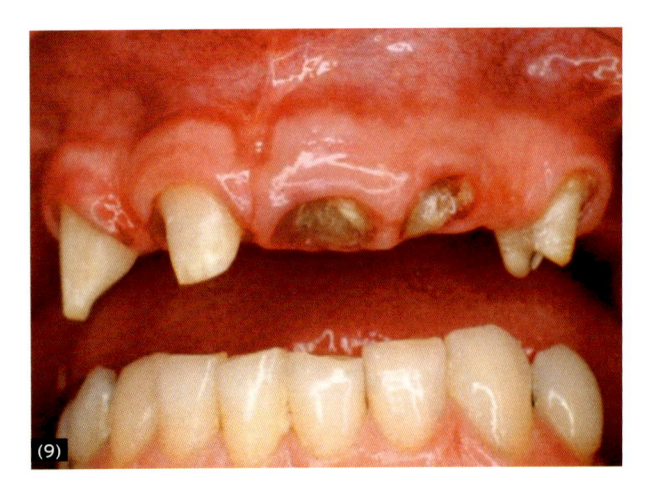

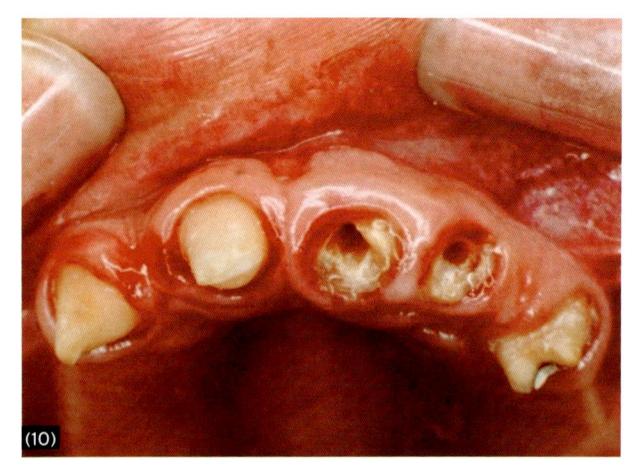

FIGURA 6.10. (9) e **(10)** Vistas clínicas nas quais o nível dos términos cervicais dos preparos pode ser identificado em algumas áreas ainda em nível intrassulcular e, em outras, faceando a margem gengival, mesmo após a realização do movimento, numa indicação de que os preparos encontravam-se excessivamente profundos. Além da insuficiência de gengiva ceratinizada na vestibular do 24, leve em consideração a necessidade de algum aumento da coroa clínica, visando a restabelecer parâmetros de reconstrução estética do paciente.

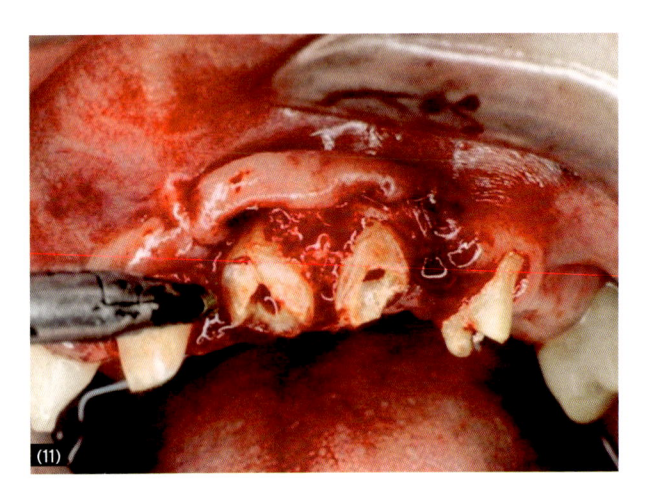

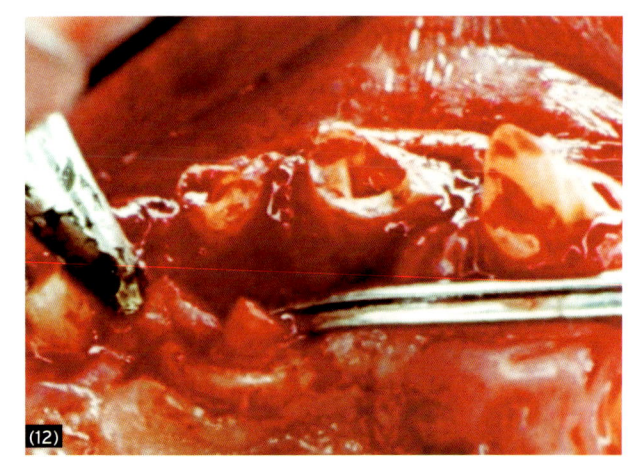

FIGURA 6.10. (11) e **(12)** Ilustração clínica da exposição cirúrgica das raízes envolvidas por meio de retalho dividido vestibular e gengivectomia interna por palatino. Observe que as frações propugnadas para a reconstituição das distâncias biológicas foram exteriorizadas pelo movimento ortodôntico rápido.

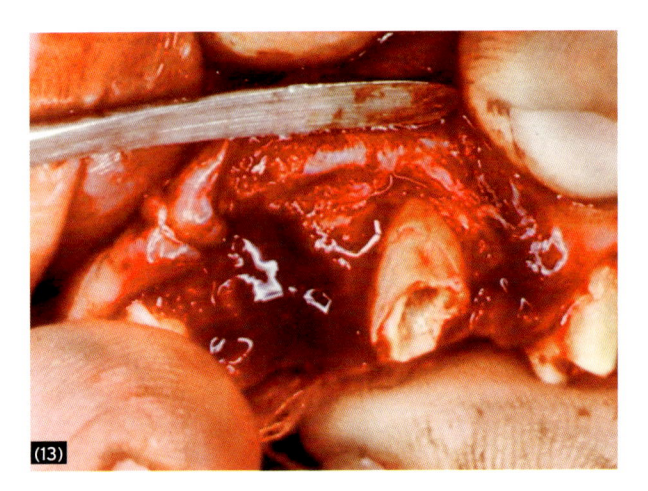

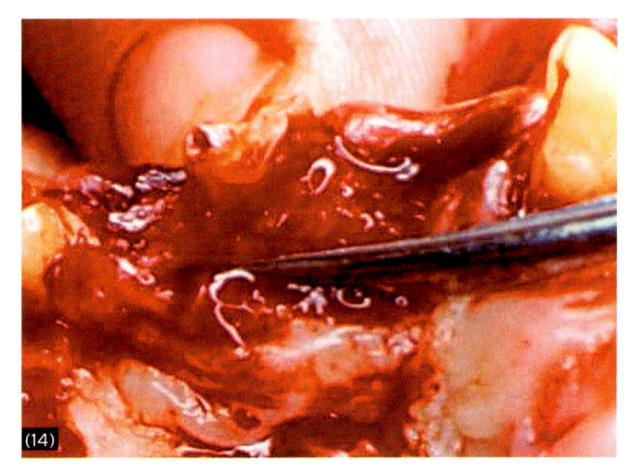

FIGURA 6.10. (13) e **(14)** Vistas clínicas vestibular e palatina, que ilustram as características cirúrgicas após pequena osteotomia para otimizar a curva parabólica e melhor nivelá-la em relação à obtenção de plano oclusal e margens gengivais mais compatíveis com a reconstrução protética. Note a presença de faixa de estrutura radicular extra-alveolar saudável suficiente para a reconstituição do epitélio juncional e do ligamento de Köllicker, além da ausência do 11, que foi extraído por se apresentar trincado.

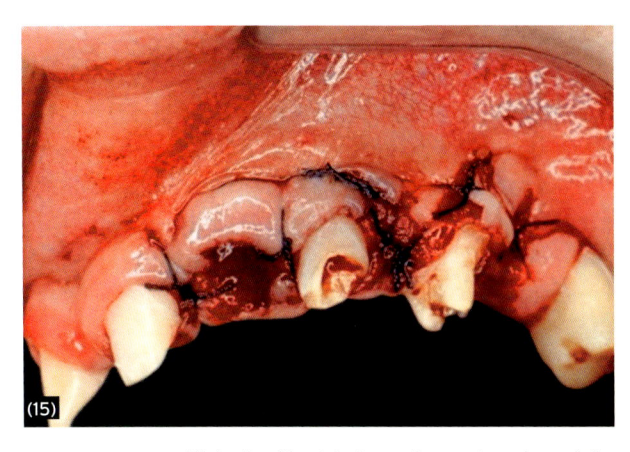

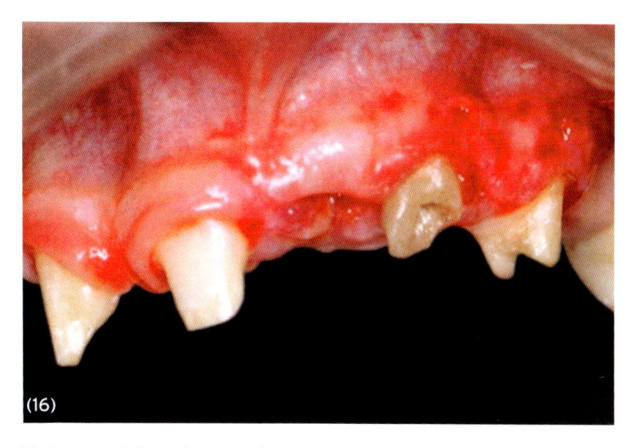

Princípios da tração coronal rápida | capítulo 6

FIGURA 6.10. (15) Vista do sítio cirúrgico após a sutura dos retalhos vestibular e palatino, destacando-se o posicionamento apical do retalho vestibular, mas preservando o recobrimento da margem óssea sobre os dentes. É interessante notar que foi realizado deslize lateral de retalho de distal para mesial na região vestibular do 24, visando ao aumento de gengiva ceratinizada; para tanto, foi criada uma recessão gengival cirúrgica em V na vestibular do 24. **(16)** Período de 2 semanas após a cirurgia periodontal, já sendo possível identificar clinicamente a presença de fração dental saudável, inclusive em nível supragengival junto ao dente interessado.

FIGURA 6.10. (17) e (18) Imagens radiográficas da região do 22 após 4 e 7 meses da realização da cirurgia reconstrutiva, evidenciando com nitidez a zona de superfície radicular saudável para a reconstituição (formação de epitélio juncional e ligamento de Köllicker) e a consolidação da cicatrização do alvéolo de extração.

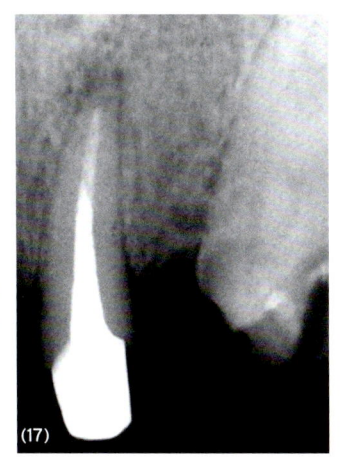

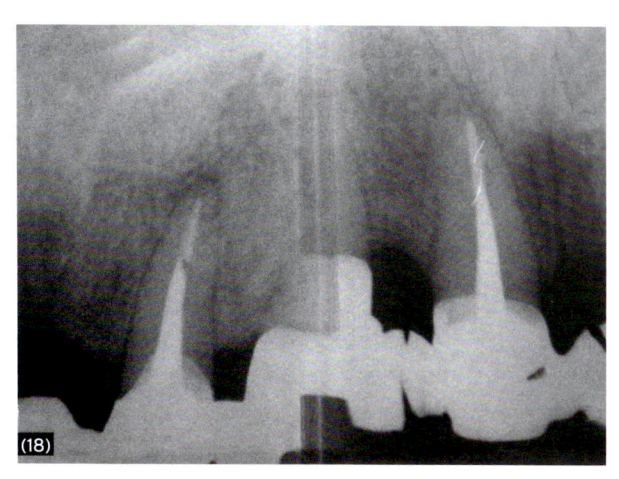

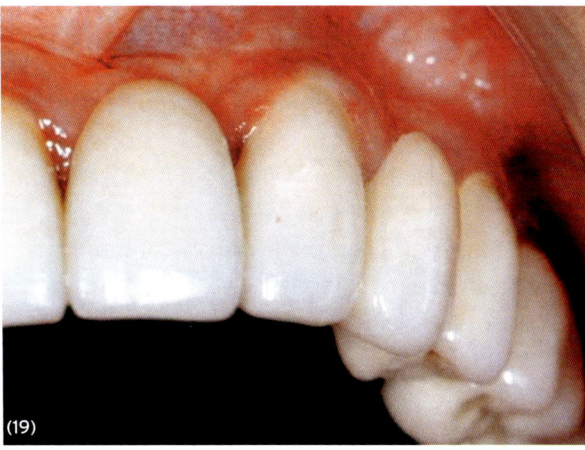

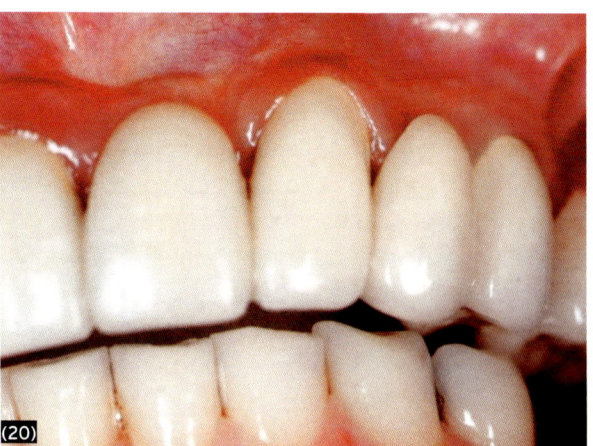

FIGURA 6.10. (19) e (20) Vistas clínicas, respectivamente, dos controles de 5 e 16 anos após a instalação da prótese parcial fixa de 11 elementos, sendo o 14 e o 15 pônticos de extremo livre. A exposição fotográfica foi feita antes de qualquer atendimento de assistência periodontal profissional, para caracterizar com mais naturalidade o comportamento tecidual. É importante salientar, ainda, que a paciente, não sendo caracterizada como suscetível à DPIM, foi colocada em regime de assistência periodontal de suporte profissional uma vez ao ano, ao qual nem sempre compareceu. Observe, a despeito de alguma alteração de cor, que o tecido gengival apresentou-se extremamente estável, pois os preparos foram realizados a 0,5 mm nas áreas intrassulculares e, após 16 anos, as margens das infraestruturas não apresentam qualquer exposição, indicando que não houve nenhuma recessão gengival perceptível ao longo desses anos. Estenda essas observações para a região do dente 24, onde se realizou deslize lateral de retalho para eliminação de freio e aumento de gengiva ceratinizada e veja como esses efeitos propiciaram estabilidade à margem gengival. Na região dos dentes 21 e 23, pode-se perceber o desenvolvimento de atrofia óssea, cuja reconstrução cirúrgica óssea ou por enxerto de gengiva foi recusada pela paciente à época. Mencione-se, também, que nessa fase final de observações os pônticos em extremo livre foram removidos, uma vez que a paciente optou pela instalação de prótese sobre implante.

Caso clínico 11 (Figura 6.11)

Descrição: o paciente apresentou-se com coroas protéticas nos dentes 12, 11, 21 e 22, estendendo-se cerca de 2 mm no interior do sulco gengival. À exploração, a profundidade clínica do sulco gengival do 11 foi da ordem de 5 mm por vestibular, enquanto que para as demais regiões desse dente e para os demais, a profundidade clínica dos sulcos gengivais girou em torno de 2-3 mm. Todos os dentes envolvidos evidenciaram sangramento gengival provocado discreto. Após a remoção das coroas, as análises clínica e radiográfica confirmaram essas observações e permitiram identificar área de trepanação endodôntica por vestibular da raiz do 11 nas proximidades da crista óssea. O levantamento clínico feito indicou uso das coroas por período de tempo aproximado de 2 anos. A ilustração desses dados é apresentada nas Figuras 6.11 (1), (2), (3), (4) e (5). Tratando-se de área anterior superior e sendo o paciente considerado não suscetível à DPIM e portador de boa higiene bucal geral, optou-se pelo planejamento de tração coronal rápida do 11 numa extensão aproximada de 3 mm, programada para uma única etapa, a qual se desenvolveu em período de tempo de cerca de 3 semanas. Coroas provisórias em resina acrílica foram confeccionadas para servirem como suporte à colocação de aparelho ortodôntico, destacando-se que a fração subgengival do 11 foi reembasada com resina vermelha para constatar mais facilmente a sua visualização no meio bucal supragengival (Figura 6.11 (6)). O movimento foi elaborado com aparelho ortodôntico fixo, constando do sistema banda/bráquete, englobando os dentes 13, 12, 11, 21 e 22, complementado por um fio ortodôntico em arco por vestibular, ao qual foi acrescentado um *loop* na região vestibular central do 11, na qual, por sua vez, foi fixado um botão lingual 3 mm apicalmente ao *loop*; um fio de aço de 0,10 mm de diâmetro enlaçou o botão lingual e o *loop*, sendo então retorcido até que o paciente sentisse a força de tração no dente. Embora a proposta geral fosse a de desgastar a incisal/oclusal do dente envolvido à medida que se executava o movimento, no presente caso isso não ocorreu, para melhor comprovação da efetividade do procedimento e de seus efeitos clínicos. Diariamente, esse procedimento foi seguido até que o dente percorresse o espaço proposto de 3 mm (Figuras 6.11 (7), (8) e (9)). Isto posto, procedeu-se à contenção do dente 11 por união entre as coroas acrílicas provisórias desse dente e do 21, assim permanecendo por 4 meses, quando o paciente apresentou-se com a margem gengival do 12 mantendo o deslocamento coronal, que acompanhou parcialmente o movimento dental (Figuras 6.11 (10) e (11)). A movimentação coronal do dente foi constatada pela exteriorização da resina vermelha, que emergiu do sulco gengival (Figura 6.11 (12)). Radiograficamente, pôde-se evidenciar aposição óssea cristal mesial e distal apenas junto ao dente movimentado (Figura 6.11 (13)), resultando em aumento da profundidade dos sulcos gengivais dos dentes vizinhos para cerca de 3 mm. Nessa etapa, a complementação periodontal cirúrgica foi feita por gengivoplastia, principalmente para nivelar a margem gengival e reconstruir o paciente esteticamente. Após a reformação dos sulcos gengivais dos dentes da área operada, as coroas protéticas metalocerâmicas foram refeitas e instaladas em área saudável e esteticamente satisfatória, a despeito de pequeno desnível gengival coronal do 11 (Figuras 6.11 (14) e (15)).

Ao exame clínico inicial, a profundidade dos sulcos gengivais girou em torno de 2 mm, exceto na região vestibular central do 11, onde alcançou 5 mm. De modo geral, em torno de 15 a 20 segundos após a exploração clínica houve exteriorização de sangramento suave a partir do sulco gengival. No período pós-tração imediato (Figuras 6.11 (8), (9), (10) e (11)), clinicamente pôde-se observar que apenas a margem gengival ao redor do dente 11 deslocou-se coronalmente, sem que o mesmo ocorresse com a união mucogengival. Disso resultou aumento da quantidade de mucosa ceratinizada e aprofundamento dos sulcos gengivais dos dentes vizinhos, enquanto a profundidade do sulco gengival por vestibular do 11 diminuiu para cerca de 2 mm. Durante essas mensurações, praticamente não se observou em nenhum deles sangramento gengival fácil. Nos dentes vizinhos, o sulco gengival contíguo passou para cerca de 3 mm de profundidade, porém, a despeito disso e de modo geral o sangramento tornou-se mais discreto. Nesse período, também se pôde observar ligeira fração da resina vermelha na área supragengival. A imagem radiográfica após 4 meses de contenção evidenciou obliquidade da crista óssea entre os dentes 11 e 12 e o 11 e 21, estando em nível mais coronal no dente 11, simulando a formação de bolsa infraóssea nos dentes 12 e 21 (Figura 6.11 (13)). Após a gengivoplastia, o contorno morfológico gengival apresentou características clínicas satisfatórias, permitindo a reconstrução protética esteticamente agradável (Figuras 6.11 (14) e (15)). Saliente-se que não mais houve manifestação de sangramento gengival.

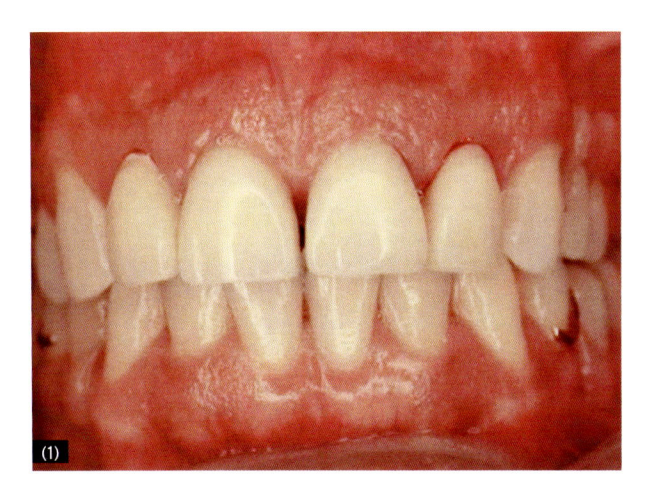

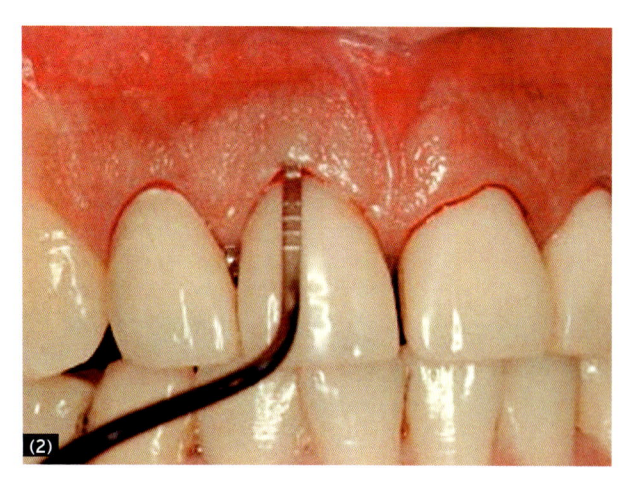

FIGURA 6.11. (1) e (2) Vista clínica vestibular inicial e à exploração do sulco gengival do 11, destacando-se sangramento suave dos incisivos após a exploração dos sulcos gengivais, além de comprometimento das distâncias biológicas do dente 11 em paciente portador de coroas protéticas metalocerâmicas nos incisivos há 2 anos. Veja em **(1)** a profundidade clínica de 5 mm à exploração do sulco gengival do 11 por vestibular e o nível das margens gengivais, que se mostram mais apicais no 11 e 12, enquanto no 21 e 22 encontram-se ligeiramente mais coronais.

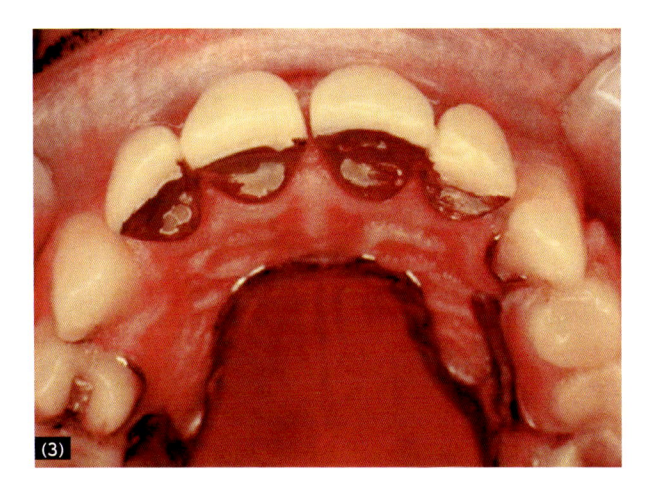

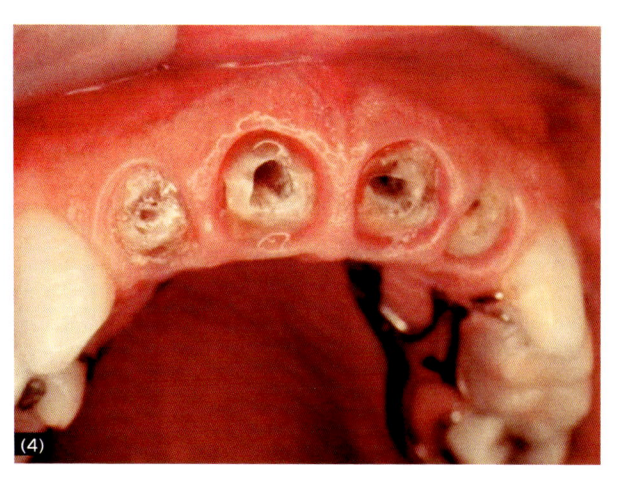

FIGURA 6.11. (3) e (4) Respectivamente, ilustração clínica inicial por palatino e por oclusal após a remoção das coroas protéticas provisórias dos incisivos; em **(3)** pode-se confirmar a presença das coroas metalocerâmicas com términos subgengivais, porém sem que se processassem alterações gengivais clínicas mais evidentes por palatino; em **(4)** é mostrado o nível subgengival dos preparos após a remoção das coroas protéticas, sem que se houvesse processado qualquer correção por desgaste dos términos cervicais desses preparos, de modo que, à apresentação do caso, o nível do preparo subgengival do dente 11 encontrava-se mais profundo que nos demais dentes; entretanto, procedeu-se ao reembasamento das coroas com resina para melhor adaptação aos términos cervicais desses preparos, resultando em comportamento razoavelmente satisfatório dos tecidos e redução significativa do sangramento sulcular à exploração, como se denota pela aparência clínica da área subgengival visível. A aparência clínica da área subgengival é de alguma melhora clínica no comportamento dos tecidos, já com redução do sangramento gengival, talvez pelo fato de o paciente já estar portando coroas provisórias reembasadas.

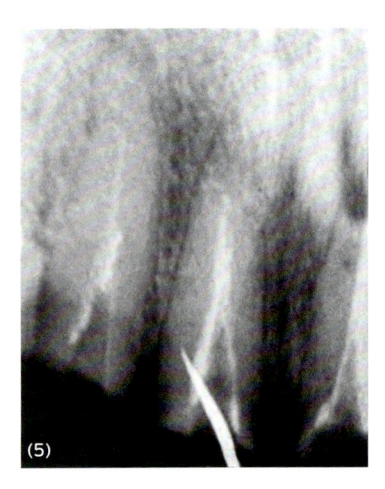

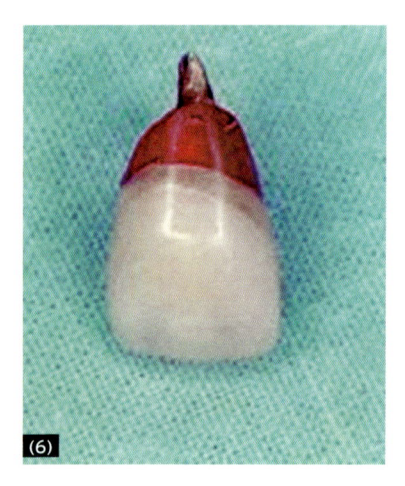

FIGURA 6.11. (5) Vista radiográfica da região, com exposição aos raios X feita mantendo a ponta de uma sonda clínica posicionada via conduto radicular na área da trepanação endodôntica do 11. Vê-se que a sonda está situada pelo menos 2 mm apicalmente à crista óssea distal do 11, correlacionando-se com a direção de maior profundidade de exploração do sulco gengival por vestibular. **(6)** Ilustração da coroa provisória do 11 em resina acrílica, tendo-se o cuidado de fazer o reembasamento da área subgengival em resina vermelha autopolimerizável.

FIGURA 6.11. (7) Ilustração da metodologia ortodôntica utilizada com bráquetes soldados a bandas ortodônticas para dar suporte a um fio de aço em forma de arco vestibular, retorcido em forma de *loop*. Este apresenta uma forma retentiva em sua área mais coronal na região central do 11, em cuja coroa provisória foi fixado um botão lingual por vestibular, de modo a permitir a anexação de um fio de aço de 0,10 mm, que passa pela retenção do *loop* e pelo botão lingual, sendo ativado por retorcedura diária.

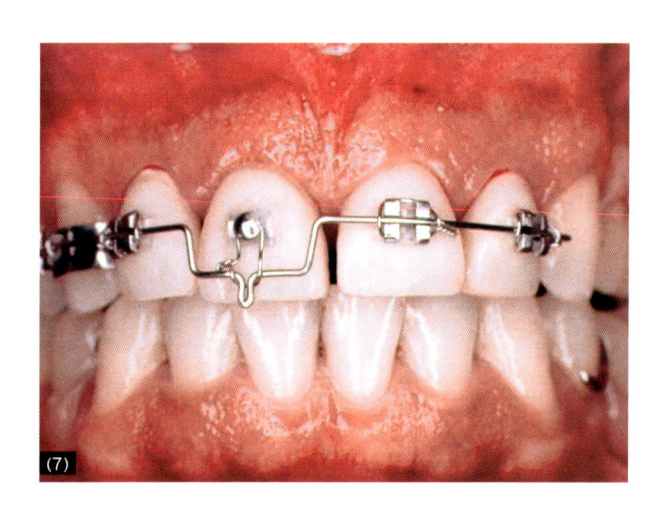

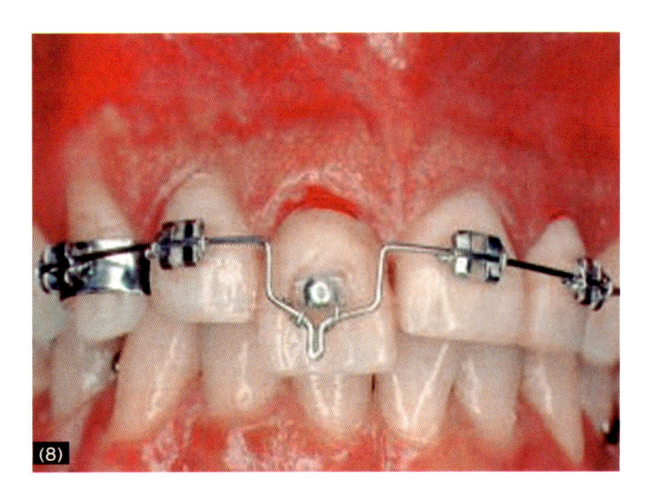

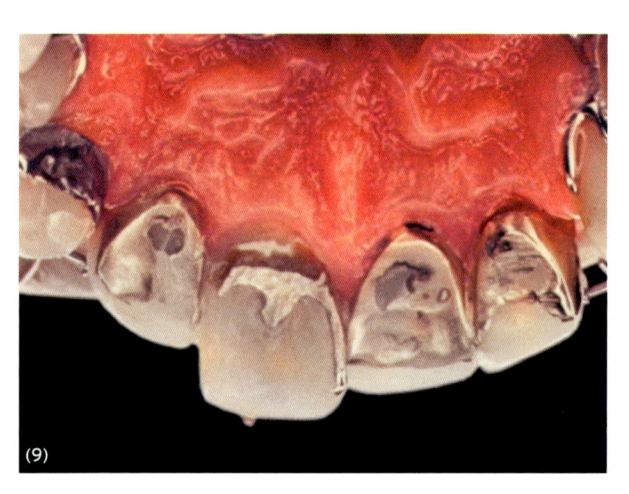

FIGURA 6.11. (8) e **(9)** Vistas vestibular e palatina ao término do movimento de tração do 21, antes do desgaste incisal da coroa para nivelar o plano oclusal, de modo a se evidenciar melhor a quantidade de movimento dental. Observe que parte da resina vermelha ficou evidente na região supragengival, porém não na mesma extensão que se observa de deslocamento coronal da face incisal do 11, caracterizando que a margem gengival acompanhou parcialmente o movimento dental.

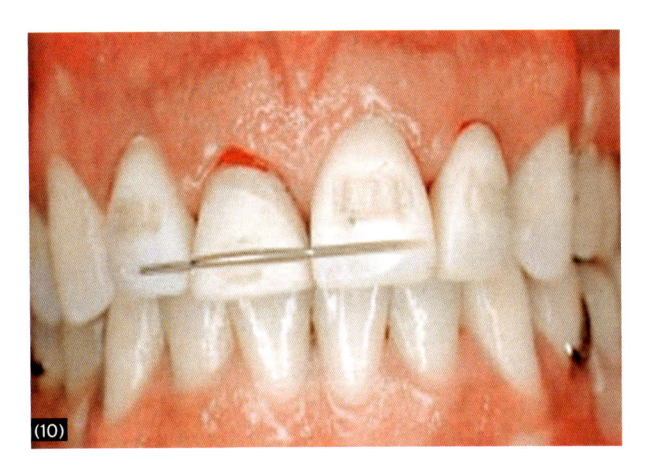

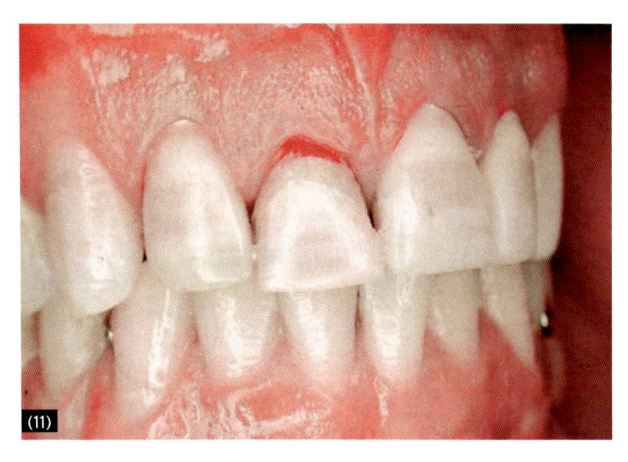

FIGURA 6.11. (10) e **(11)** Vista vestibular do procedimento de estabilização do 11 por união com fio de aço e resina acrílica para provisórios, embutidos em uma canaleta mesiodistal preparada na região vestibular dos dentes 12, 11 e 21, na altura da relação de contato proximal dos dentes. Observe que já se processou ao desgaste incisal do 11.

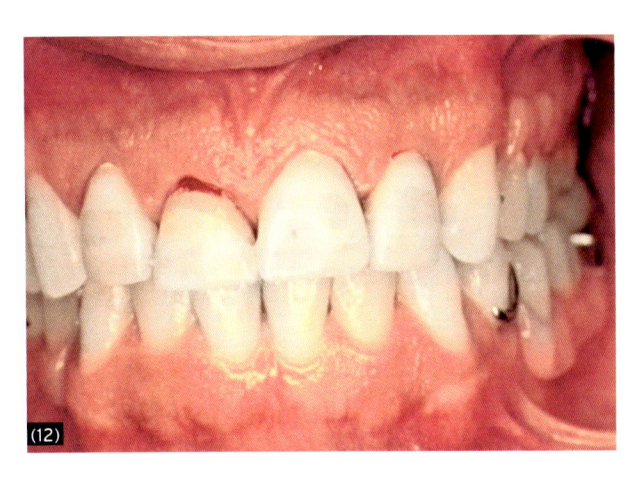

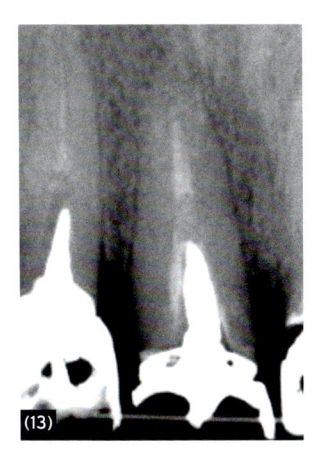

FIGURA 6.11. (12) Caracterização clínica vestibular 4 meses após a contenção do 11, mostrando a perpetuação da migração coronal da margem gengival do dente em toda a sua volta. Observe a estabilidade da união mucogengival e o aumento da zona de gengiva ceratinizada, ainda que uma fração da resina vermelha possa ser vista. **(13)** Imagem radiográfica 4 meses pós-contenção do 11, na qual se observam características periodontais radiográficas do 11 equivalentes àquelas dos demais dentes. Entretanto, as cristas ósseas apresentam-se oblíquas entre esse dente e os vizinhos, estando mais coronais no 11; por outro lado, mesmo nessa situação constata-se a existência de fração adequada de raiz saudável no ambiente extra-alveolar para a expressão das distâncias biológicas sagradas do periodonto marginal.

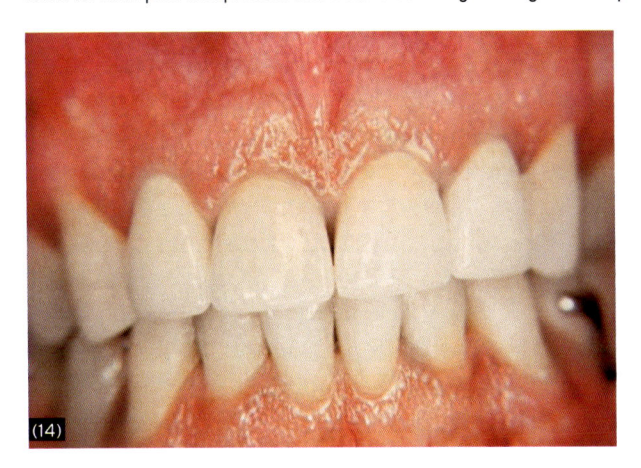

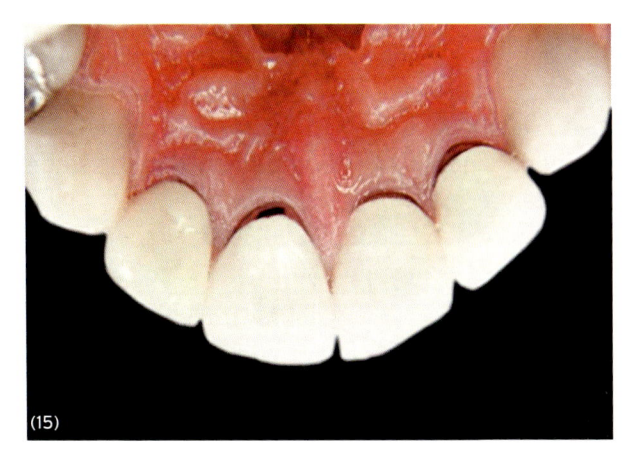

FIGURA 6.11. (14) e **(15)** Vistas clínicas vestibular e palatina, respectivamente, 1 ano após a instalação das coroas protéticas metalocerâmicas, nas quais se pode observar a distribuição mais harmônica que se deu à margem gengival com o procedimento de gengivoplastia. A ilustração não permite observar a cinta metálica de 0,2 mm, situada intrassulcularmente por vestibular e proximal devido ao nível do preparo a 0,5 mm nessa área e à estabilidade posicional da margem gengival para o período de observação. Por palatino, a cinta metálica pode ser vista por apresentar maior extensão com a finalidade de propiciar resistência marginal ao metal, prevenindo deformações, principalmente durante a cocção da porcelana. É de se destacar a aparência clínica francamente saudável dos tecidos, confirmada pela ausência total de sangramento à exploração dos sulcos gengivais dos dentes envolvidos.

Caso clínico 12 (Figura 6.12)

Descrição: paciente com 38 anos de idade apresentou-se com queixa de que periodicamente sentia uma tumefação na região vestibular do 23 e que, ao comprimir o local, via sair pus por um "furinho na gengiva". O paciente portava uma coroa de resina no dente, que já se encontrava solta, exibindo um pino metálico intraconduto envolto por resina. O exame clínico e radiográfico do paciente revelou a presença de lesão no periodonto lateral da região mesial do dente 23, nas proximidades da crista óssea, porém sem envolvê-la. Também foram evidenciados sinais radiográficos de comprometimento no periodonto apical de origem endodôntica, apesar de o tratamento do canal estar executado. Na região vestibular externa, aproximadamente de 6 a 7 mm apical à margem gengival e na altura provável da lesão no periodonto mesial, pôde-se observar a existência de fístula, pela qual extravasou secreção branco-amarelada quando se comprimiu o tecido mole nessa área. O paciente relatou que periodicamente sentia desconforto regional e tumefação no local, os quais regrediam quando ele próprio comprimia a área e provocava o extravasamento de material líquido. O quadro foi, então, relacionado à perfuração endodôntica do dente 23 na região correspondente à lesão radiográfica. Foi necessário levar em conta que esse dente apresentava núcleo e coroa protética, cujo término cervical estava localizado envolvendo cerca de 2 mm do sulco gengival. Nessas condições, o paciente foi encaminhado ao Dr. Sylvio de Campos Fraga, endodontista de reconhecido saber, o qual, após cerca de 6 meses de controle, concluiu pela impossibilidade de regressão da lesão via canal, refazendo o restante do tratamento endodôntico. Considerando que a tentativa de tratamento por cirurgia paraendodôntica poderia resultar em risco isquêmico para a integridade da crista óssea remanescente, uma vez que certamente haveria a secção de vasos sanguíneos intrasseptais, optou-se por estudar a viabilidade de tração coronal do dente envolvido. A mensuração radiográfica do dente 23 evidenciou comprimento dental total de 24 mm e distância provável da porção apical da perfuração endodôntica à crista óssea de 10 mm. Portanto, considerou-se que a extensão do movimento dental em direção coronal deveria ser de aproximadamente 13 mm (10 mm para chegar ao nível da crista óssea e 3 mm para o restabelecimento das distâncias biológicas sulcular e subsulcular). A ilustração dessas considerações iniciais de ordem clínica estão apresentadas nas Figuras 6.12 (1), (2), (3) e (4). Sendo 24 mm o comprimento total da fração remanescente do dente, ainda restariam 11 mm de raiz clínica, o que permitiria uma relação coroa clínica/raiz clínica razoavelmente satisfatória, principalmente tendo-se em conta que foram programadas a reconstrução protética do dente 23 por coroa total e a reposição do 25 por prótese fixa do dente 24 ao 26. Assim, optou-se pela união do 23 a essa prótese, com distribuição adequada de forças. Executou-se, então, o movimento de tração coronal do dente 23 mediante a metodologia da placa de mordida, estabelecendo-se etapas de movimento efetivo de 2 mm a cada vez, devido à extensão total do movimento necessário. Seguiram-se etapas de repouso de 5 dias. Saliente-se, entretanto, que o paciente por várias vezes deixou de seguir o cronograma estabelecido, razão pela qual houve alguma defasagem no controle do tempo de tracionamento, cuja duração total foi de cerca de 67 dias (Figuras 6.12 (5), (6), (7), (8), (9) e (10)). Devido à extensão do movimento e às condições teciduais resultantes, tornou-se difícil a realização da contenção (Figuras 6.12 (11) e (12)) e como o dente encontrava-se com mobilidade exagerada, resolveu-se mantê-lo em posição com a própria placa de mordida, trançando fio de aço ortodôntico de 0,10 mm no mesmo esquema da colocação do elástico ortodôntico. A cada 2 ou 3 dias, em conformidade com a disponibilidade do paciente/profissional, o conjunto foi removido, procedeu-se à profilaxia e novamente foi reposto o sistema de estabilização dental. O caso foi assim conduzido até se estabelecer mobilidade dental clinicamente aceitável, o que se verificou por volta de 3 semanas. Nesse momento, foi realizado exame radiográfico, que revelou praticamente o desaparecimento da fração de osso cristal originalmente presente na região contígua à trepanação (Figura 6.12 (13)). Optou-se pela realização de correção cirúrgica periodontal imediata, visando principalmente a dar condições locais para a colocação de contenção temporária mais efetiva. Cabe salientar que, durante a realização da cirurgia periodontal, observou-se que a área correspondente à crista óssea mencionada encontrava-se preenchida por tecido consistente, porém, razoavelmente depressível ao ser pressionado com o dorso de uma cureta. Nenhuma osteotomia foi realizada nesse caso, mormente porque, não tendo sido dado tempo suficiente para a estabilização, alterações morfológicas e/ou estruturais poderiam ocorrer, levando à necessidade de novas correções. Além do mais, a característica arquitetural presente foi tida como adequada. O retalho dividido vestibular foi posicionado apicalmente e suturado em conjunção com o retalho da gengivectomia interna palatina, de modo a recobrir cerca de 1 mm da fração exposta da raiz (Figuras 6.12 (14), (15), (16), (17), (18), (19) e (20)). Durante o processo cicatricial, pôde-se observar o crescimento coronal gradual da margem gengival, que possibilitou liberar o caso para a complementação protética após 4 meses de cura da ferida cirúrgica (Figuras 6.12 (21), (22), (23), (24), (25), (26), (27), (28) e (29)).

No período imediato após a tração coronal do dente 23, observou-se tecido gengival com coloração cianótica brilhante, situado praticamente ao nível da face incisal do dente 22 e oclusal do 24, exibindo, também, deslocamento coronal significativo por vestibular e palatino do dente 23. Os sulcos gengivais contíguos dos dentes 22 e 24 apresentaram profundidades de 5 mm aproximadamente, tendo a região manifestado tendência ao sangramento provocado. A mobilidade do dente 23 atingiu limite correspondente a grau

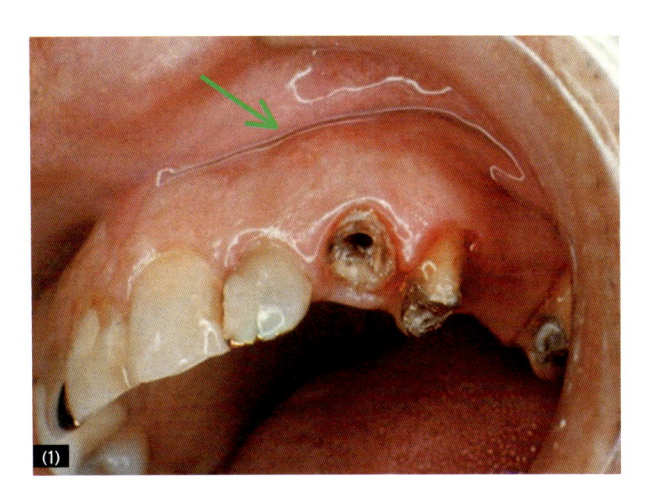

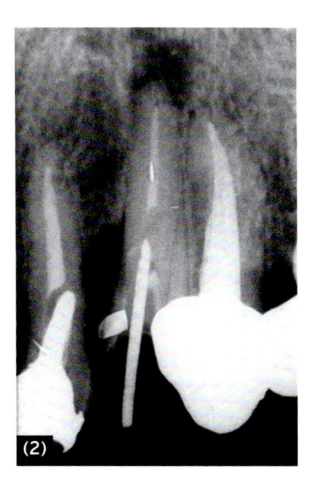

FIGURA 6.12. **(1)** Vista clínica vestíbulo-oclusal após a remoção da coroa do 23, na qual se pode observar a abertura do conduto e a presença de discreta tumefação vestibular na região mesial mediana desse dente (seta verde). **(2)** Imagem radiográfica da região do 23, com a coroa provisória em posição, identificando-se nitidamente a existência de lesão circunscrita no periodonto lateral, associada à perfuração da raiz. Apicalmente ainda se observa lesão óssea relacionada ao tratamento endodôntico, muito embora não fosse esta a queixa do paciente.

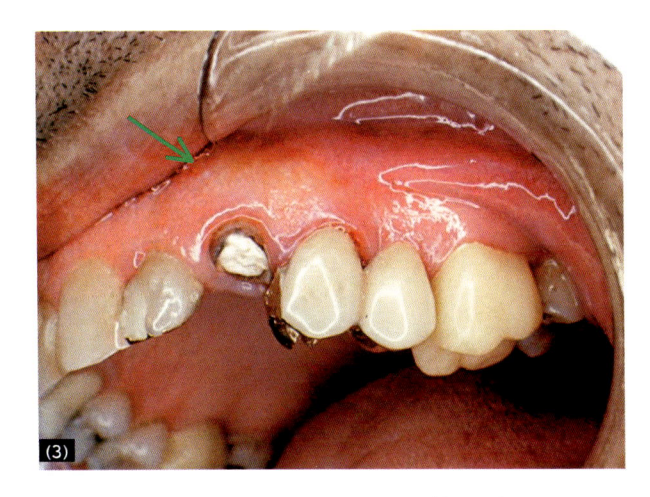

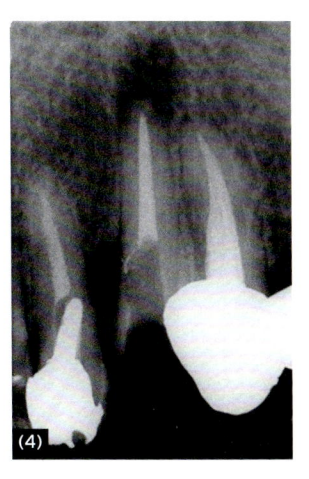

FIGURA 6.12. **(3)** e **(4)** Vista clínica e radiográfica após o retratamento endodôntico, procurando solucionar o problema apical e da perfuração. É possível observar que alguma melhora foi produzida, porém, não o suficiente para se ter a remissão total do quadro, que continuou apresentando fístula na região vestibular mesial do 23 (seta verde).

3, razão pela qual o paciente, após movê-lo com a língua, indagou se o dente seria aproveitável. Após a tração, radiograficamente a área da trepanação apareceu ao nível da coroa do dente 12, porém, houve praticamente o obscurecimento da imagem da crista óssea, que anteriormente estava presente em nível coronal à perfuração (Figura 6.12 (13)). No período de 20 dias pós-contenção, o dente 23 apresentou mobilidade grau 2 e a vista direta do campo, após elevação de retalho dividido vestibular e gengivectomia interna palatina, permitiu evidenciar clinicamente a trepanação dental situada entre 2 e 3 mm coronalmente à crista óssea. A inspeção do tecido ósseo interproximal dessa área revelou característica compressível, de consistência borrachoide. As demais áreas não apresentaram alterações dignas de nota. Como alguma curva parabólica estava presente, e devido à precocidade do procedimento cirúrgico, não se realizou a osteotomia (Figuras 6.12 (14), (15) e (16)). No período pós-operatório de 30 dias, observou-se maior exposição da raiz, que foi tida como devido à contração cicatricial inicial (Figuras 6.12 (19) e (21)). Decorridos 4 meses pós-cirúrgicos, o tecido gengival apresentou características clínicas saudáveis bem definidas, estando a margem gengival posicionada coronalmente (Figuras 6.12 (22), (23), (24) e (25)) e com reformação do sulco gengival clínico. Radiograficamente, pôde-se detectar a consolidação da crista óssea em nível compatível com as distâncias biológicas (Figura 6.12 (26)). Clinicamente, o dente 23 apresentou mobilidade compatível com a sua permanência em função, a despeito de a programação do mesmo fazer parte de uma prótese parcial fixa unindo os dentes 23, 24, 25 e 26. Após 1 ano da colocação do trabalho protético, o resultado foi mantido, mostrando a consolidação das distâncias biológicas e a justeza do planejamento efetuado (Figuras 6.12 (27), (28) e (29)).

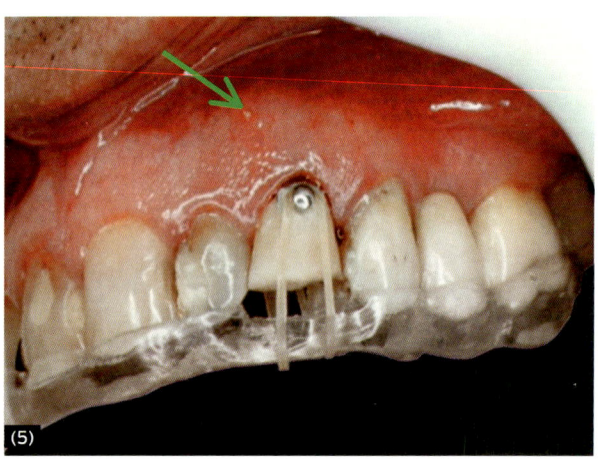

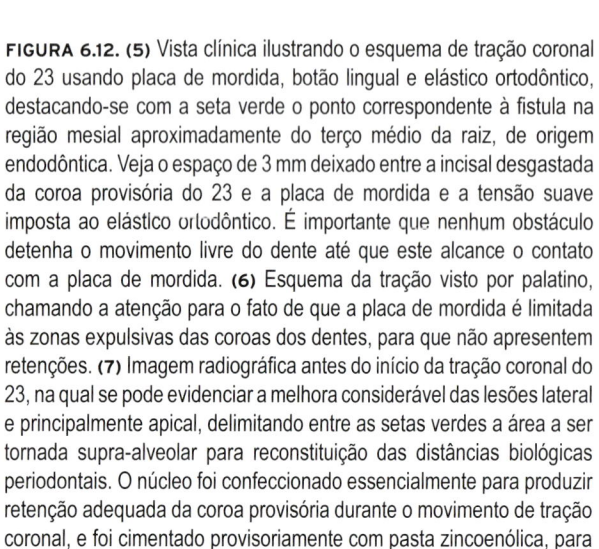

FIGURA 6.12. (5) Vista clínica ilustrando o esquema de tração coronal do 23 usando placa de mordida, botão lingual e elástico ortodôntico, destacando-se com a seta verde o ponto correspondente à fístula na região mesial aproximadamente do terço médio da raiz, de origem endodôntica. Veja o espaço de 3 mm deixado entre a incisal desgastada da coroa provisória do 23 e a placa de mordida e a tensão suave imposta ao elástico ortodôntico. É importante que nenhum obstáculo detenha o movimento livre do dente até que este alcance o contato com a placa de mordida. **(6)** Esquema da tração visto por palatino, chamando a atenção para o fato de que a placa de mordida é limitada às zonas expulsivas das coroas dos dentes, para que não apresentem retenções. **(7)** Imagem radiográfica antes do início da tração coronal do 23, na qual se pode evidenciar a melhora considerável das lesões lateral e principalmente apical, delimitando entre as setas verdes a área a ser tornada supra-alveolar para reconstituição das distâncias biológicas periodontais. O núcleo foi confeccionado essencialmente para produzir retenção adequada da coroa provisória durante o movimento de tração coronal, e foi cimentado provisoriamente com pasta zincoenólica, para não produzir irritação tecidual significativa na área da trepanação.

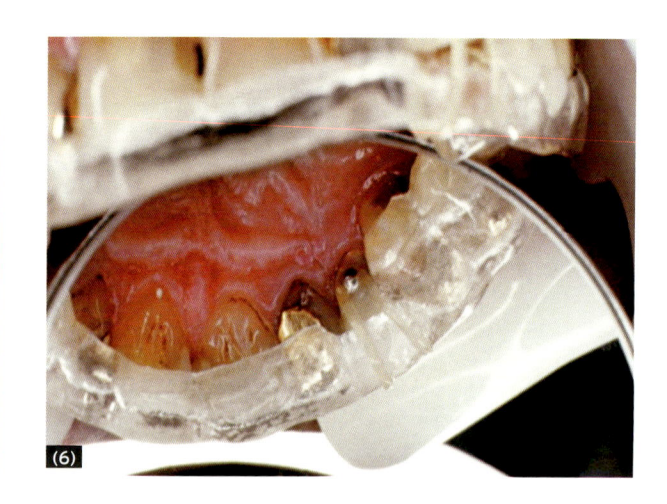

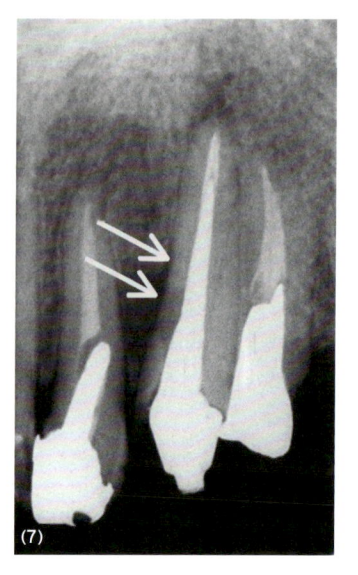

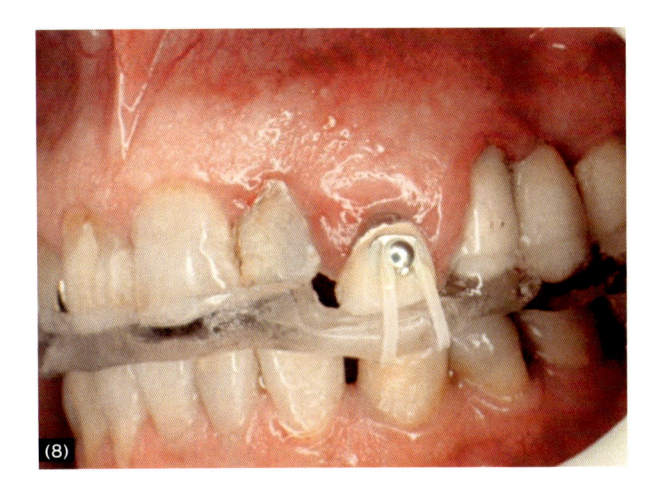

Princípios da tração coronal rápida | capítulo 6

FIGURA 6.12. (8) Vista vestibular após o movimento de tração coronal de 13 mm do 23, sendo possível notar que, apesar do movimento rápido realizado, a margem gengival acompanhou em grande extensão o movimento do dente, sem que se tivesse processado movimentação da união mucogengival, resultando em aumento na faixa de gengiva ceratinizada. Veja que a placa de mordida foi reformada na região sobre o canino, apresentando agora uma certa curvatura, que foi necessária para completar a extensão total do movimento programado. A região da fístula ainda é perceptível.

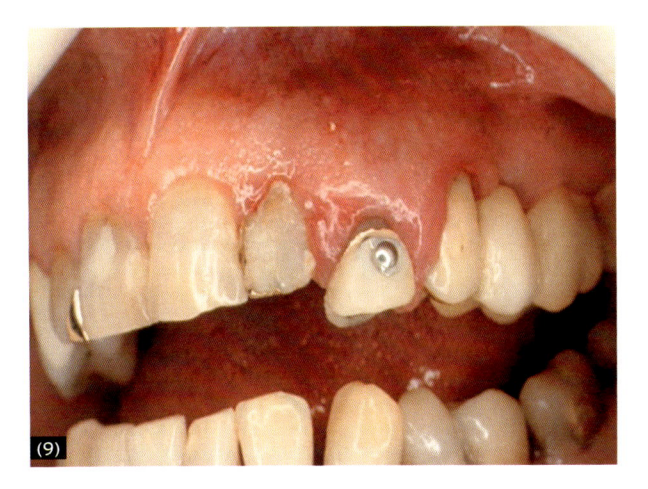

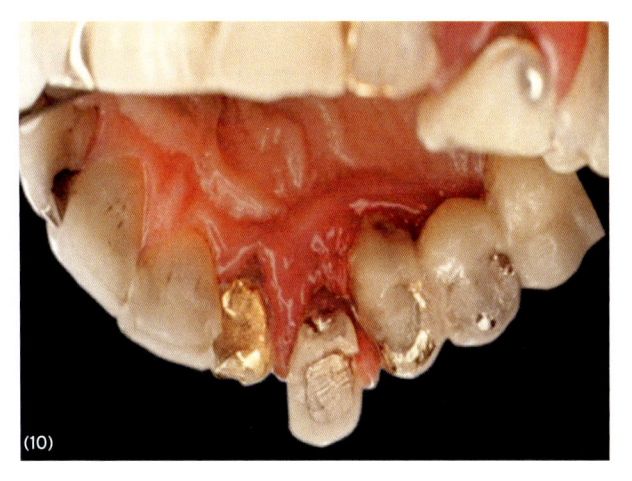

FIGURA 6.12. (9) e **(10)** Apresentação do quadro sem a placa de mordida, em suas vistas vestibular e oclusal, nas quais é nitidamente visível o deslocamento coronal dos tecidos moles, cujas papilas gengivais encontram-se na altura da oclusal dos dentes vizinhos. Nesse momento, a profundidade de exploração do sulco gengival foi zero. A ilustração permite ver, ainda, a dificuldade de providenciar meios para imobilização do dente por 4 meses, pois as margens gengivais estavam interferindo com a oclusão, razão pela qual se optou por manter o paciente com a placa de mordida estabilizando o dente por 20 dias, para então submetê-lo à cirurgia periodontal capaz de permitir situação compatível com a colocação de coroa provisória unida à prótese parcial fixa (PPF) contígua, mantendo assim a imobilização necessária do 23.

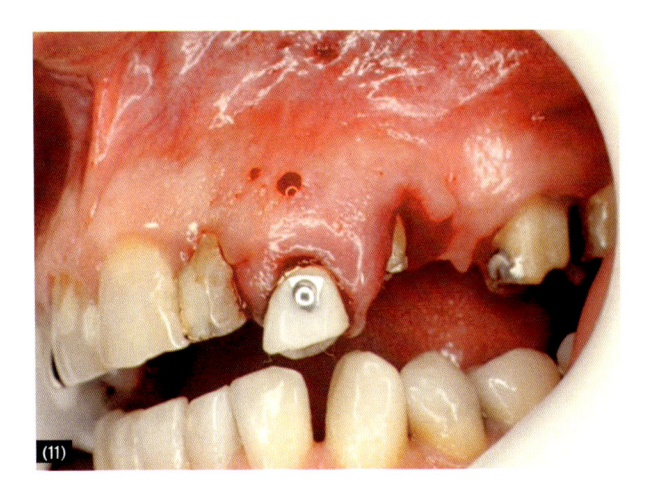

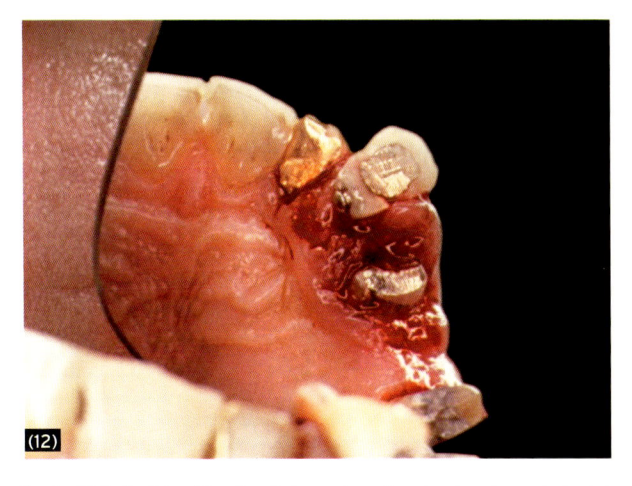

FIGURA 6.12. (11) e **(12)** Vistas clínicas vestibular e palatina após a remoção da PPF de 24 a 26 e imediatamente antes da cirurgia periodontal, evidenciando que o deslocamento da margem gengival do 23 foi de tal ordem que ultrapassou o nível coronal do dente 24 proteticamente preparado.

FIGURA 6.12. (13) Montagem radiográfica antes e depois do movimento de tração coronal do 23, mostrando que a lesão lateral parece ter se expandido da imagem inicial (esquerda) para a final (direita), tendo praticamente desaparecido a fração óssea coronal à lesão, vista à esquerda da imagem, levando à suspeita de tratar-se essencialmente de desmineralização óssea e não de perda total da estrutura. A área da trepanação endodôntica pode ser visualizada em nível da coroa do 22 na imagem depois do movimento.

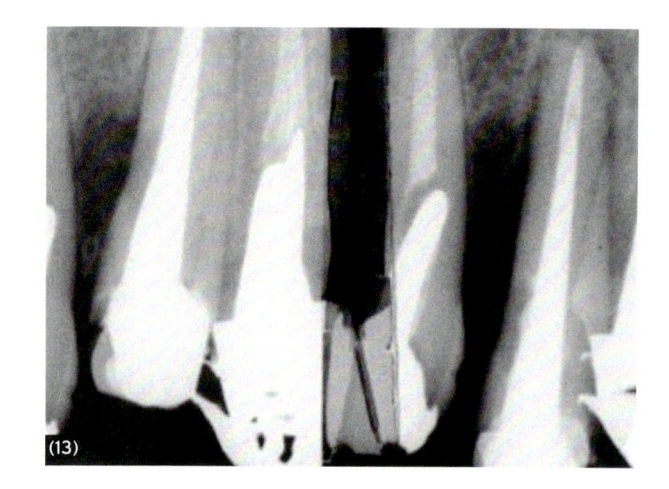

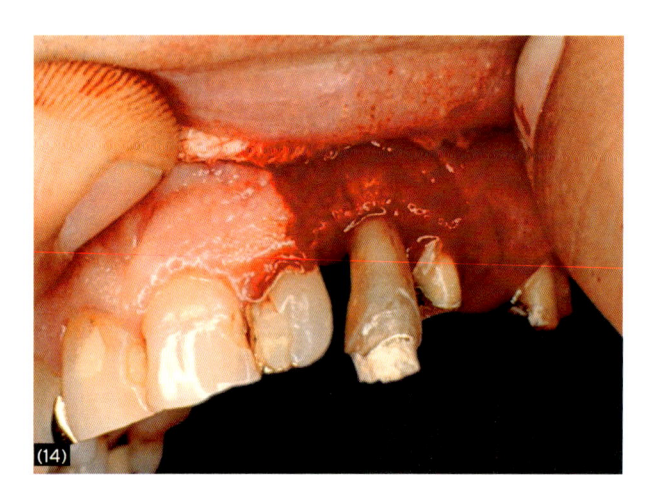

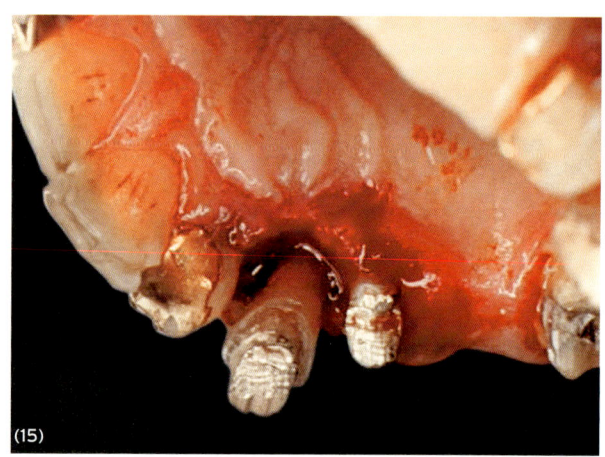

FIGURA 6.12. (14), (15) e **(16)** Ilustrações clínicas durante a cirurgia periodontal, com acesso elaborado por retalho dividido vestibular e gengivectomia interna palatina, após o debridamento do sítio operatório, chamando a atenção em **(14)** para a presença de tecido remanescente na área correspondente ao "desaparecimento" da crista óssea na imagem radiográfica imediatamente antes da cirurgia. É importante destacar que a exploração clínica mostrou tratar-se de tecido compressível. Observe, nesta imagem e em **(15)**, a quantidade de raiz exposta pelo movimento dental e veja, em **(16)**, a área exposta da trepanação endodôntica, ilustrando claramente que o dente teve fração radicular exteriorizada no ambiente supra-alveolar pelo movimento de tração coronal rápida.

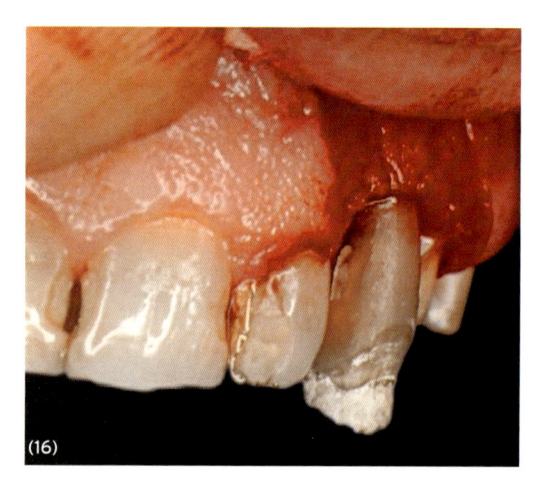

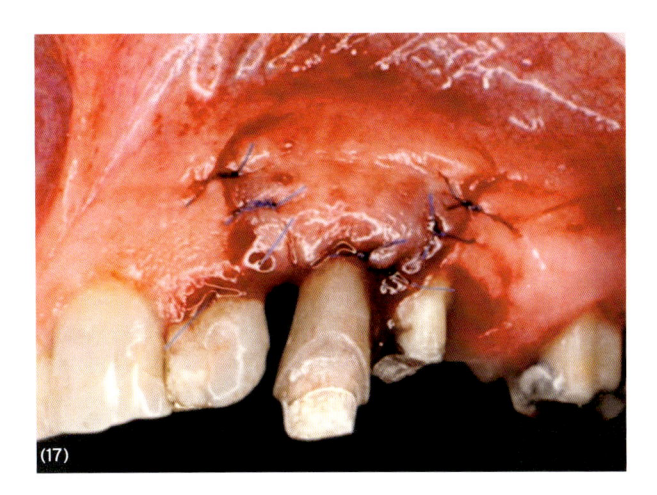

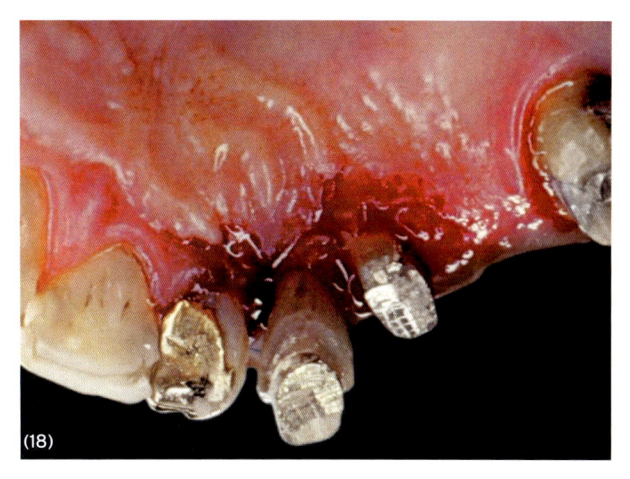

Princípios da tração coronal rápida | capítulo 6

FIGURA 6.12. (17) e **(18)** Ilustração clínica do posicionamento apical dos retalhos por vestibular e palatino, mantidos pelas suturas, tendo o retalho vestibular sido fixado pelas suturas nas incisões relaxantes, enquanto a adaptação interproximal dos retalhos vestibular e palatino foi obtida por sutura simples entre eles, o que também serviu para adaptar o retalho palatino contra a raiz nessa área. Observe a exposição da raiz, em condições de ser repreparada para receber a coroa provisória.

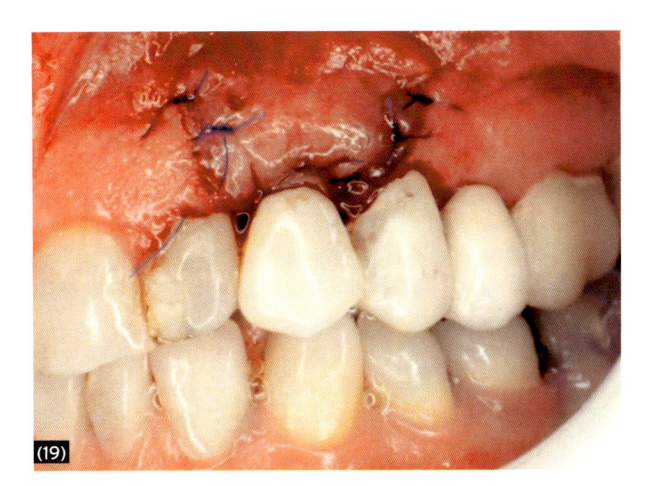

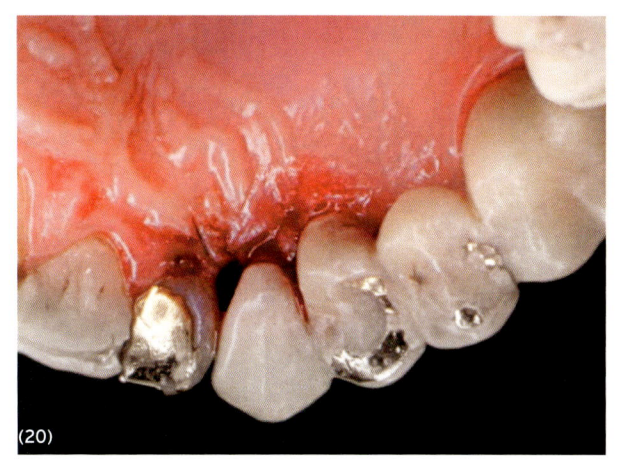

FIGURA 6.12. (19) e **(20)** Vistas clínicas vestibular e palatina após a colocação da coroa provisória no 23, que foi unida à PPF provisória do 24 ao 26, podendo-se evidenciar que a margem do preparo foi mantida em nível supragengival. Observe, ainda, que a PPF usada como provisória é remanescente da PPF que o paciente portava quando compareceu para tratamento. Cabe chamar a atenção aqui para o fato de que o paciente não aceitou incluir nesta etapa terapêutica a reconstrução do 22.

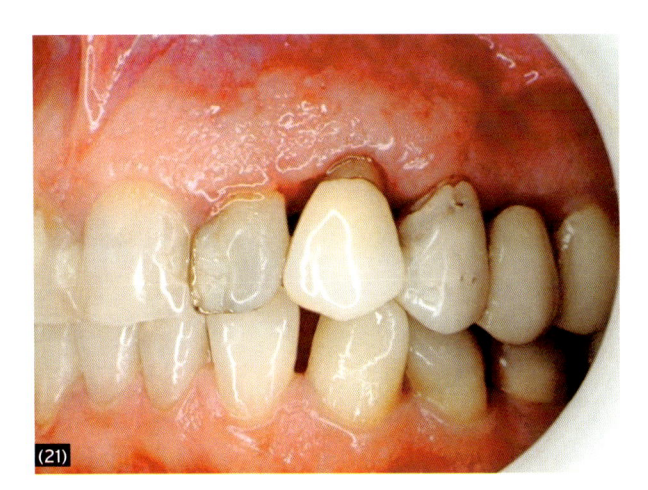

FIGURA 6.12. (21) Imagem clínica para evidenciar o nível das margens do tecido gengival por vestibular no controle pós-operatório de 3 semanas, quando o tecido está em fase inicial de cicatrização, com destaque para o nível apical da margem gengival e a falta de preenchimento das ameias gengivais. Veja, inclusive, que parte da raiz do 24 encontra-se em nível supragengival.

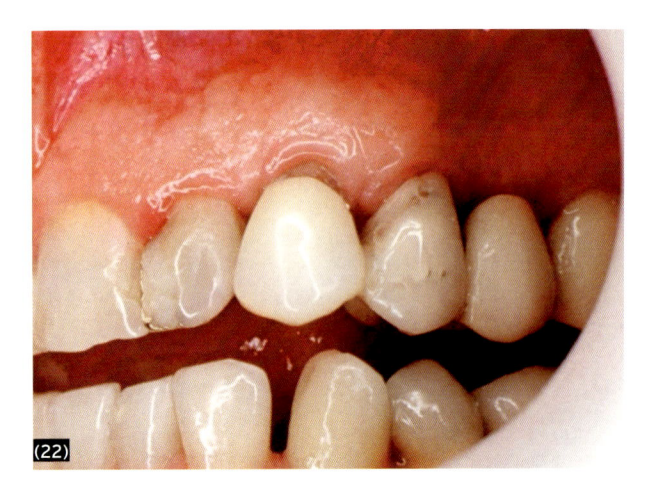

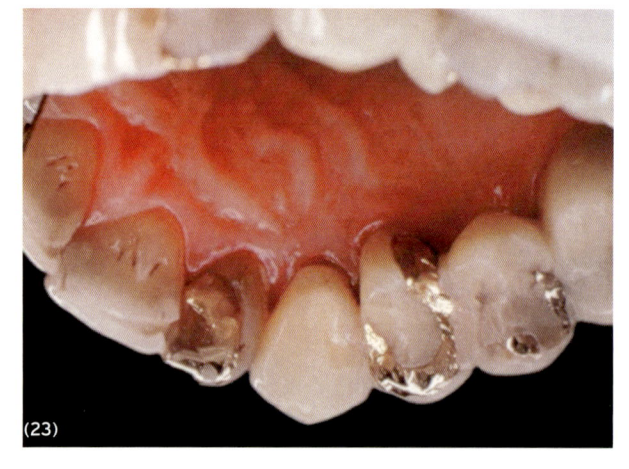

FIGURA 6.12. (22) e **(23)** Caracterização clínica da cicatrização dos tecidos após 4 meses de estabilização, período considerado crítico para consolidar a posição adquirida do dente. Veja a qualidade do tecido agora sugerindo maturação epitelial e conjuntiva e estando com suas margens em situação coronal, quase recobrindo completamente a fração da raiz do 23 anteriormente exposta e recobrindo completamente a do 24.

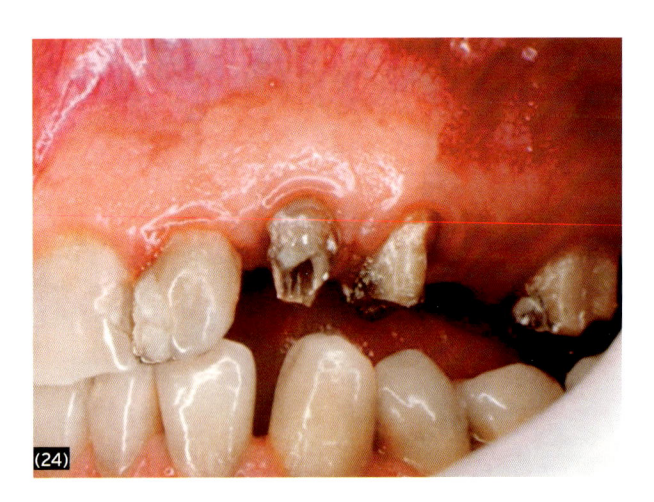

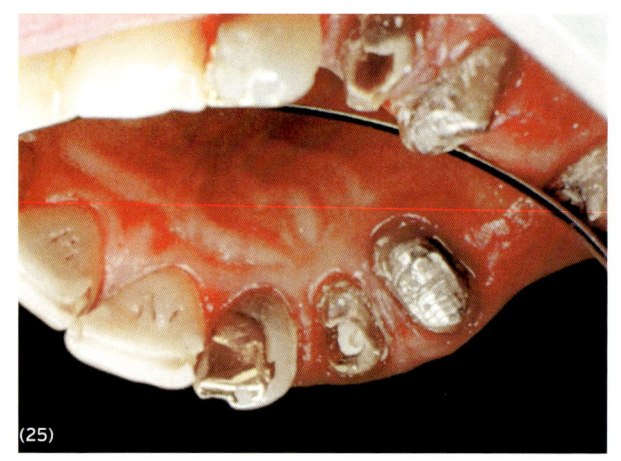

FIGURA 6.12. (24) e **(25)** Vistas clínicas vestibular e oclusal da região trabalhada, mostrando que a área da trepanação endodôntica ficou situada em nível compatível com o término cervical do preparo para coroa protética total. **(26)** Imagem radiográfica após o preenchimento do conduto do 23 até o nível da trepanação, para melhor visualização da área radicular saudável produzida ortodôntica e periodontalmente, destinada à reconstituição das distâncias biológicas periodontais. Cabe chamar a atenção para a reconstrução do septo ósseo anteriormente afetado, ilustrando a validade da terapêutica empregada. Observe, ainda, na área interproximal correspondente, a imagem pouco nítida, porém visível, do nível da margem gengival coincidindo com o material radiopaco aplicado ao conduto, mostrando que o preparo da raiz pode envolver até alguma extensão para se tornar intrassulcular.

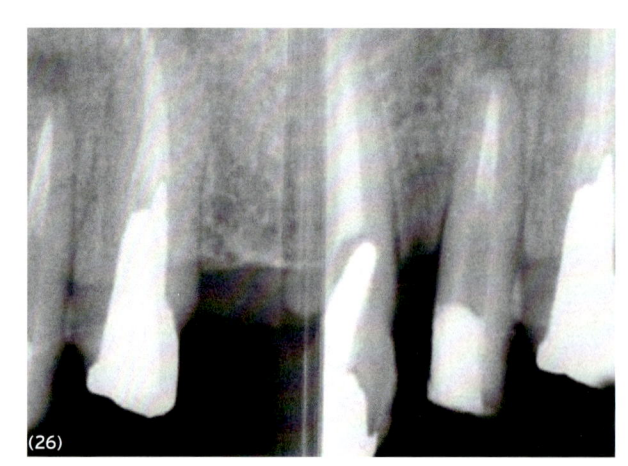

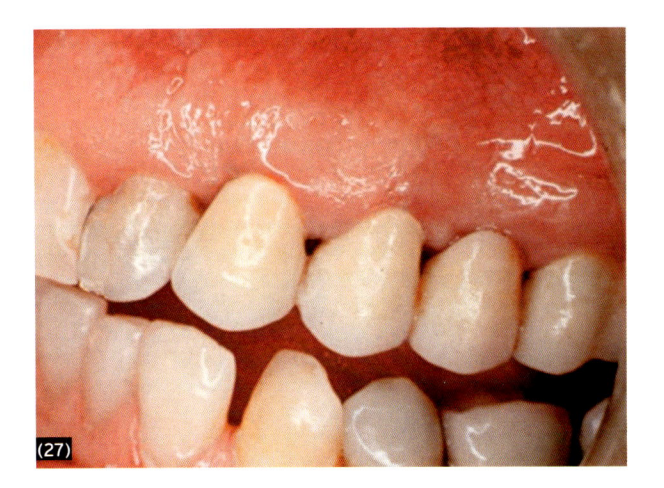

FIGURA 6.12. (27) e **(28)** Resultado clínico final, 1 ano após a instalação da prótese fixa com coroas metalocerâmicas, unindo o 23 ao 24-26, sendo possível evidenciar a preservação dos resultados obtidos. Os términos cervicais dos preparos encontram-se localizados intrassulcularmente, aproximadamente a 0,5 mm das margens gengivais. Veja a uniformidade da união mucogengival, com preservação da gengiva ceratinizada do paciente. **(29)** Comprovação radiográfica do resultado clínico, mostrando a estabilidade posicional e a integridade da crista óssea interproximal, indicando que a terapêutica empregada permitiu a recuperação do 23, ainda que com movimento de tração extremo de 13 mm. A imagem radiográfica, obtida pela técnica do paralelismo, também evidencia que, apesar desse movimento, ainda há relação coroa clínica/raiz clínica francamente aceitável.

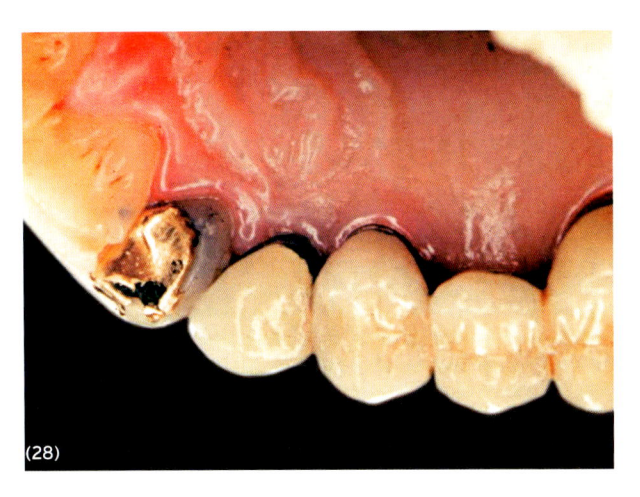

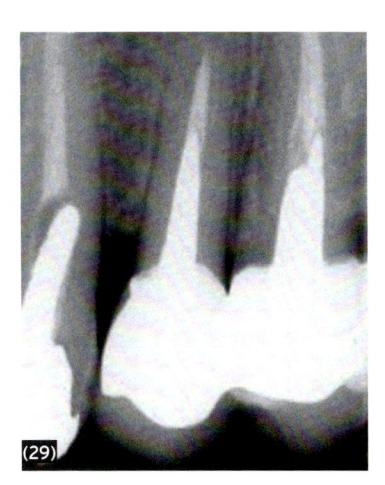

Caso clínico 13 (Figura 6.13)

Descrição: a paciente apresentou-se com fratura transversal ao nível da crista óssea, com perda total da coroa clínica do dente 44 (Figuras 6.13 (1) e (2)). Como a margem gengival desse dente apresentava-se deslocada coronalmente, identificou-se desnível de 5 mm da margem gengival à superfície dental fraturada. Programou-se, então, tracionamento rápido de 4 mm por meio da confecção de núcleo e coroa de resina acrílica provisórios, usando a metodologia da placa de mordida (Figuras 6.13 (3), (4), (5), (6) e (7)). A etapa inicial do movimento foi ajustada para permitir o deslocamento coronal do dente de 2 mm, tendo a duração de 9 dias. Após intervalo de repouso de 4 dias, nova movimentação foi efetivada em 4 dias. O dente 44 foi, então, contido (Figuras 6.13 (8), (9), (10) e (11)) e foi feita a correção cirúrgica após 2 meses de contenção por necessidades particulares do caso. Nesta, a elevação de retalho dividido permitiu identificar arquitetura óssea marginal alterada, estando a crista óssea coronalmente situada junto ao dente 44 em relação àquelas nos dentes 43 e 45 e dando, pois, características de defeitos periodontais de uma parede óssea nesses dentes. Essa situação foi corrigida por osteotomia, que aplainou as cristas ósseas proximais em nível compatível com a junção cemento-esmalte dos dentes vizinhos, recompôs a curva parabólica da crista óssea radicular vestibular e lingual e reconstruiu as fossas ósseas vestibular e lingual nas regiões interproximais, e por sutura do retalho com posicionamento apical de modo a recobrir 1 mm da superfície radicular extra-alveolar (Figuras 6.13 (12), (13) e (14)). A contenção foi mantida até se completar o período mínimo estabelecido de 4 meses (Figuras 6.13 (15), (16) e (17)). A partir desse período, a paciente foi liberada para prosseguir o tratamento protético com o profissional que a encaminhou (Figuras 6.13 (18), (19) e (20)).

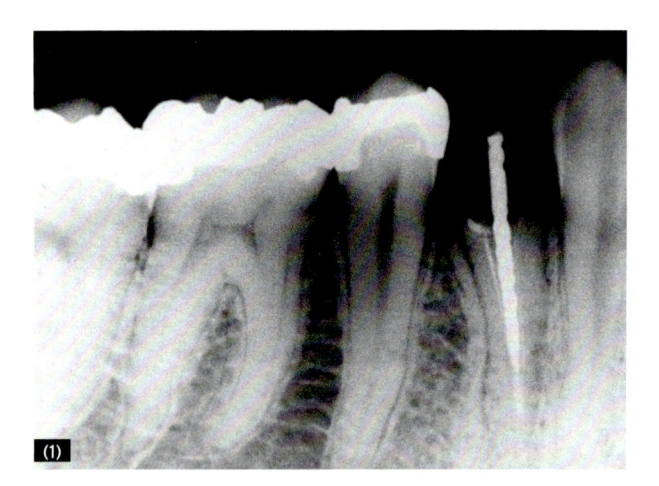

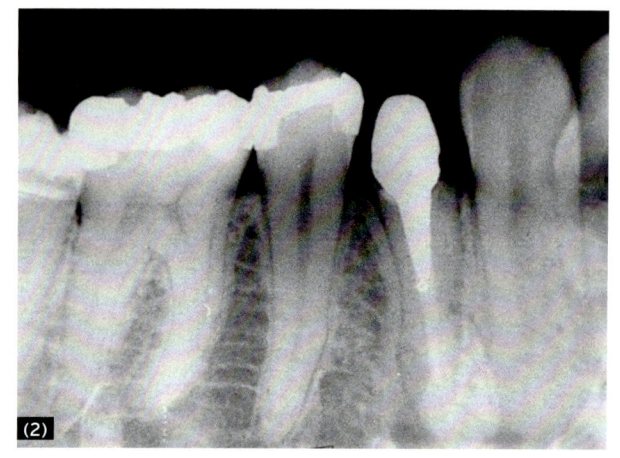

FIGURA 6.13. (1) Condição radiográfica da paciente após fratura da coroa do 44, estando o dente com coroa provisória tipo espiga, fixada provisoriamente com cimento temporário. Observe que a fratura ocorreu praticamente na altura da crista óssea, eliminando quaisquer possibilidades de reconstrução protética sem invasão das distâncias biológicas sagradas do periodonto marginal. **(2)** Imagem radiográfica após a fixação temporária de núcleo para viabilizar a tração coronal do dente, uma vez mais caracterizando a invasão das distâncias biológicas. A programação para o caso foi a de tração coronal rápida de 3 mm, considerando a proporção coroa clínica X raiz clínica remanescente após o movimento, uma vez que o dente seria reconstruído como elemento isolado, conforme planejamento do profissional de referência.

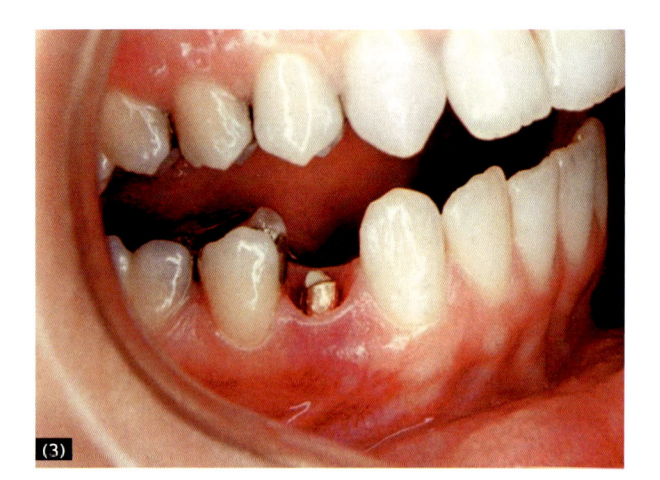

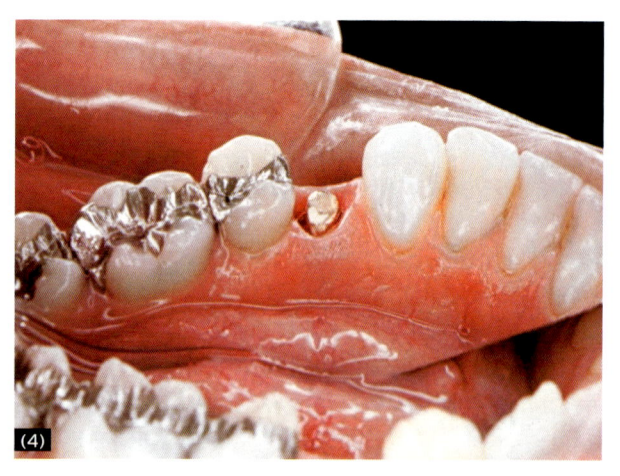

FIGURA 6.13. (3) e **(4)** Vista clínica vestibular e oclusal, nas quais se evidencia a posição intrassulcular profunda do núcleo, muito embora a margem gengival esteja coronalmente localizada em relação aos vizinhos, ao mesmo tempo em que a altura do núcleo foi aquela necessária para dar espaço livre interoclusal suficiente para o movimento de tração coronal do dente.

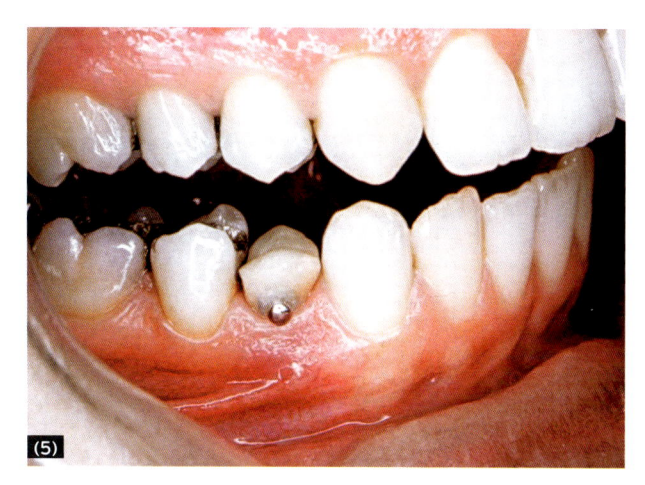

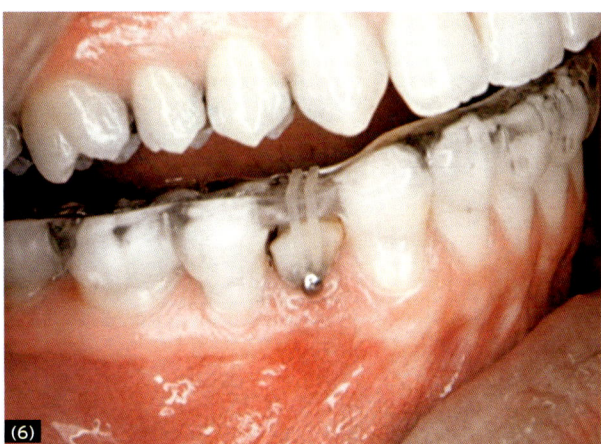

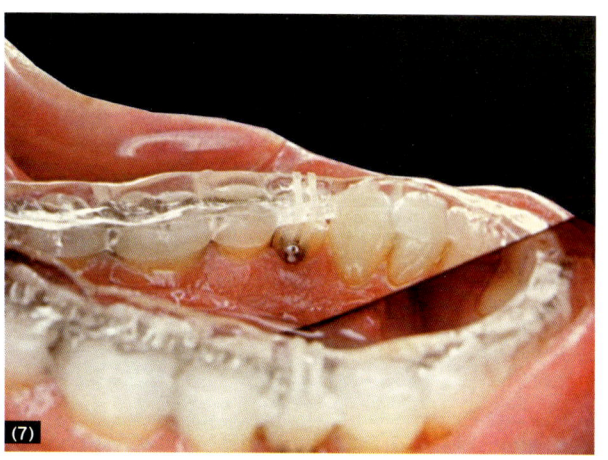

FIGURA 6.13. (5), **(6)** e **(7)** Ilustrações da metodologia de tração coronal do 44 empregada neste caso, destacando-se, em **(5)**, a coroa provisória com a oclusal desgastada e tendo o botão lingual fixado à face vestibular da coroa, junto à margem gengival; em **(6)**, a vista da placa de mordida e do elástico ortodôntico em posição, envolvendo o botão vestibular e o lingual e passando sobre a face oclusal da placa de mordida, possibilitando assim ação ao elástico ortodôntico e, em **(7)**, a vista clínica da metodologia por lingual, com características idênticas às descritas por vestibular.

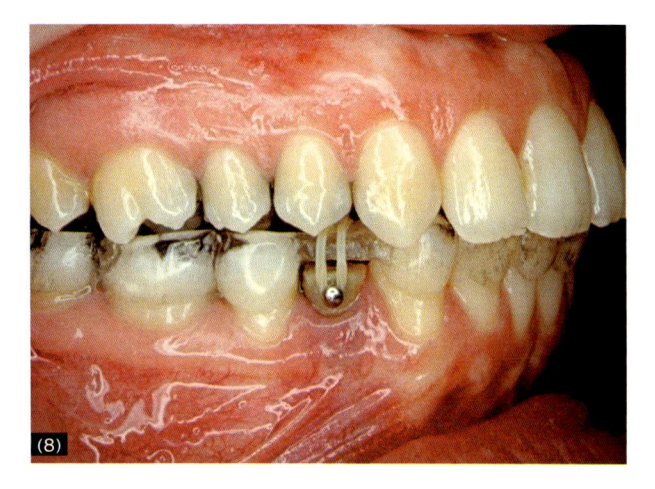

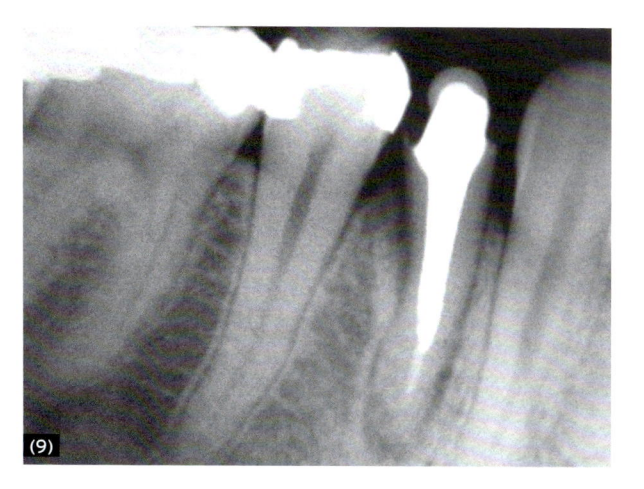

FIGURA 6.13. (8) Vista clínica da aparatologia empregada em posição, após a movimentação inicial de 2 mm, deixando nesta etapa espaço livre de 1 mm entre a oclusal da coroa e a placa de mordida para complementar o movimento total programado. **(9)** Evidenciação radiográfica para caracterizar a neoformação óssea precoce nas cristas ósseas proximais do 44 após um 1 de iniciado o movimento ortodôntico, antes de se realizar sua contenção e após a instalação do núcleo definitivo.

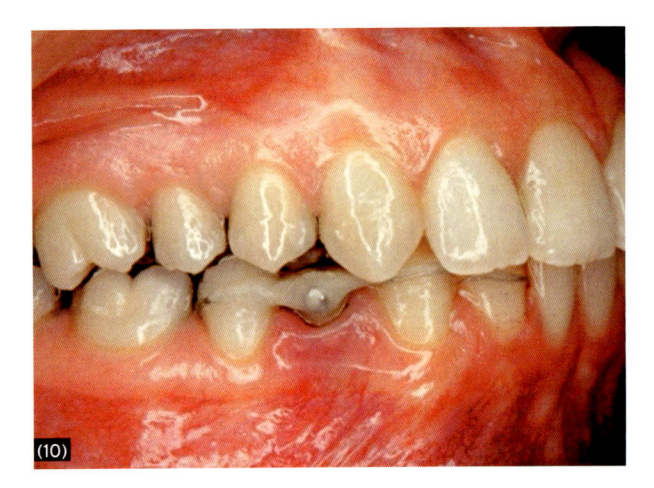

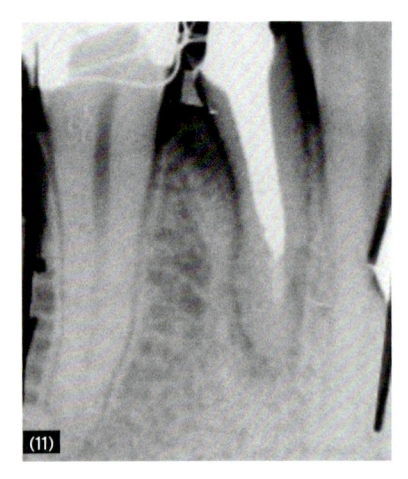

FIGURA 6.13. (10) Caracterização clínica do meio usado para imobilização do 44, aproveitando a coroa provisória já instalada no 44 e reembasada ao núcleo definitivo, fixando-a aos dentes vizinhos com resina reforçada por fio de aço ortodôntico para amarrilho. Observe que ocorreu alguma movimentação coronal da margem gengival do 44, clinicamente acompanhada por diminuição da profundidade de exploração do sulco gengival. **(11)** Imagem radiográfica após 1 mês de contenção, mostrando o aumento da densidade óssea e a diminuição da largura do espaço do ligamento periodontal, muito embora não se tenha atingido o período final proposto de estabilização, necessário para consolidação da nova posição dental. Observe a obliquidade das cristas ósseas proximais, acompanhando o movimento dental, porém, deixando uma fração de estrutura dental emergir para fora do ambiente do alvéolo, provavelmente correspondente ao que a característica genômica da paciente programou como suas distâncias biológicas sagradas. Compare as características periodontais desta imagem com as vistas em **(9)**.

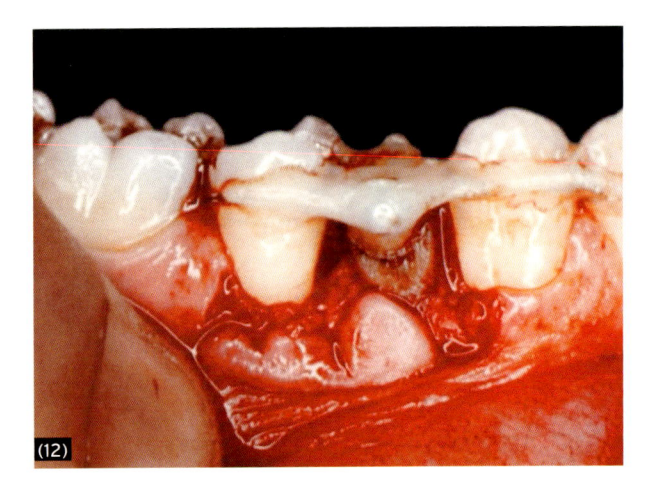

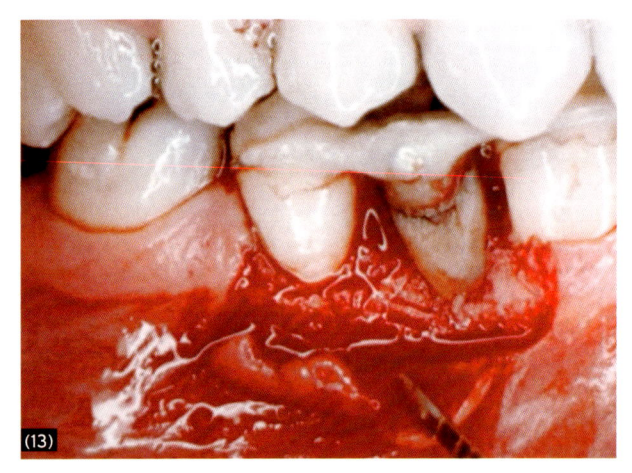

FIGURA 6.13. (12) Vista clínica do sítio cirúrgico após a elevação de retalho dividido, na qual se pode comprovar clinicamente a formação de osso cristal acompanhando o movimento dental. Observe o nível da crista óssea radicular coronal em relação ao dente vizinho. **(13)** Detalhes do contorno ósseo produzido por osteotomia, iniciada com aplainamento das cristas ósseas proximais, seguido por escultura de sulcos de escape por vestibular e definição da curva óssea parabólica vestibular para restabelecer o contorno de margem gengival compatível com a reconstrução protética. O mesmo procedimento de osteotomia foi realizado por lingual, mediante exposição do campo cirúrgico por gengivectomia interna.

FIGURA 6.13. (14) Vista clínica do posicionamento apical conseguido a expensas da sutura do retalho nas regiões das incisões relaxantes, não sendo necessária sutura em periósteo devido à extensão mesiodistal limitada do retalho. Cumpre esclarecer que o procedimento cirúrgico foi realizado 2 meses após a contenção, por necessidade imperiosa da paciente, mas a contenção do dente foi mantida por 4 meses.

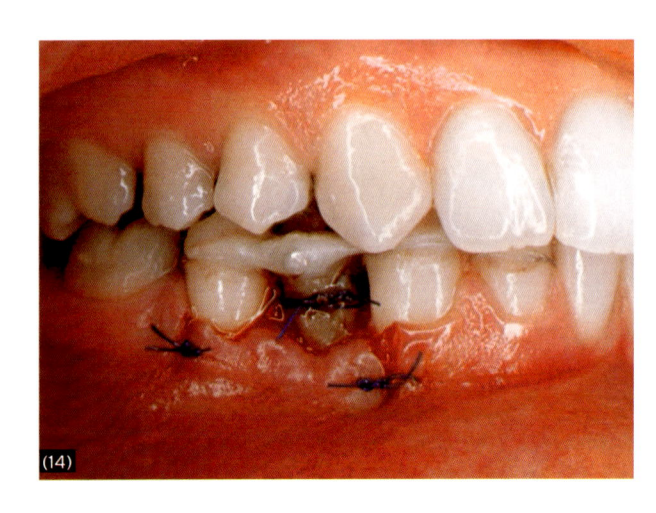

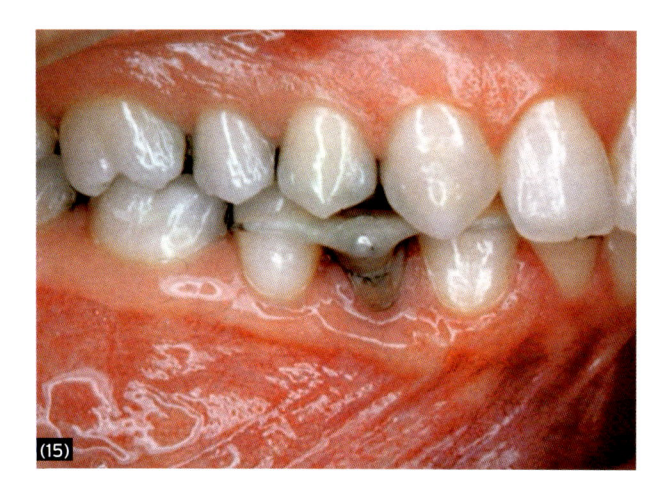

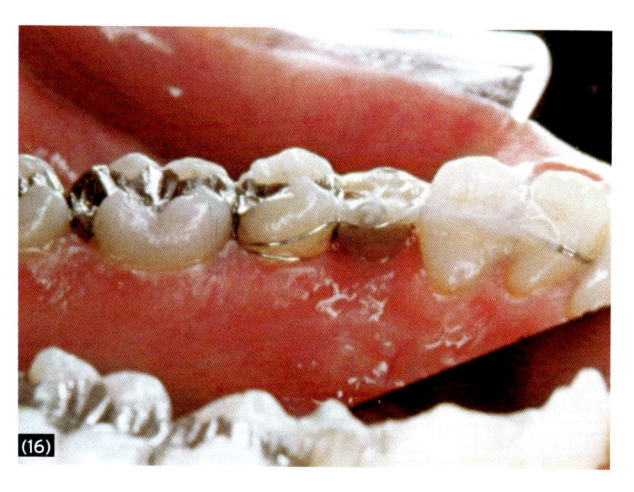

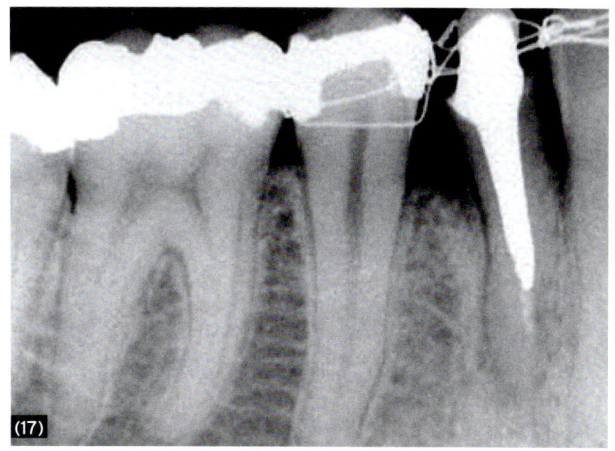

FIGURA 6.13. (15) e **(16)** Resposta tecidual vestibular e lingual da cicatrização clínica 2 meses após a cirurgia periodontal, antes da colocação da coroa provisória, podendo-se identificar a conformação normal da margem gengival de forma definida, embora ainda não se tenha completado o processo de cura da ferida cirúrgica com restabelecimento da profundidade normal do sulco gengival. **(17)** Aspecto radiográfico das estruturas periodontais no período de 2 meses pós-cirúrgico, ilustrando a consolidação das cristas ósseas proximais e a extensão de estrutura radicular saudável em ambiente extra-alveolar para reconstituição das distâncias biológicas voltadas contra o dente. Observe a relação coroa clínica/raiz clínica favorável à reconstrução protética.

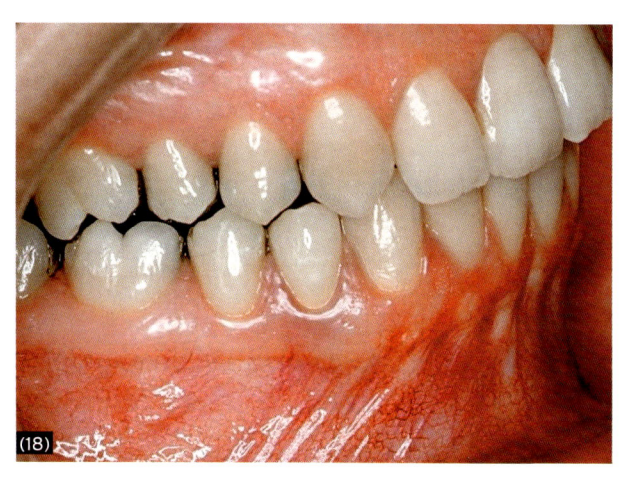

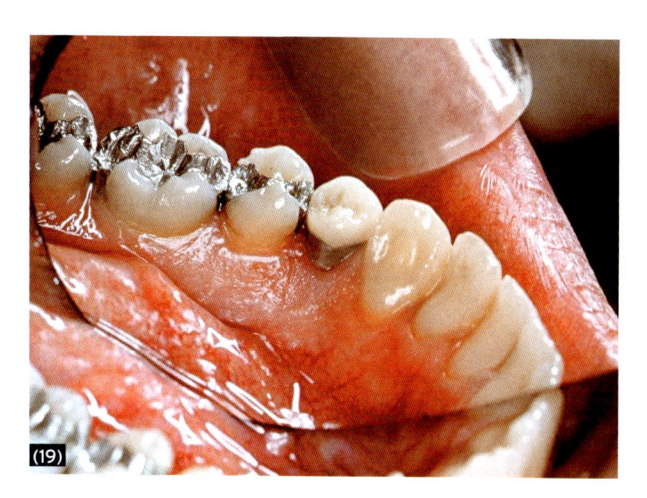

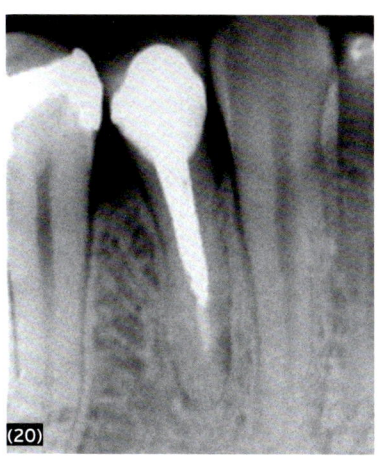

FIGURA 6.13. (18) e **(19)** Apresentação clínica vestibular e lingual, respectivamente, após 2 anos da colocação da coroa metalocerâmica no 44, mostrando a preservação do contorno gengival gerado, embora o profissional de referência tenha completado o tratamento protético em período precoce, antes da reformação plena do sulco gengival, o que pode ter acarretado alguma invasão de distância biológica do periodonto marginal. Veja, entretanto, a reconstrução das papilas gengivais, favorecendo a manifestação da curva parabólica normal da margem gengival, que também é expressão da curva óssea parabólica marginal. **(20)** Visualização radiográfica das cristas ósseas interproximais, ilustrando o fato interessante de que as cristas ósseas interproximais, e naturalmente a crista óssea ao redor de todo o dente, a despeito da osteotomia marginal realizada, parecem ter experimentado aposição óssea, como se denota pela obliquidade dessas cristas, posicionadas mais coronalmente junto ao dente 44. Observe o grau de maturação dos tecidos em função da densidade óssea, com reconstrução definida da lâmina dura e restabelecimento do espaço do ligamento periodontal. A questão levantada em função desses resultados é se o estímulo gerado pela tração coronal do dente foi suficientemente forte a ponto de continuar se manifestando mesmo após a osteotomia, uma vez que esta foi realizada precocemente no período de contenção do dente.

Caso clínico 14 (Figura 6.14)

Descrição: embora não se tenha disponível a documentação completa, o caso é apresentado devido à sua peculiaridade, pois o dente 45 experimentou fratura vertical que se estendia em forma oblíqua da área cervical no fundo do sulco gengival até as proximidades do terço médio da raiz, levando à expulsão do núcleo e da coroa protética nele instados (Figura 6.14 (1)). O fragmento fraturado foi deixado em posição, sendo possível identificar, por sondagem, que o final da fratura em bisel estava localizado aproximadamente a 8 mm, tomando como ponto de referência a margem gengival. O primeiro ímpeto foi indicar a extração do dente, mas como era o único dos dentes posteriores presentes e a paciente insistia na sua manutenção, procurou-se analisar com maior precisão a probabilidade de se viabilizar o seu tratamento. A análise mais apurada sugeriu que haveria alguma perspectiva de conservação pelo fato de que, sendo a fratura em bisel, seria possível tracionar o dente coronalmente até obter estrutura dental de espessura adequada à reconstrução protética na área cervical e se pudesse produzir o alisamento e aplainamento do restante da área fraturada confinada apicalmente ao nível ósseo. Fundamentado na análise radiográfica e clínica, optou-se por tracionar o dente 45 numa extensão de 4 mm, acrescentando pinos de retenção de resina acrílica à própria coroa protética existente e procedendo-se à colocação de placa de mordida. O dente foi tracionado em duas etapas de 2 mm cada, intercaladas por período de repouso de 1 semana por necessidade da paciente, perfazendo 18 dias a duração total do movimento (Figura 6.14 (2)). Nesse período, o fragmento fraturado foi removido, o remanescente radicular fraturado foi convenientemente preparado, um novo conjunto de provisórios foi instalado e foi feita a imobilização por união com coroas provisórias confeccionadas nos dentes 43 e 42. Completado o tempo necessário de estabilização, a paciente foi submetida à intervenção periodontal cirúrgica para adequação da arquitetura tecidual marginal compatível com a saúde periodontal. Após a cicatrização dos tecidos (Figura 6.14 (3)), o caso foi submetido à reconstrução protética da área, envolvendo a colocação de prótese parcial fixa dos dentes 42 ao 45 para substituição do 44, cuja documentação não se encontra disponível.

Completada a tração, a paciente apresentou gengiva com características clínicas melhores do que no período inicial, porém ainda com friabilidade e recobrimento superficial esbranquiçado, pois a paciente é portadora de líquen plano generalizado. Após o período de contenção, a condição clínica foi melhorada, porém a coroa clínica aparente e real apresentou-se diminuída por movimento coronal respectivamente da margem gengival e da crista óssea. A exposição cirúrgica do tecido ósseo revelou a margem óssea com alteração da curva parabólica, estando mais apical na região da fratura do que nas demais áreas. A osteotomia permitiu a correção dessa curva e, ao mesmo tempo, a fração do dente na área da fratura em bisel ainda presente no ambiente do alvéolo pôde ser regularizada e alisada durante o ato cirúrgico. Após 10 anos, o resultado encontra-se parcialmente preservado devido à reincidência de cárie e seu respectivo tratamento por restauração.

Caso clínico 15 (Figura 6.15)

Descrição: a paciente procurou atendimento periodontal depois de passar por tratamento endodôntico visando a bloquear reabsorção dental cervical por mesial e distal do dente 11, iniciada como consequência provável de quatro tentativas de clareamento do dente. Como a reabsorção permaneceu ativa, o dente foi dado como perdido. Ao exame clínico periodontal, constatou-se a presença das áreas de reabsorção no dente 11, estendendo-se, inclusive, cerca de 1 mm apicalmente à crista óssea na região mesial e 2 mm apical à crista óssea na distal. Programou-se a tração coronal rápida com placa de mordida, movimentando-se o dente numa extensão de 5 mm em 21 dias, conforme a seguinte ordenação: 2 mm de movimento inicial em 7 dias, período de repouso de 5 dias, 2 mm de movimento em 3 dias, período de repouso de 5 dias e 1 mm de movimento final em 1 dia. O dente 11 foi, então, unido aos dentes 12 e 21 e imediatamente foi executada a cirurgia periodontal com a finalidade de prevenir a continuidade da reabsorção. O procedimento cirúrgico constou de cirurgia a retalho dividido, acompanhado de osteotomia para harmonização da curva parabólica do tecido ósseo, condicionamento ácido da raiz do dente 11 para prevenção de novo surto de reabsorção e finalmente sutura

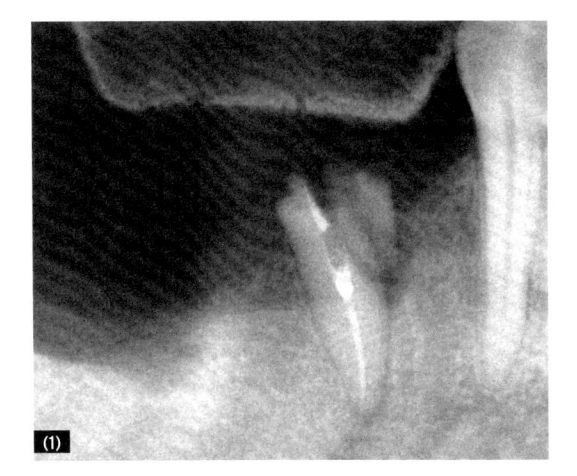

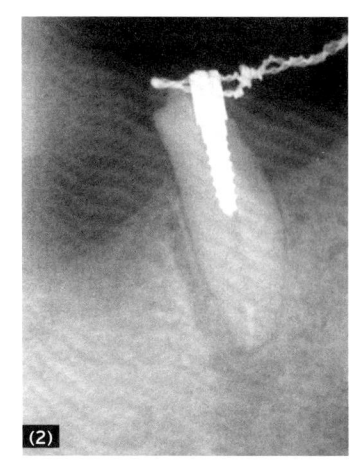

FIGURA 6.14. (1) Vista radiográfica inicial de fratura em bisel do 45, que atinge aproximadamente metade da raiz e está a cerca de 4 mm apical à margem óssea, produzindo perda óssea marginal mesial limitada ao ambiente do fragmento dental. **(2)** Após tração coronal rápida, pode-se observar que a parte apical do bisel ficou nivelada com a margem óssea, de modo que a fração supraóssea do bisel da fratura pode servir como área para reconstituição das distâncias biológicas. Observe o desaparecimento da lesão óssea mesial marginal produzida pela fratura dental, enquanto a crista óssea distal parece ter experimentado ligeira aposição óssea. Entretanto, fração considerável da raiz ficou exteriorizada extra-alveolarmente, como se identifica nessa mesma região distal. **(3)** Imagem radiográfica 4 meses depois da cirurgia periodontal, que se processou por osteotomia e odontoplastia, na qual foi uniformizada a área do bisel da fratura para favorecer a reconstituição das distâncias biológicas, ao mesmo tempo em que se mesclaram suavemente os níveis ósseos distal e mesial, de modo a eliminar alterações abruptas do nível ósseo.

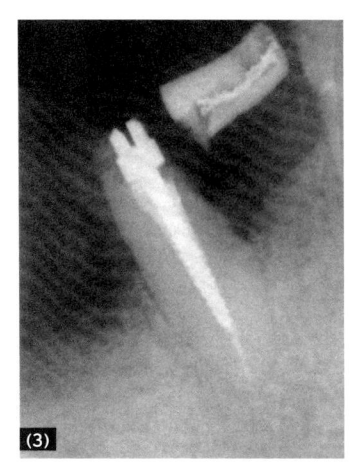

do retalho posicionado apicalmente, de modo a recobrir a superfície radicular cerca de 0,5 mm coronalmente ao nível ósseo. Após a cicatrização, a paciente foi submetida à reconstrução protética com núcleo e coroa metalocerâmica, tendo este tratamento sido iniciado cerca de 1 ano depois do procedimento cirúrgico, quando se obteve repetição das medidas de profundidade clínica do sulco gengival em duas mensurações seguidas e feitas com intervalo de 1 mês.

Clinicamente, após 21 dias de tração observou-se a margem gengival do dente 11 bastante deslocada em direção coronal, com sulco gengival de 1 mm de profundidade. Nos sulcos gengivais contíguos dos dentes vizinhos, a profundidade de exploração foi cerca de 3 mm. A união mucogengival permaneceu estável e pôde-se caracterizar faixa de gengiva ceratinizada bem mais extensa que nos dentes vizinhos. Radiograficamente, pôde-se notar estrutura dental saudável numa extensão de cerca de 3 mm apicalmente à zona de reabsorção e coronalmente à crista óssea. Principalmente na crista óssea mesial do dente 11 já foi possível identificar na imagem radiográfica alguma aposição óssea. A exposição cirúrgica do campo mostrou a margem óssea desse dente localizada coronalmente aos demais, com ligeira obliquidade na crista óssea mesial, simulando início de formação de bolsa infraóssea de uma parede óssea no 21. Tanto na região mesial como na distal, a zona de reabsorção óssea foi notada afastada da crista óssea o suficiente para o estabelecimento das distâncias biológicas do periodonto marginal. Após a osteotomia, observou-se a definição da curva parabólica do tecido ósseo, sendo de se salientar a desmineralização da superfície dental e óssea em sequência ao procedimento. O retalho ficou suturado recobrindo cerca de 1 mm da superfície dental extra-alveolar. No período de 4 meses pós-cirurgia, a margem radiográfica possibilitou considerar como restabelecidas as características normais do periodonto de sustentação. Entretanto, a profundidade do sulco gengival clínico ainda não se mostrou compatível com o sulco de áreas não operadas. Aliás, isso somente foi comprovado clinicamente após 1 ano, quando se completou o tratamento protético. O exame clínico e radiográfico após 3 anos de colocação das coroas protéticas revelou a manutenção dos resultados alcançados, caracterizados por contorno gengival normal, sulco gengival raso e sem sangramento e preservação de características saudáveis tanto do tecido ósseo como do ligamento periodontal. Apesar do pouco suporte e da colocação de coroas totais individualizadas, o dente não apresentou comprometimento da mobilidade digno de nota.

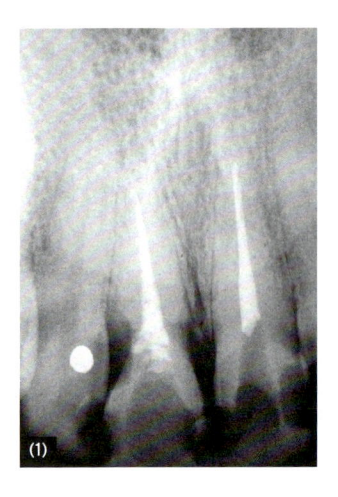

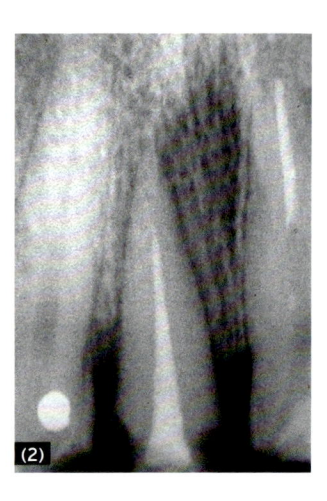

FIGURA 6.15. (1) Apresentação radiográfica inicial de reabsorção externa nas regiões cervicais mesial e distal do 11, após várias tentativas de clareamento dental por via endodôntica. Observe que a área de reabsorção está invadindo o alvéolo, inclusive atingindo a região da câmara e do conduto pulpar, principalmente na região distal. Além disso, o tratamento endodôntico apresenta alguma deficiência. **(2)** Posicionamento radicular após movimento de tração coronal de 5 mm em 21 dias, ilustrando que não só o dente teve fração radicular situada fora do alvéolo, como alguma deposição óssea parece ter ocorrido, quando se observa a disposição da crista óssea mesial, relativamente à sua imagem inicial. Enfatize-se, entretanto, que a fração adequada e suficiente de raiz saudável foi exteriorizada para reconstituição das distâncias biológicas, sugerindo que a aposição óssea parece ser estimulada a partir do momento que as áreas necessárias para a reformação do ligamento de Köllicker e do epitélio juncional ficam disponíveis em conformidade com o padrão constitucional do paciente.

FIGURA 6.15. (3), **(4)** e **(5)** Vistas clínicas vestibulares imediatamente após o movimento de 5,0 mm do 11, destacando-se em **(3)** o deslocamento da margem gengival acompanhando o movimento, sem que o mesmo se processasse com a união mucogengival, donde se constatou que houve aumento significativo da gengiva ceratinizada, ainda que em tão breve período de tempo; em **(4)** pode-se observar que a profundidade de exploração do sulco gengival girou em torno de 3,0 mm na região vestibular mediana do 11; **(5)** Mensuração da profundidade de exploração do sulco gengival na região mesial do 12, cuja extensão foi da ordem de 6,0 mm, indicando ter ocorrido aumento dessa profundidade em decorrência do procedimento realizado.

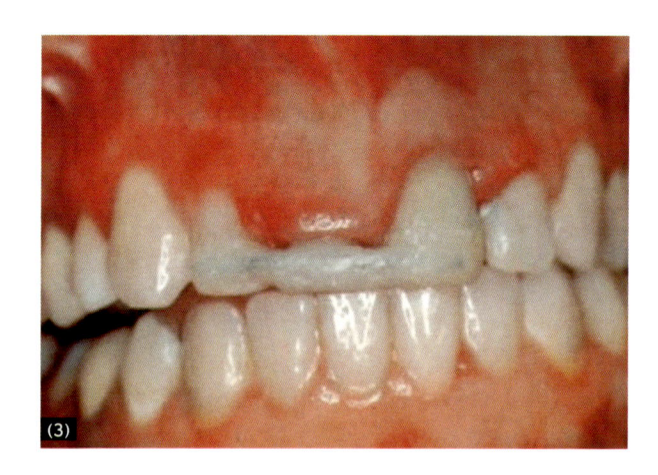

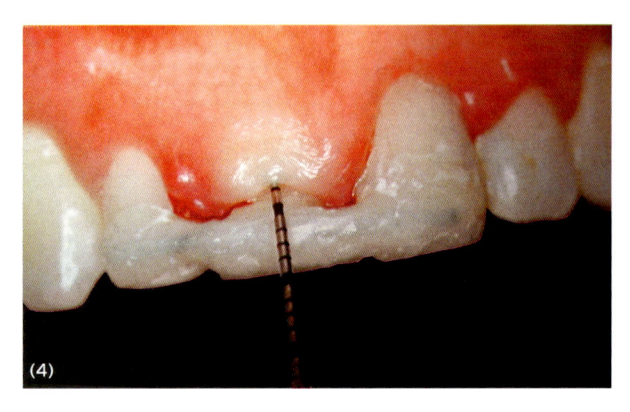

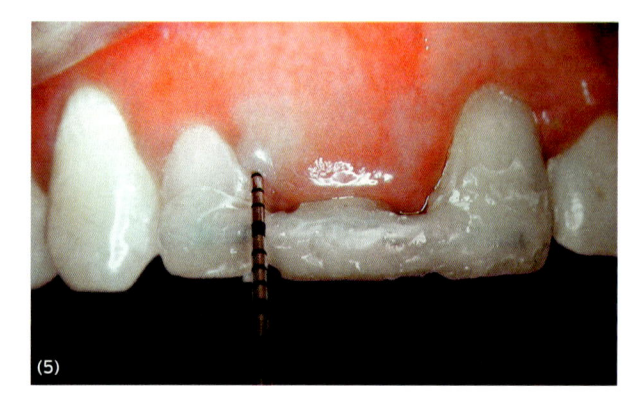

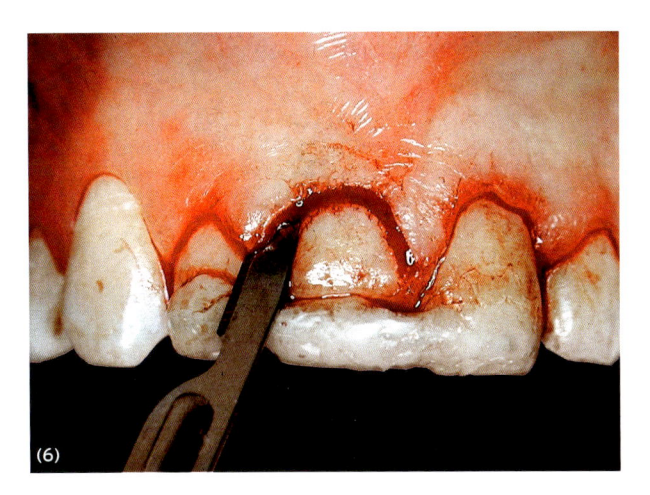

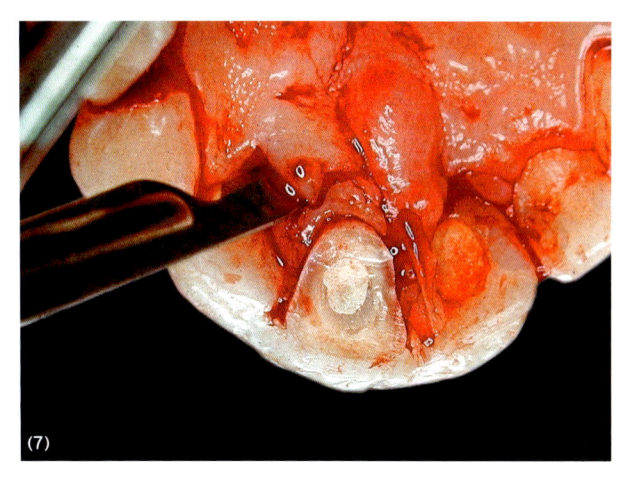

FIGURA 6.15. (6) e **(7)** Definição da incisão para acesso ao campo cirúrgico por vestibular e palatino. Observe, em **(6)**, que a incisão foi feita em bisel inverso, na altura desejada para nível da margem gengival e delineada com o contorno em curva parabólica e, em **(7)**, a incisão em forma de gengivectomia interna por palatino, com características similares às vistas por vestibular.

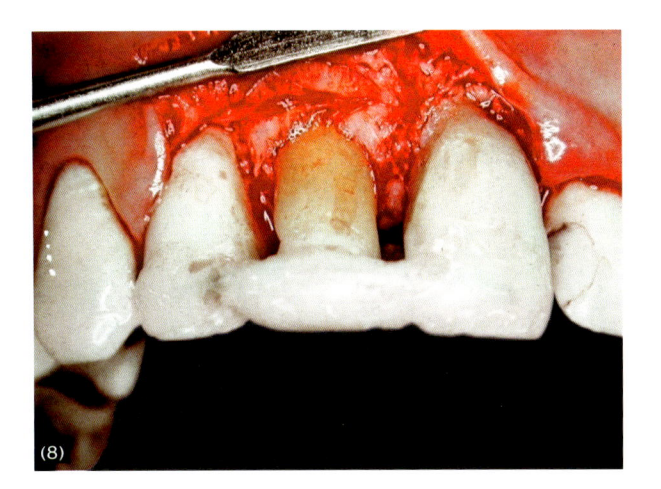

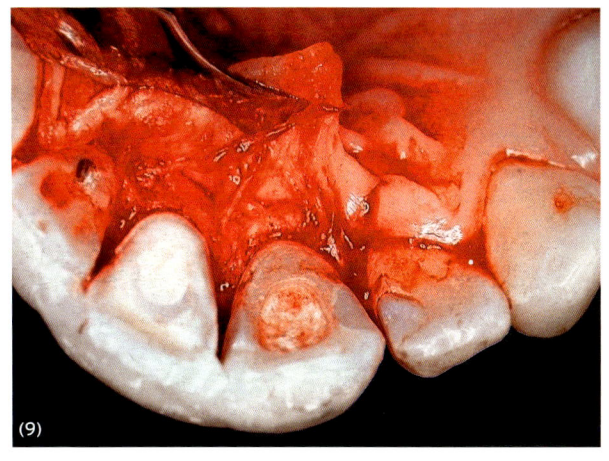

FIGURA 6.15. (8) e **(9)** Exposição do campo cirúrgico mostrando que as incisões iniciais resultaram no levantamento de retalho minimamente invasivo, visando a osteotomia, com exposição da margem óssea do 11 em torno de 2 mm e praticamente excluindo de intervenção as regiões do 12 e 21, que foram usadas simplesmente como ponto de referência para a intervenção no 11. É de relevância notar que a margem óssea do 11 encontra-se coronalmente em relação aos dentes vizinhos, inclusive apresentando alguma obliquidade da crista óssea interproximal, numa evidência sugestiva de que houve aposição óssea marginal, ainda que em período tão precoce.

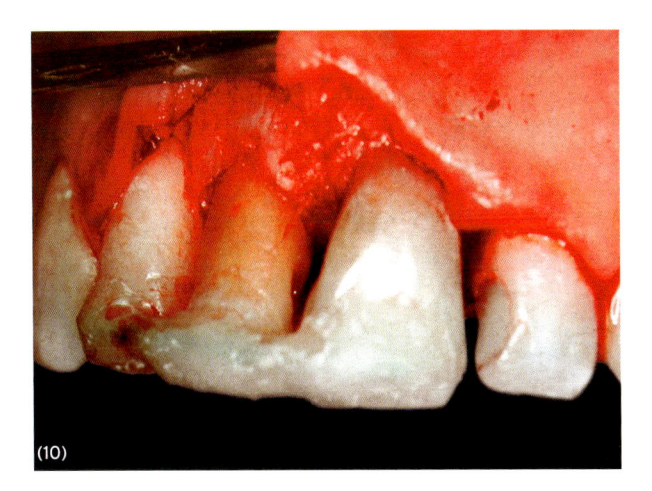

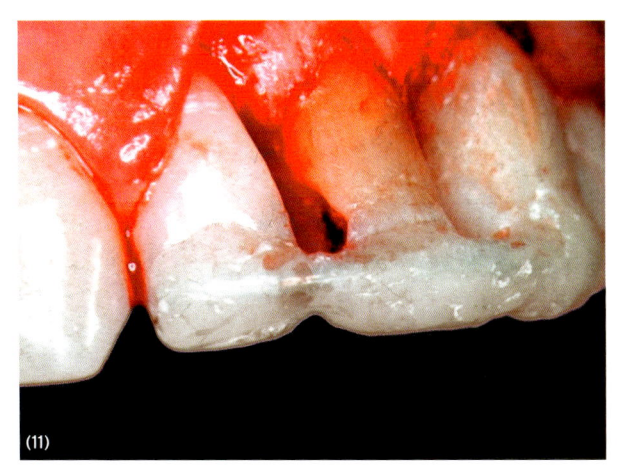

FIGURA 6.15. (10) e **(11)** Vistas vestibulares pondo em destaque as áreas de reabsorção externa nas regiões mesial e distal do 11, além de deixar evidente a posição mais coronal da margem óssea desse dente em relação aos vizinhos, estabelecendo a formação de crista óssea oblíqua entre o 11 e o 21 e o 11 e o 12, com nível ósseo mais coronal no 11.

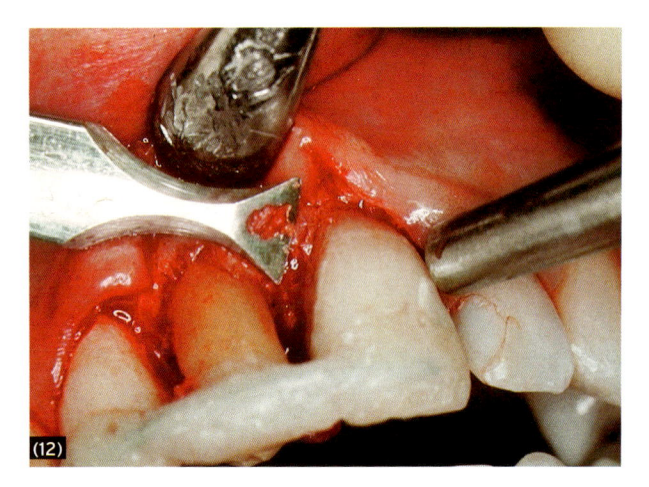

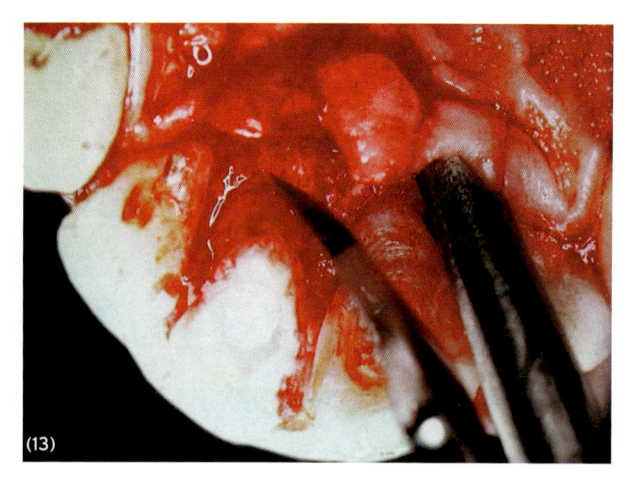

FIGURA 6.15. (12) e **(13)** Ilustração de fases da osteotomia realizada, trabalhando com cinzel de Ochsenbein nº 1 por vestibular e nº 2 por palatino, como parte do procedimento para harmonizar a curva óssea parabólica marginal. Parece também de interesse mencionar que a percepção clínica levou a considerar que a resistência óssea à passagem do instrumento foi tão pequena e crítica que excluiu a necessidade do uso de brocas cirúrgicas para tanto.

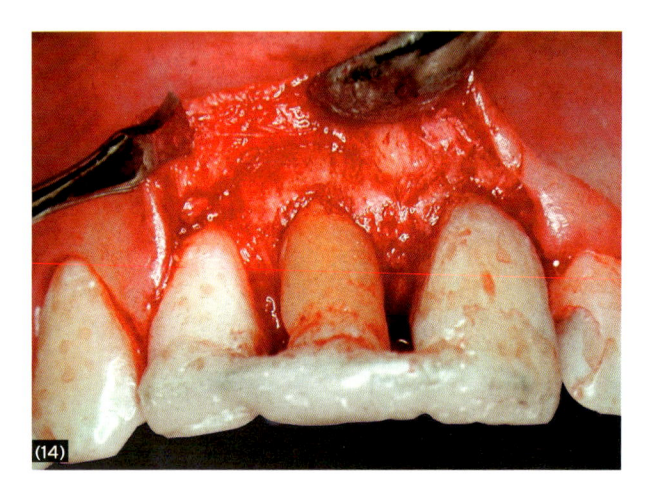

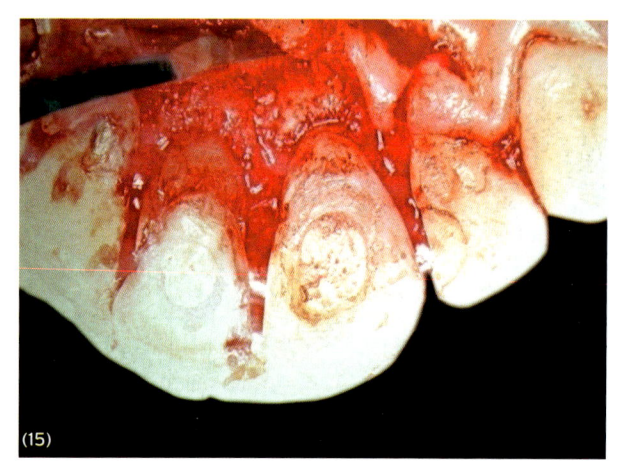

FIGURA 6.15. (14) e **(15)** Vistas clínicas vestibular e palatina após a osteotomia, mostrando a regularidade da curva óssea parabólica marginal e a mesclagem harmônica e gradual das tábuas ósseas vestibulares com as cristas ósseas interproximais, favorecendo a formação de sulco gengival raso em toda a volta do dente e minimizando as possibilidades de manifestação de área de "col".

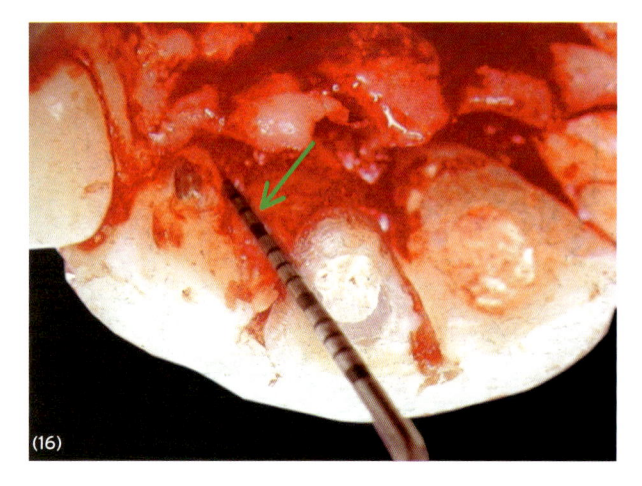

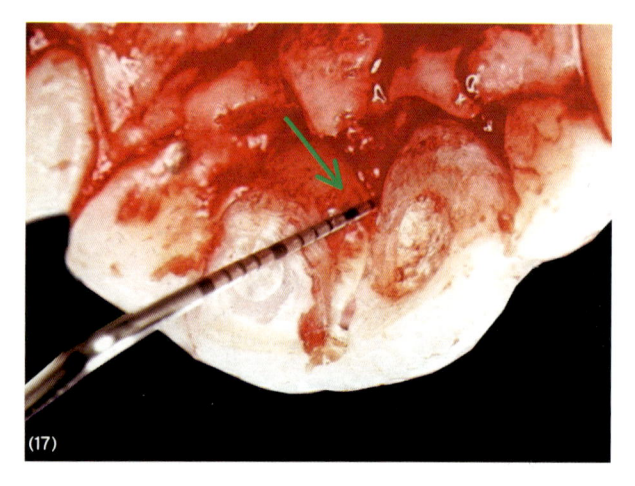

FIGURA 6.15. (16) e **(17)** Mensuração das áreas de estrutura dental saudável nas regiões das reabsorções mesial e distal, disponíveis para a reconstituição das distâncias biológicas sagradas do periodonto marginal, sendo possível visualizar que as zonas apicais das reabsorções, identificadas pelas setas verdes, coincidem com a marca entre 3 e 4 mm da sonda periodontal. Embora idealmente para o efeito de abraçamento do núcleo fosse interessante ter-se área disponível ligeiramente maior, a avaliação criteriosa da relação coroa clínica/raiz clínica e da forma da raiz excluiu essa possibilidade.

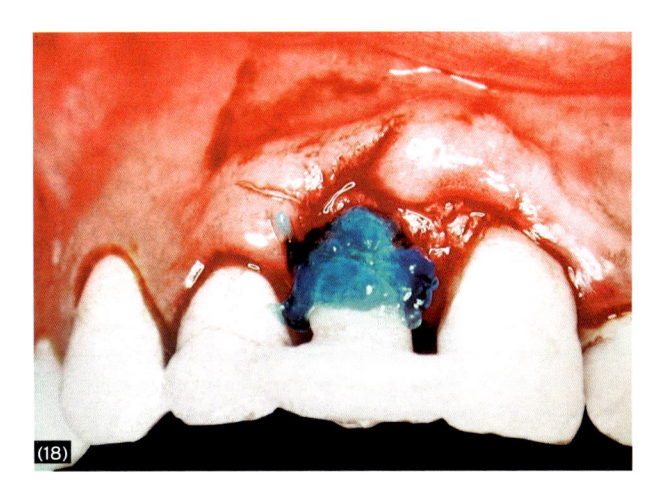

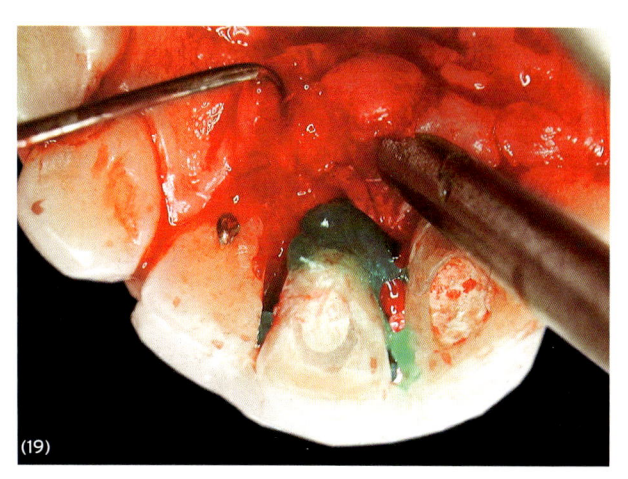

FIGURA 6.15. (18) e **(19)** Visualização da fase de condicionamento da superfície radicular por ácido fosfórico, aplicado durante 3 min com o intuito de bloquear o prosseguimento da reabsorção radicular pós-cirurgia. Observe que praticamente não havia sangramento tecidual nesse momento, razão pela qual o condicionamento foi feito em uma etapa única, enquanto em presença de sangramento o ácido é trocado a cada minuto durante 5 min de aplicação total. Veja, também, que não houve qualquer preocupação com o contato do ácido com o osso, o que é saudável para a aceleração do processo de cicatrização. Todavia, chame-se a atenção para o fato de que este condicionamento, de modo geral, não é necessário nos procedimentos ressectivos, pois a reconstituição das distâncias biológicas do periodonto marginal nestes casos é função inequívoca do padrão genético e constitucional do indivíduo, processando-se à revelia de quaisquer contingências profissionais filosóficas.

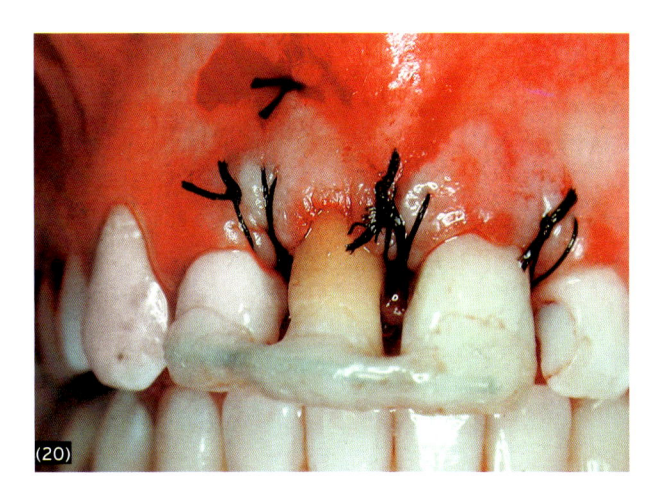

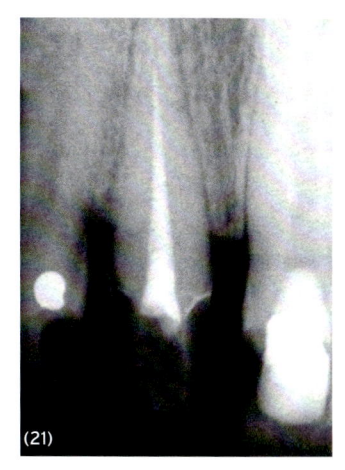

FIGURA 6.15. (20) Ilustração clínica de detalhes da sutura do retalho, posicionado de modo a recobrir cerca de 0,5 mm da fração radicular saudável extra-alveolar, permitindo que a cicatrização final seja a expressão das distâncias biológicas de conformidade com o padrão constitucional do indivíduo. **(21)** Imagem radiográfica 4 meses após o ato cirúrgico, ilustrando a consolidação da posição dental alcançada, evidenciada pelas características ósseas radiográficas, denotando inclusive o restabelecimento das características de integridade da lâmina dura, não só ao redor do dente como também nas regiões das cristas ósseas interproximais. Veja, ainda, a perpetuação da exteriorização extra-alveolar das áreas de reabsorção do 11.

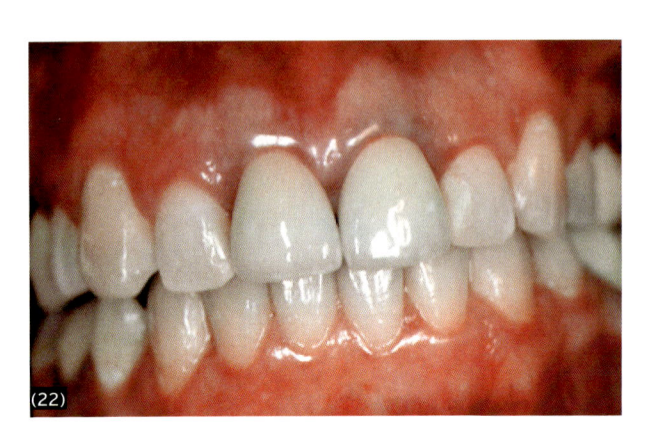

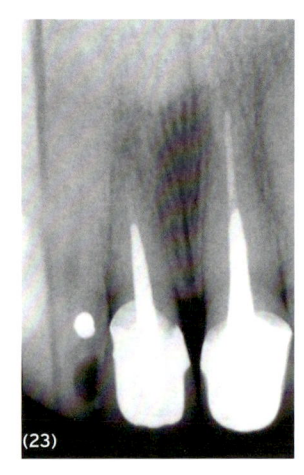

FIGURA 6.15. (22) Vista clínica vestibular após 3 anos de instalação das coroas metalocerâmicas nos dentes 11 e 21, chamando-se a atenção para o nivelamento da margem gengival final, mostrando que houve "crescimento" gengival coronal no 11 durante o processo cicatricial, sendo sugestivo da manifestação do potencial constitucional na definição das distâncias biológicas do periodonto marginal, que leva à reformação e à determinação de sulco gengival raso, compatível com os processos homeostáticos do periodonto marginal.
(23) Imagem radiográfica mostrando características teciduais compatíveis com a consolidação dos resultados produzidos pelo tratamento integrado delineado. Observe a preservação da área dental disponível para as distâncias biológicas sagradas, que se mantiveram ao longo de 3 anos, indicando que a colocação do término cervical dos preparos a 0,5 mm em nível intrassulcular não representa qualquer óbice ao comportamento periodontal marginal homeostático.

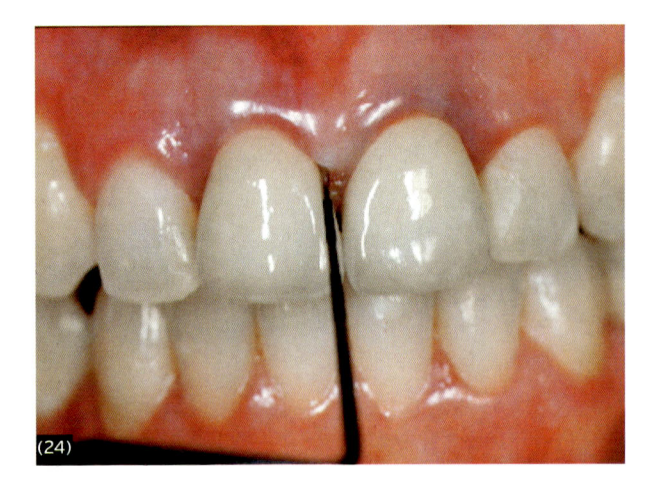

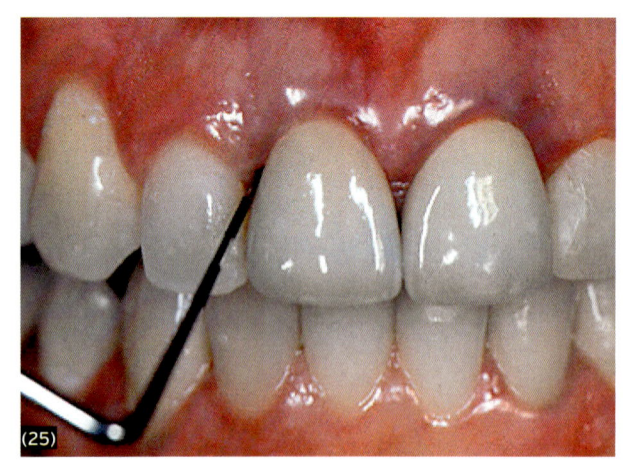

FIGURA 6.15. (24) e **(25)** Visualização clínica da profundidade de exploração do sulco gengival, definida em torno de 2 mm nas áreas em que essa profundidade usualmente pode ser ligeiramente maior, mostrando a validade dos princípios biológicos periodontais e biotecnológicos protéticos empregados.

Caso clínico 16 (Figura 6.16)

Descrição: paciente de 14 anos de idade apresentou-se com mobilidade extrema das coroas dos incisivos centrais superiores, relatando acidente no qual bateu esses dentes vigorosamente, provavelmente devido à sua proeminência no arco dental. Submetido à análise radiográfica, evidenciou-se fratura transversal dos dois dentes na porção radicular em nível da união dos terços cervical e médio de ambos, aproximadamente a 3 e 4 mm da crista óssea na área intra-alveolar, respectivamente para os dentes 11 e 21. Identificou-se, também, fratura oblíqua do ângulo mesioincisal da coroa do 21 (Figura 6.16 (1)). Devido à idade do paciente, foram questionadas as extrações e a substituição por implantes osseointegrados ou outros trabalhos protéticos, para não influenciar o desenvolvimento ósseo da área e criar uma situação futura de difícil solução estética menos envolvente. Optou-se, então, por fazer o tracionamento dos dentes e a sua recomposição por coroas protéticas, que seriam unidas entre si de modo a distribuir as forças oclusais, ficando a perspectiva de substituir o trabalho por prótese sobre implante após o desenvolvimento esquelético completo do paciente, se necessário. O paciente foi encaminhado para tratamento endodôntico dos dentes envolvidos (Figura 6.16 (2)), após o que retornou para ser submetido à tração coronal pelo uso de aparelho ortodôntico fixo, usando a metodologia da tração rápida. Para tanto, os fragmentos das coroas fraturadas foram removidos e, os condutos radiculares, preparados para receberem pinos metálicos reembasados com resina acrílica autopolimerizante. A estes núcleos provisórios foram reembasadas coroas provisórias obtidas de dentes de estoque em resina, que foram cimentadas nos fragmentos radiculares preparados, servindo, assim, como elementos destinados a receberem as forças de tração coronal (Figuras 6.16 (3)-(16)). Cite-se, ainda, que durante o tratamento o paciente experimentou novo acidente com novas implicações nas áreas das fraturas, porém, sem interferir significativamente no planejamento inicial, embora nova tração tivesse que ser realizada. Após alcançar a posição desejada, os dentes foram imobilizados simplesmente por fixação de um arco vestibular de 12 a 22, passando por vestibular dos dentes justaposto às áreas apicais dos bráquetes (Figuras 6.16 (17) e (18)).

À movimentação coronal de ambos os dentes pôde-se observar, claramente, a movimentação coronal da margem gengival, acompanhada pela inserção do freio labiopalatal, porém, mantendo-se estáveis as demais áreas da união mucogengival. A despeito disso, a análise radiográfica mostrou que parte da região cervical do fragmento radicular foi movimentada para fora do alvéolo, não sendo visível radiograficamente aposição óssea cristal. Todavia, à exposição do campo cirúrgico, ficou altamente sugestivo que ocorreu essa aposição óssea cristal, pois a região marginal óssea apresentou-se coronal à dos dentes vizinhos, deixando exposta apenas uma fração de cerca de 1,5 a 2 mm da estrutura radicular saudável em sua região cervical, provavelmente numa tentativa da natureza de reconstituir as distâncias biológicas sagradas do periodonto marginal, ainda que de forma irregular (Figura 6.16 (22)). Ao final do tratamento, evidenciou-se que a profundidade de exploração do sulco gengival esteve perfeitamente em conformidade com os padrões de sulco normal, variando de 1,5 a 2 mm, sem manifestação de sangramento gengival (Figuras 6.16 (39) e (40)).

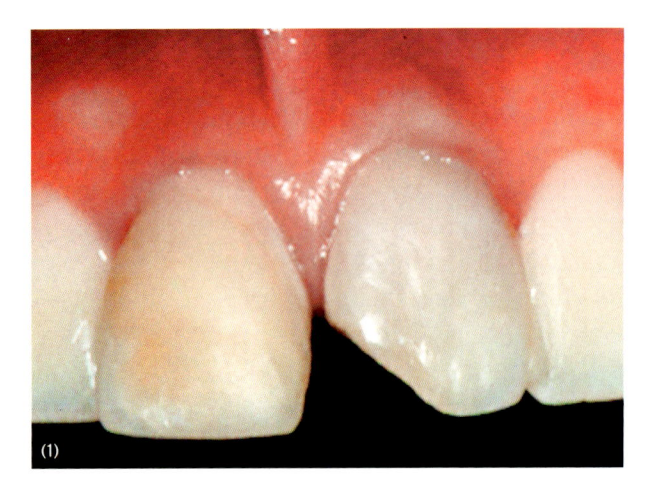

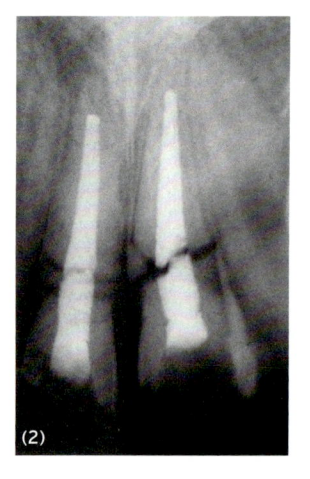

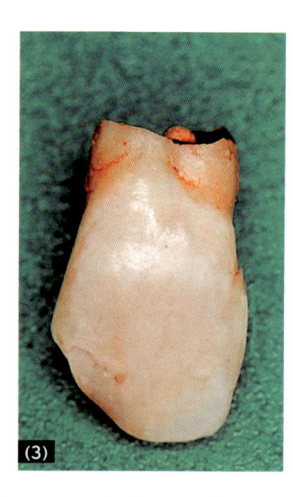

FIGURA 6.16. (1) Vista vestibular mostrando a alteração de cor dos dentes, provocada por alterações pulpares decorrentes de fraturas acidentais dos incisivos centrais. **(2)** Imagem radiográfica após os tratamentos endodônticos dos incisivos centrais superiores, exibindo as linhas de fraturas bem nítidas, chamando a atenção para o fato de que elas se encontram em nível intra-alveolar, entre 3 e 4 mm da crista óssea. O vedamento endodôntico parece indicar excesso de instrumentação, porém há que lembrar que o paciente era adolescente. A despeito dos comprimentos dos dentes deixarem dúvidas quanto à persistência de relação coroa clínica/raiz clínica favorável após a prevista tração coronal de ambos, a fase de desenvolvimento ósseo do paciente foi considerada prioritária, o que levou a optar por fazer a tração e a preservação dos dentes, ainda que em condições críticas. É importante, nesse momento, deixar claro que a prioridade terapêutica em uma situação qualquer deve estar voltada para o restabelecimento das características teciduais que regem o comportamento fisiológico de determinado órgão ou tecido, de modo que qualquer fator que interfira nessa manifestação deve ser eliminado, ainda que isso possa ser considerado invasivo. **(3)** Fragmento fraturado do 21 após remoção do sítio de origem, evidenciando tratar-se da coroa toda e da parte cervical da raiz.

FIGURA 6.16. (4) Vista oclusal do fragmento remanescente da raiz do 21, após preparo do conduto para receber um pino metálico reembasado com resina, a fim de servir como elemento de retenção para uma coroa provisória, que, por sua vez, serviria como elemento para viabilizar a colocação de aparelho ortodôntico destinado a realizar a tração coronal do dente.

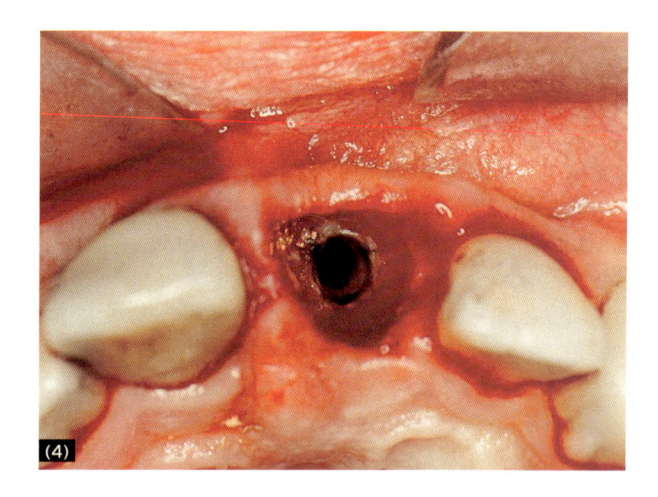

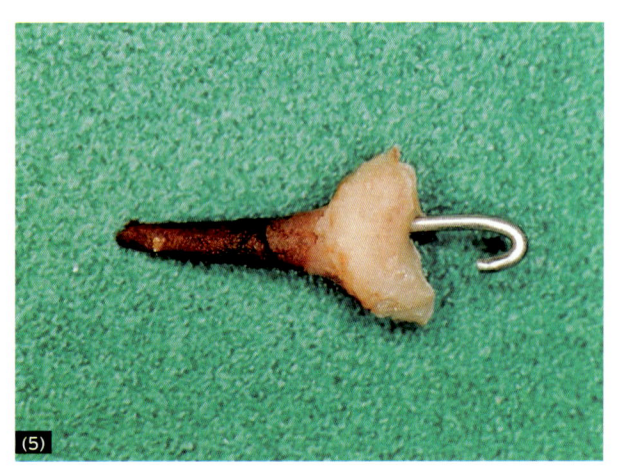

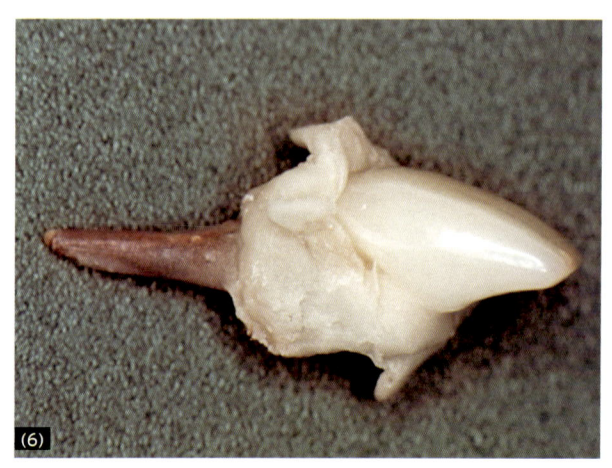

FIGURA 6.16. (5) Pino intrarradicular em resina, envolvendo pino metálico de reforço, dobrado em alça em sua extremidade coronal, para servir como retenção para uma coroa de resina a ser reembasada sobre ele, estando ele em posição no dente em questão. **(6)** Vista lateral da coroa provisória unida por reembasamento ao pino do conduto radicular, ainda com os excessos de resina.

FIGURA 6.16. (7) Vista vestibular após acabamento e polimento da coroa provisória do 21. **(8)** Ilustração clínica vestibular da coroa provisória do 21 em posição, estando o 11 com a coroa fraturada em posição, para permitir melhor reprodução do contorno da coroa provisória do 21.

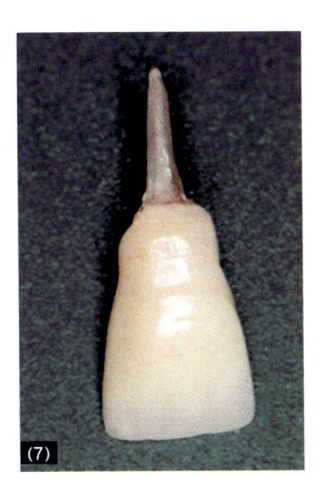

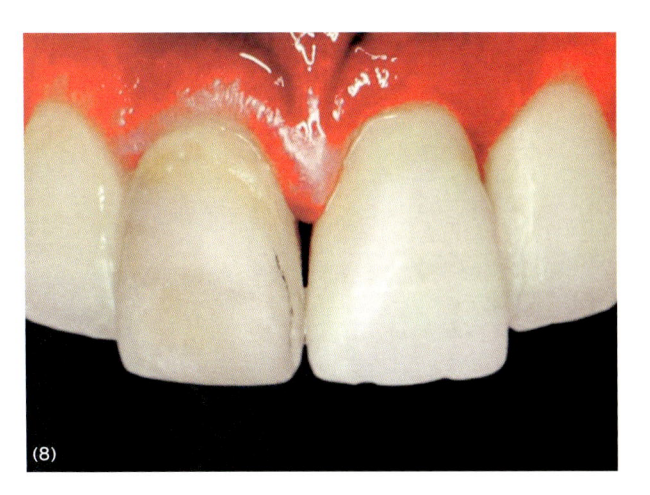

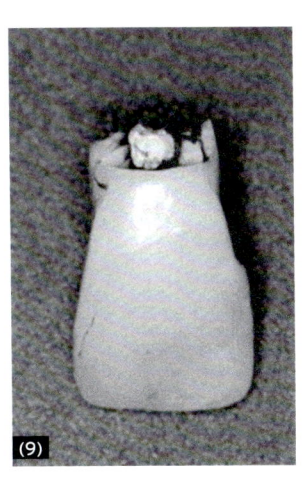

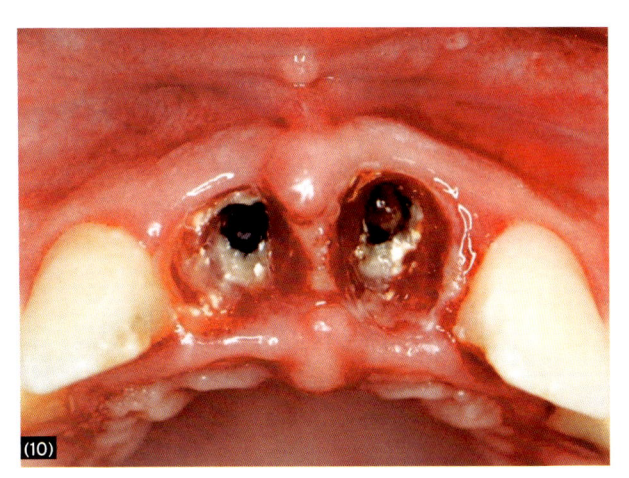

FIGURA 6.16. (9) Vista do fragmento removido do 11, também incluindo toda a coroa e parte da área cervical da raiz. **(10)** Vista oclusal dos segmentos radiculares remanescentes, chamando à atenção a profundidade das fraturas, com invasão total das distâncias biológicas, atingindo inclusive a área interna dos alvéolos dos incisivos centrais. Observe as alterações gengivais nitidamente evidentes, incluindo o desenvolvimento de área de "col". O conduto do 11 já está preparado para receber a coroa provisória.

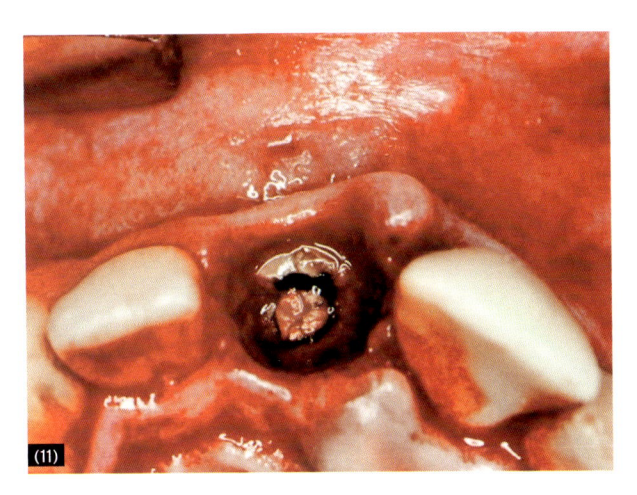

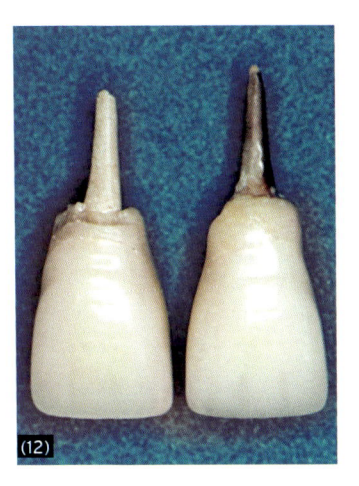

FIGURA 6.16. (11) Vista oclusal do campo para ilustrar que a coroa provisória do 21 foi deixada em posição para a confecção da coroa provisória do 11. Observe que nessa fase o conduto do 11 ainda não havia sido preparado para receber o pino intraconduto da coroa provisória. **(12)** Vista final das coroas provisória preparadas, antes de sua colocação nos fragmentos radiculares correspondentes, evidenciando que foi dado contorno em forma de deflexão dupla devido à profundidade da extensão subgengival das coroas, assim evitando pressão excessiva nessa área.

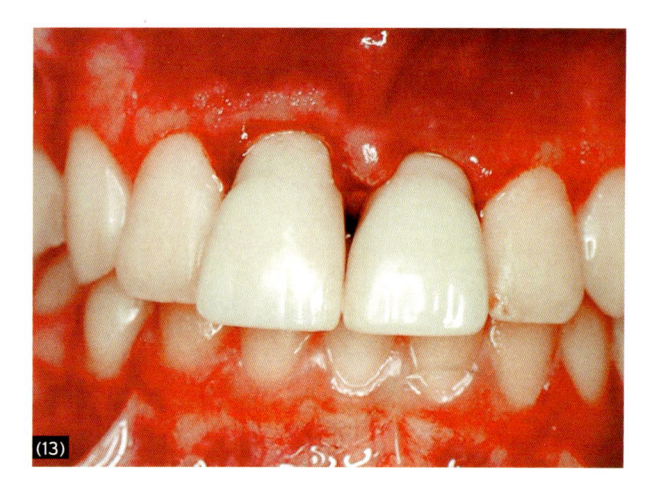

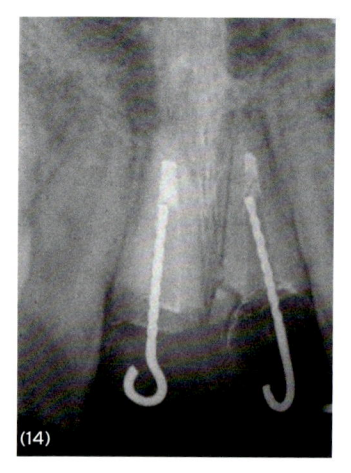

FIGURA 6.16. (13) Vista vestibular com as coroas provisórias em posição para a tração coronal correspondente. **(14)** Imagem radiográfica ilustrando que as coroas provisórias receberam o reforço interno de um fio de aço, que se estendeu da coroa até a porção apical dos condutos preparados para tanto, de modo a apresentarem retenção suficiente para a fixação das coroas provisórias. A imagem das coroas está obscurecida por se tratarem de coroas de resina acrílica radiolúcida.

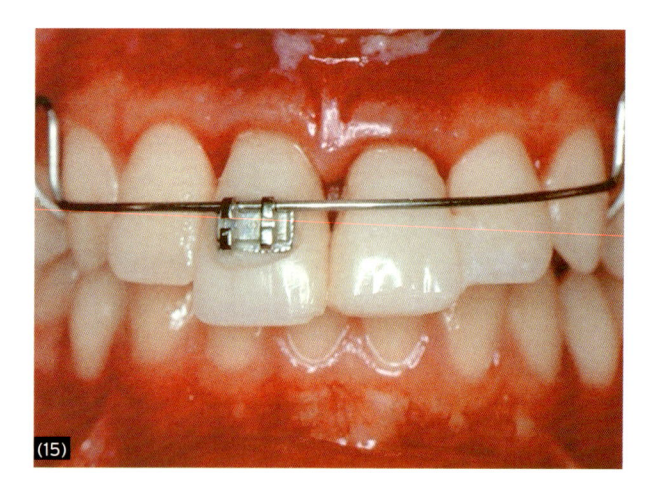

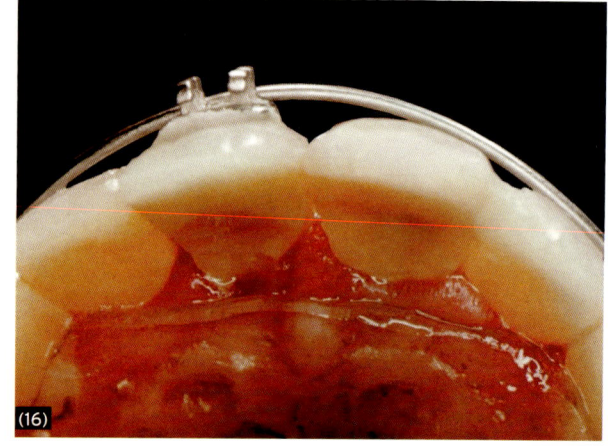

FIGURA 6.16. (15) e (16) Ilustração clínica vestibular e oclusal do desenho ortodôntico empregado, formado por placa de Hawley com o arco vestibular de canino a canino e bráquetes fixados às faces vestibulares das coroas provisórias, de modo a permitir que o arco vestibular não só exerça a força ortodôntica em direção coronal, como também preserve o posicionamento vestibular dos dentes. Para efeito de ilustração, a imagem mostra apenas o bráquete posicionado no 11; por palatino, foi dada a folga necessária entre a placa e as coroas para produzir o movimento livre dos dentes. Também observe em **(15)** não só a melhora no comportamento gengival em resposta à colocação das coroas provisórias, como a definição do nível da margem gengival desses dentes em relação aos seus vizinhos.

FIGURA 6.16. (17) Vista vestibular após a tração coronal, ilustrando o esquema de contenção usado com a introdução de um fio ortodôntico fixado aos dentes 12 e 22 e passando pela região apical dos bráquetes nos dentes 11 e 21. Compare essa imagem com aquela apresentada em **(15)** e veja como houve deslocamento coronal acentuado das margens gengivais dos dentes tracionados.

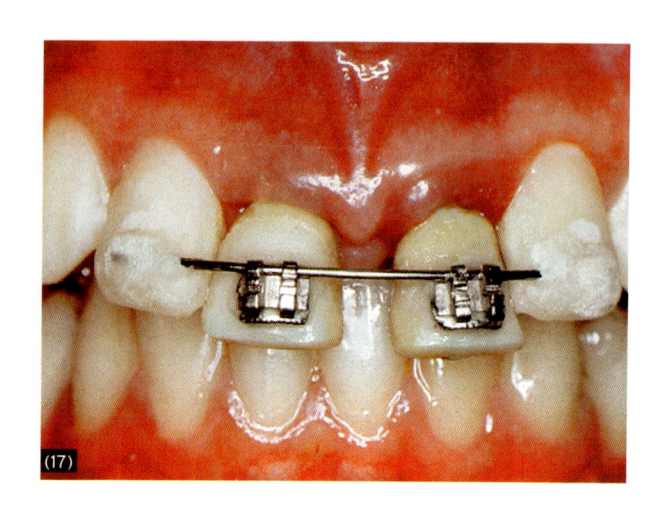

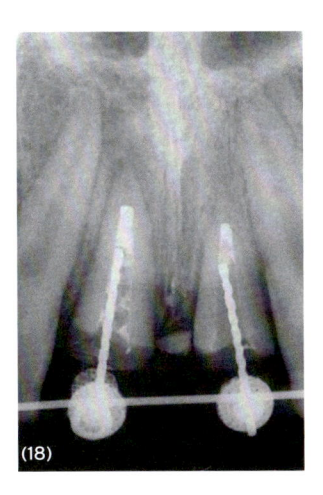

FIGURA 6.16. (18) Imagem radiográfica comprobatória do movimento dental, ilustrando que parte dos fragmentos radiculares foram exteriorizados extra-alveolarmente, sugerindo a possibilidade de se completar a reconstituição das distâncias biológicas pela complementação cirúrgica necessária, programada para após 4 meses de contenção dos dentes. Avalie as frações radiculares intra-alveolares presentes, aparentemente adequadas para atender aos objetivos almejados para o caso.

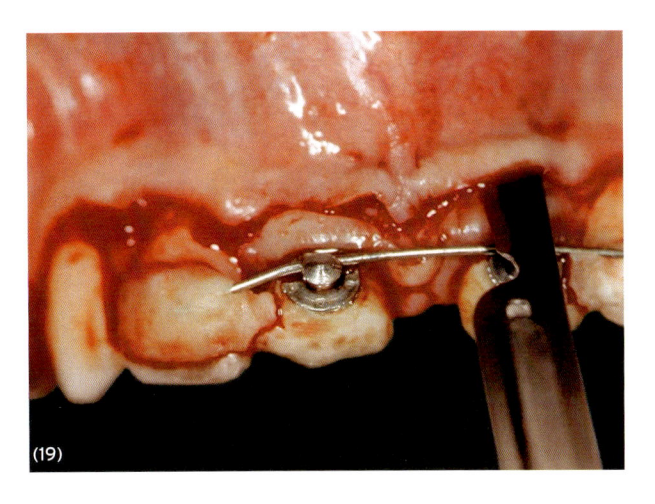

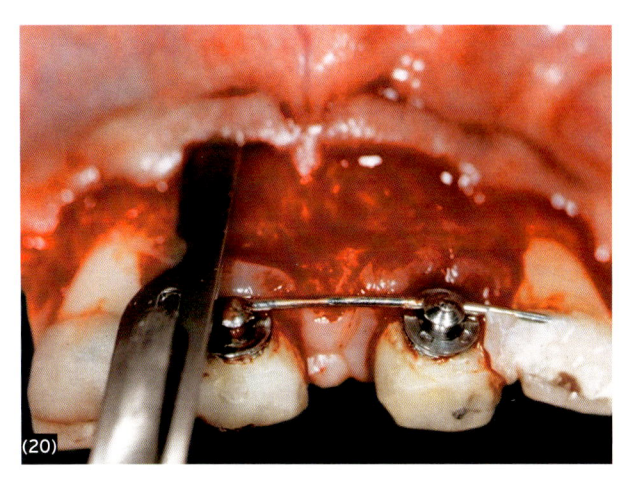

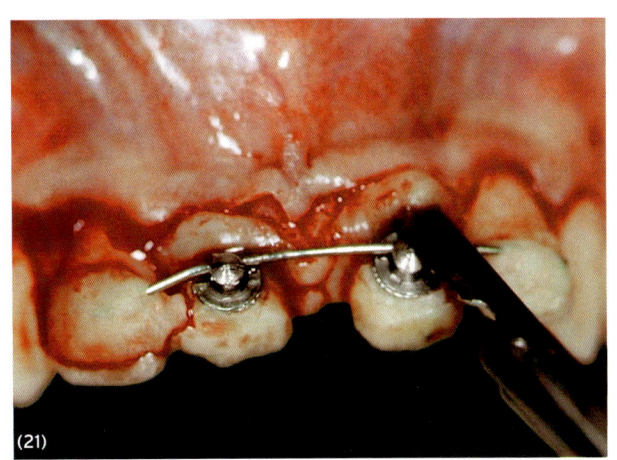

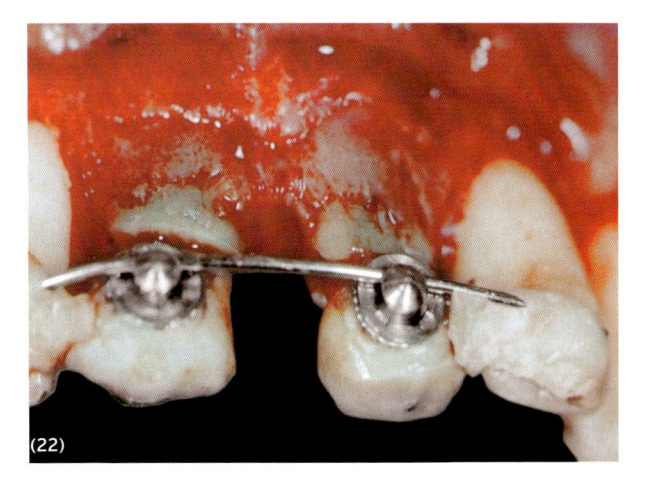

FIGURA 6.16. (19), (20), (21) e (22) Ilustração sequencial do acesso ao campo cirúrgico vestibular por retalho dividido. Em **(19)**, pode-se identificar a incisão marginal em forma de bisel inverso, seguindo o contorno festoneado próprio da gengiva e harmonizando a linha da incisão nos incisivos centrais com a das margens gengivais dos incisivos laterais vizinhos. Em **(20)**, evidencia-se que a incisão marginal prosseguiu com a divisão do retalho em direção apical até obter-se maleabilidade suficiente do retalho para posicioná-lo adequadamente quando da sutura. Observe que uma fração de periósteo permanece recobrindo a tábua óssea vestibular. Em **(21)**, encontra-se o terceiro passo a ser seguido, correspondendo à incisão intrassulcular até atingir o nível ósseo, enquanto em **(22)** pode-se ver a linha da incisão mesiodistal horizontal realizada no periósteo, permitindo a remoção da fração marginal do tecido excisado. Essa incisão horizontal no periósteo é feita em altura suficiente para permitir o estabelecimento da curva parabólica marginal do osso por osteotomia. Cumpre mencionar que o aparelho de contenção foi substituído em função de novo acidente experimentado pelo paciente.

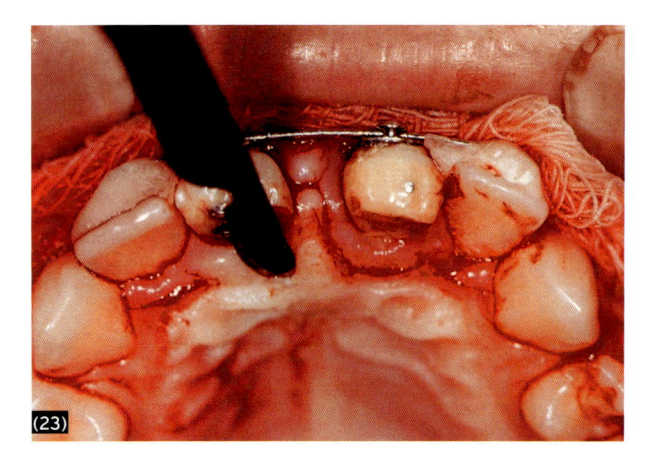

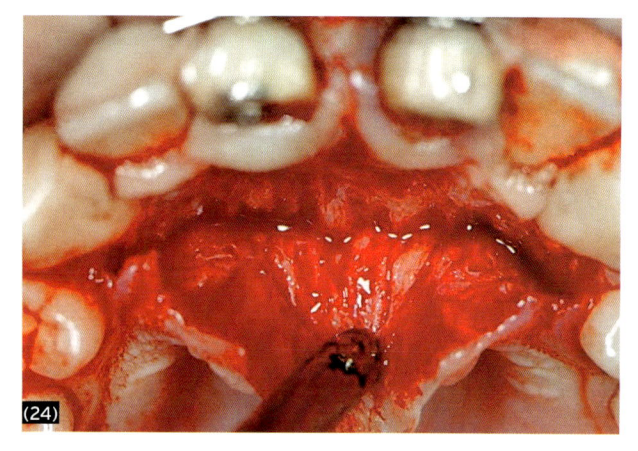

FIGURA 6.16. (23) e **(24)** Ilustração sequencial do acesso ao campo cirúrgico palatino por levantamento de retalho em forma de gengivectomia interna. **(23)** e **(24)** Incisão inicial em forma festoneada e biselada, delineada a partir do nível desejado para a margem gengival e direcionada para se estender por cerca de 5 mm ou mais além da crista óssea, numa espessura de retalho primário da ordem de 1,5 a 2 mm na área marginal que aumenta gradualmente em direção apical, podendo atingir de 3 a 5 mm na extremidade basal do retalho, onde a incisão termina incluindo o periósteo, ou seja, atingindo o tecido ósseo palatino em toda extensão mesiodistal do retalho.

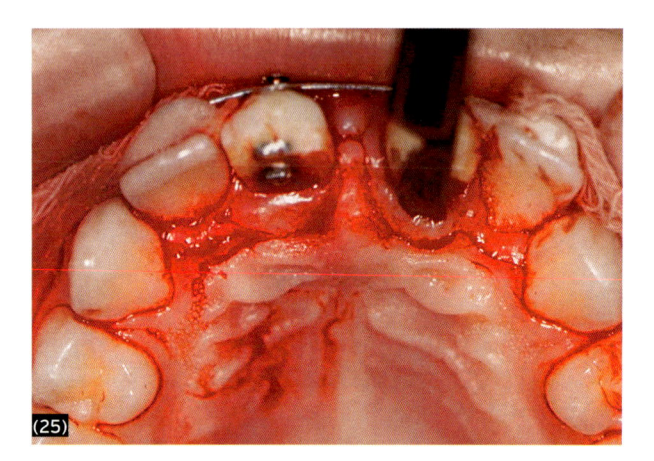

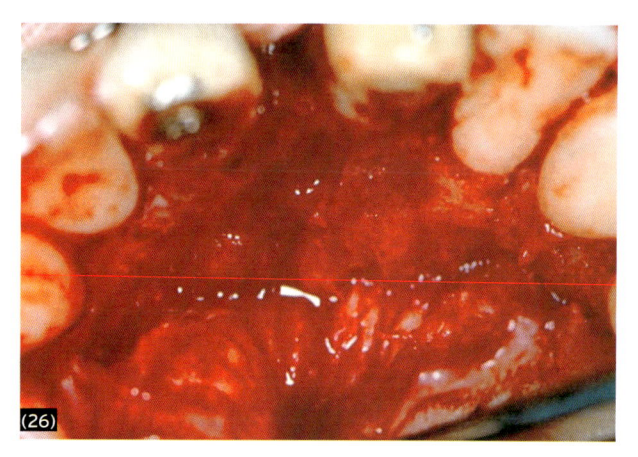

FIGURA 6.16. (25) Incisão intrassulcular acompanhando a superfície radicular até atingir o nível ósseo, seguida do descolamento do tecido compreendido da margem óssea até a incisão basal no periósteo, permitindo destacar o retalho secundário da gengivectomia interna. Esse descolamento pode ser feito com o gengivótomo para superfícies livres ou com cinzéis de Ochsenbein para osteotomia, principalmente o número 1, trabalhando o descolamento de apical para coronal ou vice-versa, em conformidade com a maior facilidade de acesso. **(26)** Exposição da superfície óssea palatina após a remoção do retalho secundário da gengivectomia interna, destacando-se a extensão oclusoapical da área óssea exposta, necessária para melhor mesclagem gradual do retalho de apical para coronal, até o seu assentamento marginal.

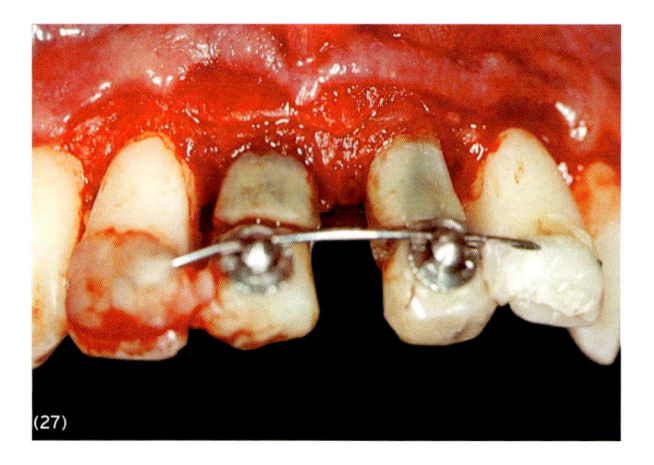

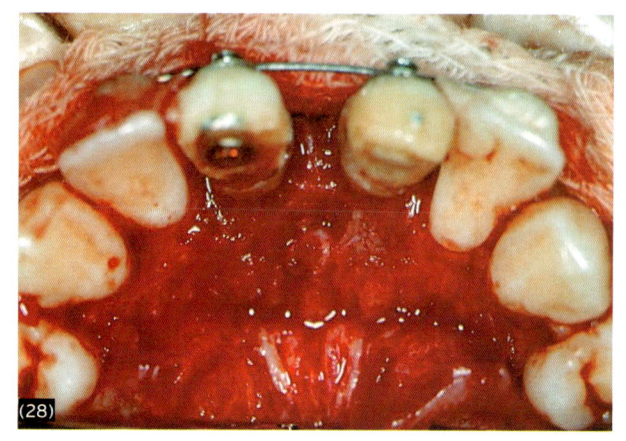

FIGURA 6.16. (27) e **(28)** Vista vestibular e palatina do campo cirúrgico após a realização da osteotomia, na qual se procurou harmonizar a curva óssea parabólica marginal dos dentes 11 e 21 harmonicamente com aquela dos dentes 12 e 22, ao mesmo tempo em que se mesclou suavemente o encontro dos septos ósseos interproximais com as cristas ósseas correspondentes, para minimizar os riscos de formação de área de "col", ainda que em dentes anteriores.

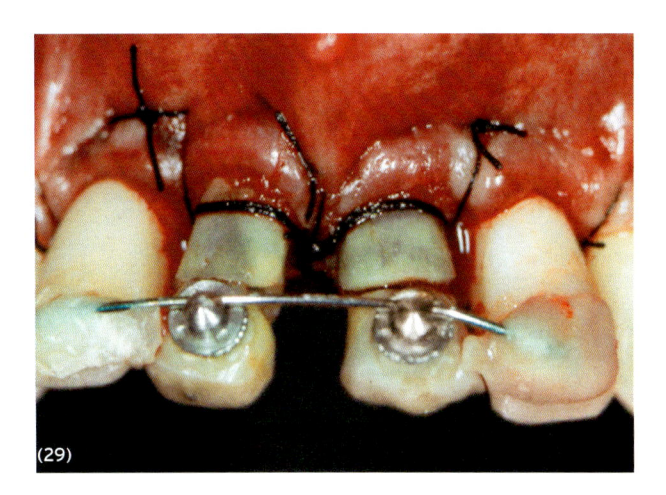

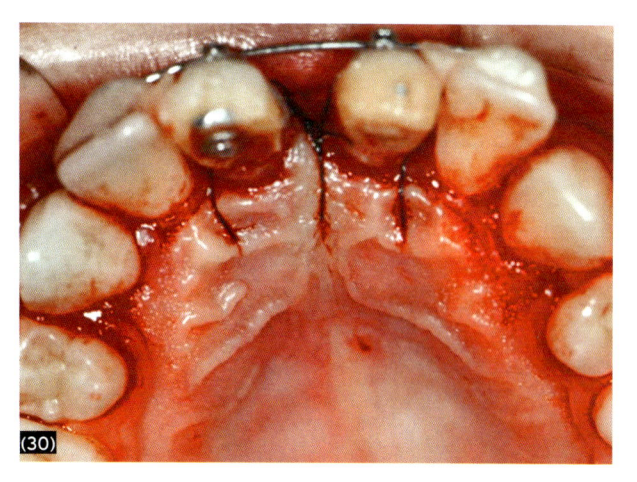

FIGURA 6.16. (29) Ilustração do posicionamento apical do retalho dividido vestibular, fundamentado no nível das margens gengivais dos dentes vizinhos e mantido por suturas horizontais e colchoeiras em periósteo. **(30)** Fixação do retalho primário da gengivectomia interna por palatino, mantido intimamente justaposto aos dentes por suturas suspensórias.

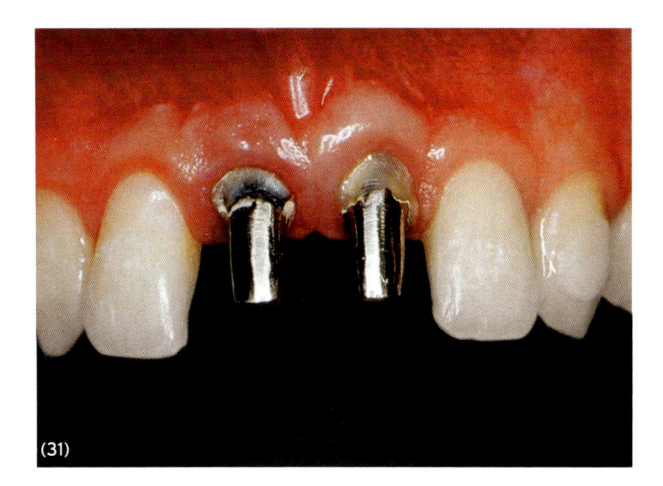

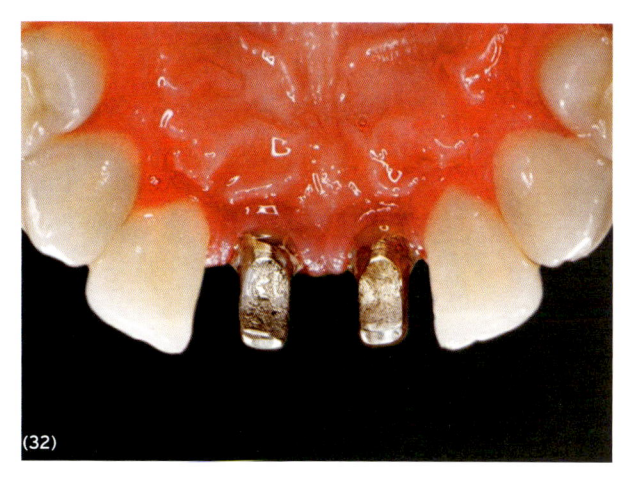

FIGURA 6.16. (31) e **(32)** Vista, vestibular e palatina, respectivamente, da cicatrização dos tecidos, quando os dentes foram repreparados após receberem os núcleos de reconstrução coronal, levando o término cervical dos preparos a 0,5 mm intrassulcularmente. Observe a preservação da gengiva ceratinizada e da uniformidade da união mucogengival. Veja como o delineamento e a espessura dos retalhos divididos por vestibular e da gengivectomia interna palatina permitiram harmonização ampla dos tecidos por vestibular e palatino, estabelecendo características marginais compatíveis com a formação de sulco gengival raso.

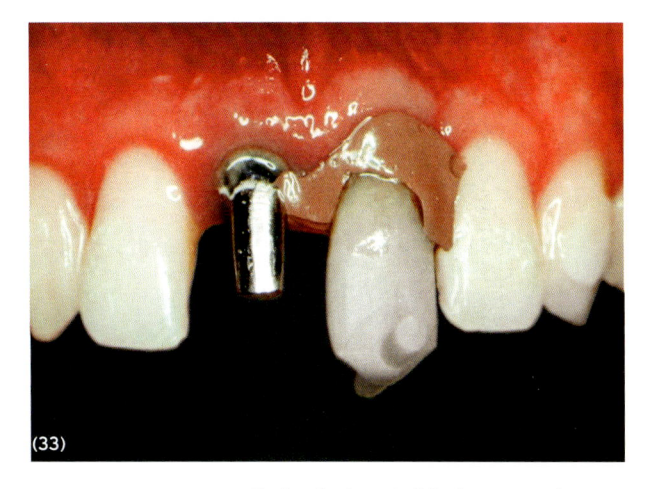

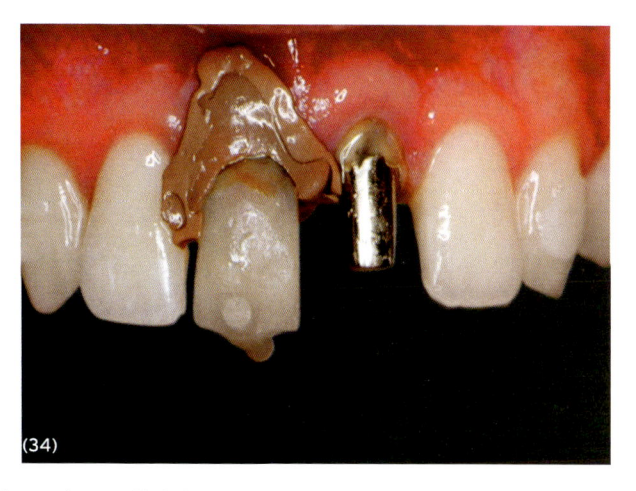

FIGURA 6.16. (33) e **(34)** Ilustração da metodologia empregada para confecção de troquéis individuais dos dentes preparados, usando casquetes de moldagem e material elástico (no caso elastômero) para moldagem.

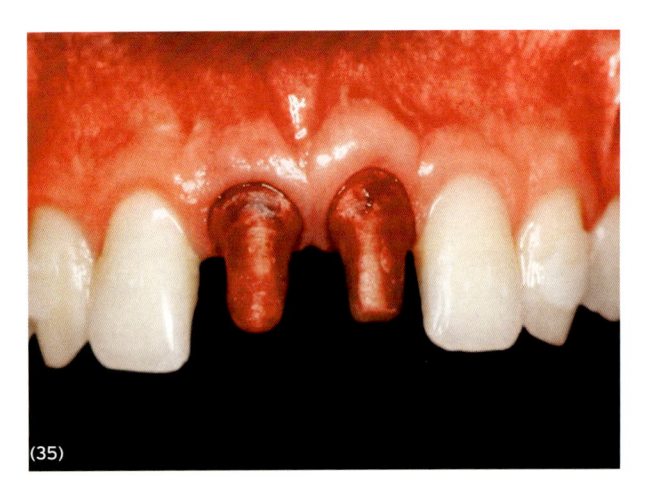

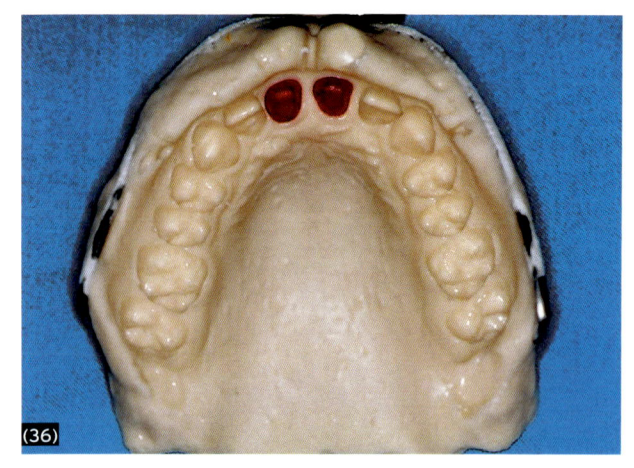

FIGURA 6.16. (35) Casquetes de transferência em resina duralay posicionados nos dentes para serem aprisionados pelo molde em alginato da maxila. Os casquetes foram confeccionados nos troquéis individuais respectivos, de modo a não representarem obstáculo ao posicionamento desses troquéis no seu interior quando transferidos para o modelo de trabalho via molde em alginato, como se vê em **(36)**.

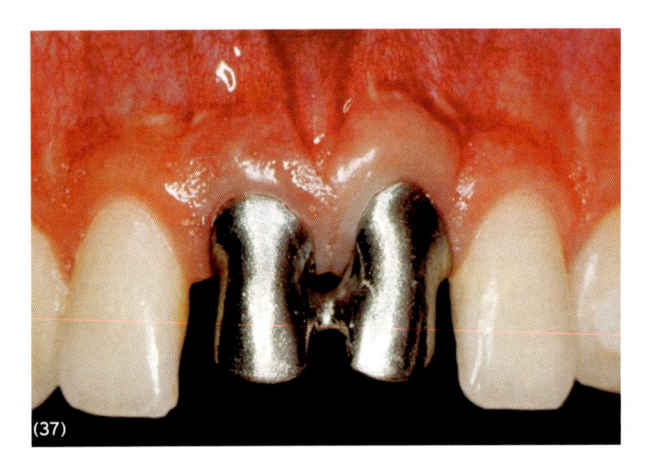

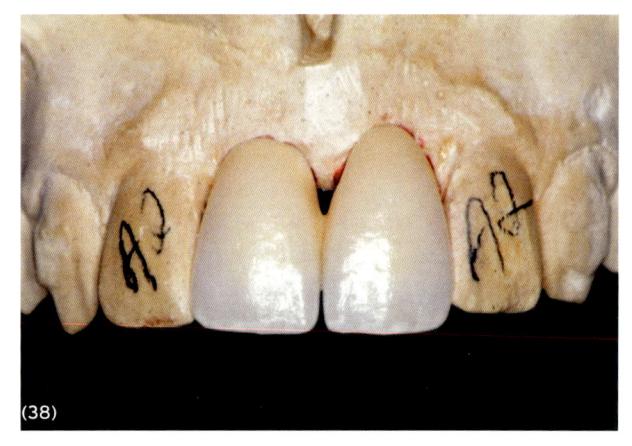

FIGURA 6.16. (37) Vista vestibular da prova da soldagem das infraestruturas confeccionadas para ambos os incisivos centrais, a partir do modelo de trabalho obtido pelo molde de transferência dos troquéis anteriores. Observe que as margens cervicais das infraestruturas encontram-se em área intrassulcular, de modo a harmonizar a fisiologia do sulco gengival com a estética do trabalho. **(38)** Vista vestibular das coroas metalocerâmicas soldadas posicionadas no modelo de trabalho após o acabamento, indicando que a metodologia de transferência e montagem do trabalho foi de excelente precisão, a despeito de haver algum grau de mobilidade fisiológica dos dentes que permite variações micrométricas da posição dental, suficientes para a adaptação dos trabalhos protéticos.

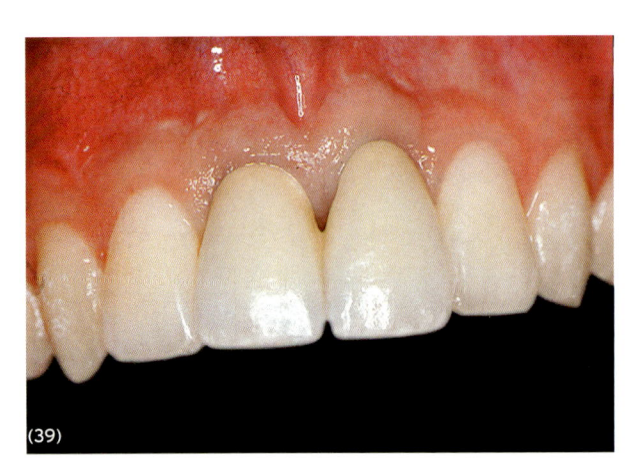

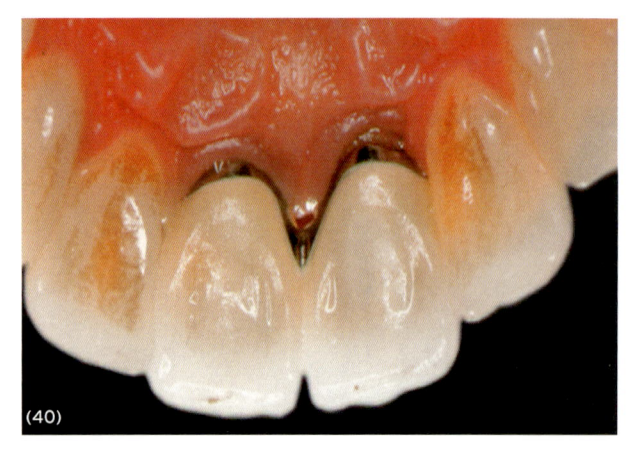

FIGURA 6.16. (39) e **(40)** Respectivamente, vista vestibular e palatina com as coroas metalocerâmicas soldadas cimentadas na boca do paciente. É visível o grau de definição e de maturação do tecido gengival, mostrando que a localização intrassulcular do término cervical das coroas não desenvolveu qualquer efeito irritante ou de alguma forma prejudicial aos tecidos, indicando que o fator importante nesse sentido é o respeito às distâncias biológicas sagradas do periodonto marginal e não a localização intrassulcular do término cervical dos preparos. Observe que a cinta metálica de 0,2 mm deixada na área cervical vestibular não ficou à mostra, favorecendo o preenchimento de um dos requisitos estéticos, numa área em que a profundidade de exploração dos sulcos gengivais não chegou a 2 mm.

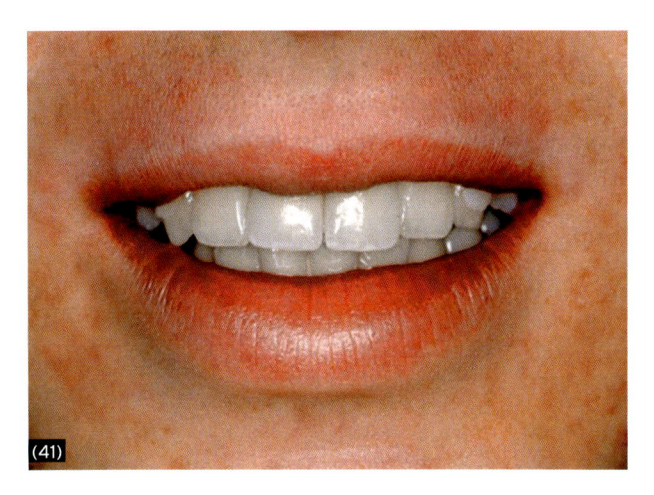

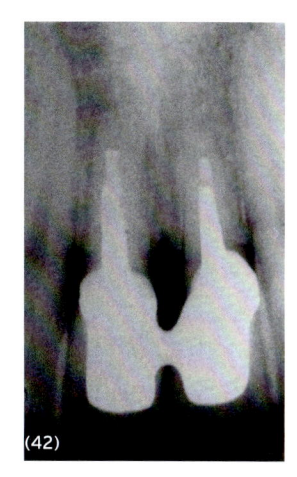

FIGURA 6.16. (41) Ilustração da harmonia estética alcançada com o tratamento integrado, dando condições para que o paciente continue o seu desenvolvimento esquelético normal relacionado ao movimento de erupção dental, que irá se processar com posicionamento coronal das margens gengivais e aposição óssea cristal até o estabelecimento final da dimensão vertical de oclusão, de modo que não se correu o risco de impedir esse desenvolvimento na área interessada pela colocação de implantes osseointegrados, pois estes, ao perpetuarem e impedirem o desenvolvimento ósseo nessa área, iriam ficar posicionados muito apicalmente em relação aos dentes após o estabelecimento da dimensão vertical de oclusão final, criando sérios envolvimentos de natureza estética para o paciente. **(42)** Imagem radiográfica da área após a instalação das coroas metalocerâmicas soldadas, evidenciando o nível ósseo harmônico com as margens cervicais das coroas, deixando quantidade suficiente de raiz saudável extra-alveolarmente para a reconstituição das distâncias biológicas sagradas do periodonto marginal. Avalie, também, que a decisão de usar coroas soldadas entre si foi tomada para permitir melhor distribuição das forças oclusais, principalmente nos movimentos protrusivos, uma vez que houve variação considerável na relação coroa clínica/raiz clínica, mormente para o dente 21.

Caso clínico 17 (Figura 6.17)

Descrição: a paciente apresentou-se para tratamento por sentir sangramento gengival na região posterior superior esquerda, onde era portadora de coroas metalocerâmicas nos dentes 24, 25 e 26, tendo núcleos de reconstrução em todos eles. À inspeção por sondagem, detectou-se a penetração da sonda profundamente na área dental imediatamente subjacente ao término cervical das coroas dos pré-molares em nível subgengival profundo, embora clinicamente de difícil distinção pelo sangramento gengival e acesso às áreas. O exame radiográfico revelou que as margens cervicais das cáries encontravam-se quase ao nível ósseo, excluindo a manifestação das distâncias biológicas sagradas. Por seu turno, a coroa metalocerâmica do 12 soltou-se juntamente com o núcleo, devido à progressão de cárie no conduto radicular, deixando à mostra extensa destruição dental nessa área interna, de modo que a superfície radicular aí remanescente apresentou-se bastante delgada. Todos os demais dentes da paciente encontravam-se reconstruídos por coroas metalocerâmicas, de modo que procedimentos cirúrgicos diretos poderiam levar à exposição das margens metálicas das coroas ou requerer as suas substituições, o que foi recusado pela paciente. A opção apresentada e aceita pela paciente foi, então, a tração coronal dos dentes envolvidos, dos quais os pré-molares seriam recuperados proteticamente, e o 12 seria substituído por implante osseointegrado. Por sua vez, o dente 26 era portador de envolvimento incipiente da bifurcação distal, porém com extensa cárie que se propagou até as proximidades da referida bifurcação distal. Dentre as opções terapêuticas apresentadas para esse dente, a paciente optou pela sua preservação, assumindo o compromisso de controlar adequadamente a área em conjunto com o profissional, uma vez que a terapêutica definitiva viável seria a remoção da raiz vestíbulodistal e a confecção de nova coroa metalocerâmica. Em suma, profissional e paciente assumiram o compromisso de manter a área saudável ao programar apenas a restauração terapêutica da lesão cariosa. A avaliação da relação coroa clínica/raiz clínica dos dentes envolvidos, associada à forma da raiz, levou à programação de tração coronal numa extensão de 2 mm para o 24, 3 mm para o 25 e 3 mm para o 12. As características que levaram a essas considerações estão apresentadas nas Figuras 6.17 (1), (2), (3) e (4). Portanto, como as extensões almejadas estão dentro dos limites propostos para as movimentações em cada etapa, foi programada uma etapa única para a realização da terapêutica. No momento de iniciar os movimentos, a remoção das coroas provisórias dos dentes 24 e 25 permitiu observar que o tecido gengival havia se entremeado sobre as raízes correspondentes, dificultando a adaptação das coroas, podendo influenciar negativamente a resposta gengival. Decidiu-se, então, pela remoção incisional do excesso de tecido, momento no qual se procedeu à fibrotomia, incisando o tecido circunferencialmente desde a margem gengival até o nível ósseo junto à superfície dental (Figuras 6.17 (5), (6), (7), (8), (9), (10), (11), (12), (13) e (14)). Completado o movimento dos dentes, eles foram estabilizados por união entre si e aos vizinhos, para ficarem contidos por 4 meses (Figuras 6.17 (15) e (16)), após o que a paciente foi submetida à cirurgia periodontal para harmonização marginal dos tecidos. Já nas fases iniciais do período cicatricial houve fratura de fração cervical mesial da raiz do 24, praticamente na altura do nível ósseo, o que levou a mudar o plano de tratamento da região para colocação de implantes osseointegrados, inclusive para substituição do 26. Todavia, a extração cirúrgica do 26 provavelmente iria envolver a necessidade de levantamento do seio maxilar, o que acabou sendo contestado pela paciente, de modo que se optou por colocar um pôntico em extremo livre nessa região. Para essa fase, novo conjunto de coroas provisórias foi instalado nos pré-molares, programando-se a tração coronal dos dentes até chegar a um nível favorável à extração cirúrgica, de modo a permitir o recobrimento do campo cirúrgico com o mínimo possível de perda da profundidade do vestíbulo e da quantidade de gengiva ceratinizada. Completado o movimento, passou-se à fase cirúrgica para extração dos pré-molares e instalação dos implantes, ficando o 26 para extração *a posteriori*.

Dentre os resultados observados ao longo do tratamento, alguns aspectos merecem destaque. Observou-se que, mesmo com a tração rápida e a fibrotomia, ocorreu alguma aposição óssea, enquanto a margem gengival, como um todo, acompanhou ligeiramente o movimento executado, porém, com redução na profundidade do sulco gengival, talvez numa evidência de estar se processando aumento da zona de gengiva ceratinizada inserida, uma vez que a união mucogengival permaneceu estável. Ressalte-se que a redução na profundidade do sulco gengival foi imediata e concomitante ao movimento dental, mas a aposição óssea cristal somente foi detectada radiograficamente após cerca de 1 mês da tração. Da mesma maneira, parte da raiz foi posicionada em nível supra-alveolar, mostrando que a tração coronal rápida é capaz de exteriorizar o dente, ainda que não na mesma extensão do movimento executado. Verificou-se, então, que a margem cervical das coroas provisórias ficou nivelada à margem gengival já na primeira etapa do tratamento, indicando que houve redução dramática na profundidade do sulco gengival (Figuras 6.17 (15), (16) e (17)). A instituição de nova fase de tração coronal dos pré-molares, agora direcionada para a extração dos dentes devido à modificação no plano de tratamento, visou à preservação do tecido ósseo, de modo a evitar riscos de peumatização do seio maxilar na área. Foi interessante o fato de se ter partido praticamente de sulco gengival normal, exceto na região mesial do 24, o que talvez se relacionou diretamente com o movimento coronal da margem gengival em extensão correlacionada à tração coronal, produzindo-se aumento flagrante da gengiva ceratinizada (Figuras 6.17 (18) e (19)). Em 2 meses de tração, produziu-se movimento coronal dos dentes de cerca de 5 mm, sendo radiograficamente visível a aposição óssea cristal na área vizinha ao 26, que não foi movimentado, além do distanciamento do ápice radicular do 25 do seio maxilar, entre os quais já se pode observar algum trabeculado ósseo, indicando a estabilidade posicional do assoalho do seio (Figura 6.17 (20)). Durante o procedimento cirúrgico para extração das raízes e instalação dos implantes osseointegrados pôde-se confirmar a aposição óssea cristal tanto pela obliquidade das cristas ósseas entre os alvéolos de extração e os dentes

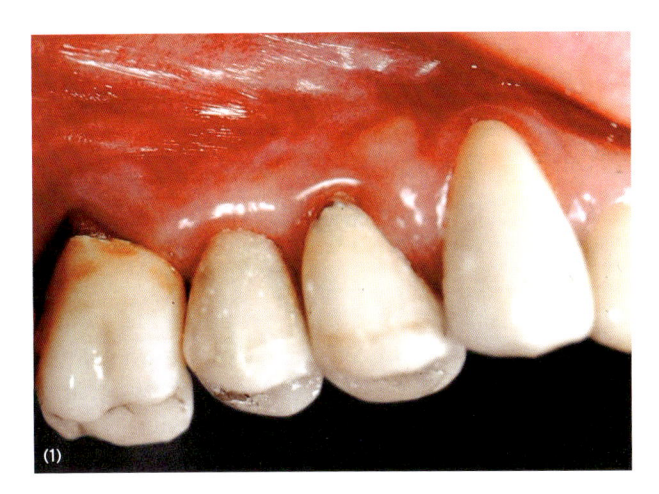

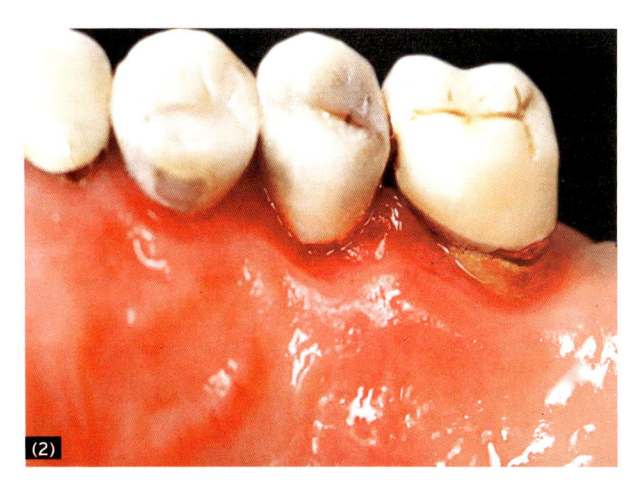

FIGURA 6.17. (1) e **(2)** Vistas clínicas iniciais vestibular e palatina no espelho, exibindo a condição clínica da paciente, após a remoção das coroas protéticas existentes, que foram reembasadas com resina autopolimerizável. Observe o grau de inflamação gengival decorrente da invasão das distâncias biológicas do periodonto marginal pela instalação de cáries em nível intrassulcular nos dentes 24 e 25. Na vista vestibular **(1)** no espelho pode-se identificar que o comprimento das coroas desse dente não apresenta grande discrepância visual no quadro geral da paciente.

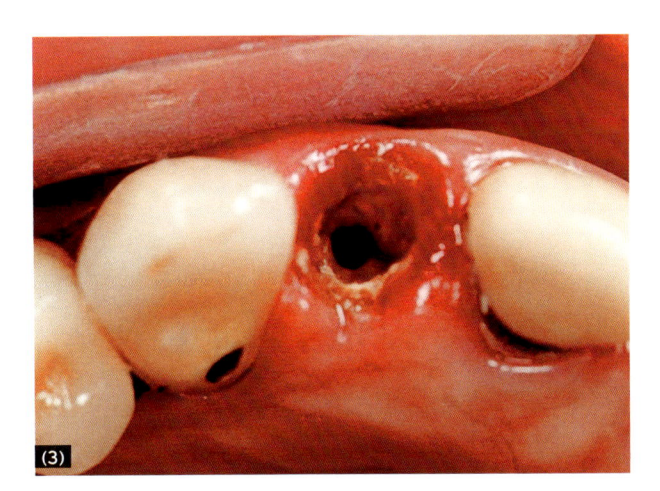

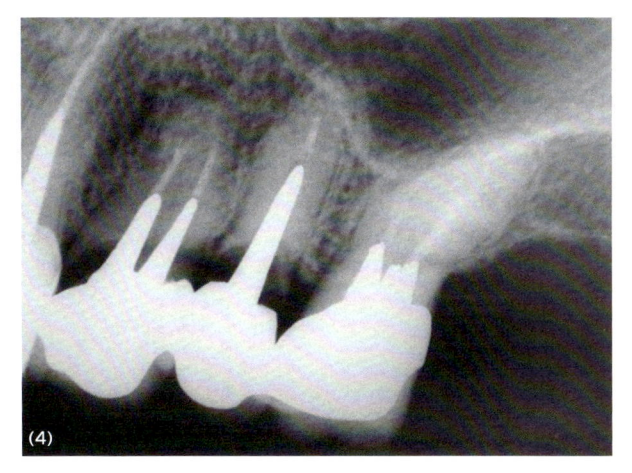

FIGURA 6.17. (3) Vista oclusal no espelho da área do 12, ilustrando a grande abertura do conduto radicular provocada por cárie extensa, que levou à soltura da coroa metalocerâmica com o núcleo, depois de mais de 20 anos da instalação da prótese, conforme o relato da paciente. **(4)** Imagem radiográfica da região posterior superior esquerda, na qual se pode identificar que a invasão das distâncias biológicas por cárie produziu perda óssea marginal, processada pelo organismo numa tentativa de restabelecer a área cervical saudável da raiz no ambiente supra-alveolar para a preservação das distâncias biológicas. Entretanto, essas alterações são produzidas essencialmente nas áreas de invasão, ocorrendo de forma irregular e levando à formação de bolsas periodontais ou de recessão gengival, conforme seja a gengiva de espessura normal ou fina, respectivamente. As áreas radiolúcidas entre o metal da infraestrutura das coroas provisórias e as raízes estão preenchidas com resina, após eliminação das cáries presentes. Observe o braço de alavanca intra-alveolar razoável ainda presente, principalmente em função de morfologia e volume satisfatórios das raízes. Veja, também, a relação íntima entre o ápice da raiz do 25 e o assoalho do seio maxilar, sugestiva da possibilidade de pneumatização do seio em caso de extração cirúrgica da raiz. Nesse planejamento inicial, ficou prevista a preservação do 26, a despeito de algum envolvimento da bifurcação distal e da presença de extensa cárie distal, porém, com recessão gengival na área.

vizinhos, como pelo fato de que a fração coronal dessa obliquidade da crista óssea situou-se junto aos dentes tracionados, criando configuração de bolsas infraósseas de uma parede óssea nos dentes presentes (Figura 6.17 (22)). Tais eventos favoreceram o nivelamento das margens ósseas do rebordo, dando melhores condições para a instalação dos implantes osseointegrados. Por outro lado, o aumento da zona de gengiva ceratinizada melhorou as condições para fechamento da ferida cirúrgica com o mínimo de perda da profundidade do vestíbulo, isolando o sítio cirúrgico e protegendo o ambiente regenerativo criado (Figura 6.17 (25)). No que diz respeito ao 12, a tração coronal levou à diminuição na profundidade do sulco gengival e ao deslocamento coronal da margem gengival (Figura 6.17 (26)), culminando com a reformação do sulco gengival em função do atraso na complementação da terapêutica de instalação do implante nessa área, pois a paciente preferiu submeter-se a apenas uma cirurgia para instalação de todos os implantes, realizados em duas etapas. À instalação do implante nessa área, observou-se que o dente experimentou trinca vestibular, levando à perda óssea marginal em (21), encontrada na face vestibular, exatamente na extremidade apical da marca da trinca (Figuras 6.17 (27) e (28)). O aumento de volume do campo cirúrgico devido ao enxerto de partículas ósseas autógenas obtidas do próprio campo cirúrgico e adaptadas sobre a área das roscas expostas, recobrindo ligeiramente as margens ósseas vizinhas, e ainda mais a agregação de membrana absorvível de colágeno não representaram obstáculo para o fechamento pleno do campo cirúrgico devido ao ganho de gengiva ceratinizada. Esses resultados certamente favoreceram a instalação dos implantes em leito de osso hospedeiro naturalmente formado, aumentando a probabilidade de êxito dos implantes em longo prazo (Figuras 6.17 (29) e (30)).

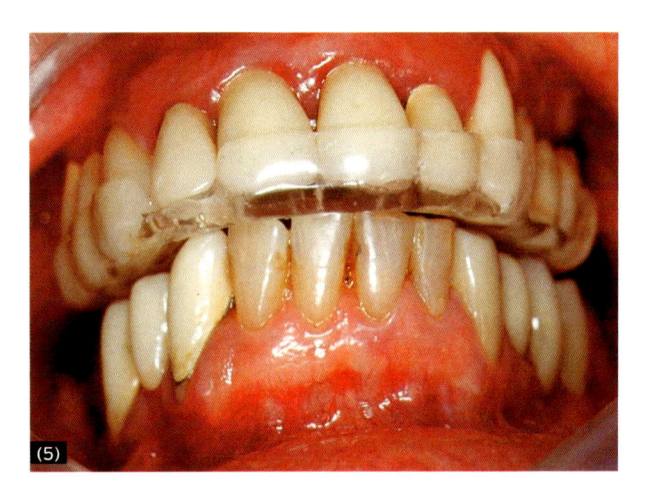

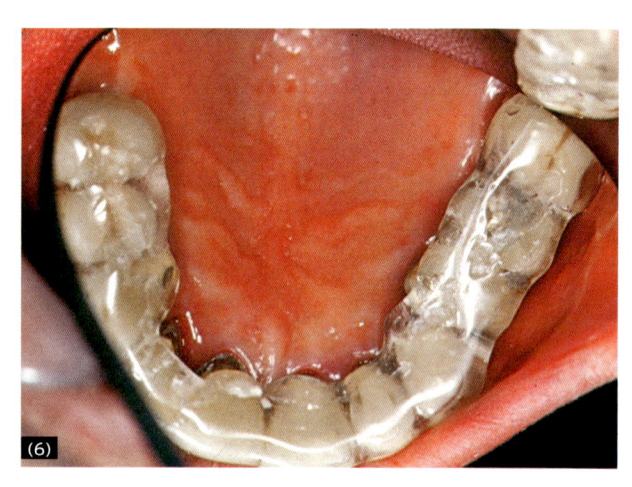

FIGURA 6.17. (5) e (6) Vistas vestibular e oclusal da placa de mordida para tração dos dentes, ilustrando que esta recobre a zona equatorial e oclusal de todos os dentes e nesta etapa, inclusive a dos que serão tracionados. Observe que a placa oclusal estabiliza a posição de todos os demais dentes da paciente e mantém contato com todos os dentes antagonistas, permitindo a mastigação, de modo que a paciente pode usá-la ininterruptamente.

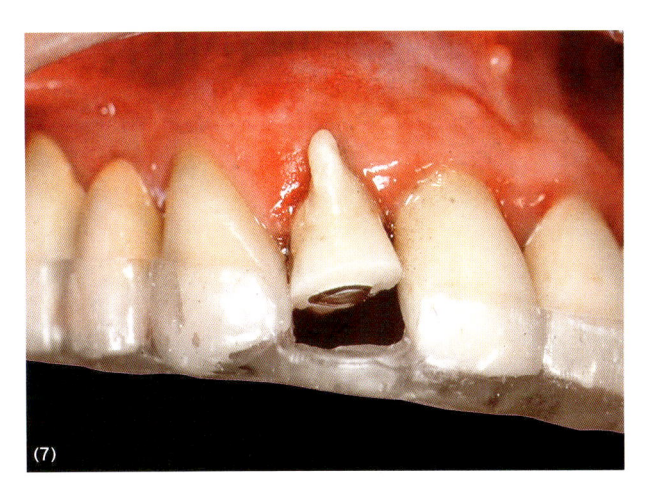

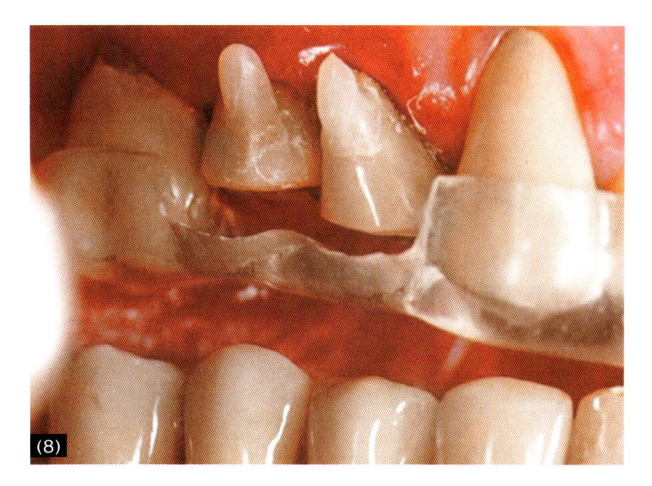

FIGURA 6.17. (7) e **(8)** Vista vestibular das áreas interessadas, mostrando que foi deixado vão livre de 3 mm entre o 12 e a placa e entre o 25 e a placa e de 2 mm entre o 24 e a placa, devido às diferentes extensões programadas dos movimentos para harmonizar a reconstituição das distâncias biológicas e a estética da paciente. Tenha em conta que o planejamento inicial foi o de expor a estrutura dental saudável para reconstituição das distâncias biológicas do periodonto marginal, daí o protocolo de tração coronal rápida.

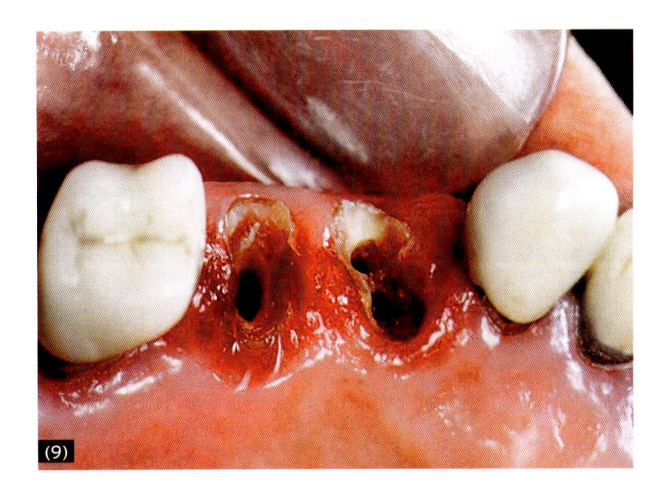

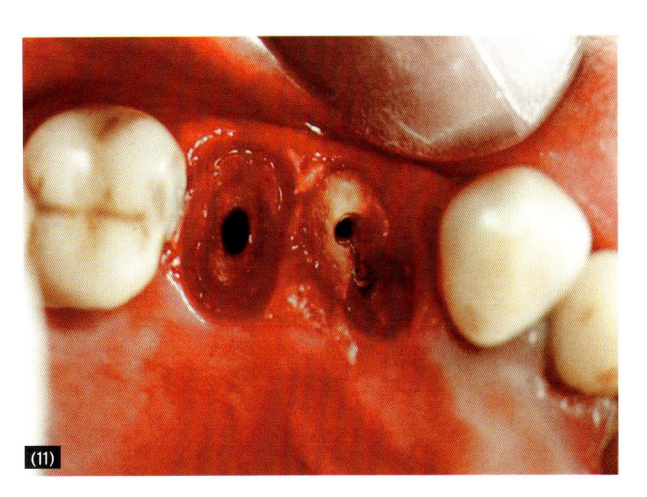

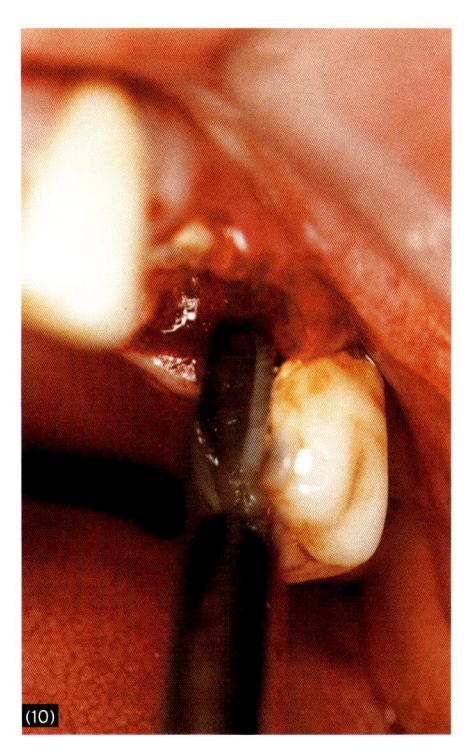

FIGURA 6.17. (9) Vista oclusal do comprometimento das distâncias biológicas por envolvimento dental relacionado ao desenvolvimento de cáries em nível intrassulcular profundo. Observe a invaginação do tecido gengival sobre os bordos da estrutura radicular remanescente, requerendo remoção cirúrgica para melhor adaptação das coroas protéticas provisórias. **(10)** Incisão intrassulcular até o nível ósseo, permitindo não só a fibrotomia na área cristal do ligamento periodontal, como a remoção do excesso de tecido mole sobre as raízes remanescentes. A lâmina do bisturi está posicionada verticalmente acompanhando a superfície radicular, tendo sido aprofundada até encontrar a resistência da crista óssea. **(11)** Vista oclusal após o procedimento de fibrotomia, evidenciando a remoção de todo o tecido gengival excedente, de modo que a operação de fibrotomia pode ser considerada como tendo sido a mais efetiva possível.

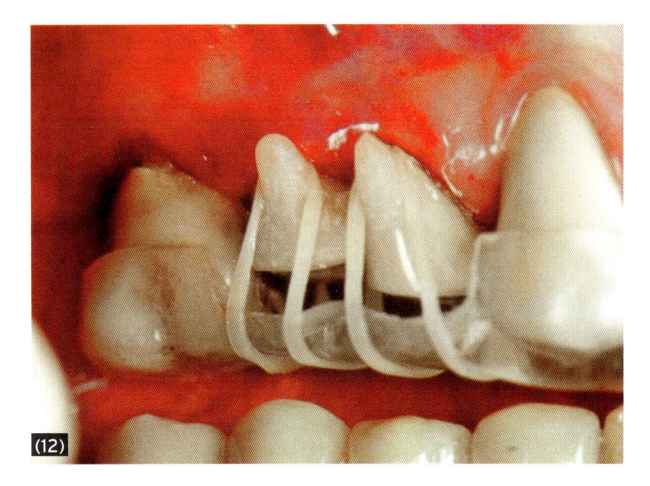

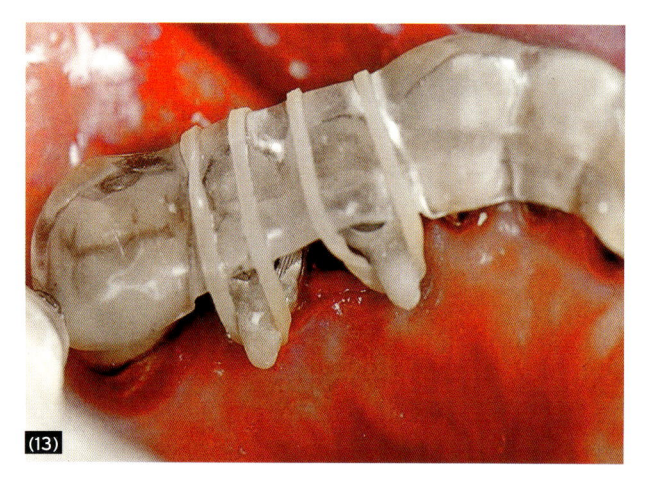

DISTÂNCIAS BIOLÓGICAS PERIODONTAIS | PRINCÍPIOS PARA A RECONSTRUÇÃO PERIODONTAL, ESTÉTICA E PROTÉTICA

FIGURA 6.17. (12), (13) e **(14)** Ilustrações da metodologia de tração coronal ortodôntica empregada para o caso, mostrando a introdução de pinos de retenção por vestibular e palatino dos dentes interessados, para servirem como retenções aos elásticos ortodônticos, que cruzam de vestibular para palatino passando pela face oclusal da placa de mordida. Observe que os elásticos são colocados acompanhando o eixo longitudinal dos dentes e, nos casos em que o paciente produz a ruptura dos elásticos durante a função oclusal normal ou parafuncional, é interessante que canaletas oclusais sejam inscritas na placa de mordida, nas quais serão alojados os elásticos ortodônticos. Essas canaletas devem seguir exatamente a direção de assentamento do elástico para exercer a tração coronal axialmente nos dentes, a menos que se deseje alguma variação no posicionamento horizontal destes.

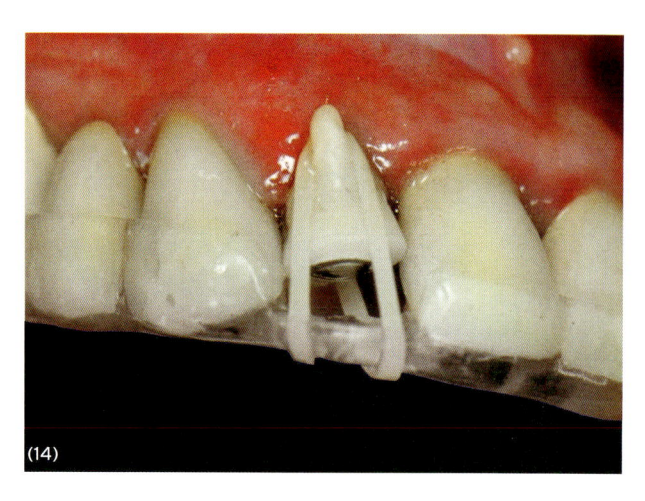

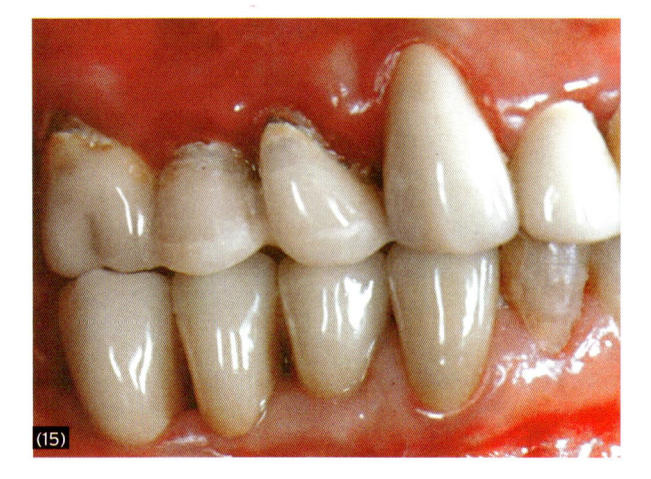

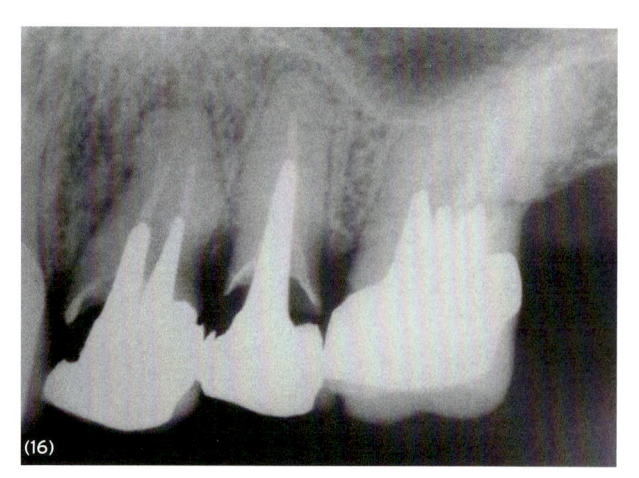

FIGURA 6.17. (15) Vista vestibular após tração dos dentes 24 e 25 e reembasamento das coroas provisórias, que foram unidas entre si e ao 26 com resina, para contenção por 4 meses. Observe algum grau de movimentação coronal da margem gengival, que continua faceando a margem cervical das coroas provisórias. **(16)** Imagem radiográfica ilustrando a saída das raízes dos alvéolos, com destaque para a aposição óssea visível na crista óssea interproximal distal do 25, porém, sem essa evidência nas demais cristas ósseas interproximais. Observe, entretanto, que a fração de raiz saudável no ambiente extra-alveolar parece ser maior exatamente na área óssea interproximal distal, talvez indicando que a aposição óssea cristal apenas ocorre quando o movimento dental excede a extensão genética de área saudável disponível para as distâncias biológicas sagradas. De qualquer maneira, a fibrotomia não pareceu eficiente para evitar a neoformação óssea cristal.

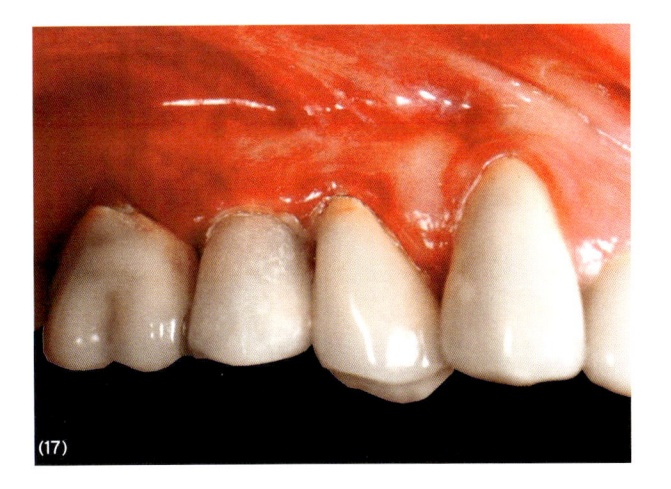

FIGURA 6.17. (17) Novo conjunto de coroas provisórias após repreparo das raízes em nível intrassulcular, confeccionado como preparatório para a cirurgia periodontal corretiva e posteriormente usado para servir como meio de tração das raízes, uma vez que houve fratura da parte cervical mesial da raiz do 24, levando à opção pela extração dos dentes e substituição por implantes, envolvendo inclusive o 26 por apresentar comprometimento periodontal da bifurcação distal e destruição cariosa extensa distal, que foi preenchida por cimento temporário. Nesse momento, o 26 foi preservado para servir como apoio à placa de mordida durante a tração dos pré-molares.

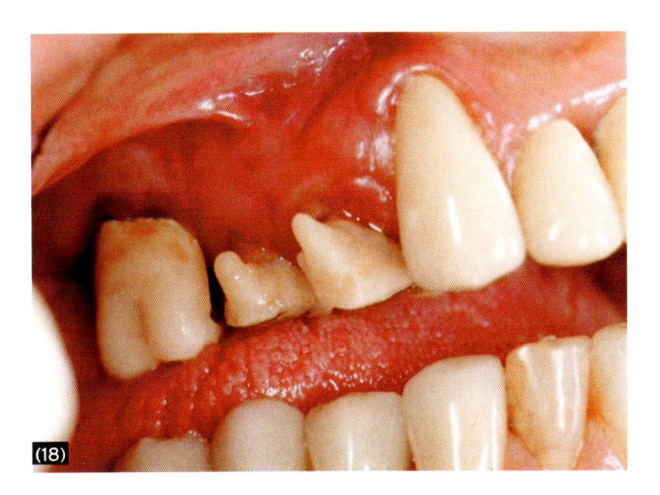

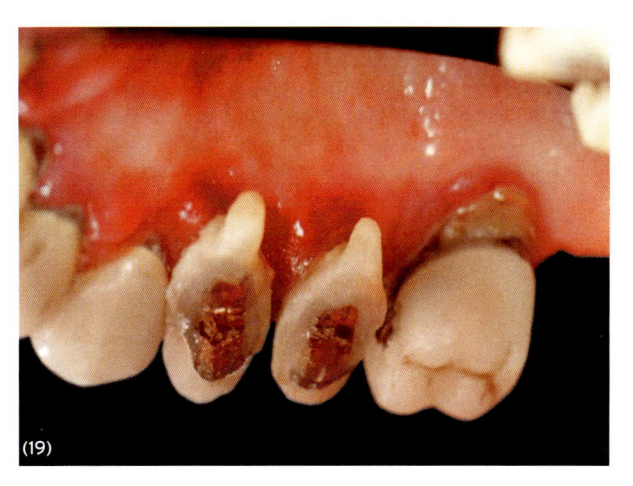

FIGURA 6.17. (18) e **(19)** Vista vestibular e palatina após 5 mm de tração coronal de ambos os dentes, requerida por necessidade de alterar o planejamento inicial para colocação de implantes devido ao fato de a raiz do 24 ter experimentado fratura mesial, inviabilizando o seu aproveitamento. Observe o deslocamento coronal da margem gengival, tanto por vestibular como por palatino, produzindo aumento da gengiva ceratinizada, independentemente de o movimento ter sido rápido.

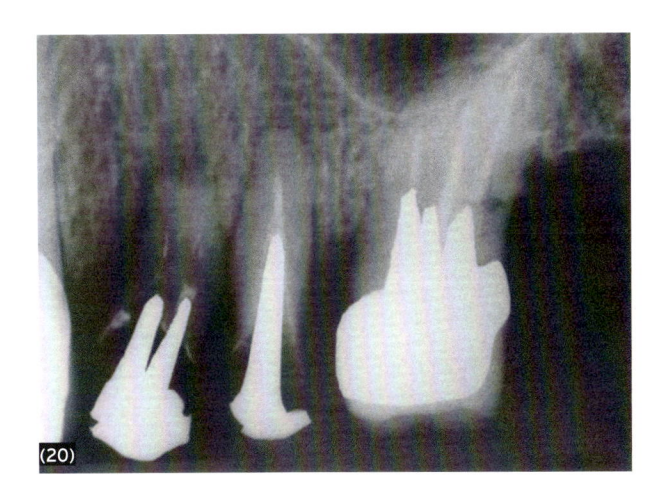

FIGURA 6.17. (20) Vista radiográfica após 5 mm de tração dos dentes envolvidos, na qual se detecta que, a despeito de nova fibrotomia realizada na região distal do 25, ainda assim houve alguma neoformação óssea nessa região, escolhida porque as condições do 24 tornaram-se críticas após a fratura, deixando margem à ocorrência de vieses. De qualquer maneira, observe a preservação da posição do assoalho do seio maxilar, abrindo margem para a colocação de implantes osseointegrados de maior comprimento e sem a necessidade de cirurgias regenerativas para a criação de osso. Também cumpre chamar a atenção para a região distal do 26, na qual a recidiva de cárie havia sido preenchida por cimento temporário, permitindo ter apoio distal para a placa de mordida, pois a área estava programada para receber pôntico de extremo livre, posto que a paciente não concordou em se submeter à cirurgia para levantamento de seio maxilar. Observe que a região distal do 26 parece ter tido agravamento da condição periodontal nesse período.

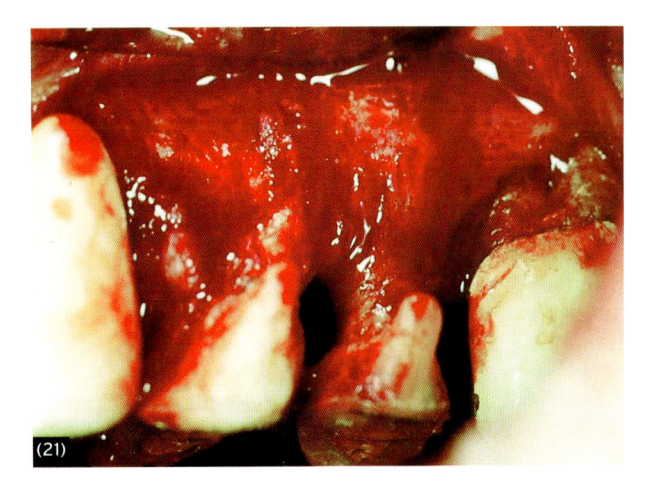

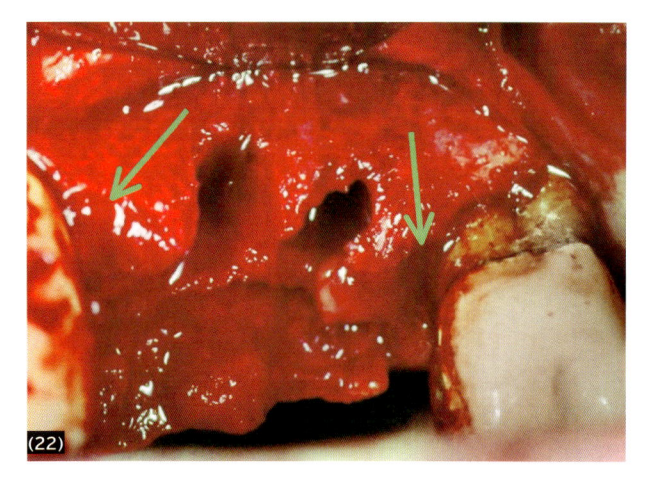

FIGURA 6.17. (21) Campo cirúrgico exposto para extração dos dentes 24 e 25 e instalação de implantes osseointegrados, sendo possível evidenciar que o nível da margem óssea nos dentes tracionados encontra-se coronalmente posicionado em relação aos vizinhos, indicação esta também fundamentada no desenvolvimento de morfologia óssea nas proximais dos dentes vizinhos em forma de defeitos ósseos periodontais, simulando bolsas infraósseas, como se destaca pelas setas verdes indicativas dos defeitos, conforme se vê em **(22)**.

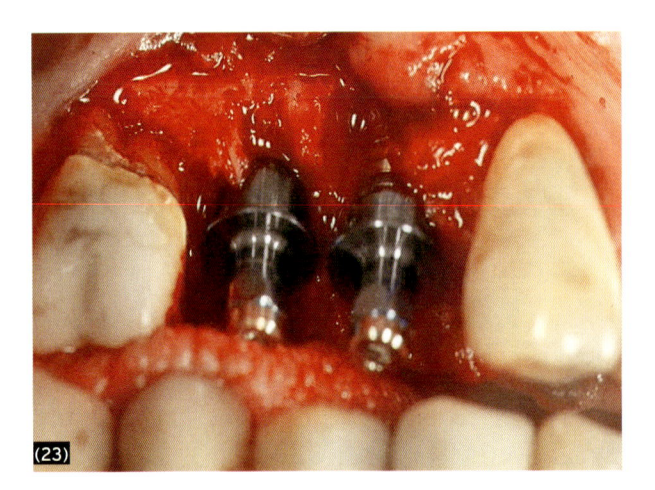

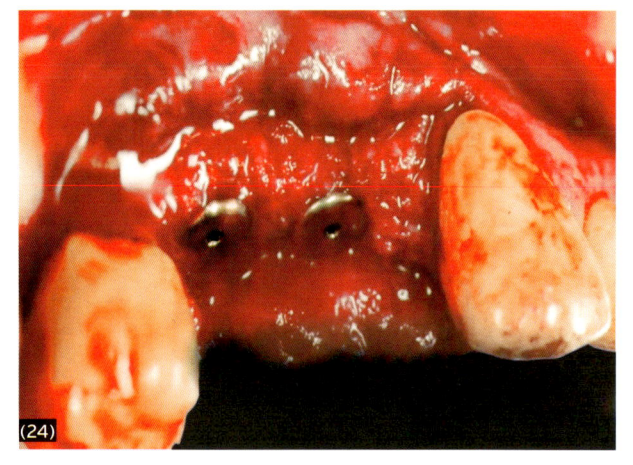

FIGURA 6.17. (23) Vista vestibular dos implantes instalados imediatamente após a extração dos dentes, sendo perceptível que não houve selamento perfeito dos implantes contra as paredes ósseas alveolares. Destaque-se que a norma empregada na instalação dos implantes é colocar a plataforma coronal do implante ligeiramente mais apical na vestibular e palatina, ultrapassando o nível das cristas ósseas proximais, o que favorece a reconstrução das papilas gengivais, pois simula melhor o contorno da união cemento-esmalte dos dentes. **(24)** Vista após a adaptação de partículas ósseas pulverizadas autógenas frescas, enxertadas preenchendo os defeitos ósseos nas proximais dos dentes vizinhos e contornando as irregularidades em volta dos implantes.

FIGURA 6.17. (25) Isolamento do campo cirúrgico por suturas do tipo mesodermal, alcançado graças à realização de incisão relaxante mesiodistal no periósteo apical, que permitiu o tracionamento coronal do retalho vestibular, ainda que a expensas de alguma redução na profundidade do vestíbulo.

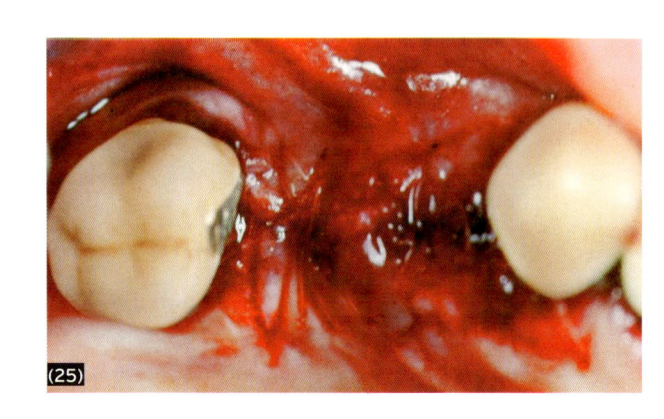

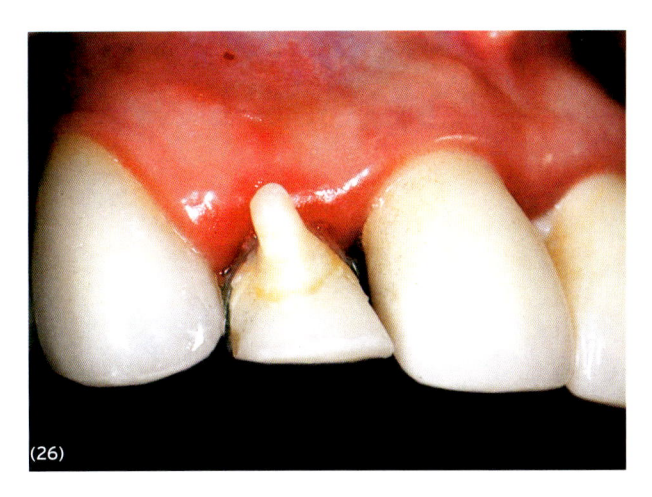

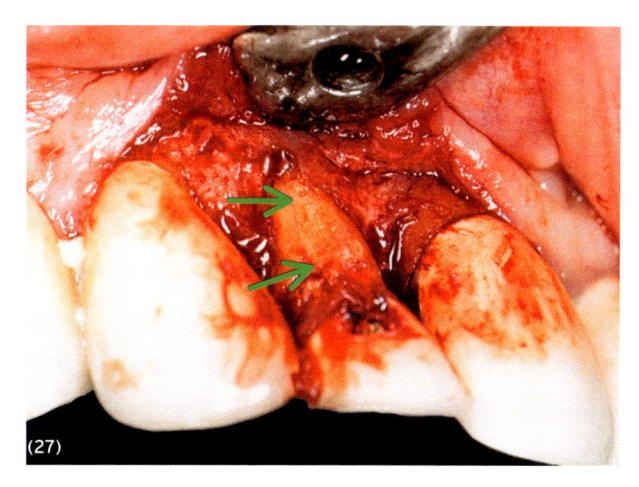

FIGURA 6.17. (26) Vista vestibular imediatamente após a tração coronal rápida de 3 mm do 12, ilustrando a movimentação conjunta da margem gengival, possibilitando ganho de tecido mole para o fechamento do campo cirúrgico, favorecendo o êxito de procedimento regenerativo. **(27)** Vista vestibular do campo cirúrgico exposto por retalho total minimamente invasivo, que permitiu identificar a existência de trinca na raiz, identificada pelas setas verdes, dando a impressão de que quase houve a formação de uma lasca na raiz por mesial da trinca. Nessa região, a margem óssea permaneceu apical em relação ao nível que deveria ocupar.

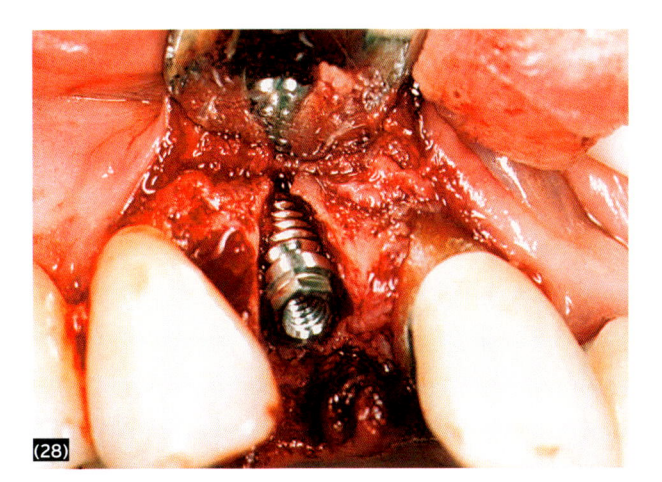

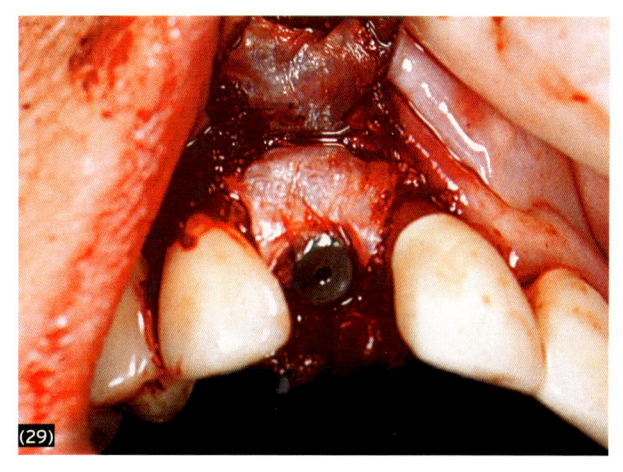

FIGURA 6.17. (28) A instalação do implante com a plataforma incisal além do nível das cristas ósseas proximais deixou parte das roscas coronais expostas por vestibular, requerendo o recobrimento do implante por partículas ósseas obtidas do próprio leito cirúrgico. **(29)** Posicionamento de membrana de colágeno, protegendo o enxerto ósseo e fixada pelo próprio parafuso de recobrimento do implante.

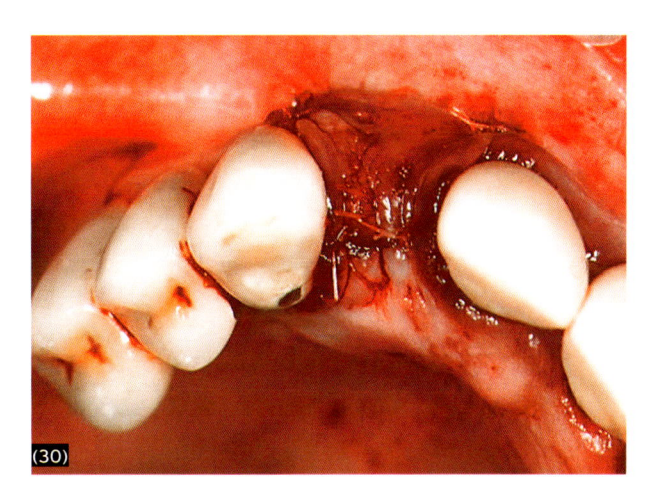

FIGURA 6.17. (30) Vista final do campo após a sutura, mostrando que o ganho de tecido mole foi suficiente para produzir o fechamento perfeito do sítio cirúrgico, sem a necessidade de posicionamento coronal do retalho, que viria a resultar em diminuição da gengiva ceratinizada e da profundidade do vestíbulo.

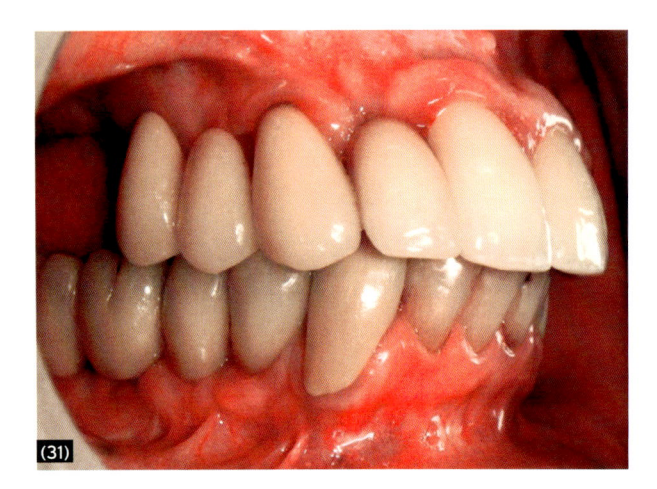

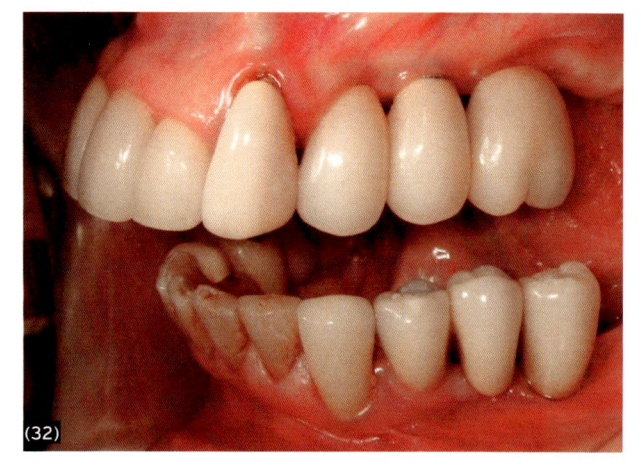

FIGURA 6.17. (31) e **(32)** Vista final vestibular do resultado alcançado na instalação de implantes graças aos benefícios da neoformação óssea produzida pela realização da tração coronal de dentes com comprometimento das distâncias biológicas. Observe o contorno marginal dos tecidos perimplantares e a relação de tamanho das coroas clínicas, conseguidos em função do manuseio de tecidos moles e duros pelo procedimento de tração coronal dos dentes envolvidos. Destaque-se que o 26 foi extraído e substituído por um pôntico em extremo livre, principalmente porque a paciente não aceitou a realização da cirurgia de levantamento do seio maxilar para instalação de um 3º implante. Além disso, a paciente predispõe-se a trocar a coroa do 23 futuramente.

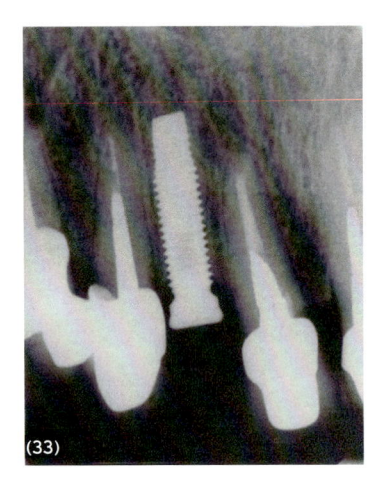

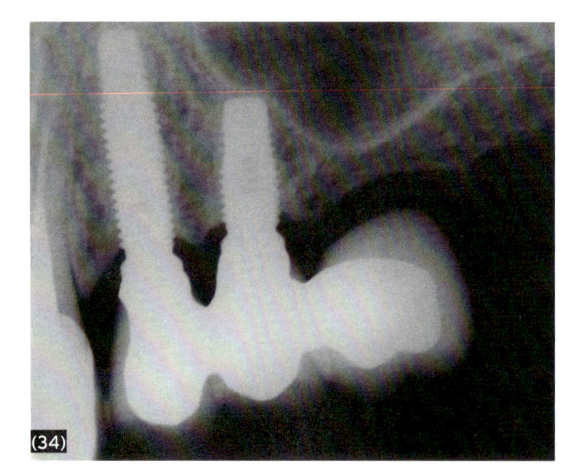

FIGURA 6.17. (33) e **(34)** Imagens radiográficas ilustrando a excelência da neoformação óssea obtida e a preservação posicional do assoalho do seio maxilar, sendo mister salientar que os resultados apresentados correspondem ao pós-operatório de 5 anos de uso das próteses instaladas.

PRINCÍPIOS DA TRAÇÃO CORONAL LENTA

CAPÍTULO 7

A proposta de tração coronal lenta é para a movimentação de dentes cujo comprometimento das distâncias biológicas esteja relacionado ao envolvimento do periodonto marginal por causas periodontais, seja pela formação de bolsas periodontais supra ou infraósseas, relacionadas à placa dentobacteriana ou a outros fatores, iatrogênicos ou não, seja por manifestações de comprometimentos de natureza mucogengival, principalmente a recessão gengival. Com movimento, não se objetiva a saída do dente do alvéolo, mas antes e essencialmente a movimentação coronal de todo o periodonto de sustentação, de maneira a posicionar a crista óssea em situação morfológica e de nível vertical compatíveis com a eliminação da bolsa periodontal, quer associada tão somente ao movimento ortodôntico, quer pela complementação periodontal cirúrgica.

Para que se produzisse o movimento lento, foram observados os mesmos princípios quanto à técnica ortodôntica em si, porém cada movimento ativo foi realizado numa extensão variável de 0,5 a 1 mm entre 1 e 4 dias, seguido por período de acomodação tecidual de 8 a 12 dias, após o que se seguiram novos períodos de movimentação ativa e de acomodação tecidual semelhantes e assim por diante até se completar a movimentação total programada. O cálculo da extensão total do movimento foi feito tendo por base que a profundidade de exploração clínica do sulco gengival normal (sulco gengival clínico) gira em torno de 2 mm. Assim, a profundidade real de uma bolsa periodontal foi calculada como sendo a profundidade clínica determinada menos a profundidade do sulco gengival clínico. O valor obtido foi a referência para a quantidade de movimento total a ser realizada. Como exemplo, para bolsa periodontal supra ou infraóssea de 5 mm, o valor base do movimento ortodôntico coronal proposto foi de 3 mm.

Para movimentar o dente numa extensão de 6 mm, o tempo mínimo requerido foi de aproximadamente 46 a 49 dias e máximo de 66 a 69 dias (movimentos de 1 mm de cada vez) e mínimo de 100 a 101 e máximo de 144 a 145 dias (movimentos de 0,5 mm de cada vez) até completar 6 mm. Quando se compara o tempo requerido para o movimento ortodôntico relacionado ao envolvimento dental com aquele relacionado ao envolvimento periodontal, pode-se nitidamente observar que, a despeito da tecnologia empregada ser a mesma, no primeiro caso o tempo gasto é significantemente menor que no segundo, caracterizando, assim, a tração coronal rápida e lenta. Também no caso do envolvimento periodontal, após a movimentação coronal proposta, os dentes foram estabilizados conforme enunciado anteriormente.

O controle da efetividade da movimentação para ambos os casos foi feito clinicamente a cada 2 dias por parte do profissional, ao ativar o aparelho ortodôntico empregado, ou por parte do paciente, ao trocar os elásticos ortodônticos empregados. Além disso, em todos os casos foi feito o acompanhamento radiográfico para monitorar a posição dental compatível com a reconstrução das distâncias biológicas sagradas do periodonto marginal. Da mesma forma que para a tração coronal rápida, após a movimentação necessária, para consolidação da estabilidade do dente e do periodonto em sua nova posição também nestes casos se deve realizar contenção ou estabilização temporária dos dentes por meio de acessórios apropriados (amarrilho com fio de aço e acrílico, coroas protéticas provisórias ou outros) durante período de 4 meses. Posteriormente, a área envolvida deve ser submetida a procedimento periodontal cirúrgico e reabilitação protética, conforme comentado no capítulo anterior.

APRESENTAÇÃO DE CASOS CLÍNICOS

Caso clínico 18 (Figura 7.1)

Descrição: a paciente apresentou-se com profundidade de exploração de 6 mm na região mesial do 15 com sangramento gengival, pelo que se caracterizou uma bolsa periodontal, ainda que fosse a única área periodontalmente comprometida na boca da paciente. Entretanto, ainda que não fizesse parte desta apresentação, a paciente encontrava-se em tratamento endodôntico devido a problemas associados aos molares. Segundo o relato da paciente, ela começou a sentir dor na região, tendo sido diagnosticado problema endodôntico com o 17, que recebeu tratamento, sendo obturado com cones de prata. Como a dor persistisse, a profissional iniciou a terapêutica do 16, que acabou sendo perfurado na bifurcação, mas foi mantido por tempo indeterminado. Independentemente disso e concomitantemente, instituiu-se o tratamento do 15, que era portador de cárie subgengival apenas nessa região mesial, envolvendo cerca de 4 mm além da margem gengival e 2 mm aquém da crista óssea, com evidência de perda óssea angular à exploração clínica nessa região, concordante com a imagem radiográfica (Figura 7.1 (1)). O exame clínico e radiográfico evidenciou a possibilidade de se manter relação coroa clínica/raiz clínica aceitável, ainda que apenas a partir do nível existente na maior profundidade da bolsa periodontal. Como não havia qualquer outro envolvimento periodontal na área, o tratamento por cirurgia ressectiva implicaria em sacrificar algum osso de suporte dos dentes vizinhos, resultando em aumento da coroa clínica de todos os dentes em questão, além de efeito antiestético por se tratar de segundo pré-molar. Optou-se, então, por realizar a tração coronal do 15, usando placa de mordida. Para tanto, esse dente recebeu uma coroa provisória em resina acrílica ativada quimicamente, a qual foi desgastada em sua superfície oclusal. Com isso, deixou-se espaço livre para fixar um pino de aço inoxidável de 0,8 mm de diâmetro, estendendo-se de uma canaleta mésio-oclusal realizada no dente 16 a outra disto-oclusal, no dente 14, de modo a deixar vão livre de 1 mm entre a superfície oclusal do 15 e o pino. Vários elásticos ortodônticos foram cedidos à paciente, que ficou com a incumbência de trocar o elástico em uso a cada 2 dias. Tão pronto a paciente percebesse o contato da superfície oclusal da coroa provisória do dente 15 com o pino de aço, deveria entrar em contato com o profissional para efetuar o controle. Isso ocorreu por volta de 10 dias, quando se programou período de repouso por 10 dias, após o qual foi feito novo desgaste oclusal na coroa provisória, sendo realizada nova movimentação coronal do dente por mais 1 mm. Esta se completou em cerca de 3 dias, deixando-se novo período de repouso de 10 dias e seguindo-se nova movimentação de 1 mm em 3 dias. Nesse momento, reconstruiu-se a coroa provisória do dente 15, tendo novo pino intracanal e extensão nas canaletas oclusais dos dentes 16 e 14, de modo que foi possível conter o dente, sendo assim mantido pelo período de 4 meses. Saliente-se que cuidados por meio de controles frequentes foram tomados para evitar o relapso ortodôntico (intrusão) do dente, tanto durante o procedimento de tração como no de contenção, pois em alguns casos houve essa ocorrência com a soltura da coroa provisória temporariamente cimentada, requerendo nova etapa de tração corretiva. Decorridos 4 meses de estabilização, a região foi operada periodontalmente para o restabelecimento das características que regem a manifestação das distâncias

Princípios da tração coronal lenta | capítulo 7

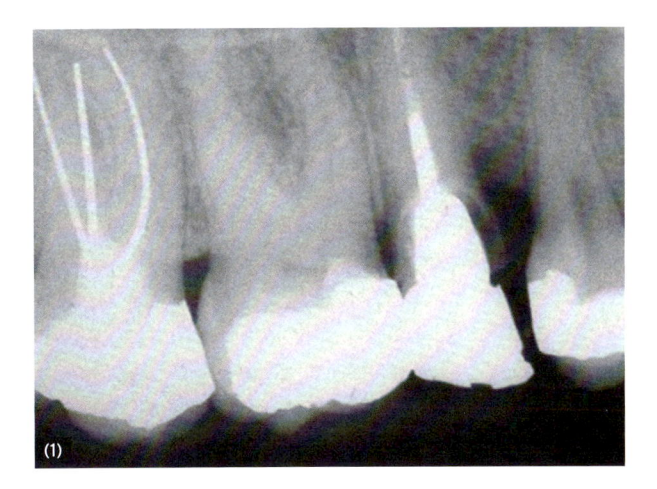

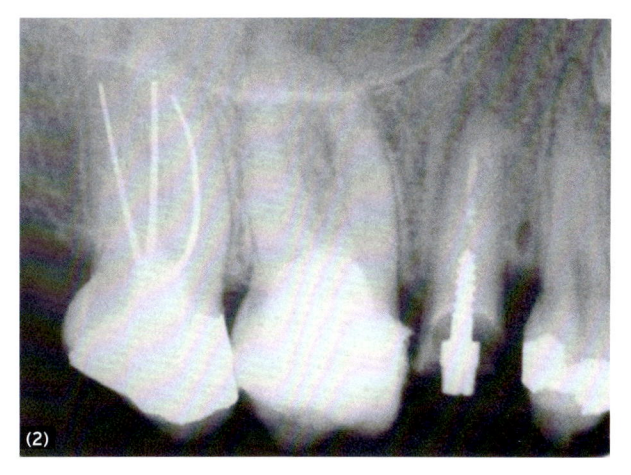

FIGURA 7.1. Tração coronal lenta do dente 15 por envolvimento dental e periodontal. **(1)** Caracterização radiográfica do comprometimento dental por cárie subgengival profunda na região mesial do dente 15. A imagem sugere que a destruição do dente encontra-se em nível apical à junção cemento-esmalte (JCE) do dente 14, indicando, portanto, invasão das distâncias biológicas do 15, de maneira compatível com a perda óssea angular produzida e observada nessa imagem apenas na região do envolvimento dental. **(2)** Após 2 mm de movimento coronal do 15 e decorrido 1 mês do início do procedimento, a imagem radiográfica é sugestiva de ter ocorrido aposição óssea cristal tanto por mesial quanto por distal. Também é possível destacar a presença de extensão considerável de estrutura dental saudável no ambiente supra-alveolar da região mesial comprometida.

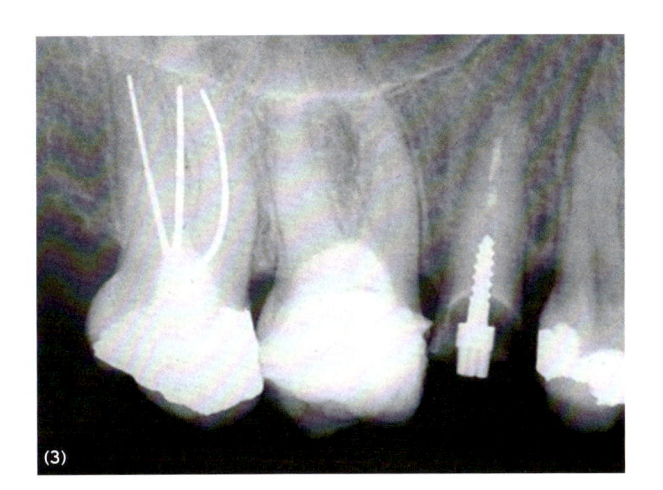

FIGURA 7.1. (3) Caracterização radiográfica após 3 meses de contenção do dente 15. Observe a densidade óssea na região das cristas proximais, nitidamente mostrando que houve aposição óssea estimulada pelo movimento, como se depreende da obliquidade topográfica das cristas ósseas proximais. Como o dente é um todo, é admissível esperar que tenha ocorrido aposição óssea também nas cristas ósseas radiculares vestibular e lingual. O espaço do ligamento periodontal encontra-se alargado e sem nitidez da lâmina dura ao redor do dente. Embora não estivesse relacionado ao procedimento em questão, pode-se notar que foi feita abordagem endodôntica no paciente.

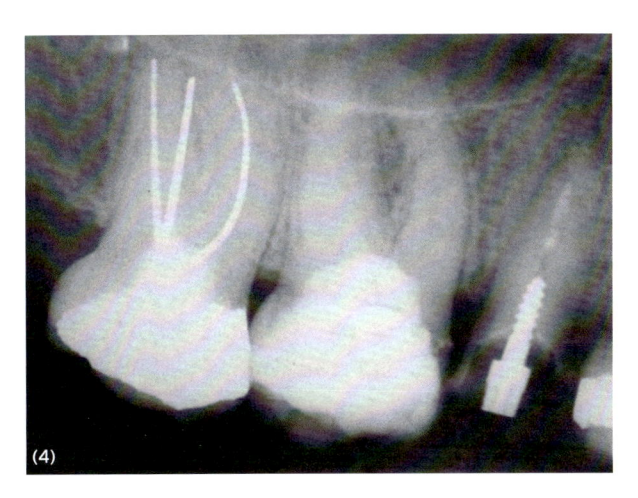

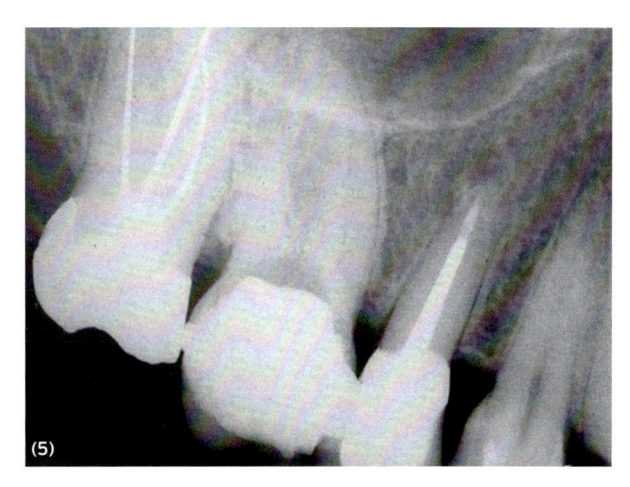

FIGURA 7.1. (4) Dois meses depois da cirurgia periodontal ressectiva, a imagem radiográfica sugere a preservação da forma e do nível dados à crista óssea pela osteotomia. **(5)** Controle radiográfico de 5 anos após a colocação da coroa protética metalocerâmica, mostrando a preservação das características periodontais alcançadas e indicando a estabilização dos resultados pela integridade e pela altura das cristas ósseas proximais. Área radiolúcida apical pode ser observada no dente 15 e algum envolvimento endodôntico continua sugestivo relacionado ao 16.

biológicas do periodonto marginal, conforme Maynard e Wilson.[2] Após a reformação do sulco gengival, de conformidade com o padrão médio da paciente, o dente foi reconstituído por núcleo e coroa metalocerâmica.

A análise radiográfica do caso evidenciou que pelo menos 2 mm de estrutura sadia na superfície dental foi colocada para fora do alvéolo ósseo, com redução significativa na profundidade do sulco gengival, que atingiu cerca de 1 mm após 4 meses de estabilização. Na região distal do dente 14 e mesial do 16, o sulco gengival apresentou profundidade de exploração de cerca de 3 mm. Cerca de 1 mês após o início da tração já se pôde identificar neoformação óssea cristal no dente 15, que prosseguiu nos 2 meses subsequentes, estando nítida 4 meses após o início da tração e cerca de 3 meses após a contenção (Figura 7.1 (2) e (3)). Todavia, a largura do espaço do ligamento periodontal e a consolidação da integridade da lâmina dura não se mostraram evidentes neste período, aguardando-se 1 mês a mais para a correção cirúrgica da área. Observou-se, no período de 2 meses pós-contenção, que a crista óssea apresentou-se praticamente com disposição horizontal, a qual tendeu à obliquidade após 3 meses de contenção. Clinicamente, a margem gengival como um todo acompanhou o movimento dental,

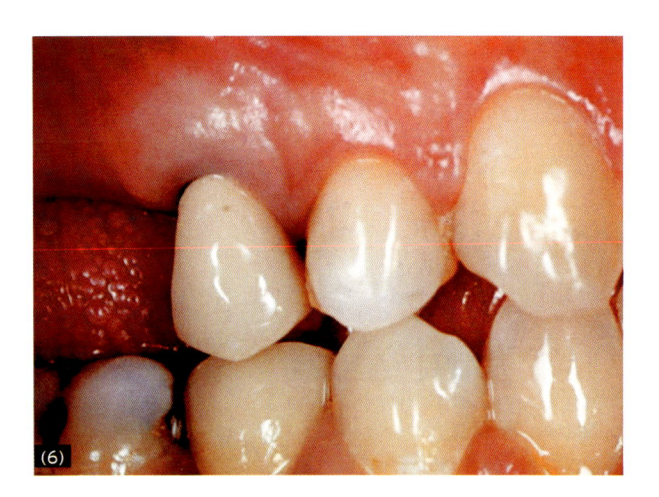

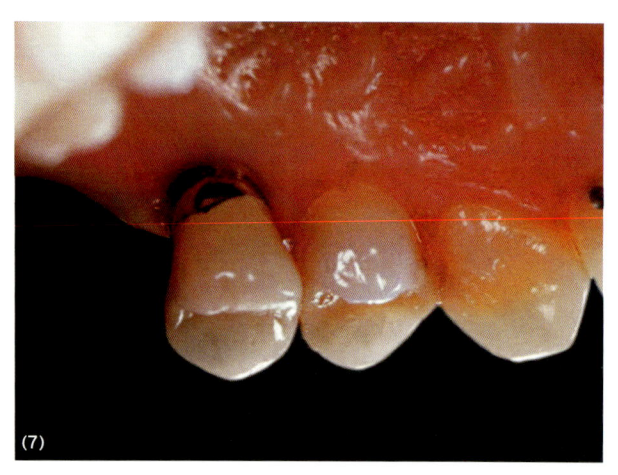

FIGURA 7.1. (6) e (7) Ilustração clínica vestibular e palatina após 13 anos de uso da coroa protética, evidenciando características clínicas de normalidade do tecido gengival ao redor da coroa. Embora a profundidade clínica de exploração do sulco gengival estivesse ao redor de 2 mm e não houvesse manifestação de sangramento gengival, pequeno grau de recessão gengival pôde ser observado.

FIGURA 7.1. (8) O controle radiográfico de 13 anos pós-operatórios confirma a estabilidade de resultados, mesmo após a extração dos molares, cuja indicação escapou ao controle desta equipe profissional. Este procedimento pode ter sido responsável pela exposição mínima da margem metálica da coroa, que fora construída em nível intrassulcular e que é vista nas imagens clínicas vestibular (6) e lingual (7). A somatória das observações de estabilidade dos resultados clínicos e radiográficos ao longo de 13 anos de acompanhamento indicam que a osteotomia realizada não só restabeleceu as características periodontais compatíveis com a formação de sulco gengival raso, como não gerou remodelamento ósseo significativo a ponto de produzir perda óssea ulterior constatável clínica e radiograficamente.

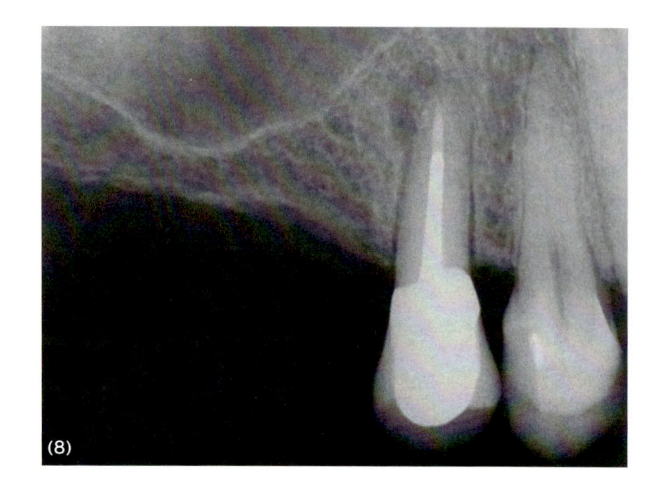

o mesmo não sucedendo com a união mucogengival, do que resultou aumento na quantidade de mucosa ceratinizada. Com a realização da cirurgia periodontal, eliminou-se a fração óssea formada junto ao dente 15, deixando as cristas ósseas interproximais planas, que assim se consolidaram após 2 meses de cicatrização (Figura 7.1 (4)). A estabilidade dos resultados foi evidenciada pela expressão de integridade e forma adequada da crista óssea 5 anos depois da colocação da coroa protética (Figura 7.1 (5)). Essas observações foram consolidadas pela caracterização clínica e radiográfica do caso após 13 anos (Figuras 7.1 (6), (7) e (8)), evidenciando a preservação dos resultados alcançados. Tempos depois desse tratamento, os molares foram perdidos por razões outras, provavelmente de natureza endodôntica iatrogênica. Suas extrações provavelmente foram a causa de ligeira recessão gengival no 15.

Caso clínico 19 (Figura 7.2)

Descrição: paciente compareceu para exame portando coroa com espiga no 24, que se apresentava solta devido à extensa propagação de cárie interna, envolvendo inclusive o conduto radicular na região da espiga. A fragilidade das paredes dentais e a necessidade de reconstrução protética de outros dentes levaram a optar pela extração desse dente e pela substituição por um pôntico em extremo livre. Entretanto, ainda que não fosse acessível o implante osseointegrado àquela época, a impressão clínica foi a de existência de tábua óssea vestibular fina. Essa avaliação suscitou a preocupação com a formação de defeitos anatômicos pós-extração no rebordo ósseo, que dificultariam a reconstrução protética tanto sob o ponto de vista da estética quanto da higiene. Essas implicações levaram à indicação de tração coronal para promover a extração do dente, empregando-se a metodologia de placa de mordida e elásticos ortodônticos, semelhantemente a casos descritos. As etapas de movimentação ativa foram esquematizadas para 1 mm, com intervalos de 10 dias de repouso, até completar 5 mm de movimentação ortodôntica coronal, quando o dente em questão, após período de repouso menor devido a fratura da raiz na região cervical distal, foi cirurgicamente extraído. O movimento total desse dente, juntamente com os períodos de repouso correspondentes, teve duração em torno de 65 dias.

Imediatamente antes da extração dental, pôde-se observar extensa movimentação coronal da margem gengival em toda a volta do dente 24, dando a impressão de hiperplasia principalmente das papilas gengivais. Disso resultou aumento na profundidade dos sulcos gengivais dos dentes vizinhos, contrariamente ao sucedido com o dente 24, que apresentou desaparecimento total do sulco gengival, pois não houve penetração da sonda periodontal em nenhuma extensão. A união mucogengival correspondente permaneceu posicionalmente estável até esse período. A extração do dente em questão foi feita procurando-se rebater os retalhos o mínimo possível, evitando traumatismos desnecessários à área e suturando os retalhos o mais próximo possível entre si, o que foi facilitado pelo crescimento coronal da margem gengival. Dessa forma, não foi possível realizar maiores observações clínicas quanto ao comportamento ósseo marginal. Entretanto, o processo de cura evoluiu de maneira satisfatória, com preservação adequada do contorno morfológico do rebordo, de modo que foi possível executar a reconstrução protética sem maiores dificuldades, fossem elas de natureza estética ou relacionadas ao provimento de condições adequadas para a higienização bucal e o conforto para o paciente na área do pôntico. A reconstrução da área com o pôntico foi favorecida pela preservação do rebordo ósseo e gengival conseguido.

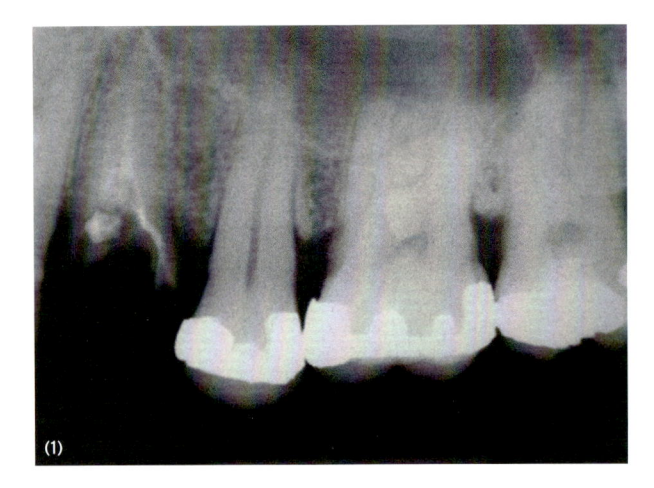

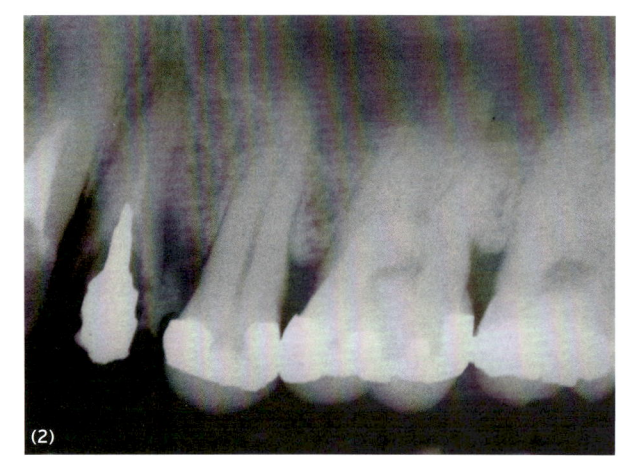

FIGURA 7.2. (1) Caracterização radiográfica dos envolvimentos relacionados ao dente 24 após a remoção da coroa com espiga, sendo possível identificar a fragilidade das paredes dentais até a altura do nível das cristas ósseas, o que exigiria tração coronal da ordem de 4 a 5 mm, pondo em risco a relação coroa clínica/raiz clínica. Algum grau de perda óssea marginal é sugerido na imagem. **(2)** Ilustração radiográfica da movimentação coronal do dente 24, mostrando que fração considerável do dente encontra-se exteriorizada, em extensão suficiente para reconstrução das distâncias biológicas. Observe, entretanto, que houve fratura da fração cervical distal da raiz em sua área supra-alveolar, complicando ainda mais o comprometimento das distâncias biológicas. **(3)** Imagem radiográfica ilustrando a reparação óssea do alvéolo de extração do 24, perfeitamente compatível com nível apropriado do rebordo alveolar, favorecendo o desenho do pôntico na área. Observe, paralelamente, que não houve qualquer extensão alveolar do seio maxilar, a despeito da proximidade que o ápice radicular mantinha com o assoalho do seio no início do tratamento.

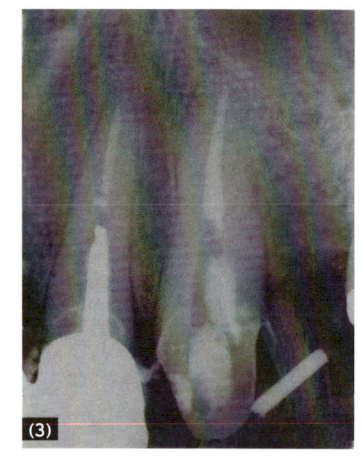

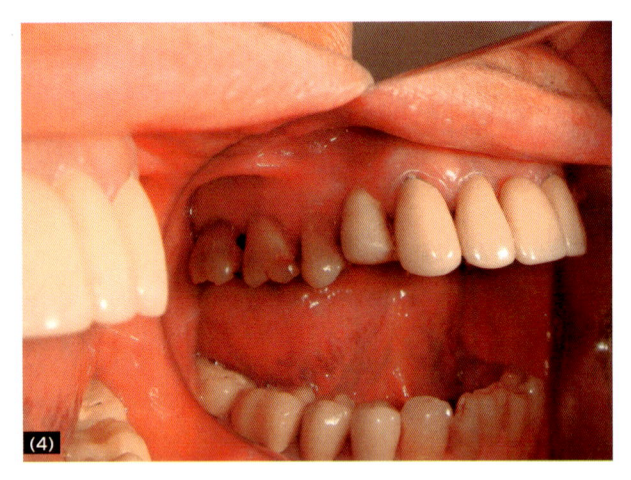

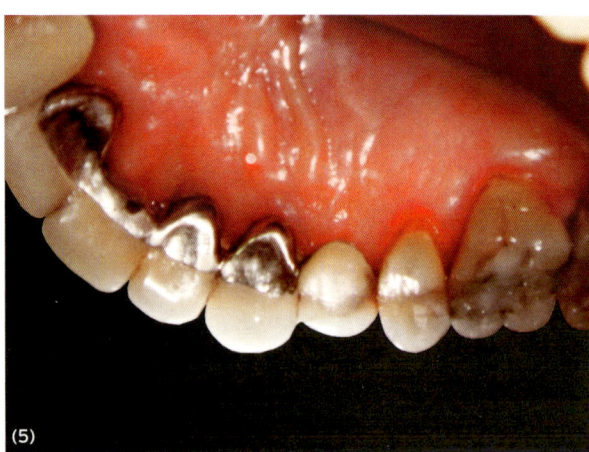

FIGURA 7.2. (4) e **(5)** Vista clínica vestibular e palatina após 30 anos, mostrando a relação do desenho do pôntico com o rebordo, a despeito de ter ocorrido fratura da porcelana, que foi reconstruída com resina fotopolimerizável por outro profissional. **(6)** Imagem radiográfica no período de 30 anos, mostrando a preservação do nível do rebordo ósseo, com manifestação de lâmina dura no rebordo. A pouca densidade óssea observada na região subjacente ao pôntico é esperada em virtude da falta de função a que essas áreas ficam sujeitas. Veja que a estabilidade posicional do assoalho do seio maxilar foi mantida em 30 anos de controle do tratamento efetuado.

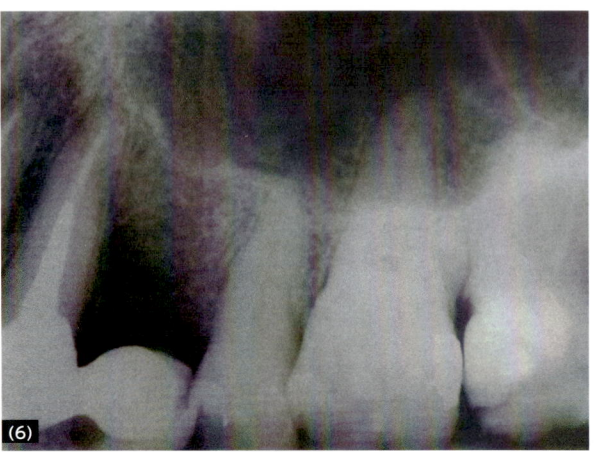

Caso clínico 20 (Figura 7.3)

Descrição: paciente compareceu para tratamento de reabilitação oral envolvendo as diferentes áreas da boca, em algumas delas procedendo-se à reconstrução por implantes osseointegrados. Entretanto, na área do 26, após remoção de uma coroa antiga foi encontrada extensa lesão cariosa envolvendo o assoalho da câmara pulpar que se propagava para as raízes, resultando em perfuração do assoalho da câmara na área da bifurcação. Clinicamente, houve caracterização de lesão periodontal envolvendo a bifurcação em forma de classe III em todas as bifurcações. Embora a opção pudesse envolver a reconstrução por implante osseointegrado, o envolvimento dos demais dentes da área exigia a correção por meio de coroas metalocerâmicas, o que levou a optar pela substituição do 26 por uma prótese fixa convencional. Tendo em vista a presença de processo inflamatório infeccioso marginal, considerou-se que a extração cirúrgica pura e simples do 26 traria o risco de perda em altura do rebordo ósseo, requerendo aumento do comprimento do pôntico, o que poderia resultar em comprometimento estético do paciente. Assim, a opção encontrada foi a tração coronal lenta, levada a efeito dentro dos princípios enunciados e realizada em extensão suficiente para que as áreas envolvidas do dente estivessem cerca de 3 mm em nível supra-alveolar, quando então o dente foi extraído cirurgicamente, com a vantagem de se ter tecido mole suficiente para fechar completamente o leito cirúrgico.

A movimentação coronal óssea foi pouco perceptível durante a tração do dente, porém, a margem gengival acompanhou o movimento com bastante amplitude. Após a cicatrização clínica dos tecidos, com perpetuação da profundidade dos sulcos gengivais proximais dos dentes vizinhos e identificação radiográfica de lâmina dura no rebordo alveolar da área, procedeu-se à reconstrução protética, realizada sem maiores dificuldades, uma vez que a altura do rebordo ósseo desenvolveu-se em nível compatível com a construção de pôntico adequado.

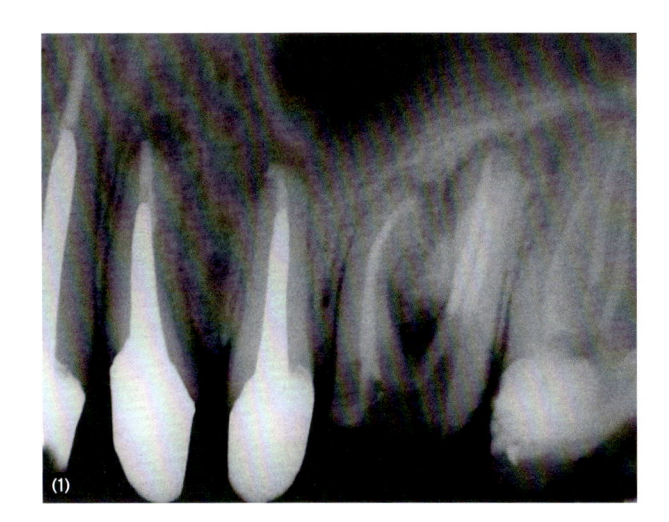

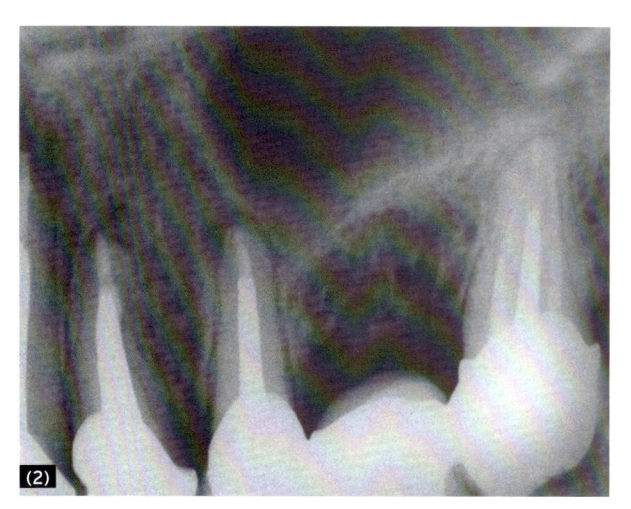

FIGURA 7.3. (1) Imagem radiográfica da região do 26, sugerindo a presença de cárie extensa que se propaga em direção às raízes, produzindo perfuração do assoalho da câmara pulpar, do que resultou lesão periodontal da bifurcação, clinicamente diagnosticada como de classe III nas bifurcações mesial, vestibular e distal. Observe a proximidade dos ápices radiculares ao assoalho do seio maxilar. Os dentes pré-molares foram recentemente tratados endodonticamente e foram liberados para a confecção dos núcleos de reconstrução instalados. **(2)** Vista radiográfica da região tratada 1 ano após a colocação da prótese fixa, tendo como pilares o 25 e o 27. Observe a harmonia da reconstrução do pôntico em relação ao rebordo ósseo desenvolvido com preservação de altura adequada. Para tanto, compare o nível apical do pôntico com as áreas marginais das coroas nos dentes pilares, indicando harmonia de comprimento das coroas nos diferentes elementos protéticos. Paralelamente, veja que o assoalho do seio maxilar não experimentou extensão alveolar, enquanto as lesões apicais de origem endodôntica nos pré-molares encontram-se em redução.

Caso clínico 21 (Figura 7.4)

Descrição: a paciente procurou tratamento por não estar satisfeita com os resultados estéticos e de conforto de tratamento anterior, que envolveu tração coronal e reconstrução protética dos dentes 11 e 21 (Figura 7.4 (1)). Nesse caso, clinicamente identificou-se inflamação gengival com sangramento, situada essencialmente na região desses dentes. Foi diagnosticado que não só as coroas necessitavam de correção por problemas técnicos, como também envolvimentos das distâncias biológicas sagradas afetavam significativamente o comportamento homeostático do periodonto marginal. Os términos cervicais dos preparos encontravam-se a 5 mm subgengivalmente no dente 11 e a 4 mm no 21. A opção idealizada foi o tratamento por nova tração coronal, porém, estabelecendo como limite a possibilidade de harmonizar uma redução significativa do comprometimento das distâncias biológicas com uma redução aceitável do suporte periodontal em função de tais dentes já terem sido tracionados. Há que se ressaltar, entretanto, que foi empregada a tração coronal lenta neste caso, devido ao estado já bastante comprometido do suporte periodontal dos dentes envolvidos e do comprimento das coroas clínicas aparentes (Figuras 7.4 (1) e (2)). Optou-se por tracionar o dente 11 numa extensão coronal de 3 mm e o 21, em 2 mm, em etapas de 1 mm cada movimento, acompanhadas por período de repouso de 10 dias. A metodologia empregada foi a da placa de mordida, deixando-se vão livre para o movimento dental de 1 mm em cada dente, movimento esse que se completou em 5 dias. Durante o período de repouso de 12 dias, os dentes foram mantidos em contato com a placa de mordida por ação do próprio elástico de tracionamento. Nova etapa de movimentação foi realizada com a duração de 3 dias até que os dentes fizessem contato com a placa. Seguiu-se período de repouso de 12 dias, após o qual foi deixado vão livre para o movimento coronal apenas do dente 11, mantendo-se a posição do 21 estável apenas pelo elástico e pela placa de mordida. Dois dias depois, estando ambos os dentes em contato com a placa, foi realizada a união das coroas provisórias dos dentes 11 e 21 entre si com resina acrílica ativada quimicamente e com os dentes vizinhos por meio de resina fotopolimerizável. Decorridos 4 meses de estabilização, os dentes foram individualizados e submetidos à reconstrução protética com coroas metalocerâmicas isoladas, cujos términos cervicais foram mantidos aproximadamente a 2 mm da margem gengival na região intrassulcular correspondente à profundidade de exploração do sulco gengival. Essa opção foi assim estabelecida porque a necessidade de osteotomia para harmonização da curva parabólica do osso iria seguramente restringir mais ainda o suporte periodontal desses dentes, colocando em risco a homeostasia do periodonto de sustentação.

Particularmente nesse caso, observou-se que os dentes envolvidos apresentavam mobilidade grau 1 antes do início do movimento ortodôntico. No período pós-tração imediato, essa mobilidade aumentou para grau 2, porém, houve redução da profundidade de exploração do sulco gengival para 2 mm em ambos os dentes nas áreas interessadas, caindo para 1 mm nas demais áreas. A gengiva de modo geral apresentou-se com características clínicas razoavelmente boas após 4 meses de estabilização, porém, com algum sangramento suave à exploração. Quando os dentes foram analisados após a remoção das coroas provisórias, que estavam unidas entre si, manifestou-se ainda mobilidade grau 1 nesse período, aparentemente compatível com a imagem radiográfica (Figura 7.4 (2)), na qual não haviam sinais evidentes da reestruturação periodontal. Todavia, cerca de 2 meses após a colocação das coroas metalocerâmicas definitivas, observou-se a consolidação de características de normalidade da gengiva e o restabelecimento da mobilidade, embora ligeiramente aumentada, considerada normal para o suporte periodontal dos dentes em questão. Radiograficamente, também se evidenciaram sinais de integridade das estruturas periodontais envolvidas (Figura 7.4 (3)). Durante o período de 5 anos da prótese em função não se manifestou inflamação e/ou recessão gengival, evidentemente pela consolidação dos resultados alcançados com o restabelecimento e a perpetuação das distâncias biológicas em harmonia com as características marginais do periodonto de sustentação (Figuras 7.4 (4) e (5)). Apesar da redução do suporte periodontal, mesmo mantendo os dentes individualmente, mas com padrão de oclusão mutuamente protegido, nesse período de uso, não se manifestaram sinais e sintomas de oclusão traumatogênica, como ficou comprovado pelas características clínicas de estabilidade da mobilidade dental ligeiramente aumentada em função da relação coroa clínica/raiz clínica crítica e pelas características radiográficas de preservação da integridade e da espessura da lâmina dura e da largura do espaço do ligamento periodontal, que se mostraram estáveis ao longo dos anos. Mencione-se, ainda que de relance, que a união de dentes móveis entre si não resulta em diminuição da mobilidade dental individual, tendo como objetivo precípuo a preservação da mobilidade atual de dentes em trauma secundário, de modo compatível com o comportamento fisiológico do periodonto de sustentação, o que foi confirmado no presente caso. Também o nível das cristas ósseas interproximais manteve-se estável no período.

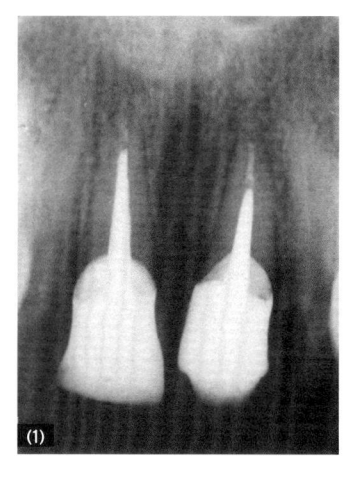

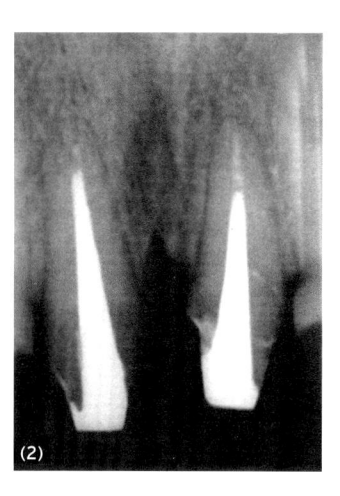

FIGURA 7.4. (1) e **(2)** Imagens radiográficas iniciais antes e depois da remoção das coroas metalocerâmicas dos dentes 11 e 21 de caso no qual os términos cervicais dos preparos encontravam-se profundos nos sulcos gengivais e, apesar do comprimento excessivo das coroas, principalmente o sangramento gengival e a estética eram os fatores que incomodavam a paciente. Observe a relação coroa clínica/raiz clínica crítica, principalmente no dente 21. Saliente-se que a paciente não apresentava bolsas periodontais nos demais dentes.

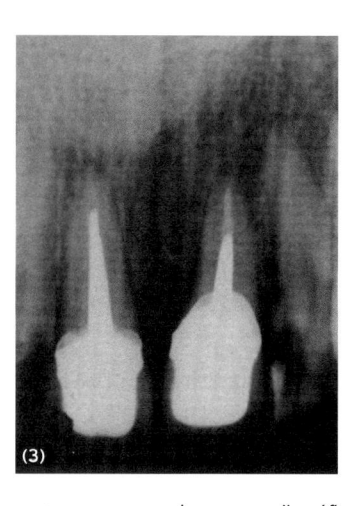

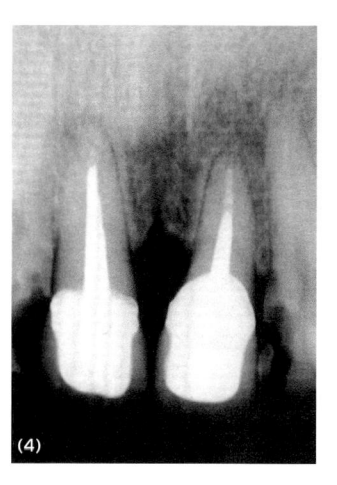

FIGURA 7.4. (3) Imagem radiográfica 1 mês após a instalação das coroas metalocerâmicas, fixadas com cimento provisório. Observe o deslocamento coronal de todas as estruturas por comparação minuciosa com as imagens anteriores, analisando principalmente a posição coronal dos ápices radiculares em relação àquela vista em (1), denotando que os dentes 11 e 21 movimentaram-se para coronal. Veja, também, a quantidade de estrutura radicular extra-alveolar saudável, compatível com a reconstrução das distâncias biológicas do periodonto marginal. **(4)** Imagem radiográfica ilustrativa do período de 1 ano pós-operatório, evidenciando a preservação dos resultados periodontais observados na imagem anterior. Após essa fase, foi necessário refazer as coroas metalocerâmicas em função de fratura acidental das porcelanas.

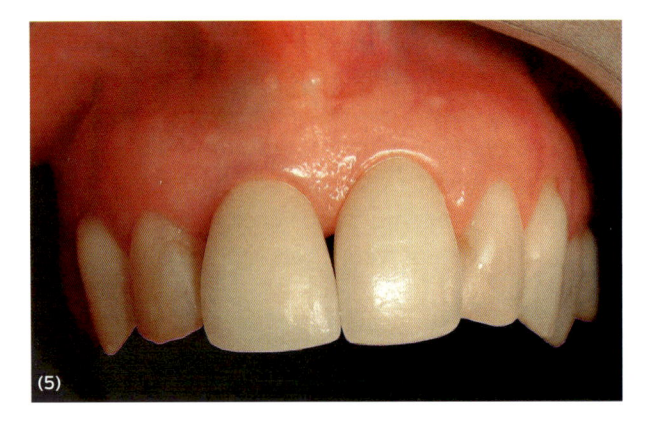

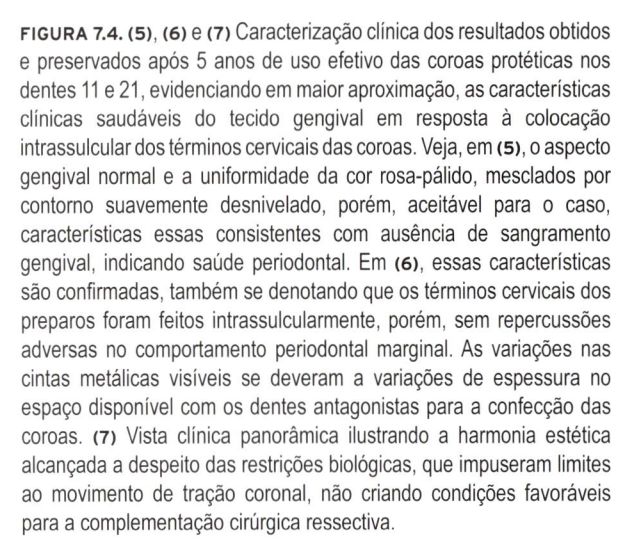

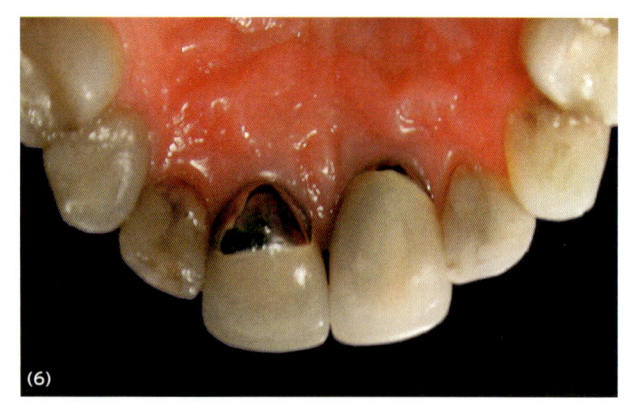

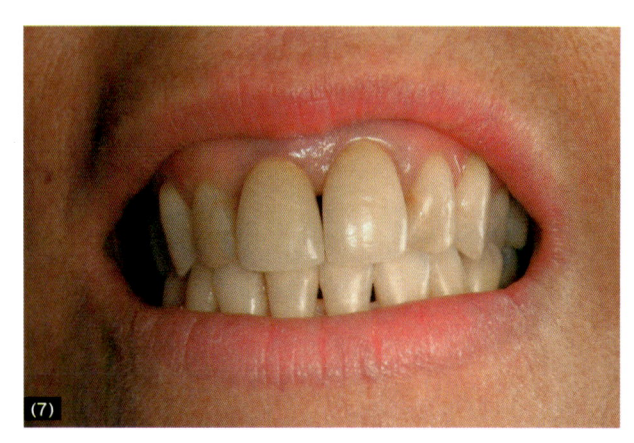

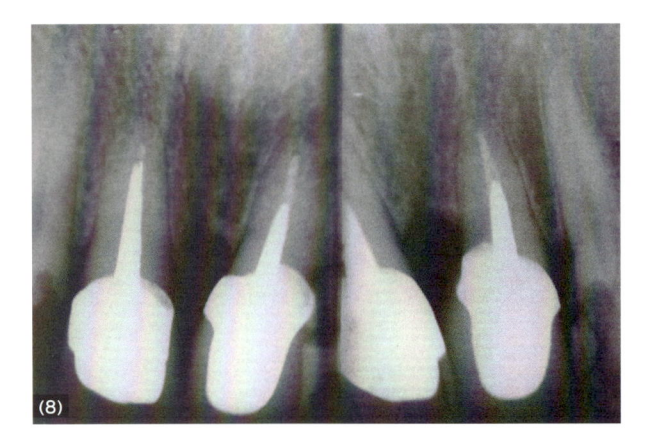

FIGURA 7.4. (5), **(6)** e **(7)** Caracterização clínica dos resultados obtidos e preservados após 5 anos de uso efetivo das coroas protéticas nos dentes 11 e 21, evidenciando em maior aproximação, as características clínicas saudáveis do tecido gengival em resposta à colocação intrassulcular dos términos cervicais das coroas. Veja, em **(5)**, o aspecto gengival normal e a uniformidade da cor rosa-pálido, mesclados por contorno suavemente desnivelado, porém, aceitável para o caso, características essas consistentes com ausência de sangramento gengival, indicando saúde periodontal. Em **(6)**, essas características são confirmadas, também se denotando que os términos cervicais dos preparos foram feitos intrassulcularmente, porém, sem repercussões adversas no comportamento periodontal marginal. As variações nas cintas metálicas visíveis se deveram a variações de espessura no espaço disponível com os dentes antagonistas para a confecção das coroas. **(7)** Vista clínica panorâmica ilustrando a harmonia estética alcançada a despeito das restrições biológicas, que impuseram limites ao movimento de tração coronal, não criando condições favoráveis para a complementação cirúrgica ressectiva.

FIGURA 7.4. (8) Imagem radiográfica ilustrando a perpetuação dos resultados alcançados, após 5 anos pós-instalação das coroas protéticas. Observe a estabilidade de nível das cristas ósseas e a integridade da lâmina dura em toda a volta dos dentes, inclusive nas cristas ósseas interproximais, sugerindo que nenhuma perda óssea marginal foi processada nesse período de 5 anos, a despeito de quaisquer condições críticas presentes. Por seu turno, além desses eventos, pode-se observar que a largura do espaço do ligamento periodontal vem sendo preservada, mostrando que, a despeito da relação coroa clínica/raiz clínica crítica, a homeostasia do periodonto de sustentação foi alcançada e vem sendo compatível com a preservação do dente.

Caso clínico 22 (Figura 7.5)

Descrição: por razões não bem esclarecidas, houve fratura de uma das duas extensões intracanais de um núcleo com pinos autorrosqueantes existente no dente 26, produzindo a desadaptação, porém, não a saída total da coroa metalocerâmica nele existente. Com isso, instalou-se processo de cárie na região do assoalho da câmara pulpar, acabando por produzir perfuração na região da bifurcação entre as raízes vestibulares, junto à entrada do conduto da raiz mesiovestibular, que culminou com a formação de abcesso periodontal, o que levou ao desencadeamento da chamada lesão de bifurcação na região vestibular (Figuras 7.5 (1), (2) e (3)). A análise clínica e radiográfica revelou a perspectiva de tratamento do quadro por tração coronal, seguida por secção e remoção da raiz mesiovestibular do dente em questão, aproveitando-se a área dental remanescente do corte da raiz distovestibular, desde o assoalho da câmara até a crista óssea, para recompor as distâncias biológicas marginais. Como o dente era portador de tronco curto (cerca de até 3 mm numa análise provável, conforme Figura 7.5 (3)), optou-se pelo tracionamento lento para evitar quaisquer riscos de exposição da bifurcação entre as raízes distovestibular (DV) e palatina (P) daquele dente. Programou-se a realização do movimento com placa de mordida dentro dos critérios anteriores, com desenvolvimento nas seguintes etapas: 1 mm de movimento inicial, que se processou em 7 dias, seguido por 10 dias de repouso, 1 mm de movimento em 3 dias, seguido por 10 dias de repouso e 1 mm de movimento em 2 dias, seguido de imobilização com contenção por 4 meses (Figuras 7.5 (4), (5) e (6)). A contenção foi feita por adaptação de um fio de aço de 0,8 mm a uma canaleta oclusal, estendida mesiodistalmente do dente 26 ao 25. A fixação do fio foi feita preenchendo a canaleta com resina acrílica ativada quimicamente. O procedimento cirúrgico, realizado 4 meses depois, possibilitou acesso ao ambiente ósseo por meio de retalho de espessura parcial (dividido) por vestibular e gengivectomia interna por palatino. Estando o campo suficientemente preparado, a raiz mesiovestibular do dente 26 foi seccionada, tomando o cuidado de deixar a superfície dental proximal da raiz distovestibular remanescente o mais perpendicular possível ao plano que passa pela crista óssea, pois segundo concepção de Passanezi (apud Neder)[28], quanto maior esse ângulo, menor a profundidade do sulco gengival. Para adequar essa proposição, e considerando que o dente passaria por reconstrução protética, a fração correspondente da coroa dental da raiz mesiovestibular foi removida junto com a raiz. Isto posto, procedeu-se à correção da curva óssea parabólica compatível com a arquitetura local e suturou-se o retalho posicionado apicalmente, procurando manter o recobrimento ósseo adequado (Figuras 7.5 (8), (9), (10) e (11)). Apenas após 6 meses a reformação do sulco gengival mostrou-se concretizada, ficando a paciente periodontalmente dispensada para a reconstrução protética por meio de núcleo de reconstrução e coroa total metalocerâmica.

Imediatamente após o período de tração do 26 e até 4 meses após a contenção não mais se manifestaram quadros clínicos agudos de abcesso periodontal, tendo o quadro geral experimentado melhora gradual já a partir do início da tração. Entretanto, ainda neste último período, pôde-se observar a gengiva marginal com coloração cianótica friável e com tendência a pequeno e tardio sangramento provocado, com ligeiro deslocamento coronal da margem gengival, envolvendo inclusive as papilas gengivais. Radiograficamente, alguma aposição óssea cristal foi notada junto às superfícies proximais do dente 26 no período de 30 dias, produzindo obliquidade das cristas ósseas e mostrando-se bem consolidada no período de 4 meses pós-contenção (Figura 7.5 (7)). Essa obliquidade das cristas ósseas foi observada clinicamente durante o procedimento cirúrgico, especialmente aquela existente na distal do dente 26 e mesial do 27, pois a raiz mesiovestibular do 26 não mereceu maior preocupação, uma vez que seria removida. A aposição óssea cristal na região distal do 26 produziu morfologia óssea em forma de defeito ósseo periodontal de uma parede óssea na mesial do 27, requerendo correção cirúrgica (Figura 7.5 (8)). A secção e remoção da raiz mesiovestibular revelou a presença da crista óssea inter-radicular em nível considerado satisfatório, de modo que a osteotomia permitiu o restabelecimento do contorno topográfico em forma de curva óssea parabólica, compatível com a formação de sulco gengival saudável (Figura 7.5 (9)). A sutura do retalho mostrou recobrimento de cerca de 1 mm da superfície radicular exposta (Figuras 7.5 (10) e (11)). Radiograficamente, cerca de 2 meses depois, pôde-se observar a manifestação de áreas dentais compatíveis com a reconstituição das distâncias biológicas, enquanto o nível ósseo dado cirurgicamente pareceu ter sido preservado (Figura 7.5 (12)). Clinicamente, a reformação da profundidade de exploração clínica do sulco gengival consolidou-se a partir do 6º mês pós-operatório, liberando-se a paciente para prosseguir com a reconstrução protética, realizada com núcleo de reconstrução e coroa metalocerâmica (Figuras 7.5 (13), (14), (15), (16), (17) e (18)).

DISTÂNCIAS BIOLÓGICAS PERIODONTAIS | PRINCÍPIOS PARA A RECONSTRUÇÃO PERIODONTAL, ESTÉTICA E PROTÉTICA

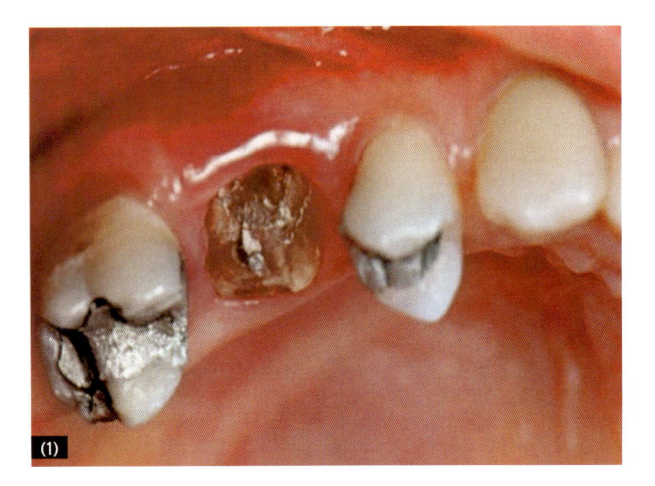

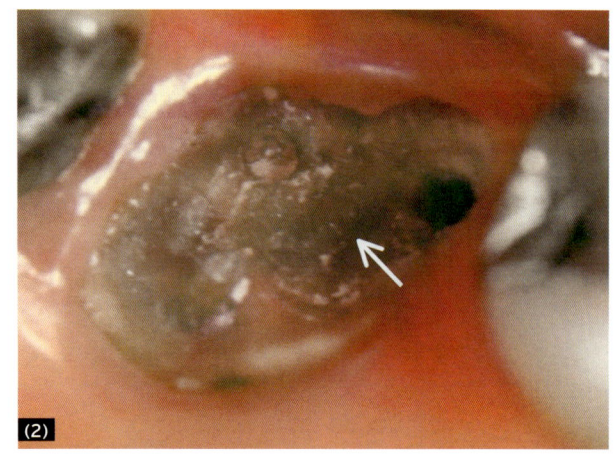

FIGURA 7.5. (1) e **(2)** Vista oclusal geral da região do 26, mostrando a inflamação gengival na região vestibular do dente, com concentração de coloração vermelho-cianótica centralizada nessa bifurcação **(1)**, enquanto a vista em *close* **(2)** indica a região da perfuração da raiz mesiovestibular na bifurcação junto à entrada do conduto radicular (seta). **(3)** Caracterização radiográfica do caso, indicando a destruição óssea periodontal na região da bifurcação, enquanto a crista óssea distal apresenta-se horizontalmente plana e a mesial parece estar ligeiramente oblíqua para apical do 25 para o 26.

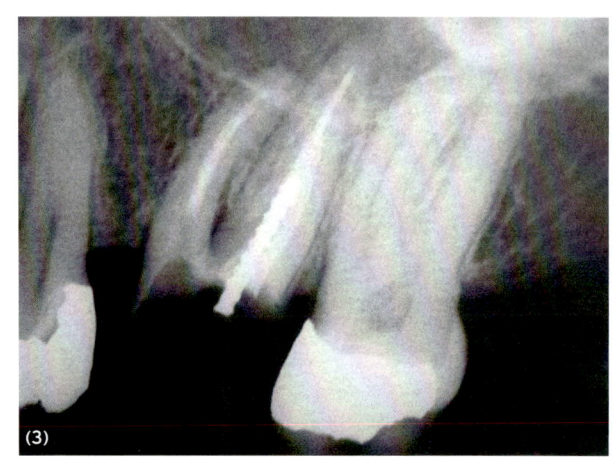

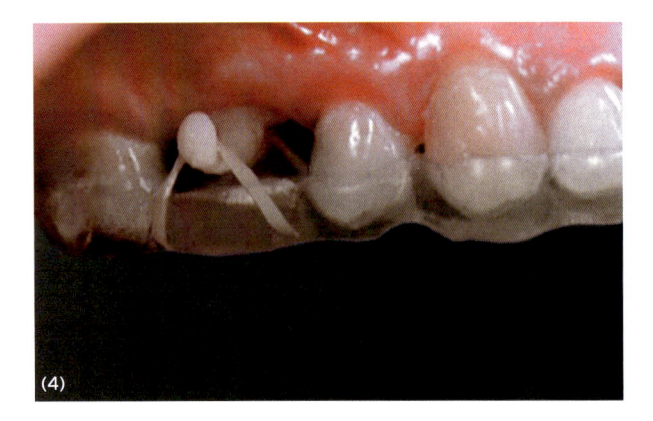

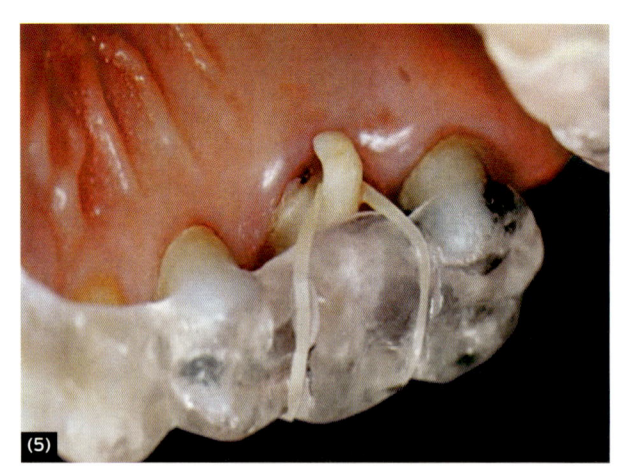

FIGURA 7.5. (4) e **(5)** Caracterização clínica da metodologia e aparatologia empregada para a tração coronal do 26, ilustrando a placa de mordida e o sistema retentivo da coroa provisória para posicionamento do elástico, que passa por oclusal da placa de mordida, estando alojado em canaletas inscritas nessa região da placa, de modo a não interferir na oclusão. A superfície oclusal da coroa provisória foi desgastada para deixar vão livre de 1 mm com a face interna da placa. **(6)** Vista clínica vestibular após a tração coronal e contenção por 4 meses, sendo clara a melhora produzida nas características clínicas gengivais, cuja margem encontra-se ligeiramente deslocada em direção coronal, de modo que as papilas gengivais parecem ter sido recompostas, quando se compara com a imagem vista em **(4)**. Observe como a coroa provisória do 26 parece ter restabelecido o contato oclusal com o antagonista ao fim do movimento, o que se deve ao fato de construir a placa de mordida sobre o modelo original e depois executar o desgaste da superfície oclusal da coroa provisória, e não da placa de mordida, a fim de propiciar o vão livre para o movimento do dente.

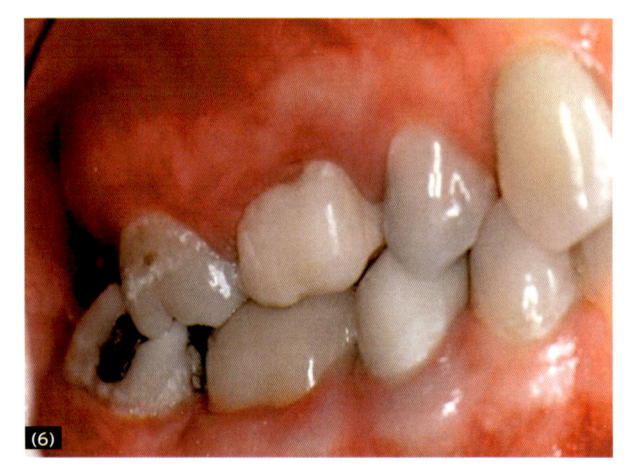

Princípios da tração coronal lenta | capítulo 7

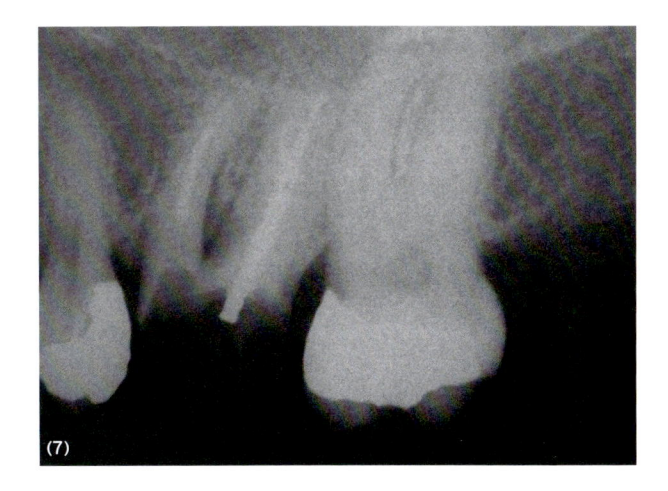

FIGURA 7.5. (7) Ilustração radiográfica após 4 meses de contenção do 26, mostrando a aposição óssea cristal, que conferiu obliquidade de apical para coronal do 26 para o 25 e o 27, envolvendo, portanto, as cristas ósseas mesial e distal do 26, respectivamente. Excetuando-se a região da bifurcação, as demais áreas apresentam características de densidade óssea, integridade da lâmina dura e largura do espaço do ligamento periodontal compatíveis com a perpetuação da nova posição dental alcançada pela tração coronal.

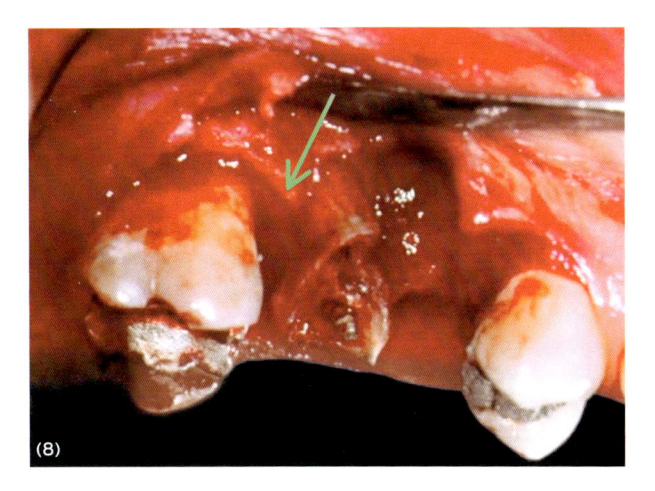

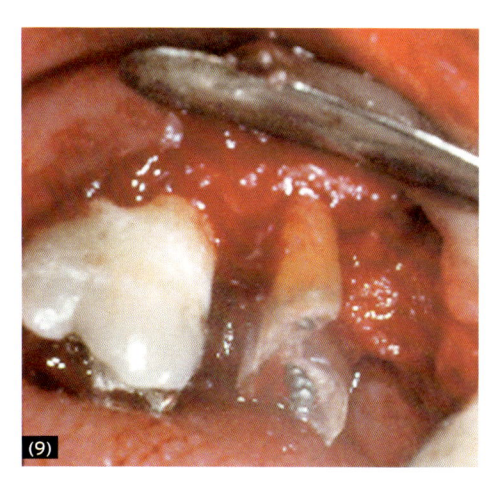

FIGURA 7.5. (8) Ilustração das características anatômicas das estruturas após o movimento ortodôntico de tração coronal, estando o campo exposto por retalho dividido por vestibular e gengivectomia interna palatina. Observe como a margem óssea experimentou aposição óssea, emprestando característica de defeito ósseo periodontal de uma parede óssea relacionada ao 27 (seta). **(9)** Vista vestibular da harmonia arquitetônica da anatomia óssea, representada por mesclagem suave da tábua óssea vestibular com as cristas ósseas interproximais, espessura adequada da crista óssea radicular e restabelecimento da curva óssea parabólica marginal, características essas imprescindíveis para a formação de sulco gengival raso. Observe que o fundo do "defeito" ósseo na mesial do 27 passou a representar a crista óssea interproximal em forma plana na direção mesiodistal.

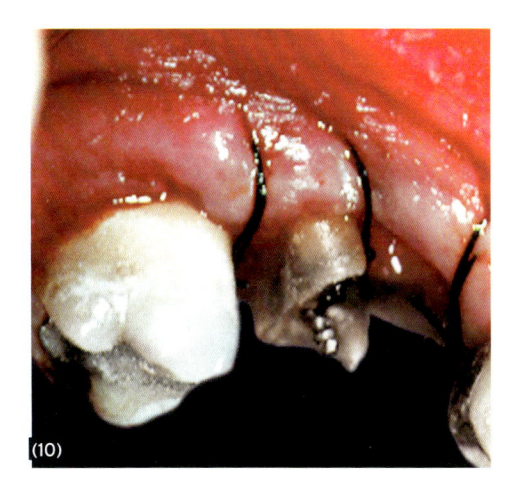

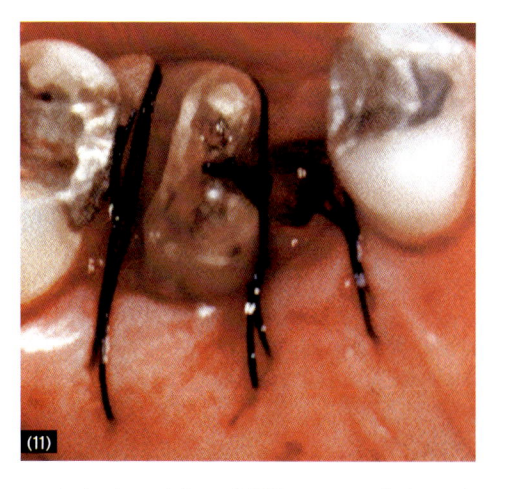

FIGURA 7.5. (10) e (11) Vistas ilustrativas das posições marginais dos retalhos divididos por vestibular e da gengivectomia interna palatina após as suturas colchoeiras verticais individuais. Por vestibular, as suturas envolveram o periósteo, de modo a fixar a posição do retalho dividido em nível apical, recobrindo cerca de 1 mm da superfície radicular supra-alveolar.

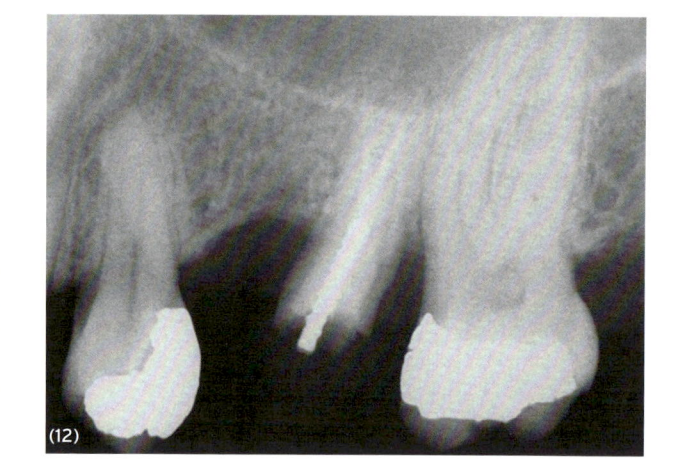

FIGURA 7.5. (12) Imagem radiográfica correspondente ao período pós-operatório de 2 meses, sugerindo a perpetuação da forma dada às cristas ósseas por osteotomia, praticamente sem que se tenha processado remodelamento ósseo com perda de substância como consequência do procedimento cirúrgico. Veja a correspondência da altura da crista óssea marginal nessa imagem radiográfica com a mesma altura clínica após a osteotomia, como apresentado em **(9)**.

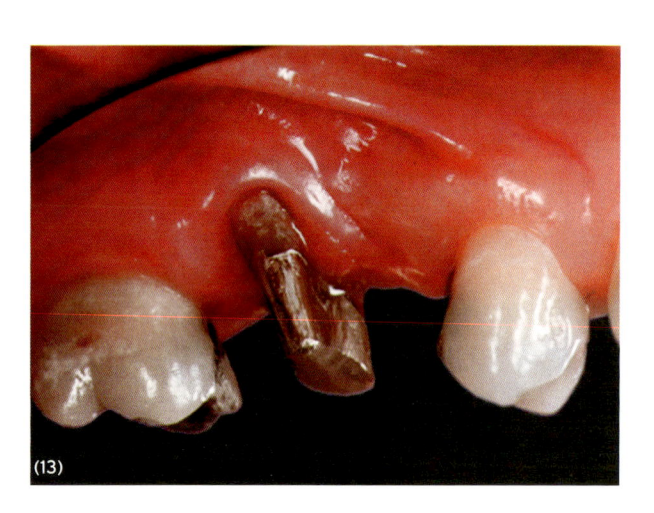

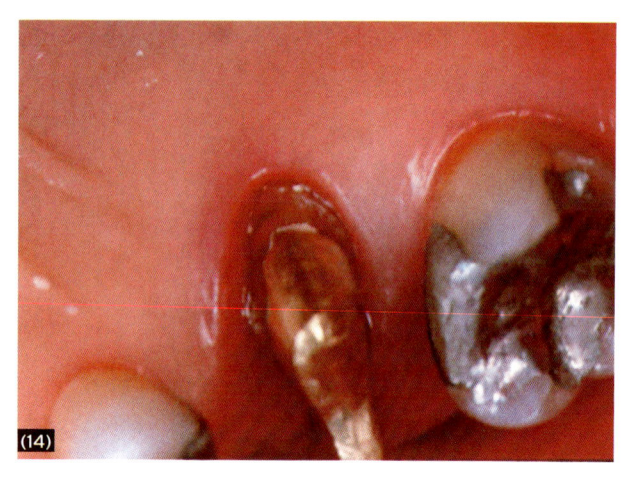

FIGURA 7.5. (13) e **(14)** Ilustração vestibular e palatina das características clínicas presentes após a reformação do sulco gengival e reparo do dente envolvendo extensão intrassulcular de 0,5 mm, aproximadamente. O núcleo de reconstrução foi construído com ação de abraçamento, graças à exposição de área dental saudável para a reconstituição das distâncias biológicas marginais e preparo da porção coronal da raiz com bisel em toda sua volta. Observe que o núcleo não envolve a área do sulco gengival e por isso pode ser construído antes da reformação total desse sulco, momento no qual o tecido gengival exibia imagem clínica de tecido cicatrizado, sem sinais de sangramento gengival.

FIGURA 7.5. (15) Vista clínica vestibular evidenciando a conformação saudável assumida pela gengiva em resposta aos princípios da osteotomia e à colocação da coroa metalocerâmica após 1 ano de uso.

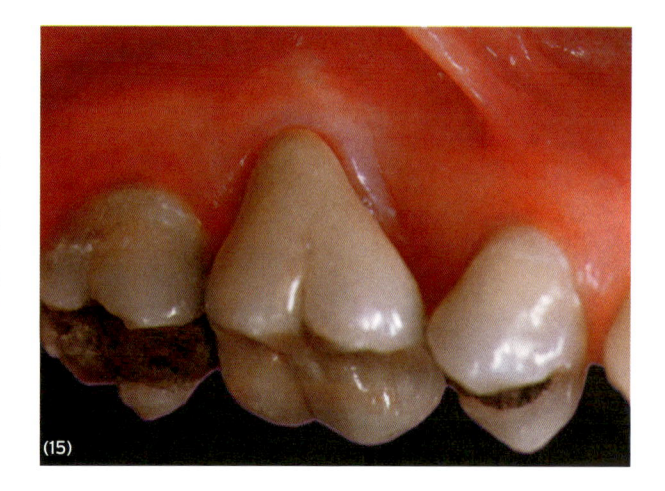

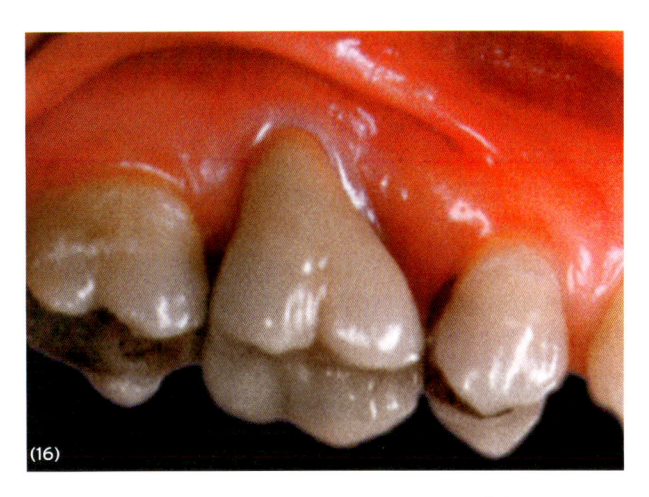

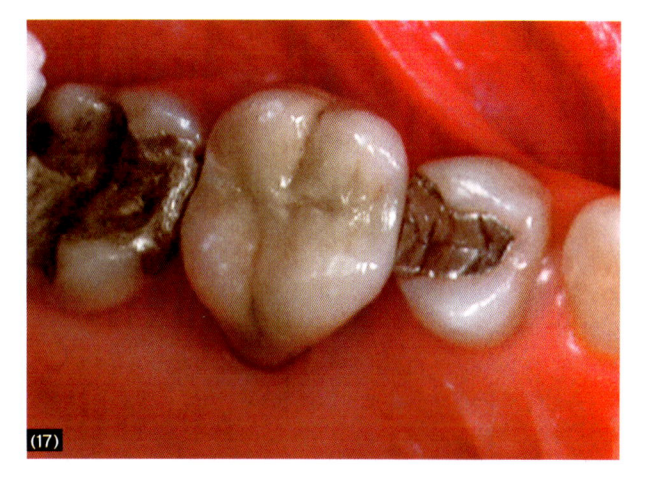

FIGURA 7.5. (16) e (17). Exposição das características clínicas por vestibular e palatino, respectivamente, após 3 anos de uso da coroa metalocerâmica, cuja margem situou-se 0,5 mm intrassulcularmente, mostrando que o tecido gengival apresentou aparência clínica estável e saudável, o que parece ser indicativo de que as características protéticas biotecnológicas foram compatíveis com a reconstrução harmônica e o provimento de condições propícias para a higiene oral.

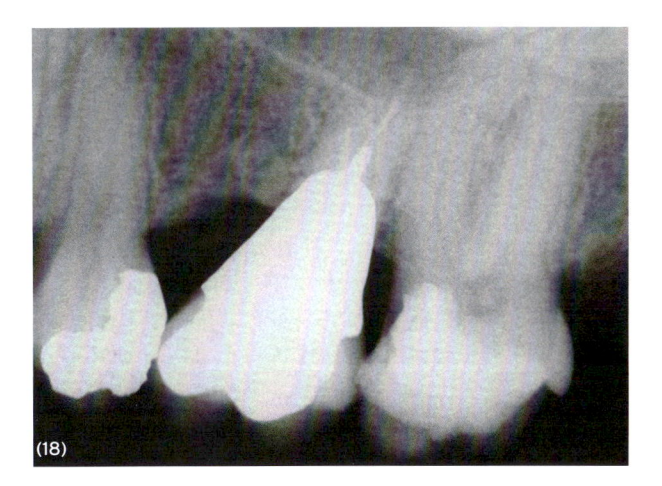

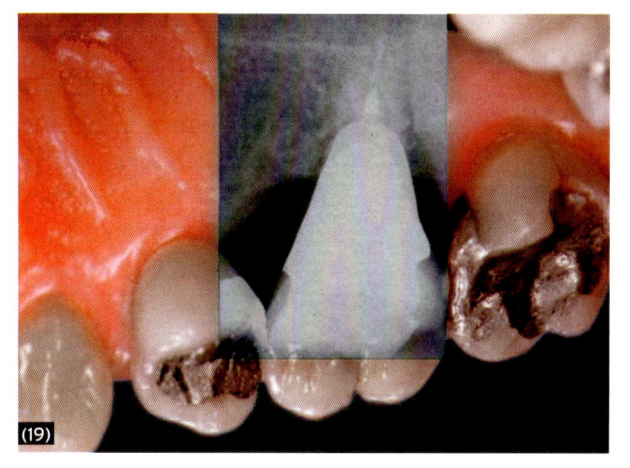

FIGURA 7.5. (18) Evidenciação radiográfica da preservação da saúde do periodonto de sustentação, com características radiográficas que sugerem o desenvolvimento de densidade óssea normal do esponjoso e cortical do rebordo, aliada à largura normal do espaço do ligamento periodontal, largura esta compatível com o ligeiro grau aumentado de mobilidade dental clínica. **(19)** Montagem fotográfica superpondo a imagem radiográfica do 26 àquela da vista clínica, para que se possa ter melhor visão de como as características radiográficas são concordes com os resultados clínicos alcançados, confirmando a validade dos princípios biológicos periodontais e dos biotecnológicos protético-periodontais no provimento de condições que favoreçam a consolidação e a perpetuação dos resultados produzidos e que, portanto, influenciam o restabelecimento do comportamento homeostático do periodonto de proteção e de sustentação.

Caso clínico 23 (Figura 7.6)

Descrição: a história clínica do paciente apresentou relato de acidente automobilístico cerca de 6 anos antes da visita clínica inicial, levando à perda do dente 21 e subsequente colocação de implante biagulhado. Durante cerca de 4 anos houve episódios de exacerbação aguda de quadro inflamatório infeccioso na área, os quais foram controlados pelo profissional com atendimentos locais e pela administração de antibióticos. No último desses episódios, tornou-se necessária a remoção do implante, envolvendo a perda do dente 22 devido à extensa destruição óssea em toda área, chegando a envolver até as proximidades da espinha nasal anterior. Assim sendo, a profissional que o atendeu optou pela colocação de enxerto de hidroxiapatita sintética. Como não houvesse cerca de dois terços coronais da parede óssea mesial do dente 23, essa área foi incluída na reconstrução com o enxerto. Essa terapêutica cirúrgica foi coadjuvada pela medicamentosa à base de antibiótico e anti-inflamatório. Além disso, foi feita a reconstrução protética provisória de resina acrílica, tendo como pilares os dentes 11 e 23. Decorridos cerca de 6 meses, houve a formação de fístula e a drenagem de material purulento na região palatina próximo ao rebordo gengival do dente 21, aproximadamente na direção do forame incisivo. A profissional encaminhou, então, o paciente para acompanhamento pela equipe desta obra. Ao exame clínico e radiográfico, confirmou-se a presença de fístula e de fragmentos de hidroxiapatita, além de se levantar a ocorrência de áreas de reabsorção externa no dente 23. A imagem radiográfica e a situação da fístula fizeram suspeitar principalmente de contaminação da hidroxiapatita por prováveis infectantes residuais do implante (Figura 7.6 (1)). A indicação terapêutica foi a remoção cirúrgica da hidroxiapatita contaminada, esclarecendo-se ao paciente a convicção de que a área iria apresentar extenso envolvimento estético, praticamente inevitável nessa etapa. A proposta teve aceitação plena do paciente, cuja única preocupação era a de eliminar o processo infeccioso e a fístula, pela qual drenava grande quantidade de material purulento, levando-o a suspeitar de tratar-se de lesão de natureza maligna. Procedeu-se, então, à remoção cirúrgica da hidroxiapatita da área dos dentes 21 e 22, porém, preservando a fração de reconstrução da parede mesial do 23, que se apresentava clinicamente satisfatória sob o ponto de vista de agregação e compactação à área, mantendo a margem gengival em nível aceitável. Tão pronto quanto possível, o paciente foi submetido à intervenção endodôntica para detenção do processo de reabsorção no 23, permanecendo sob controle durante o período aproximado de 1 ano, quando recebeu alta (Figura 7.6 (2)). A partir desse momento, o paciente foi submetido à tração coronal do dente 23 para harmonizar o tratamento da reabsorção externa com o estabelecimento das distâncias biológicas do periodonto marginal, ao mesmo tempo em que se idealizou a redução da recessão gengival desse dente. Com isso, ter-se-iam as condições necessárias e suficientes para a reconstrução protética saudável, compatível com o estabelecimento de características biológicas mais adequadas para maior resistência marginal a novos processos de recessão gengival. Para tanto, o dente 23 foi tracionado 3 mm, em frações de 0,5 mm a cada vez, com intervalos de repouso de 12 dias, perfazendo o movimento total em cerca de 2 meses. O movimento de tração foi feito isolando-se esse dente da prótese fixa provisória e recobrindo todos os dentes com a placa de mordida, sobre a qual o paciente foi orientado para efetuar todas as atividades funcionais. Dessa forma, quaisquer efeitos de extremo livre não se manifestaram nas regiões dos pônticos. Aplicou-se a metodologia de tração coronal do dente 23 com elástico ortodôntico, que enlaçou pino de retenção na região vestibular cervical desse dente, passou por oclusal da placa de mordida e enlaçou pino de retenção na região palatina cervical do mesmo dente. Alcançada a posição dental desejada, esse dente foi novamente incluído como parte da prótese fixa provisória e unido com resina fotopolimerizável ao 24, mantendo-o sob contenção por 4 meses (Figura 7.6 (3)). Isto posto, a região do 23 ao 25 foi operada periodontalmente por meio de retalho dividido por vestibular e gengivectomia interna por palatino, seguindo-se a correção da curva parabólica marginal por osteotomia, de maneira a restabelecer a correlação harmônica entre as distâncias biológicas e a formação de sulco gengival raso. Os retalhos foram suturados recobrindo cerca de 2 mm da superfície radicular exposta do 23. A formação de sulco gengival estável e dentro dos padrões do paciente ocorreu após cerca de 5 meses, quando então o paciente recebeu alta e autorização para completar o tratamento protético. Entretanto, por razões outras, relacionadas mais à indecisão do paciente quanto à forma de reconstrução protética da região dos incisivos, se por prótese ou por implantes, além de implicações de viabilidade do tratamento por questões de natureza geográfica, apenas algum tempo depois o paciente tomou a decisão de submeter-se à instalação de implantes osseointegrados em substituição aos dentes 21 e 22 ausentes. Devido à perda significativa da altura e da largura ósseas da área, inicialmente o paciente foi submetido à reconstrução por enxerto autógeno com dois blocos, um aparafusado por vestibular e outro sobre o rebordo (Figura 7.6 (4)). Cerca de 8 meses depois, o campo foi aberto cirurgicamente para instalação dos implantes, momento no qual o parafuso de fixação do enxerto em bloco sobre o rebordo foi removido, deixando-se o parafuso de fixação do enxerto em bloco vestibular em posição, para maior segurança ao serem preparadas as lojas cirúrgicas para os implantes (Figura 7.6 (4)). Entretanto, nesse momento, foi constatada a existência de extensa faixa interna entre os enxertos em bloco e o osso hospedeiro completamente desprovida de osso mineralizado e preenchida por tecido granulomatoso, talvez decorrente de remanescentes de hidroxiapatita, embora clinicamente não se detectasse quadro inflamatório infeccioso. Esse quadro levou à necessidade de novo procedimento regenerativo para reconstrução óssea. A loja foi curetada até a eliminação total do provável tecido de granulação e, em seguida, o espaço vazio foi preenchido com osso inorgânico Bio-Oss, acrescentando-se uma fração desse enxerto para reconstruir o rebordo ósseo em altura e conformação. O enxerto realizado foi, então, recoberto com uma membrana absorvível Ossix, sendo o leito completamente fechado pelas suturas. A prótese provisória foi desgastada nas regiões apicais dos pônticos até produzir o alívio necessário em relação ao leito cirúrgico. Cerca de 12 meses depois, foram instalados dois implantes osseointegrados como pilares de coroas metalocerâmicas substitutivas dos dentes 21 e 22, de modo que uma fração da extremidade apical dos implantes repousou em osso natural, enquanto o restante ficou suportado por tecido formado na área do enxerto de osso inorgânico (Figuras 7.6 (5) e (6)). A segunda fase cirúrgica para instalação dos intermediários de cicatrização foi realizada 6 meses depois, quando os pônticos da PPF provisória superior anterior foram reembasados nas suas áreas apicais, para ficarem apoiados a esses intermediários. O paciente retornou quando o tecido perimplantar encontrava-se cicatrizado, procedendo-se, então, à colocação de coroas provisórias sobre os implantes, para dar sequência à condição das coroas protéticas definitivas. Entretanto, clinicamente se detectou a ocorrência de trinca longitudinal no 23, requerendo a sua extração e substituição por implante. Para tanto, o dente foi extraído, o alvéolo preenchido com novo enxerto de Bio-Oss, seguindo-se a sutura do retalho, suficientemente relaxado para fechar o campo cirúrgico. Cerca de 1 ano depois, o implante foi instalado na região do 23, alojando-se parcialmente em osso natural e ao tecido formado na região do enxerto de osso inorgânico (Figuras 7.6 (9) e (10)). Decorridos 7 meses, foi realizada a segunda fase cirúrgica para instalação do intermediário de cicatrização, durante a qual se conjugou um enxerto de tecido conjuntivo por vestibular do intermediário de cicatrização, visando a melhor conformação dos tecidos moles perimplantares marginais (Figuras 7.6 (11), (12) (13) e (14)). Cerca de 1 mês depois, o paciente retornou para início da fase protética final, quando novo conjunto de coroas provisórias em resina, unidas entre si, foi preparado e instalado no paciente (Figuras 7.6 (15), (16) e (17)), enquanto aguarda o prosseguimento da complementação protética, pois o paciente não está receptivo à realização de novas correções cirúrgicas e sente-se satisfeito com as condições atuais.

Após a cicatrização dos tecidos decorrente da cirurgia que eliminou a hidroxiapatita contaminada e o processo infeccioso, incluindo a fístula, observou-se grande depressão do rebordo na região dos dentes 21 e 22, com graves efeitos antiestéticos. Em prosseguimento ao tratamento, ao findar o movimento de tração coronal e após 4 meses de contenção, ficou evidente o deslocamento coronal da margem gengival do 23, levando ao aprofundamento do sulco gengival mesial do 24 e à redução da profundidade do sulco gengival do 23. Nesse dente, pôde-se notar a localização externa da área de reabsorção radicular mesiovestibular. O exame radiográfico sugeriu que a própria hidroxiapatita acompanhou o movimento dental (Figura 7.6 (3)). A abertura do campo cirúrgico da área mesiovestibular do 23 até o 25 por retalho dividido e de igual área palatina por gengivectomia interna mostrou aposição óssea, alterando a curva parabólica que foi reconstituída por osteotomia. Depois de cerca de 27 meses da consolidação da tração do 23, a imagem radiográfica sugeriu a preservação dos resultados (Figura 7.6 (6)). A realização dos enxertos autógenos em bloco para reconstituição óssea em altura e largura na área dos dentes 21 e 22 resultou em ganho de estrutura (Figura 7.6 (4)), porém, persistiu grande distância do rebordo mucoso dessa área até o plano incisal dos dentes inferiores antagonistas, caracterizando a necessidade de reconstrução protética da área incluindo uma camada simulando a gengiva. Os resultados da nova etapa de procedimentos cirúrgicos regenerativos na área foram bastante significativos, porém, não totais, persistindo espaço intermaxilar ligeiramente mais amplo do que o desejado para efeitos estéticos mais agradáveis (Figura 7.6 (5)). O enxerto de osso inorgânico para reconstrução do alvéolo de extração do 23 ofereceu bons resultados, a despeito de se desenvolver alguma depressão vestibular no tecido (Figura 7.6 (11)). De modo geral, a instalação dos implantes caminhou para a osseointegração ampla, sem quaisquer manifestações indesejáveis. Da mesma forma, a realização de enxerto conjuntivo subepitelial na vestibular do implante 23, por ocasião da instalação do intermediário de cicatrização, produziu os resultados desejados quanto ao restabelecimento do contorno vestibular do tecido mole na área (Figuras 7.6 (14) e (17)).

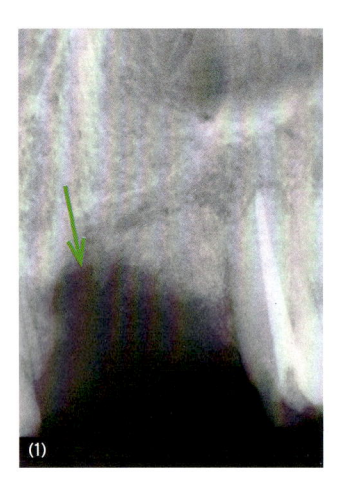

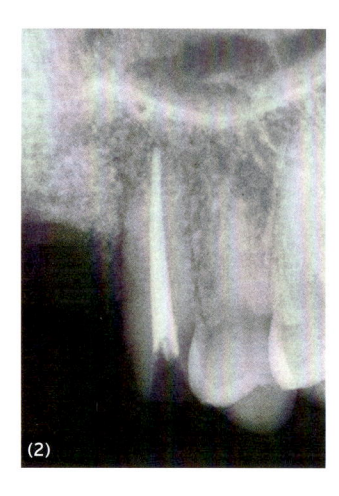

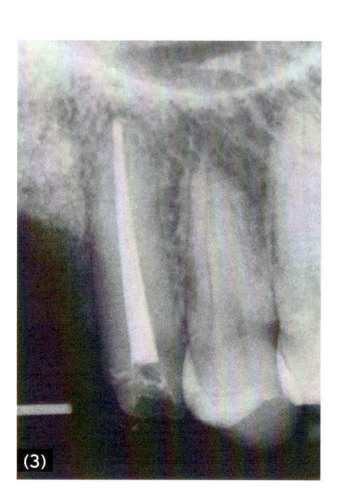

FIGURA 7.6. (1) Imagem radiográfica inicial mostrando a irregularidade de distribuição da hidroxiapatita no rebordo, sugerindo perda de pelo menos parte do material, com imagem sugestiva de lesão localizada na região em que se observou clinicamente a formação de tumefação no tecido mole e fístula (seta). **(2)** Ilustração radiográfica da condição da região do canino, na qual se pode observar a presença da hidroxiapatita junto à superfície mesial do 23. **(3)** Imagem radiográfica após a tração coronal do 23, sugerindo que a hidroxiapatita acompanhou o movimento dental. Observe, na região da hidroxiapatita, a imagem sugestiva da formação do espaço correspondente ao ligamento periodontal.

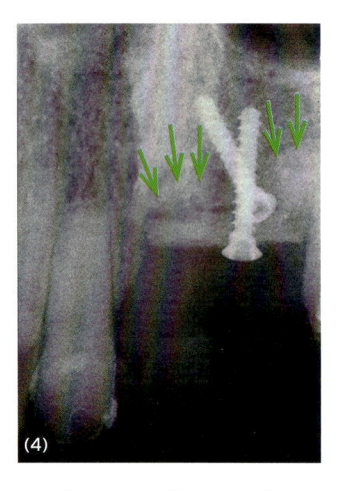

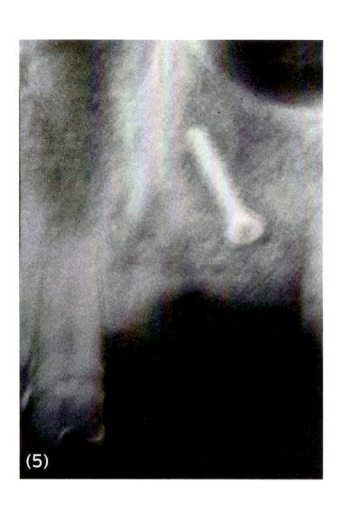

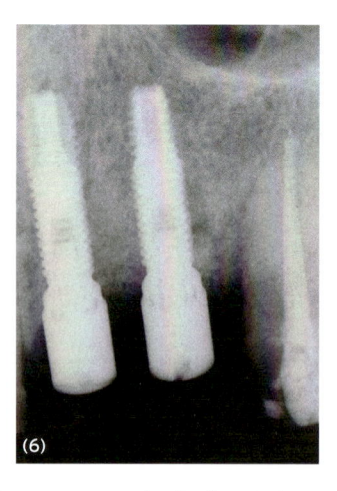

FIGURA 7.6. (4) Caracterização radiográfica do resultado do enxerto ósseo autógeno em bloco para reconstrução da estrutura em largura e altura, após 8 meses da sua realização. A imagem permite identificar claramente o bloco ósseo sobre o rebordo e, quando examinada cuidadosa e concentradamente, é sugestiva da presença de remanescentes da hidroxiapatita imediatamente subjacente a esse bloco ósseo, conforme delimitação feita com as setas. Em realidade, esta suposição surgiu em função de se ter removido partículas provavelmente de hidroxiapatita durante o procedimento cirúrgico feito a seguir e que deixou grande vão vazio no interior do tecido. **(5)** Vista radiográfica no período de 1 ano após a realização de enxerto de osso inorgânico, antes da instalação dos implantes, destacando-se reconstrução óssea do rebordo em altura, como se pode constatar comparando com a imagem radiográfica apresentada em **(4)**. A região mostra um único parafuso de fixação do bloco para reconstrução inicial em largura, pois o parafuso de fixação do bloco para reconstrução óssea em altura foi removido na cirurgia anterior. **(6)** Ilustração radiográfica da osseointegração dos implantes substitutivos dos dentes 21 e 22, após a instalação dos intermediários de cicatrização. Observe também a estabilização das características dadas à crista óssea entre o 22 e o 23, conforme morfologia criada na área por osteotomia cerca de 27 meses antes.

FIGURA 7.6. (7) Apresentação das características radiográficas presentes na área do 23 no período de 6 meses após a instalação dos implantes, quando da instalação dos intermediários de cicatrização e por ocasião da detecção clínica de trinca no 23, que provavelmente é responsável pela lesão em forma de defeito ósseo periodontal na região mesial do 23 (setas verdes). Observe, também, a imagem sugestiva de uma trinca na estrutura presente nas proximidades da crista marginal mesial do implante, conforme indicado pelas setas amarelas. **(8)** Verificação radiográfica dos resultados propiciados pelo enxerto de osso inorgânico no alvéolo de extração do 23, sendo nítido o êxito do procedimento, de modo que parece aceitável considerar que o nível marginal da crista óssea produzido pela tração coronal desse dente, incluindo a provável fração de hidroxiapatita, favoreceu o confinamento do enxerto em altura mais compatível com a reconstrução protética da área. Observe que praticamente não houve perda em altura do nível do alvéolo original, quando se compara com a imagem vista em **(6)**.

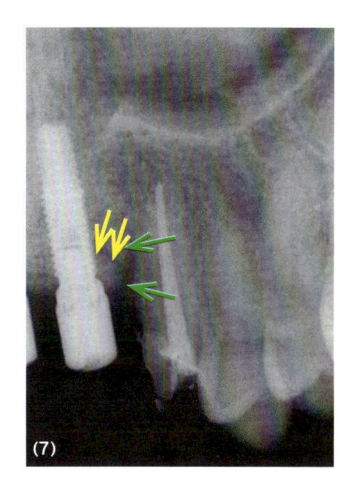

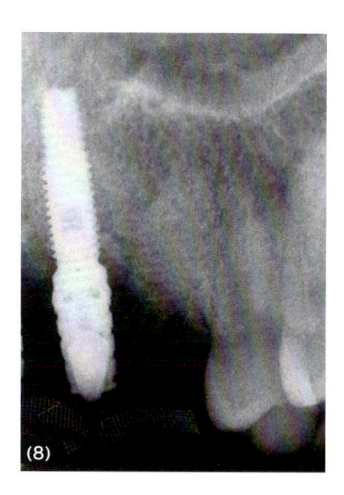

FIGURA 7.6. (9) e **(10)** Imagens radiográficas da região do implante em substituição ao 23 em duas angulações diferentes, ilustrando a osseointegração na maior parte da superfície do implante em tecido resultante do enxerto de osso inorgânico e ocorrendo em toda extensão do implante, que se encontra, ainda, como o parafuso de proteção do implante, imediatamente antes da realização da segunda fase cirúrgica para instalação do intermediário de cicatrização. Observe que a imagem mostra algum material coronalmente ao parafuso de proteção do implante, porém, foi considerado tratar-se de superposição de imagens, uma vez que a abertura do campo cirúrgico mostrou a exposição total desse parafuso.

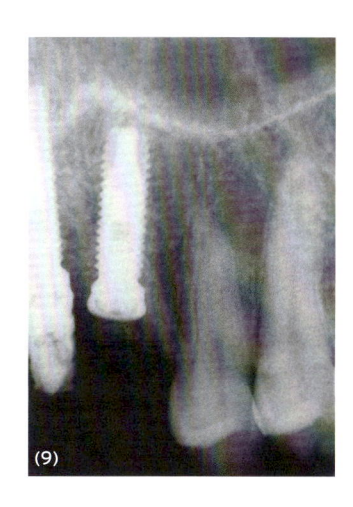

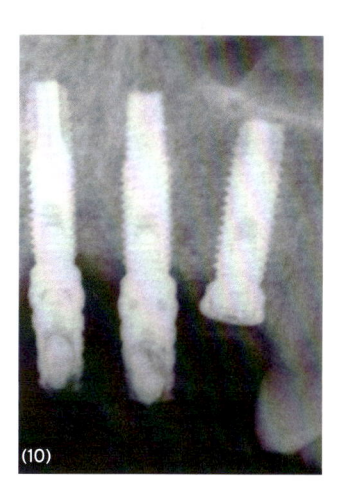

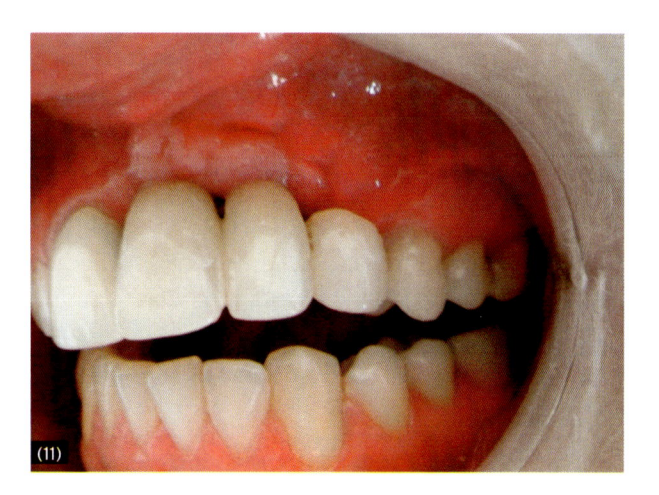

FIGURA 7.6. (11) Vista clínica vestibular da região de interesse, dando destaque à depressão presente na vestibular do 23 por ocasião da segunda fase cirúrgica para instalação do intermediário de cicatrização. A coroa provisória do 23 encontra-se em extremo livre e a proeminência das coroas provisórias deveu-se à necessidade de situar os dentes superiores vestibularmente aos inferiores no relacionamento interoclusal.

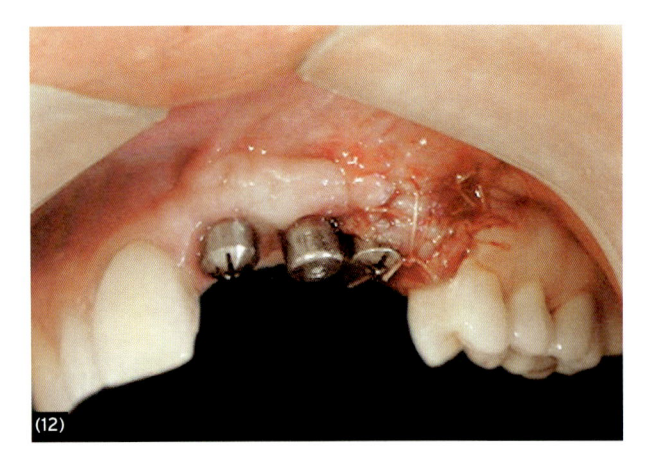

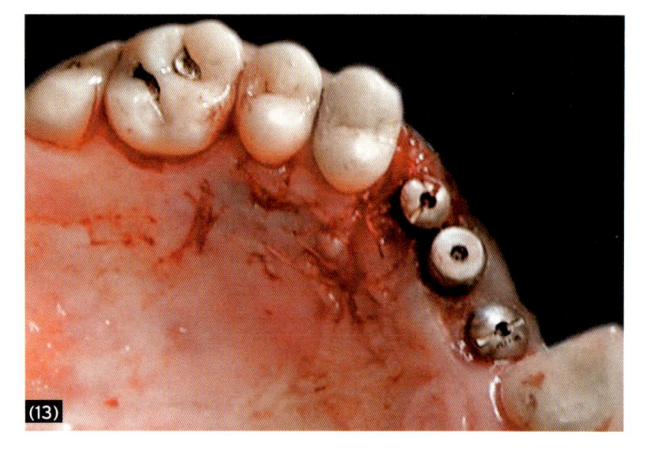

FIGURA 7.6. (12) e **(13)** Vistas vestibular e palatina após a sutura dos retalhos de acesso para a instalação do intermediário de cicatrização, destacando-se a conformação adquirida pelos tecidos na região vestibular, que recebeu um enxerto de conjuntivo gengival subepitelial **(12)**, doado pelo leito palatino do 24 e do 25.

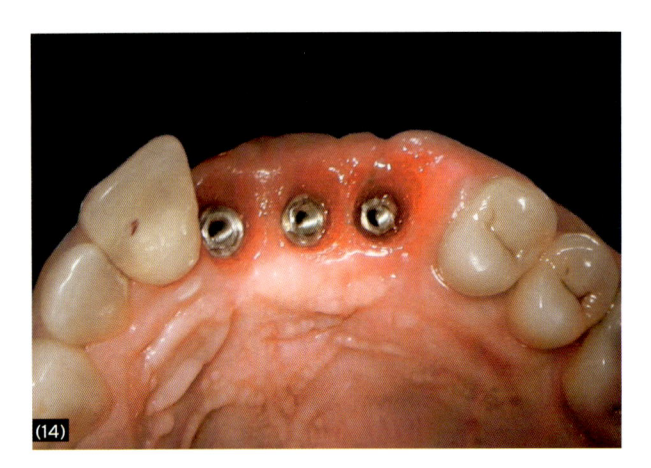

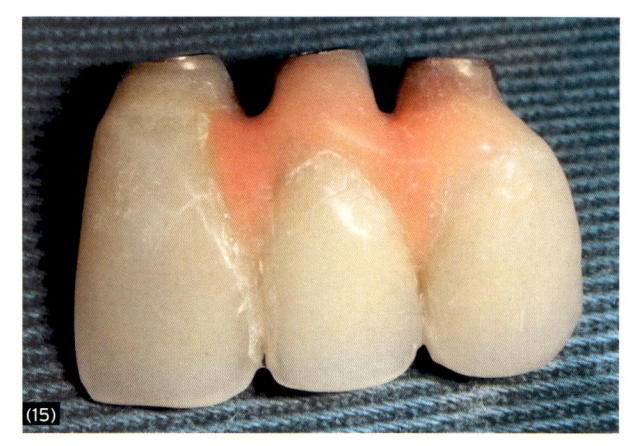

FIGURA 7.6. (14) Resultado pós-operatório de 1 mês do enxerto conjuntivo subepitelial, mostrando o ganho de espessura da mucosa ceratinizada na região vestibular do implante 23. **(15)** e **(16)** Vistas vestibular e palatina das coroas protéticas provisórias, destacando-se que o comprimento delas encontra-se aumentado em relação aos dentes vizinhos, o que levou à alternativa de se usar alguma reconstrução da margem gengival em resina, procurando minimizar aquele efeito e para servir como padrão a ser copiado na confecção das coroas definitivas.

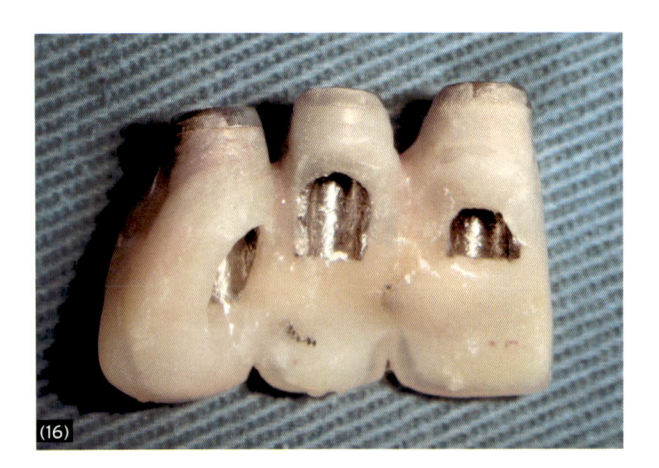

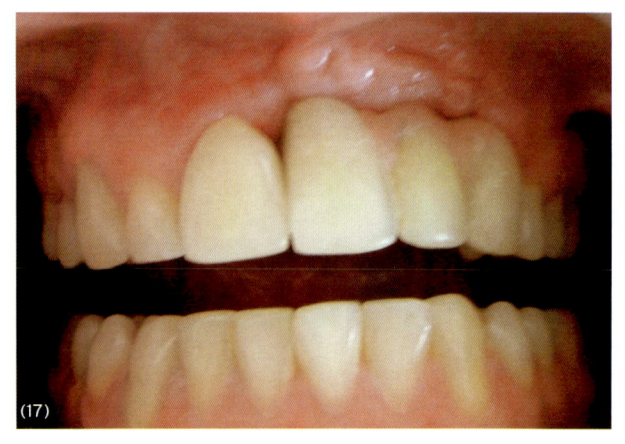

FIGURA 7.6. (17) Vista vestibular com as coroas provisórias sobre os implantes na boca do paciente, sendo possível notar que, de modo geral, os dentes do paciente apresentam coroas com pequeno comprimento. Embora algumas alternativas cirúrgicas ainda sejam disponíveis para melhorar as condições estéticas do paciente, tantos foram os envolvimentos do caso ao longo dos anos que o paciente deu-se por satisfeito com as condições observadas nas coroas provisórias e está aguardando a confecção da prótese sobre implantes definitiva. Dentro dessa perspectiva, o projeto protético envolve a construção de coroas metalocerâmicas soldadas entre si, para permitir melhor reconstrução simulatória da gengiva do paciente.

Caso clínico 24 (Figura 7.7)

Descrição: a paciente, com 21 anos de idade, apresentou como queixa principal a ocorrência de sangramento gengival praticamente todas as manhãs na região do dente 21. À sondagem, encontrou-se profundidade de bolsa de 7 mm na região mesial desse dente, manifestando-se também sangramento gengival à exploração (Figura 7.7 (1)). Nos demais dentes da região, a profundidade de exploração do sulco gengival esteve dentro dos limites de normalidade, não se denotando em quaisquer outras áreas da boca sinais de envolvimento periodontal. Radiograficamente, evidenciou-se a ocorrência de perda óssea vertical naquela região do dente 21 (Figura 7.7 (2)), levantando-se a suspeita de perfuração endodôntica como agente causador da bolsa periodontal, pois a paciente relatou vários episódios de atendimento profissional para clareamento dental, após o tratamento endodôntico propriamente dito. Todavia, clinicamente a abordagem endodôntica não permitiu uma comprovação desse fato, ainda que fazendo o uso de evidenciadores específicos como solução à base de iodo e fucsina. De qualquer maneira, arbitrou-se que a solução imediata seria a opção pela extrusão ortodôntica do dente 21, a ser realizada lentamente para reconstrução da região óssea destruída. Assim decidido, definiu-se a execução dessa formulação pelo emprego da placa de mordida e de elástico ortodôntico, semelhantemente aos casos anteriormente descritos (Figura 7.7 (3)). Calculou-se como 4 mm a extensão mínima necessária de movimento, considerando-se que 2 mm é a profundidade de exploração de sulcos normais e que a sonda chega a penetrar até mesmo no tecido conjuntivo em áreas de bolsas periodontais, envolvendo, pois, cerca de 1 mm mais de estruturas biológicas saudáveis relacionadas às distâncias biológicas marginais. O movimento dental foi realizado na extensão de 1 mm em cada etapa, com intervalos estacionários de 10 a 12 dias, perfazendo o movimento total em cerca de 42 dias, conforme controle radiográfico (Figura 7.7 (4)), sendo então o dente unido aos vizinhos com fio de aço e resina acrílica sob a forma de amarrilho. A contenção foi mantida por 4 meses, após o que o paciente foi submetido à correção periodontal cirúrgica para eliminação de características tissulares indesejáveis e harmonização da topografia óssea marginal, resultantes do movimento ortodôntico em si. Durante esse ato e após o debridamento do tecido mole, pôde-se observar que, a despeito da neoformação óssea haver preenchido o defeito ósseo mesial, havia várias perfurações endodônticas, das quais a mesial encontrava-se ainda no mesmo nível da crista óssea (Figuras 7.7 (5) e (6)). Estabeleceu-se, então, um dilema, pois a raiz estava com comprimento delicado e não havia estrutura dental sadia na região mesial supra-óssea do dente 21, necessária para o restabelecimento das distâncias biológicas sagradas. Por outro lado, ao saber da perspectiva de perder o dente, a paciente foi acometida de verdadeiro pânico (ressalte-se que a paciente era aluna do último ano do curso de graduação da Faculdade de Odontologia de Bauru-USP), não admitindo essa possibilidade em hipótese nenhuma, em época na qual não se dispunha dos implantes osseointegrados. Por essa razão, e tendo em vista o julgamento clínico-radiográfico sugerindo a plausibilidade de que nova tração coronal limitada ainda seria compatível com a preservação de suporte periodontal, mesmo que dentro de limites críticos, optou-se por abortar o procedimento cirúrgico para realizar outra etapa de movimento coronal do dente 21. Por isso, os retalhos foram suturados de modo a fechar o campo cirúrgico (Figuras 7.7 (7) e (8)). Cerca de 1 mês depois, iniciou-se o tracionamento ortodôntico coronal desse dente, usando a mesma metodologia e aparatologia anterior para perfazer a extensão adicional de 2 mm de deslocamento dental coronal. A duração total desta etapa foi de 16 dias, sendo novamente o dente unido aos vizinhos (Figuras 7.7 (9) e (10)). Saliente-se, entretanto, que o dente 21 foi preparado proteticamente para receber coroa total provisória em resina acrílica, de modo que a contenção com os vizinhos foi agora feita a expensas de aplicação de resina fotopolimerizável apenas. Decorridos outros 4 meses, novamente a área foi operada, tendo-se observado nesse momento que as características relacionadas com o tecido ósseo e o dente permitiam correções cirúrgicas capazes de a viabilizarem com o comportamento homeostático tanto do periodonto de proteção quanto do de sustentação. Principalmente com cinzéis, produziu-se a osteotomia e/ou osteoplastia, dando características morfológicas e dimensionais aos dentes e ao tecido ósseo, compatíveis com a reconstrução de sulco gengival saudável.

Saliente-se que nessa, como em outras cirurgias do gênero e condições aqui presentes, não houve necessidade do uso de brocas para osteotomia, sendo suficiente apenas o uso de cinzéis. O retalho dividido vestibular e o primário palatino da gengivectomia interna foram suturados de maneira a recobrir cerca de 0,5 mm da raiz do dente 21 coronalmente à crista óssea (Figuras 7.7 (11), (12) e (13)). Mencione-se que, excepcionalmente nesse caso, a paciente não foi controlada rigorosamente no pós-operatório, pois, por razões particulares e óbvias de formatura, houve evasão da paciente. Todavia, conforme informações posteriores, foi feita a reconstrução protética do dente em questão cerca de 8 a 10 meses após a realização dessa última etapa cirúrgica corretiva, sendo a paciente examinada depois de 6 anos.

Ao término da primeira programação do movimento de tração, clinicamente se observou migração coronal da margem gengival e eliminação da bolsa periodontal na região mesial do 12. Esse resultado foi confirmado radiograficamente após 4 meses de contenção pelo desaparecimento da imagem do defeito ósseo, o mesmo sucedendo à exposição do campo cirúrgico (Figuras 7.7 (2), (4) e (6)). Na região proximal distal do 21, o movimento foi acompanhado também por aposição óssea, distinguível quando se comparam atentamente as imagens radiográficas apresentadas em (2) e (4). Nesse momento, pôde-se constatar que a perfuração endodôntica na região mesial do 21 encontrava-se ao nível da crista óssea neoformada, razão pela qual os retalhos foram suturados para abortamento do procedimento. Após 4 meses de contenção da nova etapa de tração, voltou-se a observar movimentação coronal da margem gengival, cujo tecido manifestou características clínicas bastante satisfatórias, embora estivesse desnivelado (Figuras 7.7 (9) e (10)). O campo cirúrgico novamente exposto revelou a posição supraóssea da perfuração endodôntica mesial, agora compatível com a reconstrução da curva óssea marginal parabólica e das distâncias biológicas sagradas do periodonto marginal (Figuras 7.7 (11) e (12)). Depois dessas correções, os retalhos foram suturados na altura da crista óssea, visando à reconstituição das distâncias biológicas essencialmente a expensas do padrão constitucional da paciente (Figura 7.7 (13)). Dois meses depois da cirurgia, pôde-se detectar ainda sulco gengival clínico extremamente raso, em torno de 0,5 mm, razão pela qual não foi dado alta ao paciente (Figuras 7.7 (14) e (15)). Seis anos depois, a constatação clínica e radiográfica revelou características de normalidade para as estruturas periodontais de proteção e de sustentação, estando a margem gengival nitidamente coronal em relação ao nível apresentado aos 2 meses pós-cirurgia periodontal (Figuras 7.7 (16), (17) e (18)). Este resultado parece ser evidência de que o nível e a arquitetura que se dá cirurgicamente à crista óssea marginal por osteotomia bem controlada é preservado, não afetando significativamente qualquer perda óssea por remodelamento subsequente.

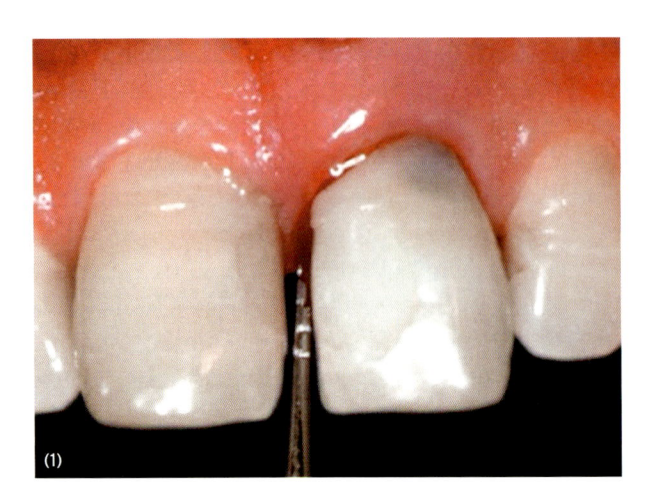

FIGURA 7.7. (1) Apresentação inicial de caso de comprometimento das distâncias biológicas com formação de bolsa periodontal na região vestibular do dente 21, que ilustra a exploração clínica com sonda periodontal definindo 7 mm de profundidade, com ocorrência de sangramento gengival, o que caracteriza a presença de bolsa periodontal.

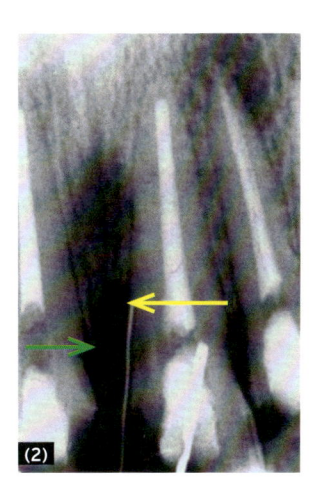

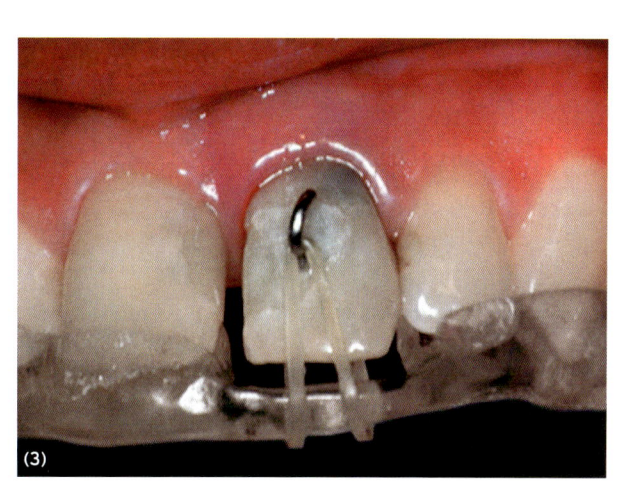

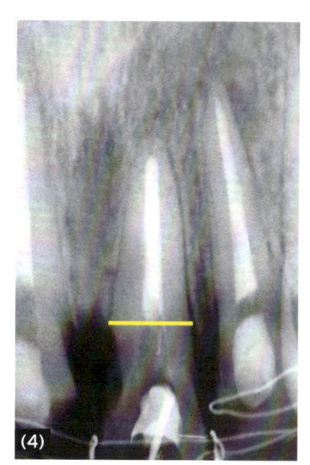

FIGURA 7.7. (2) Imagem radiográfica da região do 21 com o uso de um fio de aço para ilustrar que a penetração de um explorador na bolsa tem a sua extremidade (seta amarela) situada em nível apical em relação à porção mais coronal da crista óssea da área (seta verde), caracterizando a presença de bolsa infraóssea. **(3)** Ilustração da aparatologia empregada para tração coronal do 21 com placa de mordida e elástico ortodôntico. Observe que o sistema de retenção do elástico no dente foi idealizado com fio de aço de 0,8 mm de espessura, trespassando restauração de resina de vestibular a palatino e tendo suas extremidades dobradas em forma de gancho para apical. Esse sistema foi realizado considerando que o dente receberia a reconstrução por meio de coroa metalocerâmica. Veja, também, que a extensão da resina da placa de mordida não ultrapassa a zona equatorial dos dentes. **(4)** Na imagem radiográfica de 4 meses de contenção do 21, nitidamente se pode observar que a neoformação óssea na área do defeito ósseo periodontal e na crista óssea distal acompanhou o movimento dental de forma correspondente, que resultou em eliminação da bolsa periodontal, porém, acarretou alteração no contorno arquitetural da crista óssea, que se tornou mais coronal na região distal do dente. Para maior facilidade de interpretação dos dados, a seta amarela ilustra o fundo da bolsa em si e a correlação de nível com a crista óssea distal, enquanto a seta verde identifica a porção mais coronal remanescente da crista óssea na região do defeito ósseo periodontal e o segmento de reta amarelo horizontal mostra que a crista óssea distal ultrapassou o nível da crista óssea mesial remanescente, encontrando-se coronalmente com esta e, desse modo, indicando que houve aposição óssea em toda volta do 21.

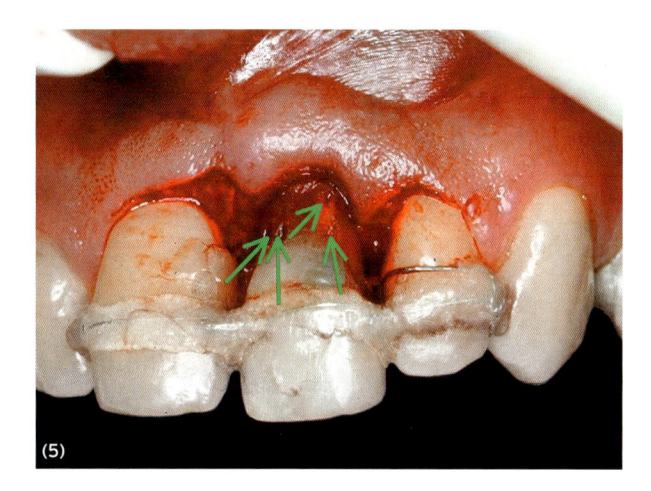

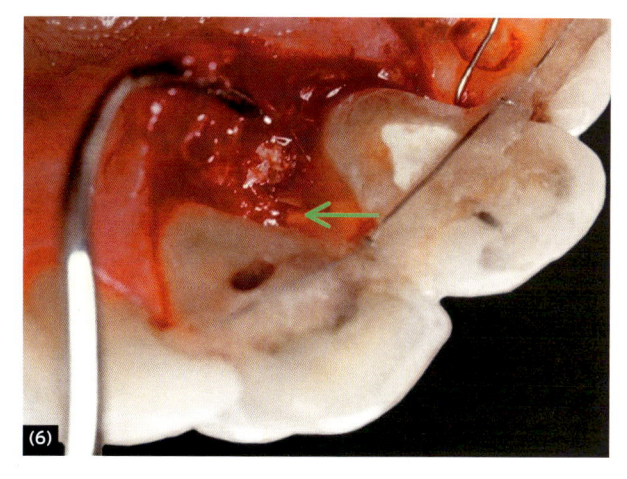

FIGURA 7.7. (5) e **(6)** Desenho do acesso cirúrgico vestibular e palatino usando retalho minimamente invasivo delineado por retalho dividido vestibular e gengivectomia interna palatina. As setas indicam cinco pontos de trepanação endodôntica durante procedimentos de clareamento dental, dos quais aquele por palatino encontra-se situado ao nível da crista óssea, excluindo a possibilidade de reconstituição das distâncias biológicas sagradas do periodonto marginal.

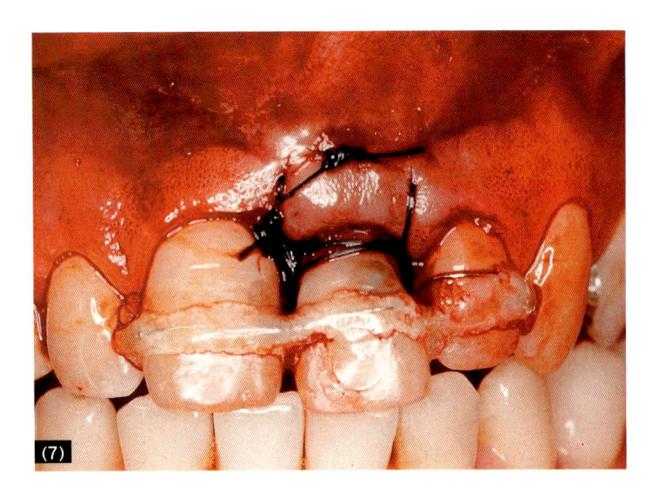

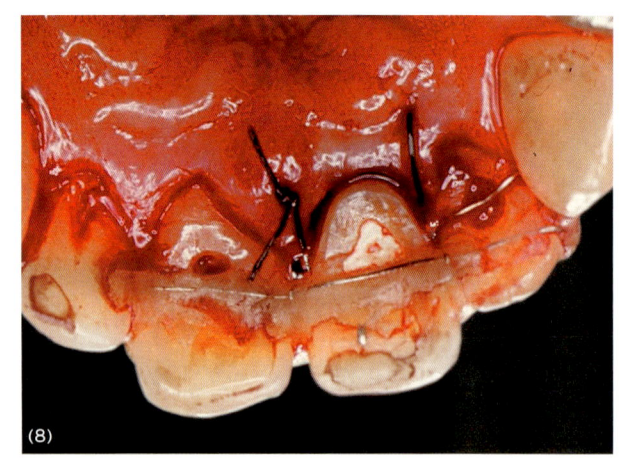

FIGURA 7.7. (7) e (8) Vista vestibular e palatina do posicionamento do retalho suturado apicalmente por vestibular e nivelado à margem gengival dos vizinhos por palatino em função da incisão de gengivectomia interna, que é delineada de conformidade com esse princípio. Como nova tração coronal foi programada, espera-se novo crescimento coronal da margem gengival.

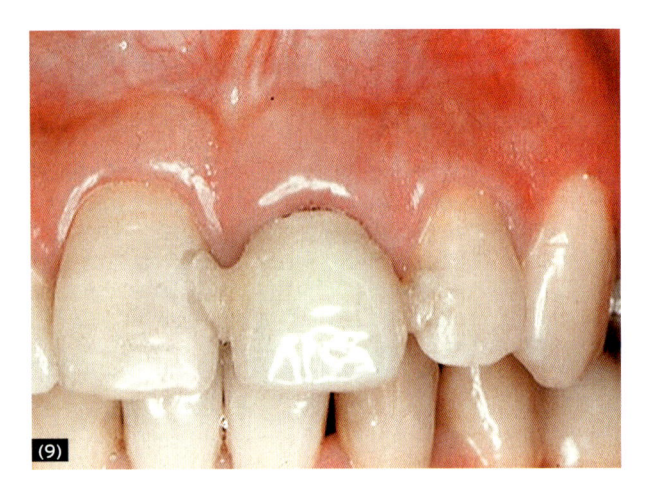

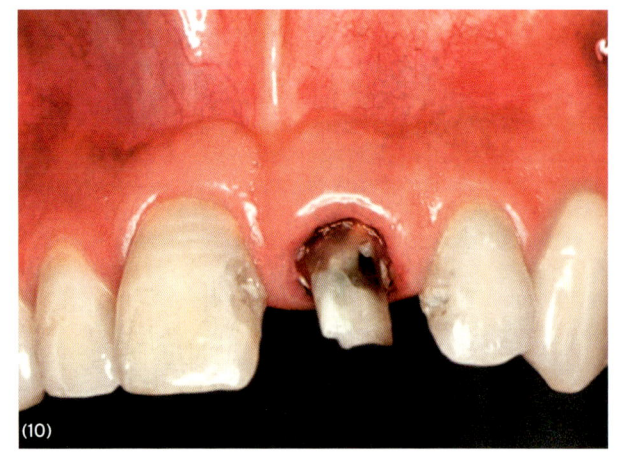

FIGURA 7.7. (9) e (10) Vistas clínicas com e sem coroa provisória no 21, confeccionada com a finalidade de propiciar melhores condições para a tração coronal, que foi realizada seguindo a mesma metodologia de tração coronal lenta. Observe o crescimento coronal da margem gengival, indicativo de que processos aposicionais continuam ocorrendo em função do novo movimento do 21. Veja, ainda, a estabilidade posicional da junção mucogengival, resultando em aumento da gengiva ceratinizada.

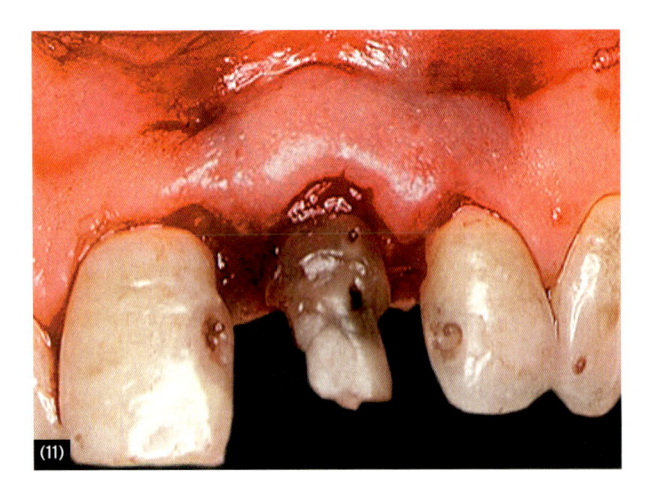

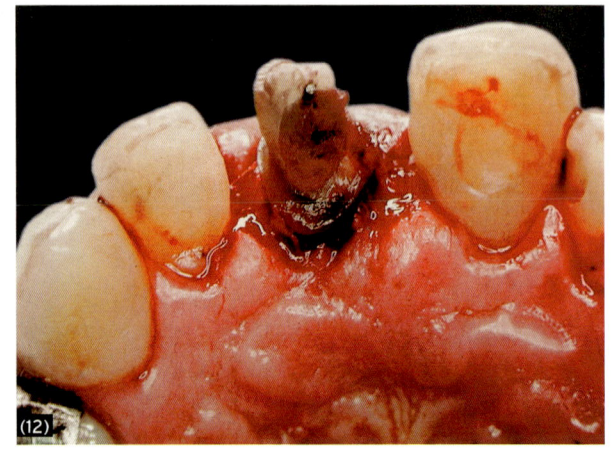

FIGURA 7.7. (11) e (12) Apresentação de características da cirurgia periodontal para correção da arquitetura indesejável gengival e óssea gerada pelo movimento ortodôntico, realizando a incisão marginal dos retalhos em forma festoneada e provendo a curva óssea parabólica marginal.

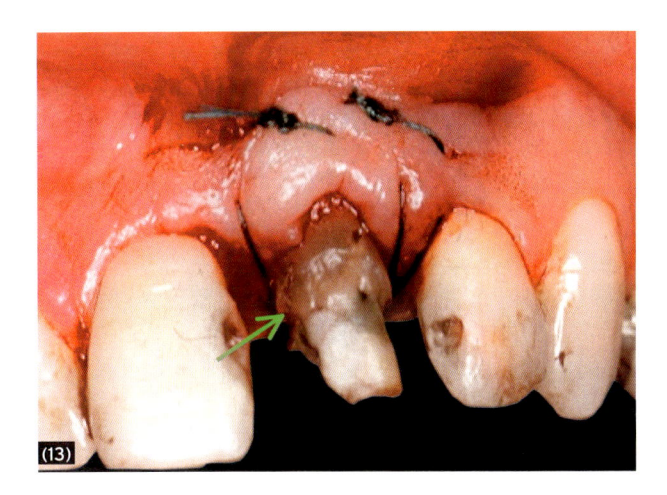

FIGURA 7.7. (13) Vista clínica após a sutura dos retalhos, salientando-se o posicionamento apical do retalho e mostrando que as perfurações mais apicais encontram-se, agora, coronalmente ao retalho, com ênfase à perfuração mesial, identificada pela seta verde. Memorize a posição das margens dos retalhos para compará-la com o resultado final.

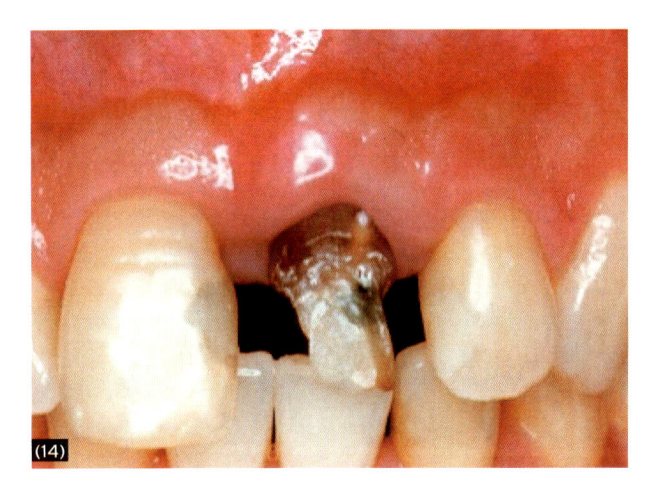

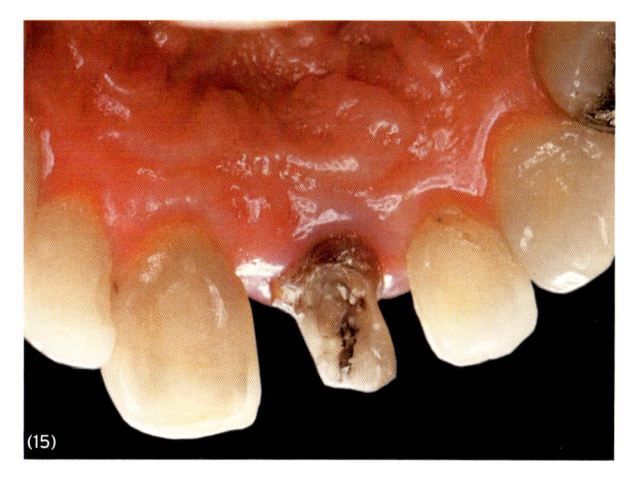

FIGURA 7.7. (14) e **(15)** Identificação clínica vestibular e palatina da cicatrização dos tecidos no pós-operatório de 2 meses. Apesar de não ter ocorrido a cura total da ferida cirúrgica, já se pode observar o delineamento do contorno normal da margem gengival, certamente influenciado pela arquitetura topográfica marginal dada à crista óssea pela osteotomia. Veja que algum crescimento coronal da margem gengival já se processou, quando se compara o nível gengival marginal da imagem em **(14)** com aquele após a sutura dos retalhos em **(13)**.

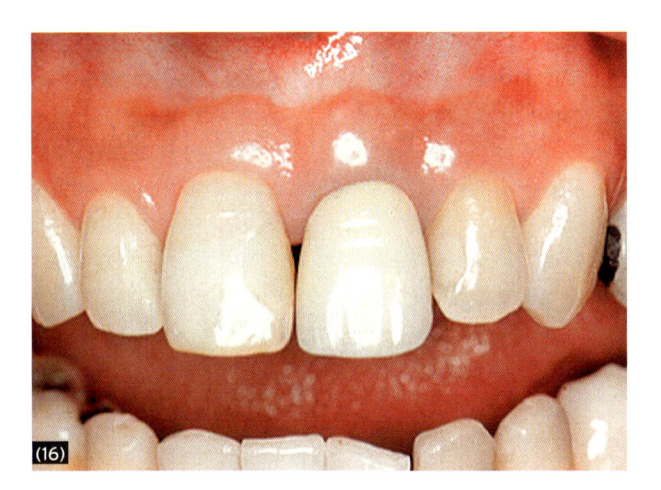

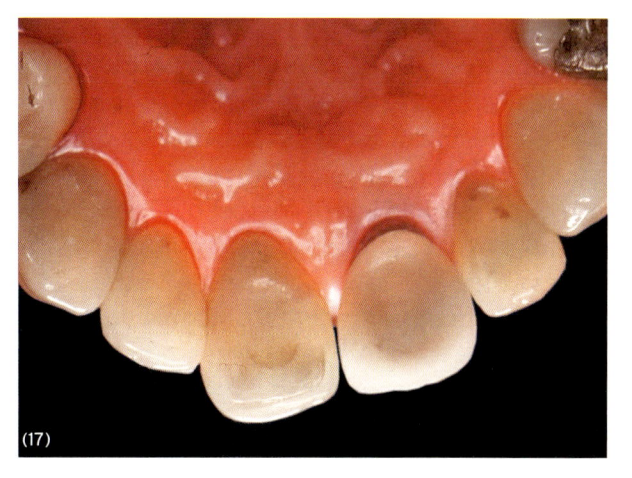

FIGURA 7.7. (16) e **(17)** Resultado final por vestibular e palatino documentado após 6 anos de completado o tratamento, tendo sido a coroa feita por outro profissional. Observe como o nível da margem gengival continuou crescendo em direção coronal, indicando que a cicatrização não havia se completado no período anterior, sendo sugestivo de que esse resultado somente se estabiliza após a reconstituição das distâncias biológicas do periodonto marginal em conformidade com o padrão genético e constitucional do paciente. Observe as características clínicas indicativas de saúde gengival, com ausência de sangramento gengival espontâneo ou provocado, o que seguramente se relacionou ao restabelecimento de sulco gengival raso ao redor de todo o dente.

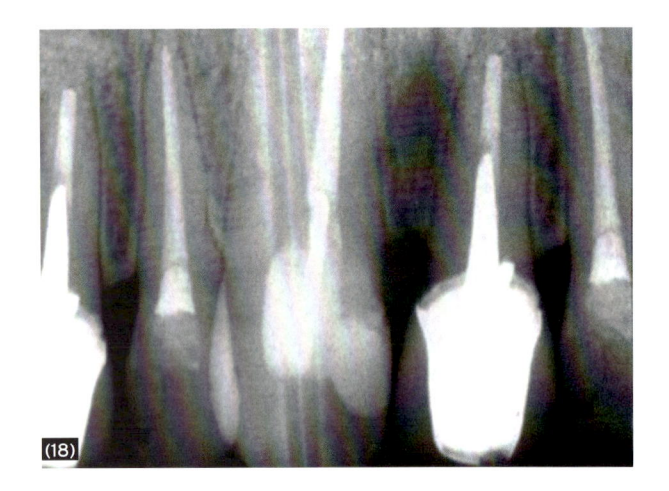

FIGURA 7.7. (18) Comprovação radiográfica da resolução do quadro com bolsa periodontal na região mesial do 21, mostrando características de normalidade relativas ao nível das cristas ósseas proximais, densidade do esponjoso perialveolar, integridade e espessura da lâmina dura e largura do ligamento periodontal, compatível com a relação coroa clínica/raiz clínica remanescente da tração coronal e osteotomia. O estabelecimento e a preservação dessas características indicam claramente que os princípios periodontais empregados, relativos ao comportamento homeostático do periodonto de proteção em resposta à agressão bacteriana e ao término cervical dos preparos e do periodonto de sustentação em resposta à distribuição das forças oclusais estão dentro de padrões biológicos perfeitamente aceitáveis e compatíveis com o provimento e a perpetuação das condições clínicas que criam e preservam a saúde periodontal.

Caso clínico 25 (Figura 7.8)

Descrição: o paciente procurou atendimento profissional para colocação de prótese parcial fixa em substituição aos dentes 12, 21 e 22, que estavam ausentes e haviam sido reconstruídos por meio de prótese parcial removível. O exame clínico-radiográfico mostrou perfeita viabilidade da reconstrução por prótese parcial fixa, usando como pilares os dentes 13, 11 e 23, pois a presença do 11 evita a formação de braço de alavanca com efeito rotacional de extremo livre devido à reconstrução normalmente em segmento curvilíneo no arco dental anterior. Deparou-se, todavia, com envolvimento por bolsa periodontal de 5 mm de profundidade comprometendo as distâncias biológicas na região vestibular do dente 11, o que complicou a abordagem terapêutica (Figuras 7.8 (1), (2) e (3)). De um lado, por implicações óbvias de preservação dos resultados, não pareceu aconselhável a reconstrução protética em áreas de bolsas periodontais e, de outro, a eliminação pura e simples da bolsa por cirurgia periodontal pré-protética implicaria em aumento mínimo de 3 mm na altura da coroa dental clinicamente visível, o que traria sérios inconvenientes à estética do paciente. Nessas condições, a solução encontrada foi a tração coronal lenta do dente 11, visando a harmonizar a eliminação da bolsa, a reconstrução protética e a estética do paciente. Assim definido, programou-se e deu-se andamento à tração usando a metodologia com placa de mordida, a qual também recobriu os pônticos provisórios unidos às coroas provisórias dos dentes pilares, de modo que durante o movimento dental pôde-se evitar o efeito de torque gerado pelo pôntico em extremo livre (Figura 7.8 (4)). O dente 11 foi tracionado coronalmente numa extensão de 4 mm, divididos em quatro etapas de 1 mm de movimentação cada, intercalados por períodos de repouso variáveis de 12 a 20 dias, em virtude da disponibilidade do paciente. O movimento total teve duração de 57 dias, quando os dentes foram esplintados por meio da própria prótese parcial fixa provisória (Figuras 7.8 (5) e (6)). Passados 4 meses (Figuras 7.8 (6) e (7)), apesar de se tratar de dente isolado e não se ter mais bolsa periodontal clinicamente detectável na superfície vestibular dele, julgou-se necessária a correção cirúrgica, mormente para correção das características morfológicas arquiteturais das demais áreas do dente 21 e também para eventuais correções da curva óssea parabólica e da espessura da crista óssea radicular e interproximal compatíveis com a formação de sulco gengival raso e de preenchimento de requisitos protéticos de reconstrução da coroa. Os retalhos vestibular e palatino, executados conforme os princípios dos casos anteriores, foram suturados recobrindo cerca de 3 mm da superfície dental exposta (Figuras 7.8 (8), (9), (10) e (11)). Embora a reformação do sulco gengival tenha se estabelecido já com 60 dias (Figuras 7.8 (12) e (13)), o caso somente foi submetido à reconstrução protética a partir dos 4 meses, pois o paciente esteve ausente nesse período (Figuras 7.8 (14), (15), (16), (17) e (18)). A consolidação do sulco gengival foi creditada após

60 dias porque, a partir dessa época, houve repetição das medidas de exploração clínica da profundidade desse sulco.

Na apresentação do caso, observou-se bolsa supraóssea vestibular de 5 mm de profundidade no 11, para cuja região foi indicada a reconstrução protética dos dentes 12, 21 e 22. Após movimento coronal de 4 mm, evidenciou-se redução da profundidade da bolsa para aproximadamente 3 mm, porém, com algum grau de movimentação coronal da margem gengival do 11, resultando na exposição supragengival de 2 mm de fração dental inicialmente subgengival. Nesse momento, radiograficamente foi possível detectar alargamento nítido do espaço do ligamento periodontal, chegando a simular lesão apical de origem endodôntica (Figura 7.8 (6)). Clinicamente, constatou-se mobilidade grau 2 no 11. Após 4 meses de contenção, essa mobilidade voltou aos níveis normais, e a margem gengival mostrou-se fibrótica, com coloração rosa-pálido e sem sangramento à exploração. A profundidade da bolsa manteve a sua redução (Figura 7.8 (7)). A análise radiográfica exibiu padrão normal das várias características relacionadas ao periodonto de sustentação e foi sugestiva de neoformação óssea cristal junto ao 11, formando como que duas projeções ósseas coronais e estabelecendo, assim, ângulo maior que 90° entre a superfície dental e o plano que passa pela crista óssea (Figura 7.8 (8)). À exposição cirúrgica do campo, comprovaram-se os eventos mencionados radiograficamente, procedendo-se então à obtenção da curva parabólica óssea marginal em nível compatível com a reconstrução protética do paciente. A sutura fixou os retalhos cobrindo cerca de 3 mm da superfície radicular exposta (Figuras 7.8 (9), (10), (11) e (12)). A consolidação da profundidade de exploração do sulco gengival manifestou-se após 2 meses (Figura 7.8 (13)), pois se tornou repetitiva a partir desse momento, uma vez que continuou presente após 4 meses, quando o dente foi repreparado proteticamente a 0,5 mm em nível intrassulcular. Um ano depois da colocação da prótese definitiva, o exame clínico e radiográfico evidenciou, nitidamente, a preservação dos resultados alcançados, com a expressão das características de normalidade do periodonto em geral (Figuras 7.8 (14), (15), (16), (17) e (18)).

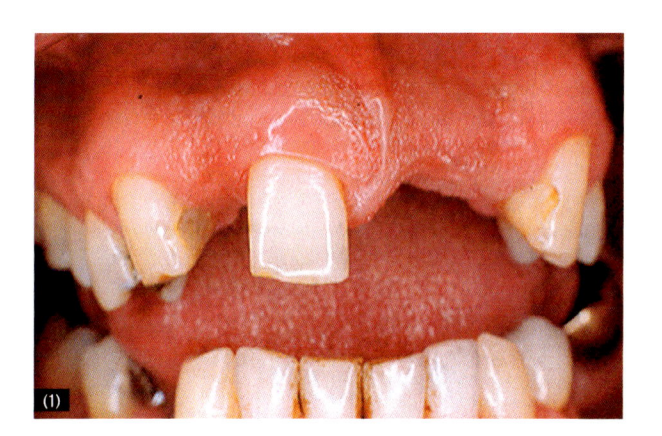

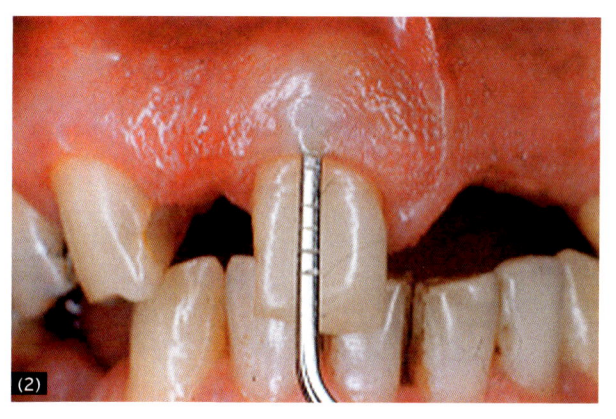

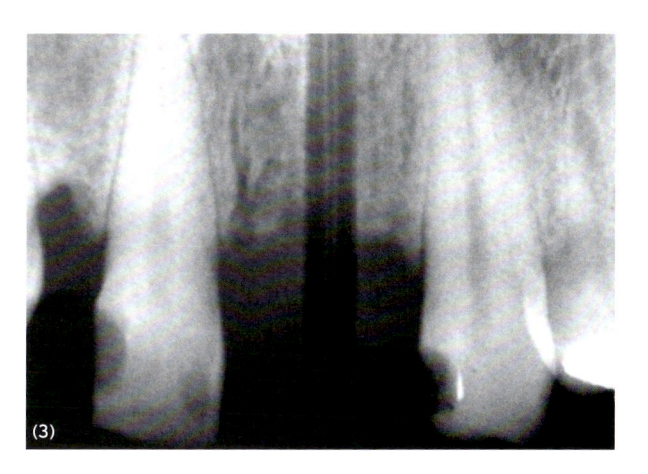

FIGURA 7.8. (1), (2) e **(3)** Características clínicas e radiográficas da região anterossuperior de paciente requerendo reconstrução por prótese parcial fixa dentossuportada para reposição dos dentes 12, 21 e 22, sendo relevante o comprometimento das distâncias biológicas do 11 por envolvimento periodontal de formação de bolsa supraóssea na vestibular desse dente. Observe a cor, o aspecto e a textura da gengiva do dente 11, sugestiva de inflamação gengival **(1)**, com profundidade de exploração do sulco gengival da ordem de 5 mm **(2)** e ausência visível de sinais radiográficos sugestivos de perda óssea vertical **(3)**, caracterizando uma bolsa periodontal supraóssea.

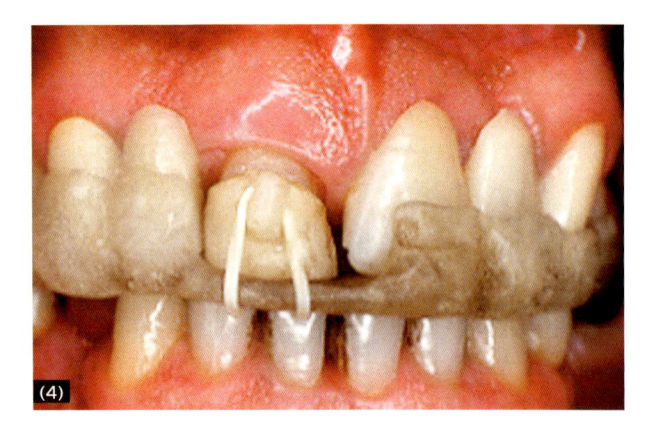

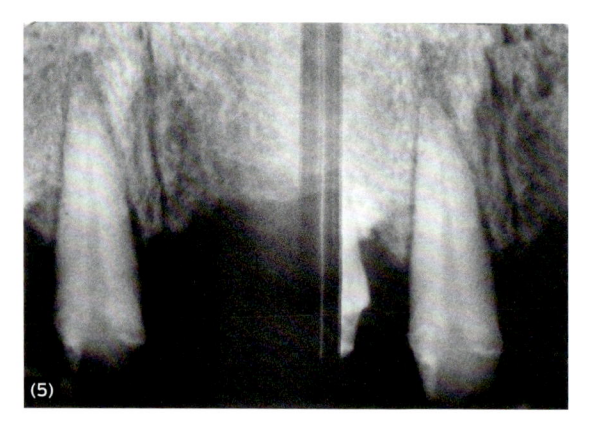

FIGURA 7.8. (4) e **(5)** Vista vestibular ao término do movimento de tração, ilustrando não só que a margem gengival acompanhou parcialmente o movimento, com redução proporcional na profundidade de exploração do sulco, como também que parte da fração subgengival do dente foi posicionada para fora do ambiente intrassulcular **(4)**. A imagem radiográfica nesse período **(5)** evidencia alargamento do espaço do ligamento periodontal, mesmo porque a raiz é cônica, o que por si só gera o alargamento gradual desse espaço com a tração do dente, sendo compatível com a mobilidade clínica grau 2. Observe, nesta imagem radiográfica, a simulação de lesão apical de origem endodôntica (na realidade não existente) e a falta de integridade da lâmina dura em toda a volta do alvéolo. A placa de mordida e as coroas provisórias tornaram-se pigmentadas.

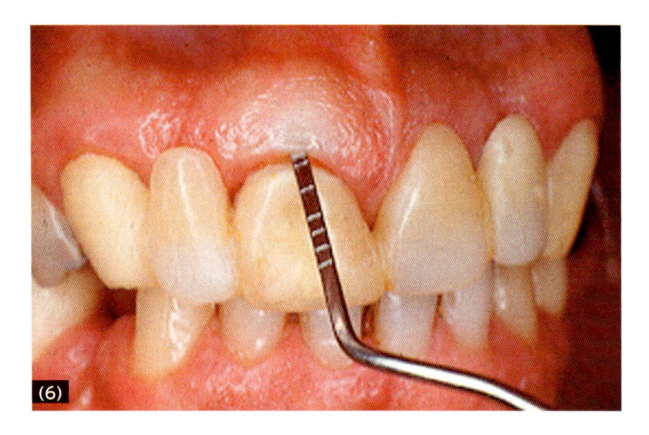

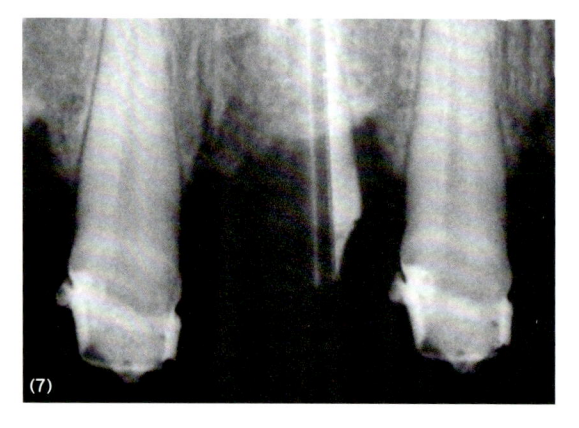

FIGURA 7.8. (6) Vista clínica após 4 meses de contenção, podendo-se observar a maturação clínica do tecido gengival com aparência mais fibrótica e de maior espessura, além de redução na profundidade de exploração do sulco para praticamente 3 mm. Para a contenção, a prótese parcial fixa foi restabelecida por união entre os seus elementos. **(7)** Caracterização radiográfica ao término da contenção, mostrando a recomposição da integridade e a espessura da lâmina dura e do espaço do ligamento periodontal, com evidência clara de aposição óssea nas cristas mesial e distal do 11, como indicado pela comparação com as características correspondentes vistas em **(5)**, incluindo a análise da angulação formada entre a crista óssea e a superfície dental, obtusa em **(7)** e em ângulo reto em **(5)**, principalmente a mesial, além do fato de aparentemente ter diminuído a distância da crista óssea ao preparo na imagem **(7)**.

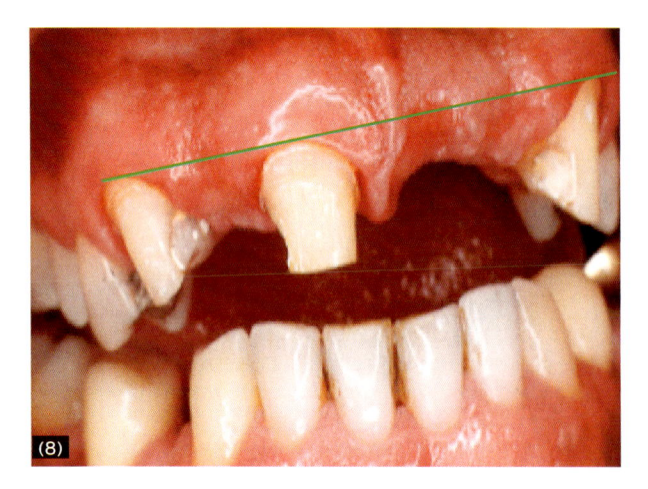

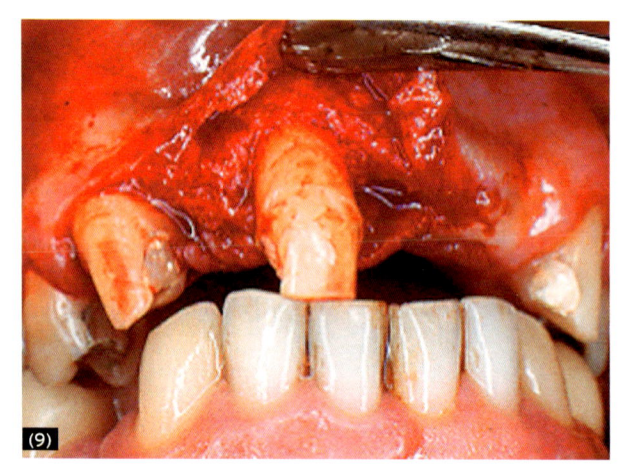

FIGURA 7.8. (8) Vista clínica vestibular imediatamente antes de iniciar a cirurgia periodontal corretiva, com ênfase ao segmento de reta que passa pelas margens gengivais dos caninos de ambos os lados, de modo que se pode destacar o nível da margem gengival do 11 em relação a esse segmento de reta, fator este de relevância para a reconstrução estética da prótese. **(9)** Vista clínica do campo cirúrgico após a harmonização da curva óssea marginal parabólica por osteotomia. Observe que a altura das cristas ósseas proximais foi mantida.

Princípios da tração coronal lenta | capítulo 7

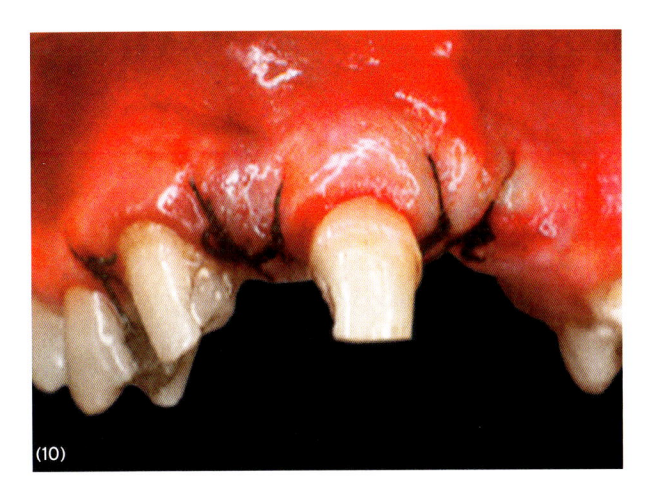

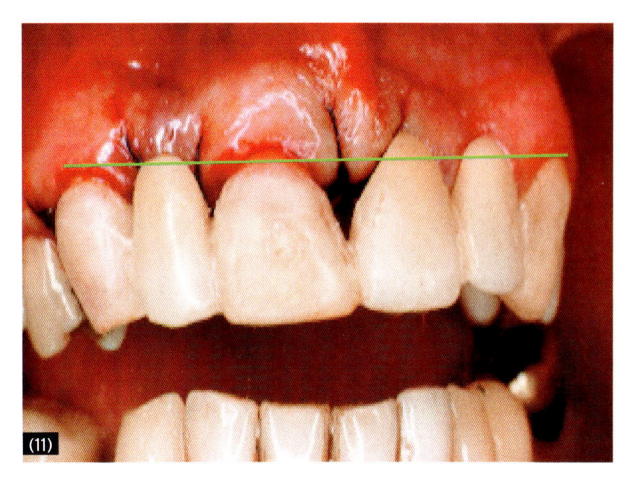

FIGURA 7.8. (10) Ilustração do posicionamento apical do retalho pela sutura, que foi do tipo colchoeira vertical, para permitir a fixação apical do retalho e, ao mesmo tempo, manter suas margens firmes contra o leito. **(11)** Visualização vestibular da região anterossuperior após a colocação da prótese parcial fixa provisória, para que se tenha melhor visão da distribuição provável dos dentes após a cicatrização dos tecidos. Observe, pelo segmento de reta que passa pelos caninos, como não houve aumento exagerado do comprimento da coroa do 11, enquanto os comprimentos dos incisivos laterais devem ser reduzidos para que se possa ganhar melhor efeito estético no trabalho final.

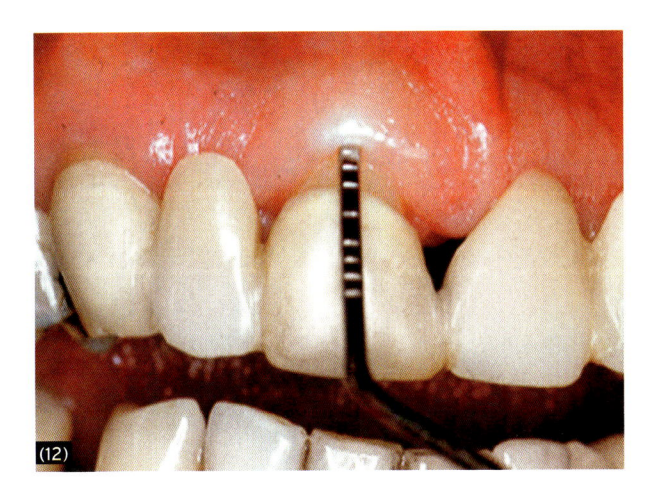

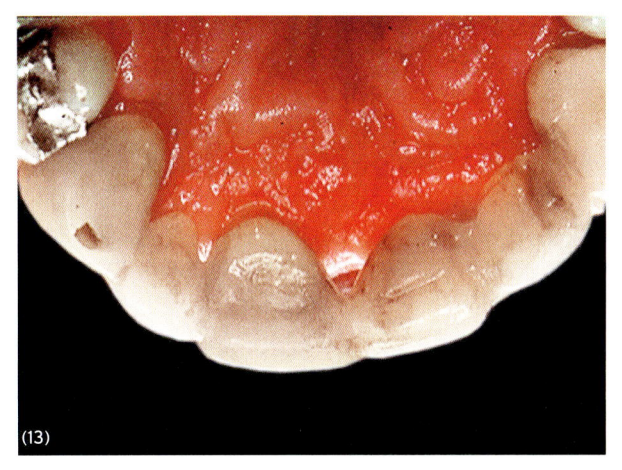

FIGURA 7.8. (12) e (13) Vista vestibular e palatina após 2 meses de cicatrização dos tecidos, mostrando a reprodução da curva parabólica marginal do tecido gengival compatível com a curva óssea processada por osteotomia, tanto por vestibular como por palatino. Observe, em **(12)**, que a profundidade de exploração do sulco gengival é da ordem de 1 mm.

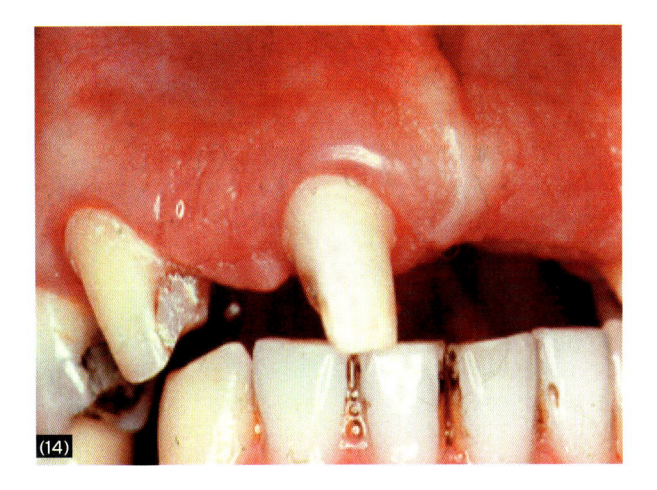

FIGURA 7.8. (14) Vista clínica após o repreparo da coroa do 11, estendendo o término cervical do preparo para cerca de 0,5 mm na área intrassulcular. Observe que o tecido gengival marginal do 11 não apresenta nenhuma evidência de agressão à sua saúde por essa localização do término do preparo e/ou da margem cervical da coroa.

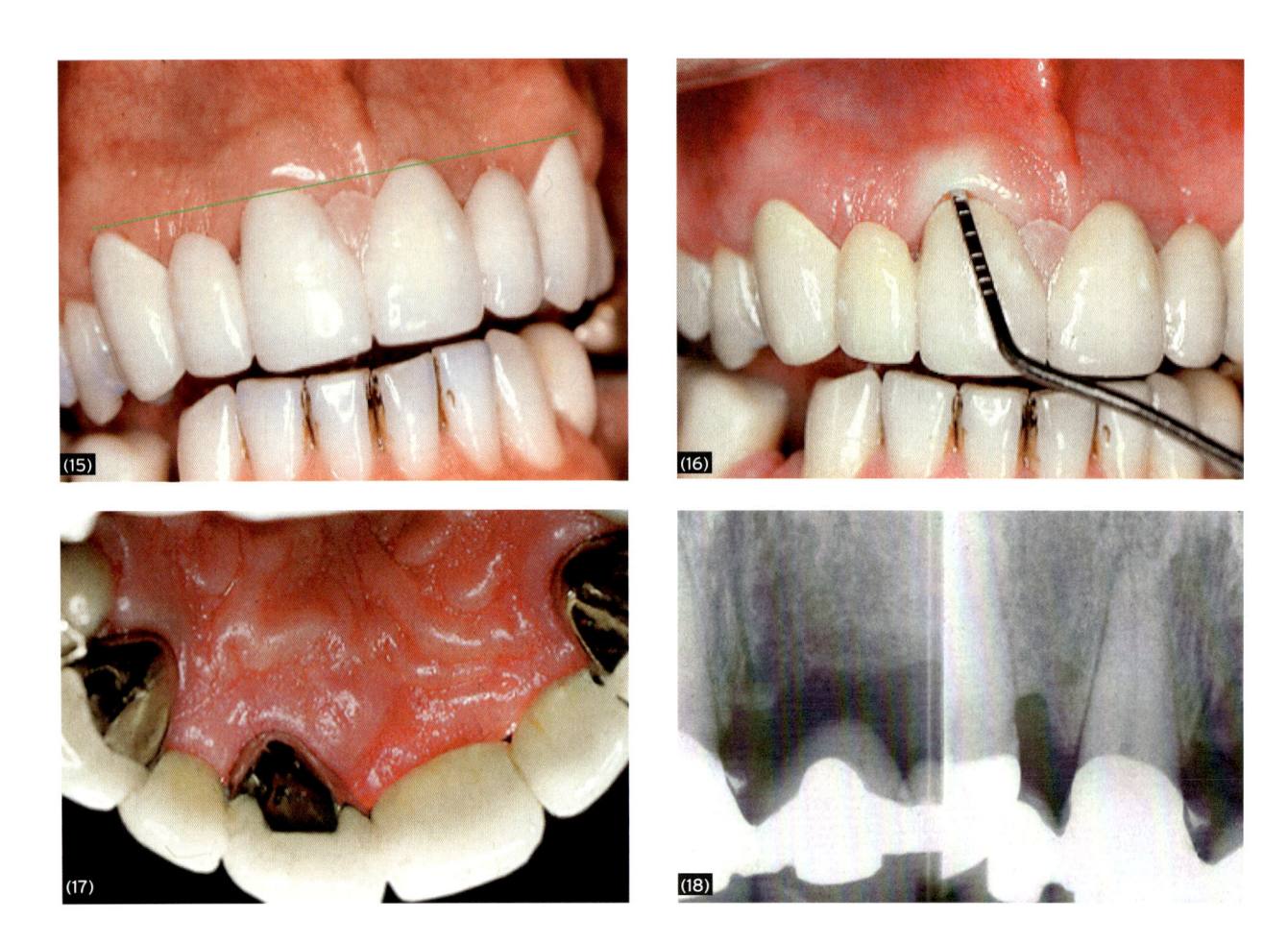

FIGURA 7.8. (15), (16), (17) e (18) Caracterização clínica do caso após a instalação da prótese parcial fixa dentossuportada definitiva, ilustrando a distribuição harmônica do comprimento das coroas **(15)**, a profundidade normal, permanente e estável do sulco gengival **(16)**, a localização intrassulcular dos preparos por palatino **(17)** e a comprovação radiográfica da estabilidade dos resultados da osteotomia pela preservação da integridade das cristas ósseas **(18)**. Chame-se, também, a atenção em **(18)** para o fato de que não houve qualquer prejuízo à vitalidade do dente devido ao movimento de tração coronal.

Caso clínico 26 (Figura 7.9)

Descrição: o paciente foi encaminhado à clínica de Periodontia da Faculdade de Odontologia de Bauru por apresentar-se com reconstrução protética indesejável por meio de coroas individuais definitivas de resina acrílica nos dentes 12, 11, 21 e 22 (Figuras 7.9 (1) e (2)). O exame clínico evidenciou que, ademais dos problemas protéticos, a área apresentava inflamação gengival em decorrência de invasão das distâncias biológicas e de falta de reconstrução adequada das ameias gengivais que permitisse a acomodação biofisiológica da gengiva interproximal. Ressaltou, ainda, o fato de que o paciente já experimentara recessão de toda a margem gengival praticamente em todos os dentes mencionados, excluindo a possibilidade de correção cirúrgica imediata. Dentro dessas perspectivas, considerou-se a tração coronal lenta dos quatro incisivos como a única solução viável para estabelecer o equilíbrio entre as características biológicas dos tecidos e as biotecnológicas da reconstrução protética, de modo a gerar as condições suficientes para a expressão de saúde periodontal e plausibilidade de manutenção dos resultados ao longo do tempo. O total de 4 mm de tração para o dente 12 e 3 mm para os demais foi projetado como adequado para o caso, passando-se à sua realização de acordo com as normas dos casos tratados por placa de mordida (Figuras 7.9 (3) e (4)). Em cada etapa ativa de movimento, foi deixado vão livre de 0,5 mm disponível para os movimentos intercalares, seguidos por intervalos de repouso de 12 dias.

Sendo assim, a duração total do movimento foi de 67 dias para os dentes 11, 21 e 22 e 93 dias para o 12 (Figura 7.9 (5)). Isto posto, foram os dentes contidos entre si por meio de amarrilho com fio de aço e acrílico, e assim mantidos por 4 meses. O paciente foi, então, operado para reconstituição de morfologia tissular compatível. Porém, em função das concepções cirúrgicas da época, não houve preocupação com a reconstrução das ameias gengivais, ao mesmo tempo em que foi feito o posicionamento apical de retalho dividido por vestibular e de gengivectomia interna palatina, após osteotomia, de maneira a restabelecer o nível da margem gengival pré-tração coronal (Figura 7.9 (6)). Todavia, provavelmente devido à proximidade dos dentes, a cicatrização dos tecidos não resultou em características morfológicas teciduais adequadas[19] (Figuras 7.9 (7) e (8)), requerendo a realização de nova cirurgia periodontal para correção das ameias gengivais, conforme proposto por Passanezi e colaboradores.[35] Esse segundo procedimento cirúrgico foi realizado a expensas de abordagem por retalho de Widman modificado, uma vez que o objetivo precípuo foi tão somente o provimento de adequacidade para as ameias gengivais, por sua ampliação por meio de desgaste dental (Figuras 7.9 (9) e (10)). Não se visou à correção da arquitetura topográfica da crista óssea porque isso já fora realizado no primeiro procedimento cirúrgico. A ampliação das ameias gengivais foi completada por redução das superfícies dentais interproximais dos dentes 13 ao 23, executando-se o desgaste da superfície dental coronal ao nível ósseo com pontas diamantadas cônicas longas de 1 mm de diâmetro, seguido pelo alisamento com brocas *carbide* 12 lâminas de iguais características e diâmetro (Figuras 7.9 (11) e (12)). Para melhor aplainamento e alisamento, finalizou-se por raspagem das superfícies dentais com curetas, cujas pontas ativas trabalharam no sentido horizontal e não vertical como se faz rotineiramente, em função da formação de estrias horizontais produzidas pelos instrumentos rotatórios. Essa ampliação das ameias foi feita de maneira a também aumentar mais a palatina, com o que a maior proximidade entre os dentes ficou deslocada para vestibular, diminuindo a tendência de formação de área de *col*. Por outro lado, em áreas de extrema proximidade entre dentes com ou sem vitalidade, não se hesitou em realizar o desgaste das duas superfícies dentais contíguas de maneira divergente para oclusal. Em quaisquer casos, procurou-se não estabelecer a formação de degraus na superfície dental ao nível da crista óssea, embora a grande maioria de trabalhos de pesquisa histológica, inclusive os desta equipe, mostre que isso não representa óbice impreterível à reconstrução das distâncias biológicas sagradas do periodonto marginal. Ressalte-se, ainda, que as faces mesiais dos dentes 13 e 23 foram inclusive desgastadas na área correspondente às suas distâncias biológicas sagradas, a despeito de se tratarem de dentes hígidos com vitalidade pulpar e não estarem incluídos na reconstrução protética (Figuras 7.9 (13), (14) e (15)). Ato contínuo, procedeu-se à sutura dos retalhos vestibular e palatino entre si, de maneira a reproduzir os níveis pré-operatórios, ou seja, já prevendo o nível final da margem gengival após a cura da ferida cirúrgica (Figura 7.9 (16)). Decorridos 2 meses, foi o paciente liberado para a reconstrução protética, a qual se processou pela colocação de coroas de porcelana individualizadas respeitando os princípios das distâncias biológicas periodontais e de contorno conforme perfil de emergência, sem produzir pressão interna na vertente dental da gengiva sulcular (Figuras 7.9 (17), (18), (19) e (20)).

No pós-operatório imediato à tração, ficou evidenciada a migração coronal da margem gengival, com redução quase total na profundidade dos sulcos gengivais e aumento da zona de mucosa ceratinizada (Figura 7.9 (5)). Embora houvesse sido feito o tratamento da raiz, a melhora das características clínicas da gengiva foi substancial, apesar de haver pequeno sangramento à exploração em algumas poucas áreas. Após 4 meses de contenção, essas características firmaram-se mais ainda e a exposição cirúrgica do campo requereu osteotomia para reposicionar a margem óssea. Ressalte-se, todavia, que a programação pleiteada para o caso era a de não levar a margem do retalho tão para apical como originalmente se apresentava, além do que se pretendia corrigir as deficiências das ameias gengivais. A consequência desse fato foi cicatrização alterada, gerando características clínicas indesejáveis para a área periodontal marginal, inclusive com formação de área de *col* entre os próprios dentes anteriores (Figuras 7.9 (6), (7) e (8)). A correção desses resultados foi feita por nova cirurgia na qual se tratou de abrir as ameias gengivais por desgaste simultâneo dos dentes contíguos, deixando vão livre entre eles ao nível das distâncias biológicas de no mínimo 1 mm. Ao mesmo tempo, procurou-se ampliar as ameias vestibular e principalmente lingual, reduzir a largura vestibulolingual dos septos ósseos interproximais, formando ângulo entre a parede óssea vestibular e a crista óssea interproximal maior que 90° e a interface da superfície dental restauradora com a crista óssea radicular com ângulo também maior que 90°. A sutura dos retalhos foi feita com reposição das suas margens recobrindo cerca de 2 mm da superfície dental supraóssea, chegando à estabilização da profundidade de exploração do sulco gengival a partir de 60 dias. Dessa forma, os resultados dos períodos de 3 e 6 meses pós-operatórios revelaram que a contenção por 4 meses do dente que foi tracionado é suficiente para estabilizar as respostas aposicionais das estruturas, pois o comportamento cicatricial após a cirurgia periodontal seguiu padrões condizentes com aqueles observados em dentes não tracionados para o mesmo paciente. As papilas gengivais apresentaram-se preenchendo correta e harmonicamente as ameias gengivais, sem demonstrar tendência à formação de área de *col* (Figuras 7.9 (17), (18), (19) e (20)).

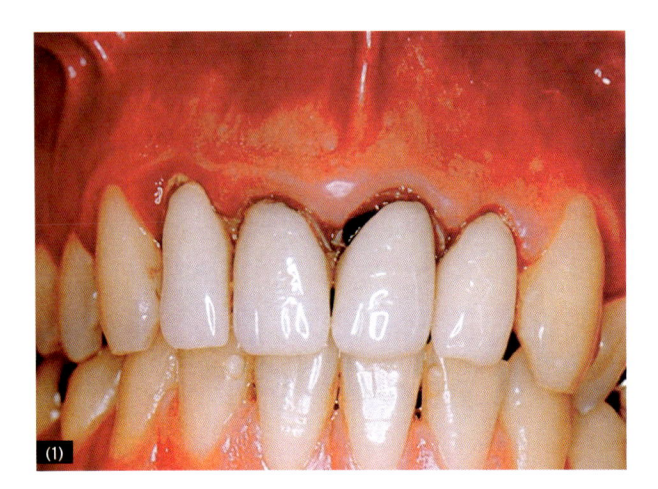

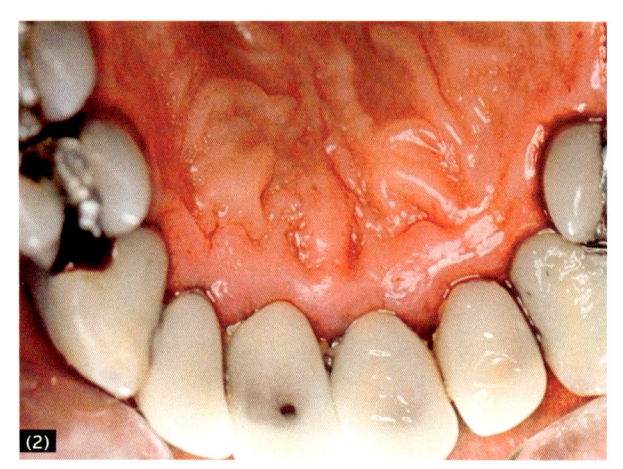

FIGURA 7.9. (1) e **(2)** Vista clínica inicial de caso em tratamento por clínico geral, que encaminhou o paciente para tratamento por não estar conseguindo resposta gengival favorável à terapia por controle de placa. Observe a inflamação gengival, com alteração de cor, forma, aspecto e retração gengival interproximal e na vestibular do 12. Observe a alteração nítida do contorno gengival e a perda do pontilhado em forma de casca de laranja, configurando perda do conteúdo de colágeno. A análise minuciosa chama a atenção para a proximidade das raízes dos dentes, sem deixar ameias gengivais adequadas para a formação das papilas gengivais. Os dentes estão com as coroas reconstruídas em resina acrílica.

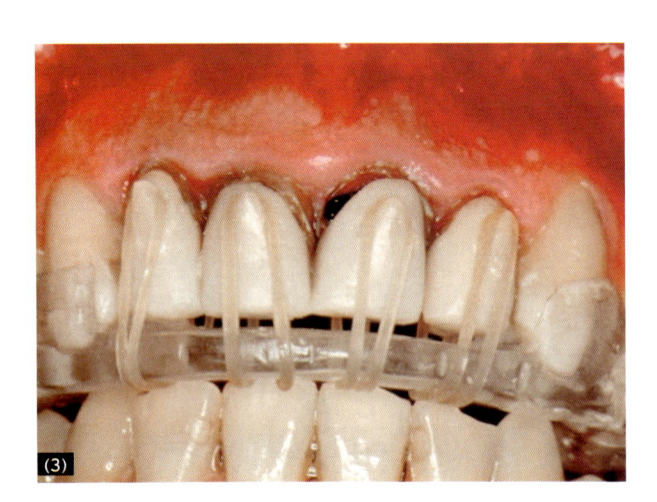

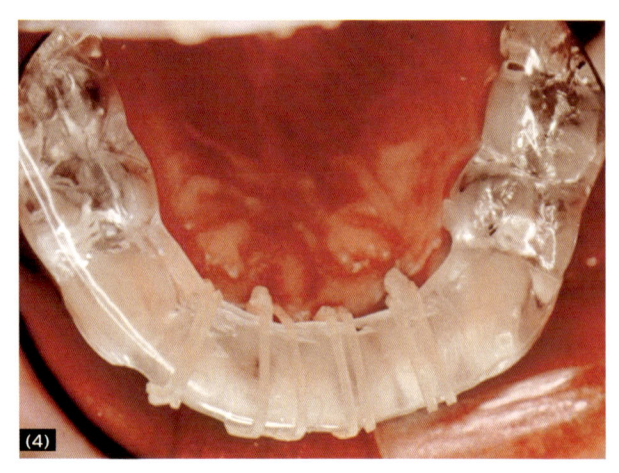

FIGURA 7.9. (3) e **(4)** Ilustração da metodologia empregada para a tração coronal dos incisivos superiores, usando placa de mordida e elásticos ortodônticos suportados por pinos de retenção fixados nas regiões vestibular e palatina mediana próximos à margem gengival e passando sobre a incisal da placa de mordida. Observe que os dentes são desgastados nas faces incisais, deixando o vão livre para o movimento de tração coronal. Em todos os demais dentes, a placa deve recobrir 1 a 3 mm da zona expulsiva das coroas e manter contato oclusal uniforme com os dentes, pois o paciente deve mastigar sobre a placa. Se os elásticos ortodônticos forem rompidos durante o uso, pode-se inserir sulcos vestibulolinguais na placa para acomodação dos elásticos.

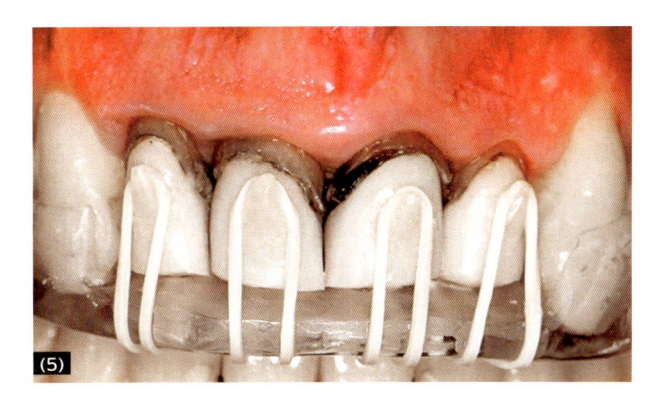

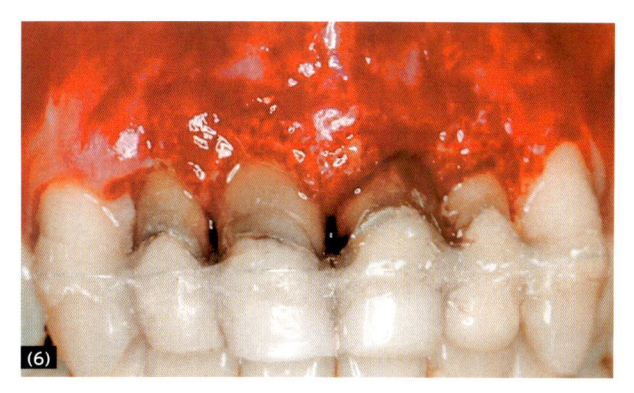

FIGURA 7.9. (5) Vista vestibular após a tração dos incisivos, evidenciando o deslocamento coronal da margem gengival, acompanhando o movimento dos dentes, que se encontram estabilizados contra a placa de mordida. Considere que o paciente já passou por todas as etapas necessárias para o movimento total programado para os dentes. Veja a melhora das condições gengivais processada pela exteriorização de parte das superfícies radiculares que se encontravam subgengivais. **(6)** Ilustração do posicionamento apical do retalho, visto no período de 10 dias pós-operatórios, estando os dentes esplintados com amarrilho com fio de aço e acrílico.

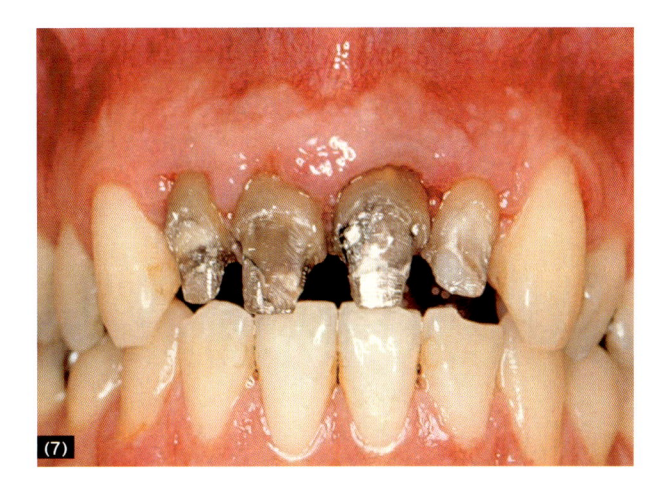

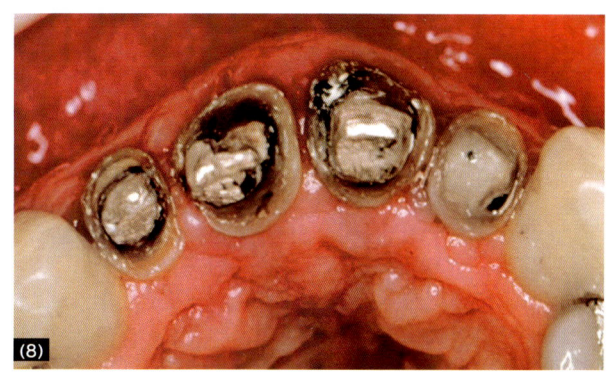

FIGURA 7.9. (7) e **(8)** Aspectos cicatriciais do tecido gengival em pós-operatório de 45 dias, destacando-se a resposta pobre do tecido gengival, cujas papilas gengivais apresentam, inclusive, conformação de *col*, devido principalmente à restrição da ameia gengival. Observe, uma vez mais, a proximidade entre as raízes dentais.

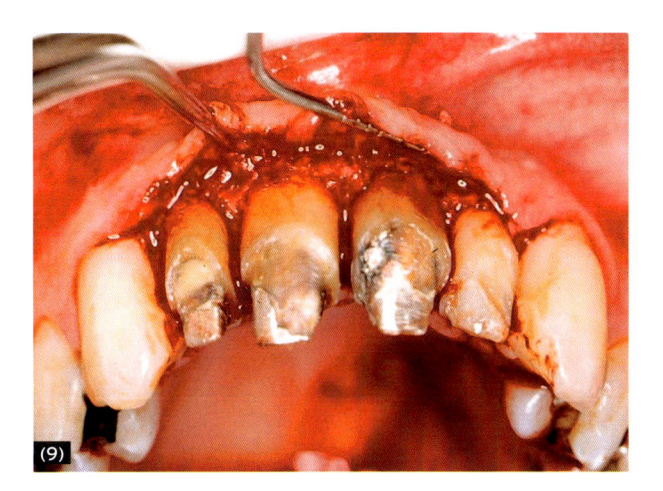

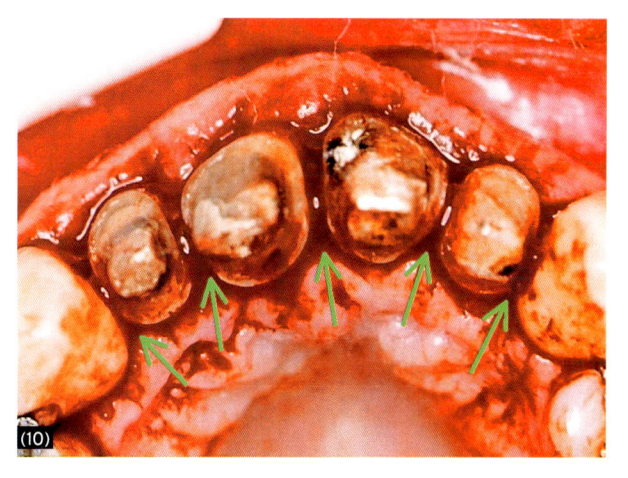

FIGURA 7.9. (9) e **(10)** Exposição do campo cirúrgico por meio do retalho de Widman modificado, tendo presente que a área já havia sido submetida a procedimento ressectivo previamente. Veja o pequeno volume das ameias gengivais devido à proximidade entre as raízes, que apresentam superfícies proximais quase paralelas entre si, favorecendo a expressão da área de *col* (setas verdes).

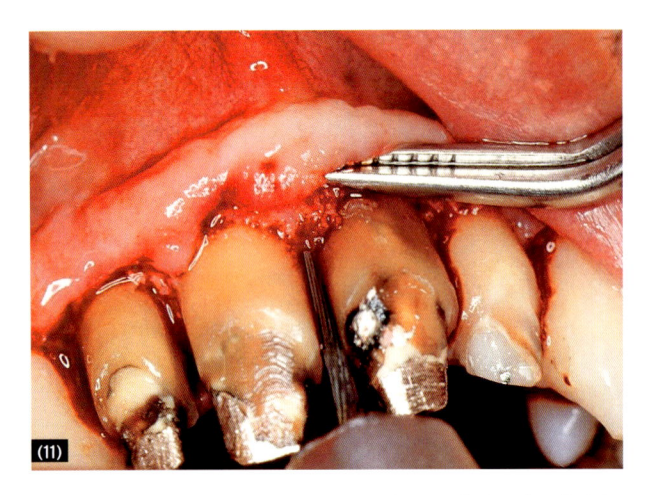

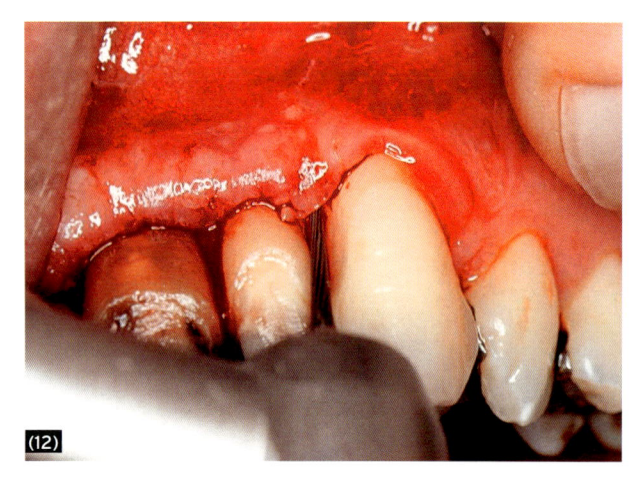

FIGURA 7.9. (11) e **(12)** Ampliação das ameias gengivais até o nível ósseo, usando broca cilíndrica de 1 mm de diâmetro para alta rotação. Observe que, em **(11)**, os dentes não são vitais, porém, em **(12)**, o 23 é vital e também foi desgastado, sem maiores inconvenientes. O desgaste pode ser feito inicialmente com brocas diamantadas e/ou de aço com 12 lâminas e diâmetro compatível com o planejado para o caso, de modo a produzir ampliação mínima do espaço entre as raízes para 1 mm. Em seguida, alisar e aplainar as superfícies com curetas periodontais, trabalhando horizontalmente para eliminar possíveis estrias deixadas pelas brocas e tornar a superfície menos propícia a processos de reabsorção.

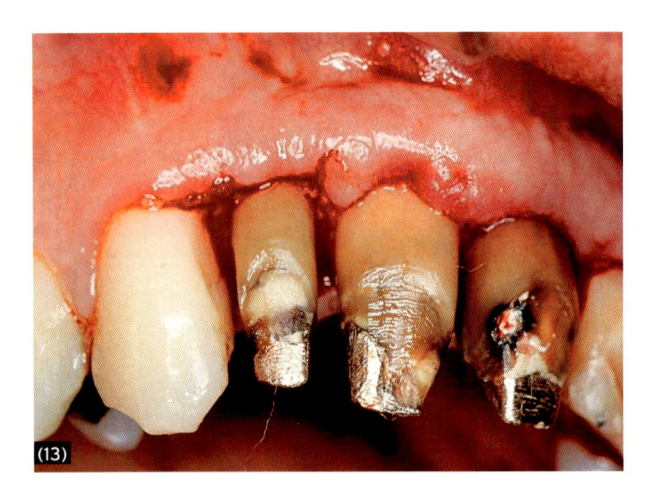

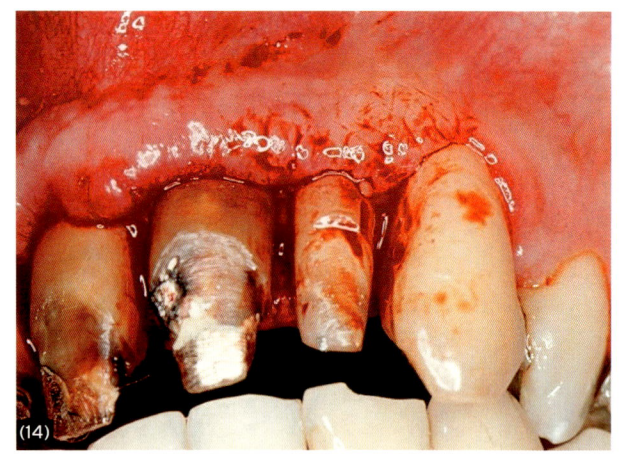

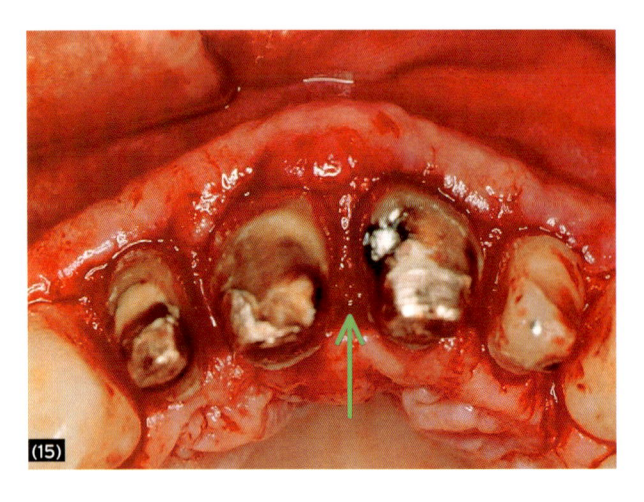

FIGURA 7.9. (13), **(14)** e **(15)** Ilustração do campo cirúrgico após a ampliação das ameias gengivais, mostrando que não só se conseguiu espaço suficiente para o alojamento das papilas gengivais, como também o desgaste dental maior por palatino produziu o deslocamento da área de maior proximidade entre as raízes para o terço vestibular da ameia (seta verde), favorecendo a reconstrução da papila sem tendência à formação de área de *col*.

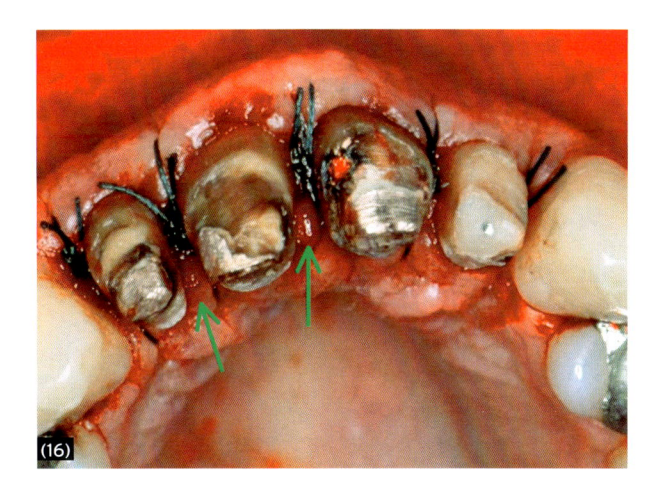

FIGURA 7.9. (16) Vista oclusal do campo cirúrgico após a sutura dos retalho, merecendo destaque o fato de que a incisão festoneada com preservação das papilas gengivais possibilitou o fechamento de todo o campo cirúrgico, inclusive na área interproximal, mesmo se tendo feito a ampliação das ameias gengivais palatinas (setas verdes). **(17)** e **(18)** Ilustração clínica da resposta dos tecidos durante o procedimento de prova das infraestruturas metálicas das coroas metalocerâmicas, realçando a saúde do tecido gengival inclusive nas áreas interproximais, nas quais o espaço obtido para as ameias permitiu a reconstrução das papilas dentro de princípios saudáveis, possibilitando ao profissional que a atendeu completar o tratamento protético sem maiores dificuldades.

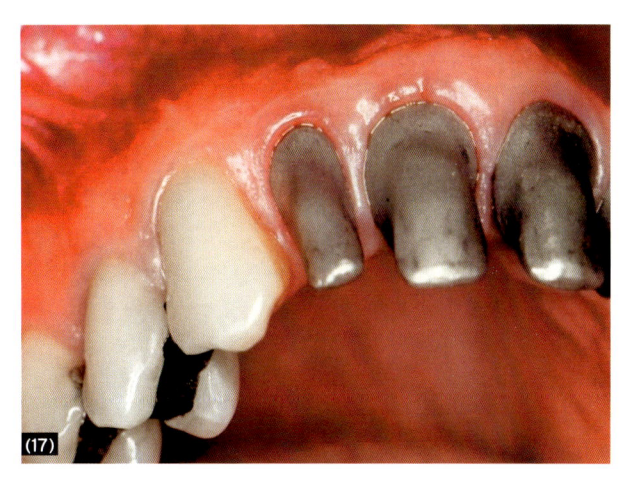

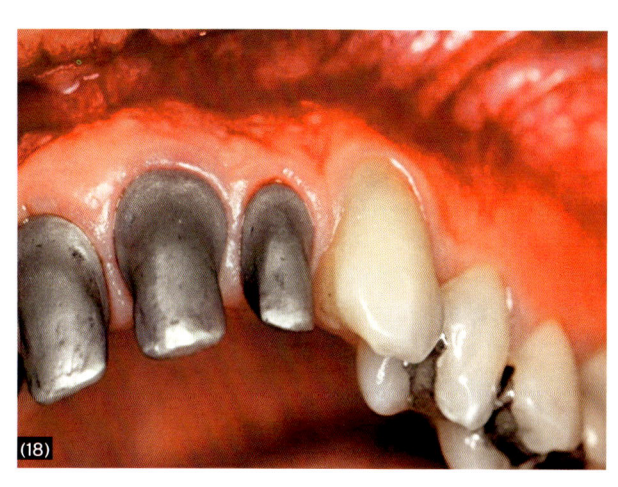

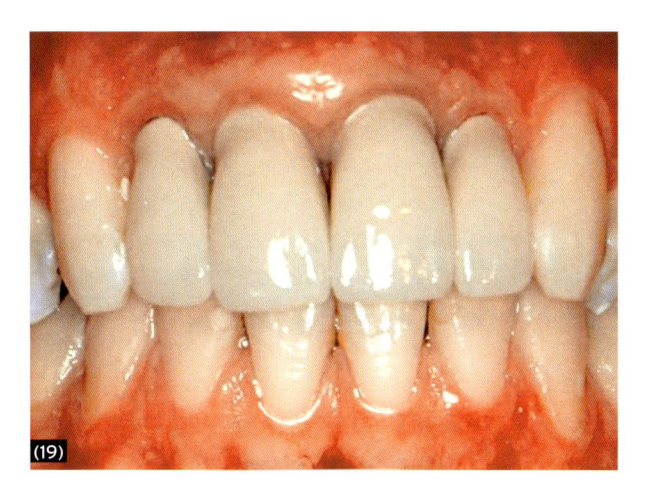

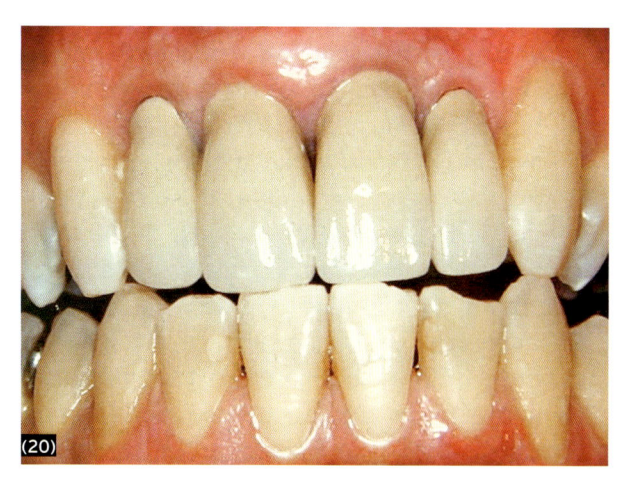

FIGURA 7.9. (19) e **(20)** Vista clínica vestibular em posição de máxima intercuspidação habitual e em posição protrusiva, respeitando o princípio de oclusão mutuamente protegida, significando que na máxima intercuspidação, seja em oclusão de relação cêntrica ou habitual, os dentes anteriores ficam muito próximos um do outro, porém, em realidade não se tocam, sendo mantidos pelo contato firme entre os dentes posteriores, enquanto na posição protrusiva os dentes anteriores fazem contatos simultâneos em grupo, produzindo a desoclusão mínima dos posteriores. Dessa forma, na máxima intercuspidação os dentes posteriores protegem os anteriores, enquanto nas excursões funcionais da mandíbula os anteriores protegem os posteriores, entendendo-se como proteção a liberação dos dentes da geração e da transmissão de forças laterais, pouco assimiláveis pelo periodonto de sustentação. Observe a preservação do contorno da margem gengival após 6 meses de instalação das coroas metalocerâmicas, mantendo as papilas gengivais. Embora a elaboração da prótese possa ser feita com ou sem contorno de deflexão dupla em função da filosofia de trabalho do profissional, considerando que o preparo está a 0,5 mm intrassulcular e que a maior convexidade cervical das coroas foi criada pela natureza para proteger a margem e o sulco gengival, esse tipo de contorno pode ser desprezado desde que haja harmonia estética entre o comprimento das coroas protéticas e naturais.

Caso clínico 27 (Figura 7.10)

Descrição: embora a queixa principal deste paciente se referisse a abcesso periodontal com perda óssea avançada no dente 21, o exame clínico também revelou a presença de bolsas periodontais de cerca de 7 mm de profundidade na mesial do dente 13 e distal do 12, provavelmente de natureza iatrogênica relacionada a duas coroas protéticas existentes (Figuras 7.10 (1), (2), (3), (4) e (5)). O tratamento indicado e executado para o dente 21 foi a sua extração, após identificar nele a presença de trinca longitudinal. Para tratar a área dos dentes 13 e 12, idealizou-se a tração coronal de ambos numa extensão de 5 mm por razões protéticas, dividida em frações de 1 mm em cada etapa, acompanhadas por períodos de repouso de 10 a 12 dias, conforme as conveniências do paciente. O movimento, feito a expensas de placa de mordida e de elásticos ortodônticos, teve a duração total de 75 dias, sendo, então, os dentes contidos pela união das coroas provisórias entre si e com os dentes vizinhos (Figuras 7.10 (6), (7) e (8)). Nesse momento, o paciente questionou se o fato de sua margem gengival ter se movimentado em direção coronal era uma constante ou uma ocorrência ocasional. Ao ser informado da ocorrência rotineira desse fato, posicionou-se favorável à tração coronal do dente 23, a fim de sobrepujar a ansiedade de que era portador por apresentar recessão gengival vestibular significativa nesse dente. Usando a mesma placa de mordida, o paciente foi submetido, à semelhança do procedimento anterior, à tração coronal do dente 23 numa extensão programada de 3 mm. A duração total do movimento foi de cerca de 63 dias, após o que o dente foi contido por 4 meses (Figuras 7.10 (10) e (11)). Todavia, quando se realizou o planejamento de correção cirúrgica, observou-se que houve o desenvolvimento de características topográficas locais simulando a formação de bolsa infraóssea de uma parede óssea na região distal do dente 22, praticamente excluindo a possibilidade de harmonização da curva parabólica da margem óssea sem prejuízo do resultado alcançado no dente 23. A situação foi discutida com o paciente, chegando-se à proposição final de se tracionar também o dente 22, a fim de se obter situação estratégica mais compatível com a reconstrução protética e estética da área. Foi o paciente novamente submetido à tração coronal, agora do dente 22, numa extensão de 2 mm, pela mesma metodologia e com duração total de 37 dias, seguida por 4 meses de contenção. Após os períodos de contenções correspondentes para o lado direito e o lado esquerdo, as áreas respectivas foram periodontalmente operadas, segundo os princípios anteriormente enunciados, para a correção da arquitetura morfológica determinada pela nova posição dental ortodonticamente alcançada. Saliente-se que, na região do dente 23, o retalho foi suturado de modo a recobrir tão somente o nível ósseo, em virtude da pequena quantidade de mucosa ceratinizada existente. Principalmente nessa região, a estabilização do nível da margem gengival e a repetição das medidas de profundidade do sulco gengival somente foram definidas no 8º mês pós-operatório, quando o paciente pôde finalmente ser liberado para a reconstrução protética.

No lado direito do paciente, onde a tração coronal envolveu o tratamento de bolsa periodontal de 7 mm de profundidade na região mesial do 13 e distal do 12, o tecido gengival apresentou-se com coloração rosa pálido e sem sangramento; porém, sua margem encontrava-se situada coronalmente em relação aos dentes vizinhos (Figura 7.10 (7)). A bolsa apresentou redução total de sua profundidade, quer na região mesial do 13, quer na distal do 12, enquanto nas demais áreas desses dentes a profundidade do sulco gengival pendeu para zero. O nível do fundo das bolsas do 13 e do 12 mostrou-se harmônico com o nível do fundo dos sulcos gengivais saudáveis dos dentes vizinhos. Entretanto, nas áreas sem bolsas, o nível de exploração clínica dos sulcos gengivais dos dentes afetados apresentou-se coronal em relação ao dos dentes vizinhos saudáveis. A imagem radiográfica exibiu a presença de osso cristal talvez até mais próximo da margem do preparo do que anteriormente, sugerindo que o osso marginal acompanhou o movimento dental (Figura 7.10 (8)). A exposição cirúrgica do campo revelou que o nível ósseo fora das áreas de envolvimento periodontal estava localizado coronalmente ao desejado, requerendo a execução de osteotomia para sua correção. Saliente-se que, durante a osteotomia, considerou-se o tecido ósseo pouco resistente ao deslizamento do cinzel. Os retalhos foram suturados recobrindo cerca de 1 mm da superfície exposta da raiz. No período de 2 meses pós-operatório, não se encontrou reformação plena do sulco gengival, a qual se completou essencialmente 1 ano

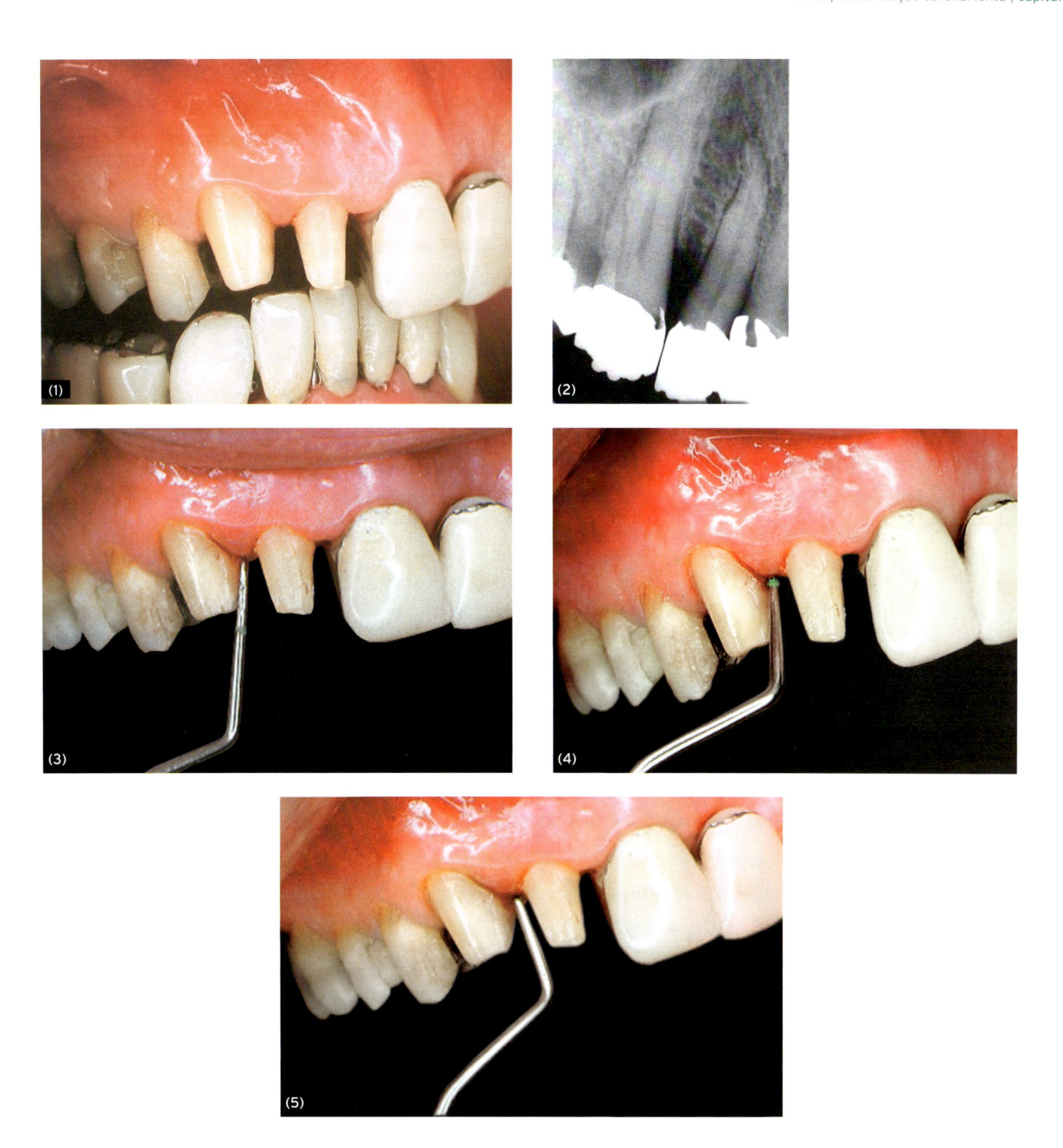

FIGURA 7.10. (1), (2), (3), (4) e (5) Apresentação clínica inicial de caso de reabilitação oral, incluindo área de comprometimento das distâncias biológicas por envolvimento periodontal entre o 13 e o 12, podendo-se identificar que, apesar do envolvimento, a margem gengival segue contorno aceitável mesmo entre esses dentes **(1)** e, apesar da perda óssea horizontal vista na radiografia **(2)**, responsável pela formação da bolsa de 7 mm de profundidade na mesial do 13 e distal do 12, como se identifica nas imagens **(3)**, **(4)** e **(5)**, nas quais a marca verde na sonda exploradora foi inscrita a 7,0 mm da sua ponta.

após o procedimento cirúrgico (Figura 7.10 (9)). Ao término da prótese parcial fixa, o exame clínico e radiográfico mostrou a conformação normal do tecido gengival e o nível compatível do tecido ósseo. Esses resultados persistiram no período de 8 anos pós-operatórios, com manutenção de sulco gengival clínico dentro de limites compatíveis com a homeostasia periodontal, de modo que radiograficamente evidenciou-se, também, a presença da crista óssea mantendo o seu nível pós-cirúrgico de 8 anos antes (Figuras 7.10 (13), (14), (15), (16) e (17)). No lado esquerdo do paciente, a tração coronal do 23 trouxe a margem gengival do canino até o nível das margens gengivais do 22 e do 24, como almejado, inclusive com aumento da zona de mucosa ceratinizada (Figuras 7.10 (10) e (11)). Entretanto, a correção cirúrgica da área exigiria osteotomia principalmente por haver se estabelecido a formação de morfologia óssea semelhante à de bolsa infraóssea de uma parede óssea na região distal do 22. Isto geraria, em consequência, a necessidade de osteotomia no 23, considerada indesejável. A correção proposta foi a tração coronal lenta do 22, cujos resultados mostraram a redução na profundidade da bolsa mencionada, viabilizando a cirurgia periodontal para harmonização das demais áreas. Também foi possível observar aumento da mucosa ceratinizada do 22. A correção cirúrgica básica envolveu o acesso ao campo por retalho dividido por vestibular, gengivectomia interna por palatino, osteotomia e sutura de retalho apicalmente posicionado, de modo a recobrir 1 mm da superfície dental supraóssea. A harmonização das distâncias biológicas produzida, aliada ao estabelecimento de nível e contorno adequados da margem gengival, possibilitou a reabilitação protética do paciente dentro de características homeostáticas que permitiram a preservação dos resultados em longo prazo (Figuras 7.10 (12), (13), (14), (15), (16) e (17)).

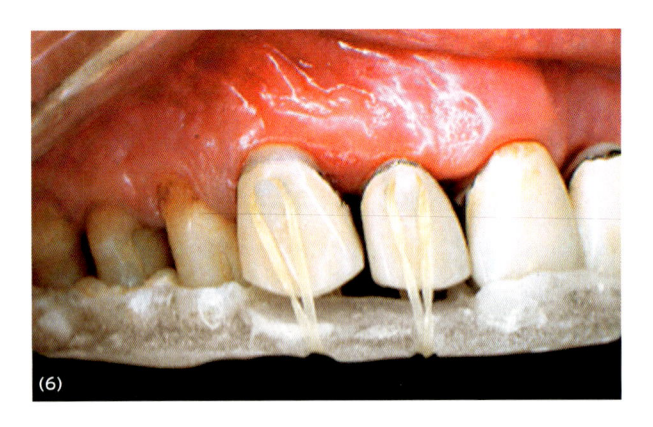

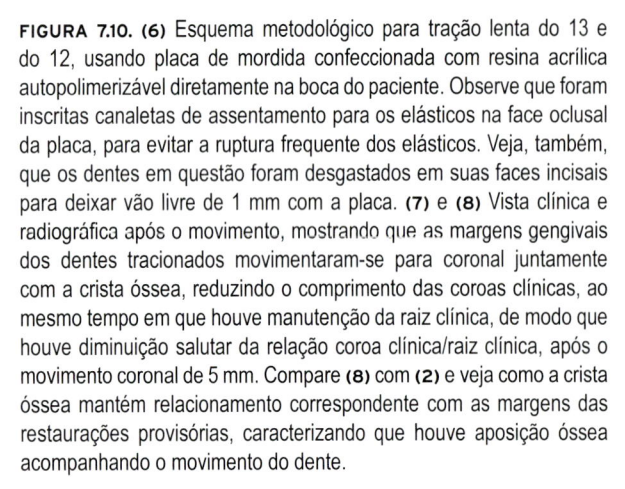

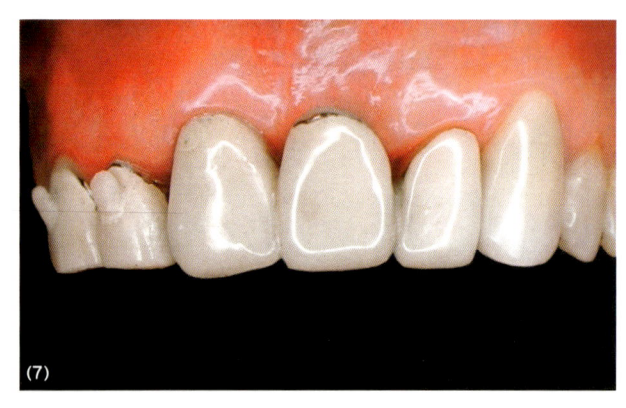

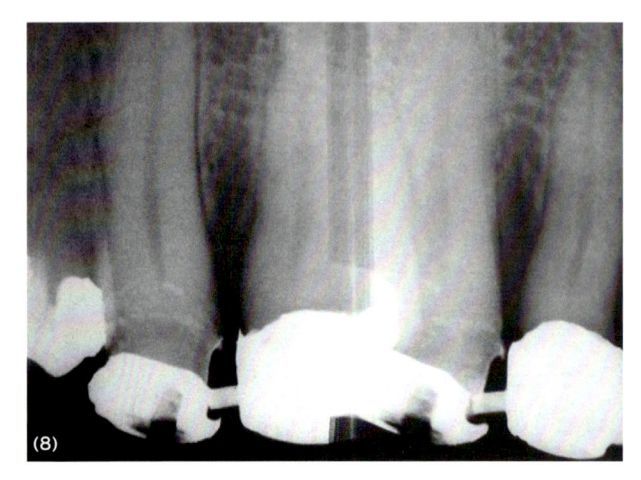

FIGURA 7.10. (6) Esquema metodológico para tração lenta do 13 e do 12, usando placa de mordida confeccionada com resina acrílica autopolimerizável diretamente na boca do paciente. Observe que foram inscritas canaletas de assentamento para os elásticos na face oclusal da placa, para evitar a ruptura frequente dos elásticos. Veja, também, que os dentes em questão foram desgastados em suas faces incisais para deixar vão livre de 1 mm com a placa. **(7)** e **(8)** Vista clínica e radiográfica após o movimento, mostrando que as margens gengivais dos dentes tracionados movimentaram-se para coronal juntamente com a crista óssea, reduzindo o comprimento das coroas clínicas, ao mesmo tempo em que houve manutenção da raiz clínica, de modo que houve diminuição salutar da relação coroa clínica/raiz clínica, após o movimento coronal de 5 mm. Compare **(8)** com **(2)** e veja como a crista óssea mantém relacionamento correspondente com as margens das restaurações provisórias, caracterizando que houve aposição óssea acompanhando o movimento do dente.

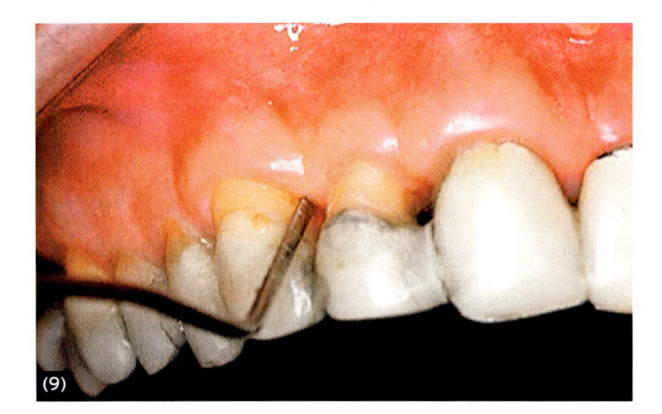

FIGURA 7.10. (9) Vista clínica do resultado da correção cirúrgica por procedimento ressectivo após 60 dias, mostrando o posicionamento da margem gengival do sítio operado compatível com a dos dentes vizinhos e sem bolsa periodontal, de modo que houve o restabelecimento da coroa clínica adequada para a reconstrução protética. Observe que a profundidade do sulco gengival normal ainda não foi alcançada, não chegando a 1 mm.

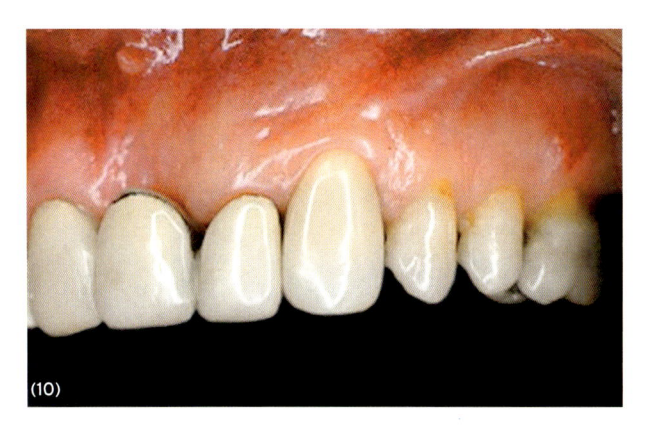

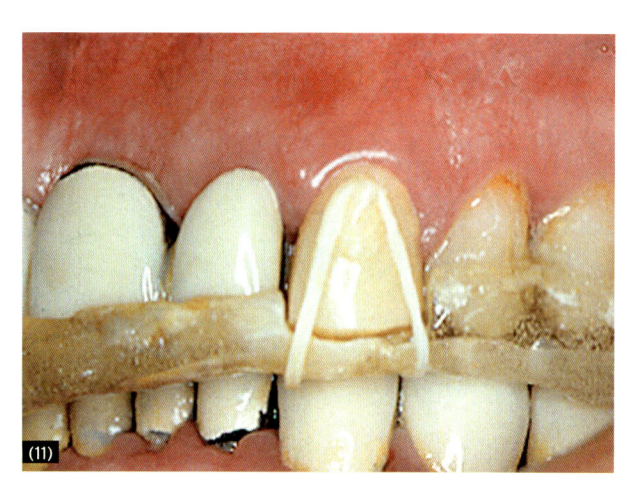

FIGURA 7.10. (10) Registro fotográfico da recessão gengival do 23, situação que desagradava o paciente e motivo pelo qual solicitou que fosse realizada a tração coronal do dente, posto que do lado oposto havia observado a movimentação coronal da margem gengival. Observe o desnível da margem gengival do dente em relação aos demais, numa condição relativamente frequente em consultórios odontológicos devido à proeminência dos caninos no arco dental, associada a septo ósseo fino ou até com deiscência óssea, além de estar recoberto por gengiva normalmente fina. **(11)** Observe nessa imagem que, após o movimento de tração coronal lenta da ordem de 0,5 mm em cada etapa para este tipo de envolvimento, a margem gengival do 23 apresentou-se nivelada à dos demais dentes, porém, houve aprofundamento do sulco gengival do 22. Esse fato requereu também a tração do 22, pois do contrário haveria necessidade de remover o osso neoformado do 23 para o acerto da curva óssea parabólica normal, de modo que se voltaria à mesma situação anterior de recessão gengival no 23. Após a tração do 22 e subsequente contenção por 4 meses, a área foi então operada para harmonização das características anatômicas e distribuição adequada do comprimento dos dentes, compatível com a reconstrução oclusal e estética do paciente.

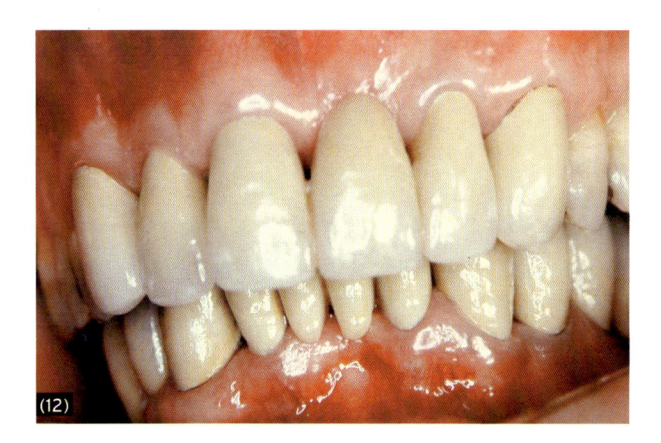

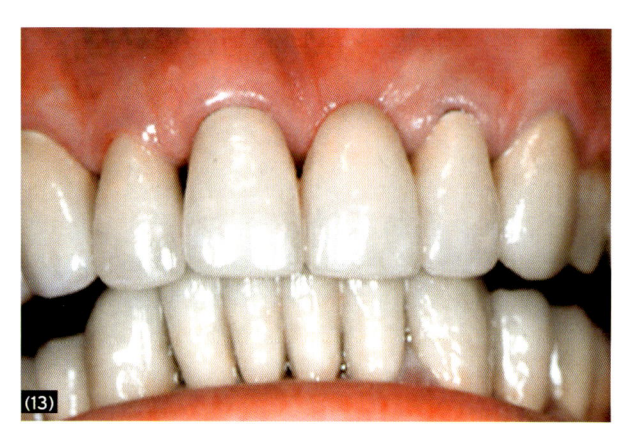

FIGURA 7.10. (12) Resultado final alcançado na instalação das coroas protéticas, mostrando a saúde gengival alcançada em áreas sem bolsa periodontal, eliminadas sem que houvesse prejuízo estético irreparável para o paciente. Observe a harmonia do contorno e o nível da margem gengival. É importante ressaltar que a coroa metalocerâmica do 23 foi trocada, uma vez que o preparo da infraestrutura para aplicação da cerâmica inadvertidamente eliminou parte importante do selamento marginal por vestibular, de modo que a cinta metálica ficou visível. **(13)** Vista do resultado após 8 anos de uso das próteses, mostrando a preservação dos resultados alcançados, comprovando, assim, a validade dos princípios biológicos periodontais e biotecnológicos protéticos empregados. Compare com a imagem anterior e veja que não houve alterações significativas nesse longo período de uso. Observe, ainda, a uniformidade e a preservação do nível da margem gengival do 23, provavelmente conseguida porque a tração coronal do canino por si só eliminou a proeminência excessiva do dente, uma vez que o diâmetro radicular usualmente diminui de coronal para apical, favorecendo o estabelecimento de septo ósseo mais espesso e resistente na margem.

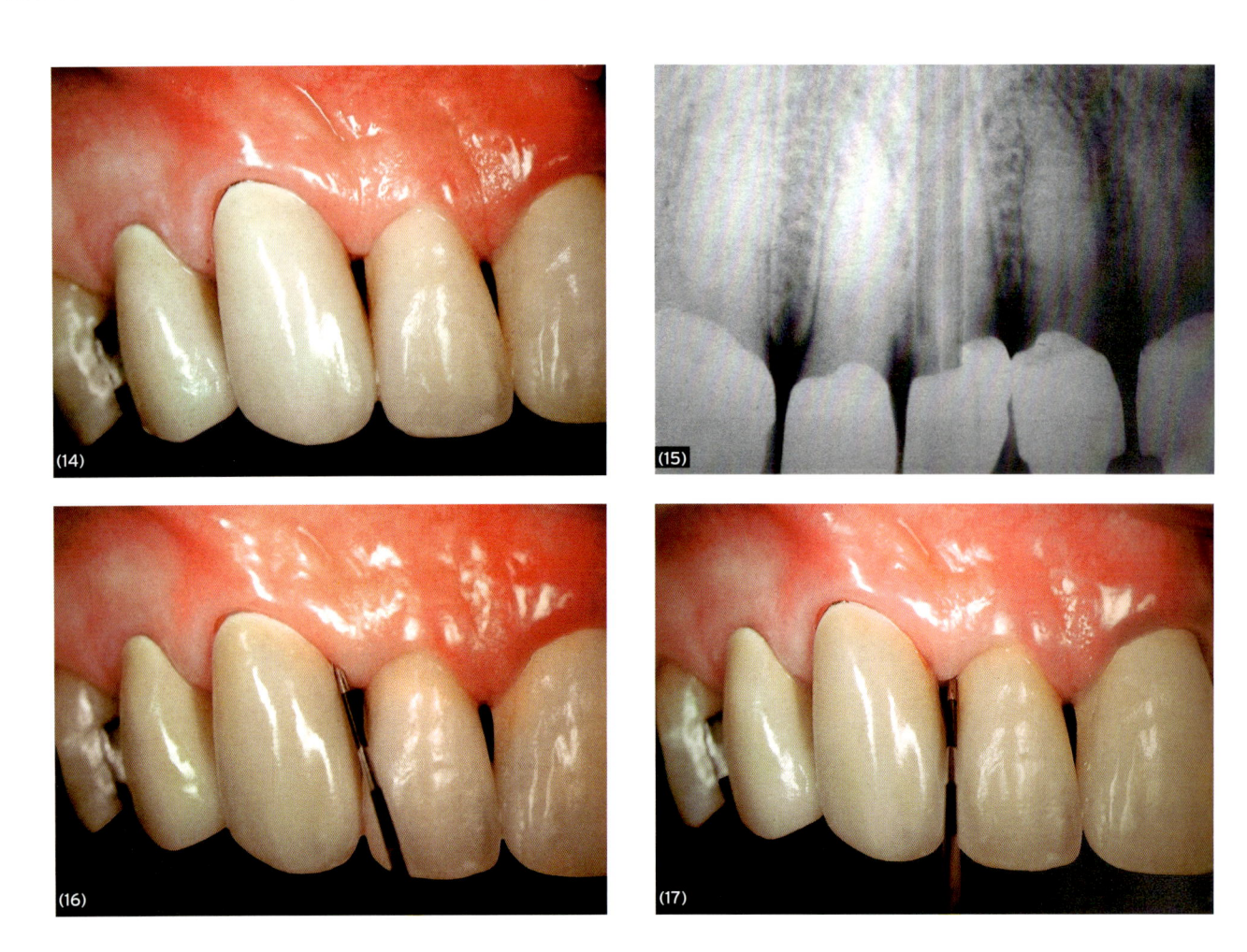

FIGURA 7.10. (14) e **(15)** Imagens clínica vestibular e radiográfica do quadro presente após 8 anos de uso das próteses instaladas nos dentes tracionados, ilustrando a saúde periodontal e a preservação do nível das cristas ósseas, graças à reconstituição das distâncias biológicas do periodonto marginal, que resultaram na formação e na preservação de sulco gengival raso como se observa nas imagens apresentadas em **(16)** e **(17)**.

Caso clínico 28 (Figura 7.11)

Descrição: este caso clínico ilustra o tratamento de paciente por reabilitação oral, em virtude de envolvimento protético-periodontal generalizado, dentro do qual se destacou lesão de bifurcação classe II profunda e bolsa infraóssea de uma parede óssea com 7 mm de profundidade na região mesial do dente 46. Por sua vez, o dente 47 mostrou bolsa periodontal da ordem de 10 mm de profundidade na região lingual, estendendo-se para a raiz distal e produzindo lesão de bifurcação de classe III, em área de raízes muito próximas entre si (Figura 7.11 (1)). Considerando que a relação oclusal da paciente requeria até a presença do 46, optou-se pela extração do 47 e pela hemissecção do 46, seguida pela tração coronal da fração mesial remanescente deste. Como os dentes 44, 45 e 46 eram portadores de coroas protéticas provisórias, individualizaram-se coroas provisórias na fração distal do dente 46 (de agora em diante considerado dente 47) e na mesial dele (de agora em diante referido como o dente 46). A superfície oclusal do dente 46 foi desgastada em direção apical até permitir a fixação de um pino de aço retangular de cerca de 0,7 x 0,5 mm passando da mesial do dente 47 à distal do 45. A fixação desse pino foi feita adaptando-o a canaletas preparadas na região oclusomesial do dente 47 e oclusodistal do 45 e, então, preenchendo-as com resina acrílica ativada quimicamente. Procurou-se, também, manter o pino centralizado em relação ao sulco mesiodistal central do dente e sem que apresentasse quaisquer tipos de prematuridades oclusais. Ademais, deixou-se vão livre de 0,5 mm para cada etapa de movimento ativo de tração coronal do dente. Para regular adequadamente esse vão livre, os provisórios foram removidos cada vez que se desejava tornar o movimento ativo, de modo que foi possível realizar o desgaste da área oclusal correspondente da coroa provisória do 46 até estabelecer novo vão livre de 0,5 mm. Todas essas fases de movimento coronal ativo do dente foram sucedidas por fases de intermitência de cerca de 12 dias, perfazendo o movimento de 4 mm em 92 dias. O dente 46 pôde então ser estabilizado por união das coroas provisórias dos dentes 45, 46 e 47 entre si por meio de resina acrílica ativada quimicamente, assim permanecendo por 4 meses (Figuras 7.11 (2), (3) e (4)). A cirurgia periodontal envolveu a área de distal do dente 43 a distal do 47, realizando-se o acesso cirúrgico por incisão em bisel inverso por vestibular e lingual, estendendo-se por 2 a 3 mm além da crista óssea, de modo a oferecer opção para avaliar melhor a terapêutica a ser empregada e, então, delinear a complementação do desenho do retalho – se total por vestibular e lingual em caso de procedimento regenerativo ou se dividido por vestibular e gengivectomia interna por lingual, em caso de procedimento ressectivo. Feito o debridamento de toda a área cirúrgica, a opção terapêutica foi a de realização de procedimentos regenerativos em virtude da presença de defeitos ósseos periodontais comprometendo as distâncias biológicas de todos os dentes presentes, exceto o 44. Assim, procedeu-se à desmineralização das superfícies dental e óssea relacionadas às bolsas infraósseas de uma parede óssea na distal do 43 (Figura 7.11 (6)) e semicircunferenciais por lingual e proximal dos dentes 45, 46 e 47 (Figura 7.11 (7)), seguida pela perfuração da superfície óssea componente desses defeitos, de modo a expor os espaços medulares, como regularmente proposto. A seguir, foi realizada a osteotomia necessária para estabelecimento de curva óssea parabólica marginal, usando as esquírolas ósseas produzidas como material para enxerto ósseo autógeno fresco nas áreas dos defeitos ósseos, preenchendo-os até o nível ósseo mais coronal presente nos defeitos em questão (Figuras 7.11 (8) e (9)). Os retalhos foram suturados posicionados apicalmente, porém, de modo a recobrir todo o sítio cirúrgico dos enxertos ósseos, o que demandou o recobrimento de pelo menos 1 mm das superfícies radiculares expostas. Embora a reformação do sulco gengival dos dentes 46 e 47 tivesse se processado após cerca de 9 meses, a complementação protética foi executada 1 ano após a cirurgia, em função do procedimento regenerativo.

Ressalte-se que, na análise inicial da paciente, foi possível detectar a presença de bolsas periodontais em torno de 5 a 7 mm na região dos dentes 43, 44, 45 e 46, sendo que, na área mesial interessada do 46, a bolsa atingiu profundidade de 7 mm, além de envolvimento classe II avançado na bifurcação desse dente. A inflamação gengival foi manifesta, com tendência ao sangramento, enquanto os dentes apresentaram mobilidade grau 1. O exame clínico pós-contenção (Figura 7.11 (4)), permitiu observar que parte significativa do dente 46 (raiz mesial do 46) mostrou-se supragengival, ao mesmo tempo em que a profundidade de exploração do sulco (bolsa?) gengival foi nitidamente menor (em torno de 3 mm) que no exame inicial na região mesial; na distal, girou em torno de 2 mm. Nos demais dentes, não houve variações. As características clínicas visuais mostraram tecido gengival cor-de-rosa pálido e resiliente e não houve tendência ao sangramento espontâneo ou provocado. Não foi evidente a movimentação coronal da margem gengival, de modo que não se notou aumento da zona de mucosa ceratinizada. Embora menor que ao exame inicial, os dentes ainda apresentaram mobilidade grau 1. Radiograficamente, a margem óssea mesial junto ao 46 mostrou-se nivelada com o rebordo ósseo, sem característica de perda óssea vertical, enquanto a crista óssea distal apresentou inclinação oblíqua para coronal. A densidade óssea radiográfica se mesclou com aquela das estruturas adjacentes (Figura 7.11 (5)). A exposição cirúrgica do campo operatório confirmou essas observações, ilustrando o desaparecimento do defeito ósseo na região mesial do 46 e a presença de crista óssea oblíqua distal em sua região. Foi, então, realizada a osteotomia para obtenção de arquitetura óssea marginal compatível, sendo imprescindível mencionar que as esquírolas ósseas obtidas foram utilizadas para enxerto ósseo no 45 e 47, após desmineralização óssea e dental com ácido fosfórico por 3 minutos (Figuras 7.11 (8) e (9)). Os retalhos foram suturados recobrindo todo o campo cirúrgico incluindo cerca de 1 a 2 mm da superfície radicular (Figuras 7.11 (10) e (11)). A relação coroa clínica/raiz clínica produzida foi considerada crítica, razão pela qual se optou pela complementação protética por meio de coroas totais metalocerâmicas soldadas entre si, possibilitando melhor distribuição das forças oclusais e protegendo o periodonto contra efeitos nocivos de trauma oclusal secundário. Os resultados em longo prazo mostraram-se preservados após 5 anos, mediante comprovação clínica e radiográfica (Figuras 7.11 (12) e (13)), comprovando que a resposta homeostática do periodonto foi alcançada com a reconstituição das distâncias biológicas do periodonto marginal, culminando com a formação de sulco gengival raso, fundamental para a prevenção da DPIM e a perpetuação dos resultados alcançados.

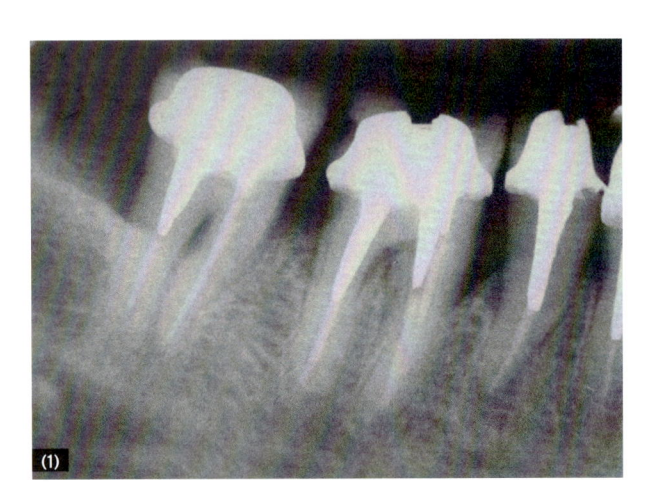

FIGURA 7.11. (1) Ilustração radiográfica do quadro clínico da região posterior inferior direita de paciente portadora de coroas metalocerâmicas e núcleos nos dentes da área, com comprometimento das distâncias biológicas marginais por envolvimento periodontal, principalmente associado a bolsa infraóssea na mesial do 46. No 47, a sugestão é de envolvimento periodontal maior, permitindo antever a presença de lesão em túnel na bifurcação.

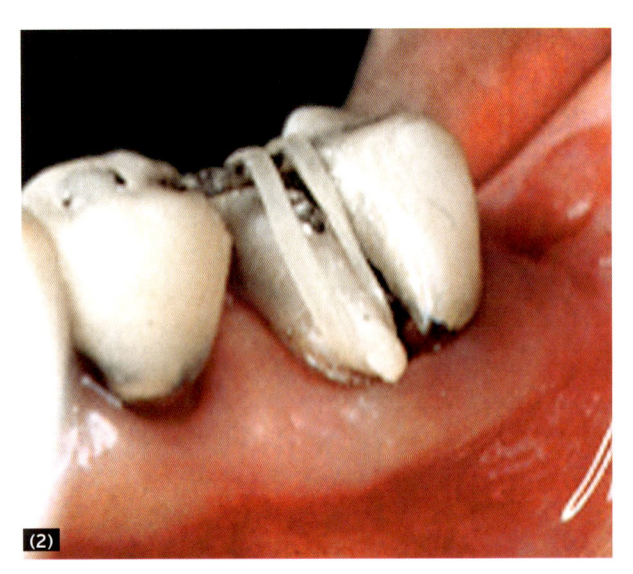

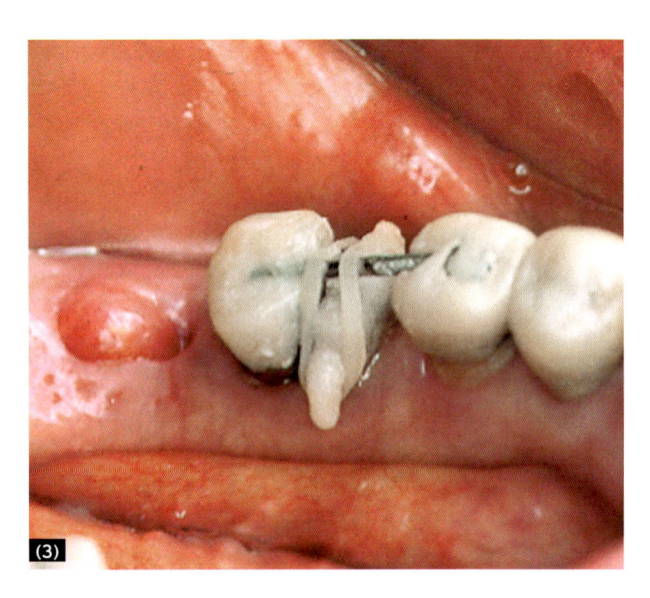

FIGURA 7.11. (2) e (3) Aparatologia montada para tração coronal da raiz mesial do 46, usando um pino de aço fixado às coroas provisórias dos dentes vizinhos em suas porções oclusais medianas, passando sobre a coroa do 46, que foi desgastada para deixar vão livre de 0,5 mm até o pino instalado, de modo que o elástico ortodôntico enlaçando pinos de retenção em resina fixados às faces vestibular e lingual da coroa do 46 e passando sobre o pino de aço exerça a função de tracionar o 46 coronalmente, até que toque o pino de aço. Assim, o sistema é mantido estático no período de repouso, após o que novo desgaste da superfície oclusal do 46 deixe vão livre de mais 0,5 mm, seguindo-se novo movimento e novo período de repouso até completar o movimento total programado de 4 mm.

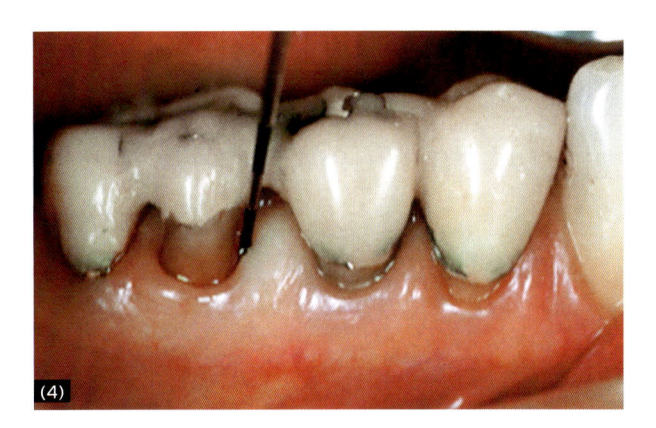

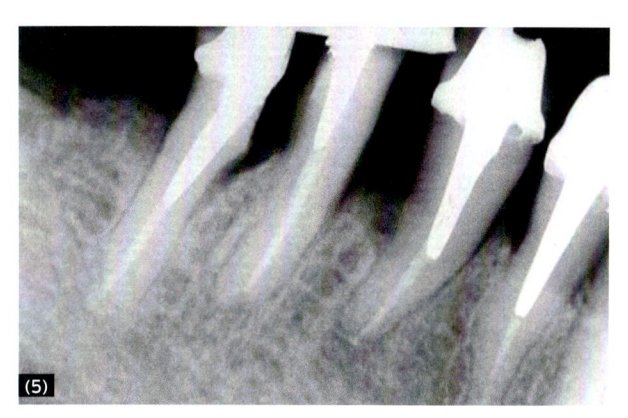

FIGURA 7.11. (4) e **(5)** Constatação clínica e radiográfica dos resultados da tração coronal do 46 (raiz mesial) após o período de contenção de 4 meses, sendo possível identificar a redução na profundidade da bolsa periodontal mesial desse dente para 3 mm, ao mesmo tempo em que se processou exteriorização de parte da raiz em área com profundidade de exploração periodontal aumentada. Observe a aparência saudável do tecido gengival e a evidência de sangramento gengival bastante restrito após a tração coronal.

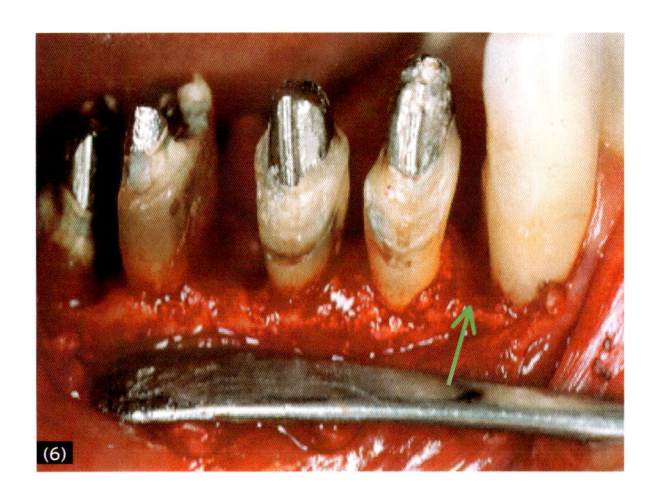

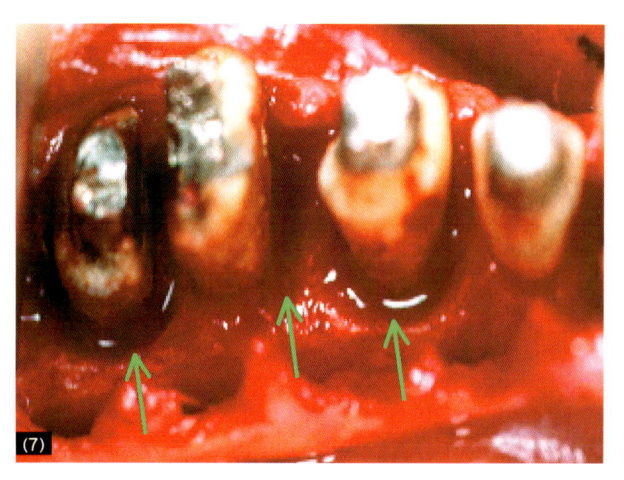

FIGURA 7.11. (6) e **(7)** Características morfológicas do tecido ósseo respectivamente por vestibular e lingual, mostrando que a doença periodontal marginal infecciosa produziu alterações na conformação da curva óssea parabólica marginal, além de levar à formação de defeitos ósseos (setas verdes), caracterizando as chamadas bolsas periodontais infraósseas, únicas que podem ser tratadas por procedimentos ressectivos e/ou regenerativos para recomposição das distâncias biológicas periodontais.

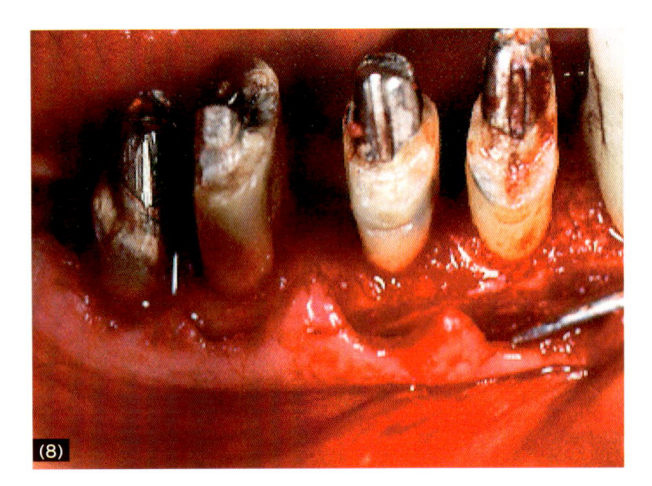

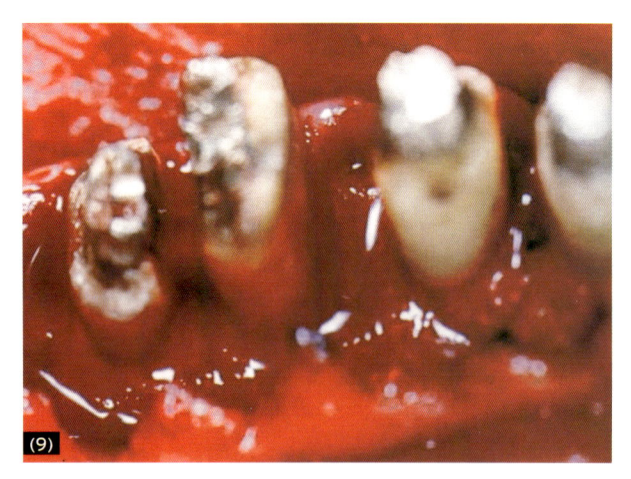

FIGURA 7.11. (8) e **(9)** Características marginais finais obtidas por osteotomia e enxerto ósseo, ressaltando a recomposição da curva parabólica marginal e o vedamento dos defeitos ósseos pelo enxerto de partículas ósseas provenientes da osteotomia. Observe a recomposição da curva óssea parabólica marginal também nas áreas dos enxertos ósseos realizados.

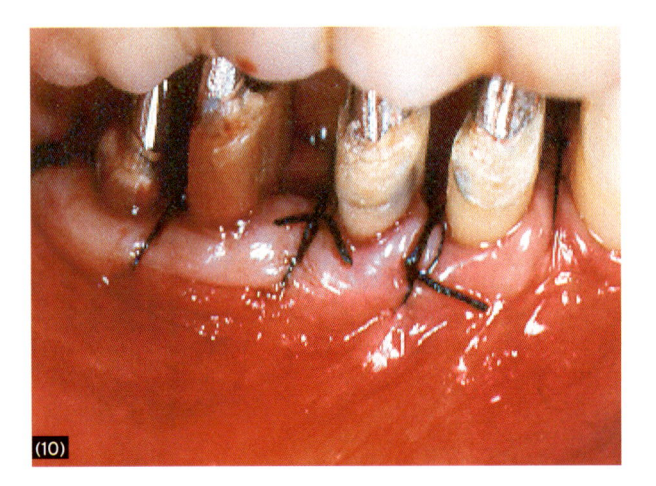

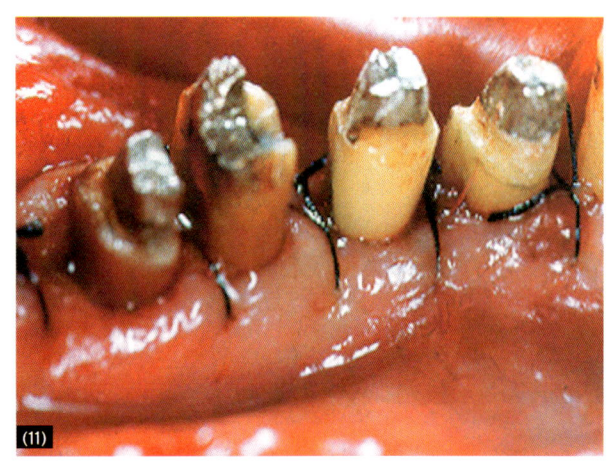

FIGURA 7.11. (10) e **(11)** Vista vestibular e lingual do campo cirúrgico após a sutura dos retalhos, mostrando que, apesar de algum posicionamento apical dos retalhos, ainda assim a sutura foi feita de modo que se conseguisse o vedamento completo do meio cirúrgico interno, condição considerada essencial para o êxito dos enxertos ósseos.

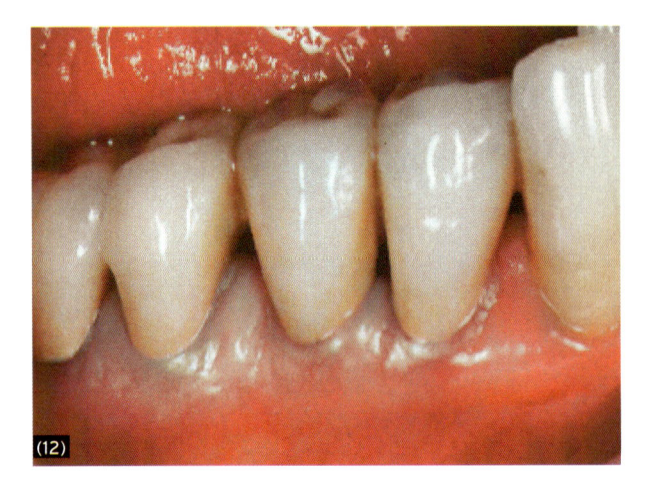

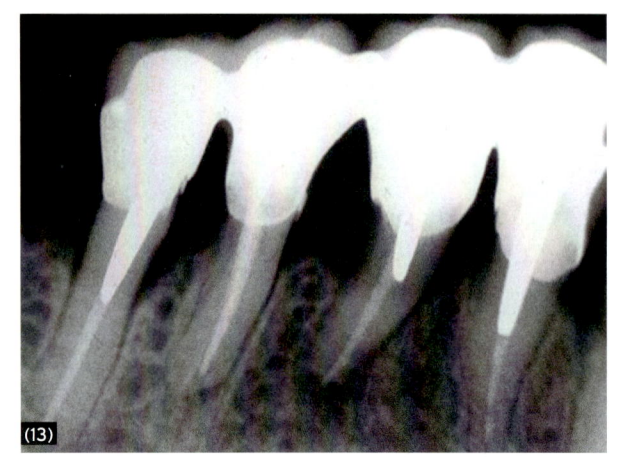

FIGURA 7.11. (12) e **(13)** Comprovação clínica e radiográfica da preservação dos resultados 5 anos após a instalação das coroas metalocerâmicas soldadas entre si. Observe a estabilidade do nível e do contorno da margem gengival, compatível com a estabilidade das cristas ósseas que não só mostram a presença de lâmina dura, como preservam a altura das cristas ósseas definidas após a cirurgia periodontal realizada. Veja que a relação coroa clínica/raiz clínica tornou-se crítica, em alguns dentes sendo maior que 1, de modo que foi necessária a união entre os dentes para melhor distribuição e assimilação das forças oclusais transmitidas.

Caso clínico 29 (Figura 7.12)

Descrição: paciente com 28 anos de idade apresentou-se para consulta, referendado por endodontista renomado e queixando-se de mobilidade e dor na região do dente 21 em consequência de acidente pessoal. A análise clínica e radiográfica (Figuras 7.12 (1) e (2)) revelou fratura transversal oblíqua, estendendo-se da região cervical palatina supra-alveolar da raiz em direção ao seu ambiente intra-alveolar vestibular, ocasionando destruição do periodonto de sustentação até as proximidades da região central da raiz, o que excluiu a possibilidade de tratamento conservador, sendo indicado o tratamento por extração e substituição por implante osseointegrado (Figuras 7.12 (3) e (4)). Essa substituição do 21 por coroa metalocerâmica sobre implante osseointegrado resultou em recessão gengival da papila entre essa coroa e a do 22 (Figura 7.12 (5)), criando triângulo negro indesejável por se relacionar com o escape de ar e a expelição de gotículas de Pflüg durante a fonação. Ressalte-se, entretanto, que a coroa sobre implante havia sido cimentada provisoriamente com pasta zincoenólica, com a perspectiva de realizar a sua troca mediante a constatação, pelo uso, de prováveis efeitos indesejados. Concomitantemente, o endodontista realizou os tratamentos competentes nos dentes 22 e 23, que receberam coroas totais provisórias. Durante esse período, houve fratura transversal oblíqua do 23, situada na região supra-alveolar da raiz por palatino e direcionando-se para a região intra-alveolar por vestibular, comprometendo severamente as distâncias biológicas sagradas do periodonto marginal, que ficaram também comprometidas na região proximal mesial (Figura 7.12 (6)). As demais áreas da boca do paciente não apresentaram evidências de se tratar de paciente não suscetível à DPIM, a despeito de não se tratar de paciente consciente da necessidade e da importância de se prevenir a formação de placa dentobacteriana. Dentro dessas circunstâncias, a solução a ser apresentada deveria conjugar alguma forma de reconstrução da papila gengival entre o 21 e 22 com a reconstituição das distâncias biológicas sagradas do 23, o que levou à opção de tração coronal lenta dos dentes, em média de 0,5 mm por etapa para o 22, devido à relação coroa clínica/raiz clínica crítica e necessidade de movimentação coronal da papila gengival mesial, e de 1 mm por etapa a partir da segunda para o 23, cujo comprimento radicular era compatível com essa proposta terapêutica, ainda que alguma fração de estrutura dental intra-alveolar pudesse ficar situada no ambiente supra-alveolar na expectativa intrínseca do organismo de reconstituir as distâncias biológicas sagradas. Por outro lado, o tracionamento simultâneo do 22 e do 23 permitiria harmonizar melhor o comportamento da crista óssea, sem gerar necessidade premente de osteotomia mais envolvente no 23. Procedeu-se, então, a esse tratamento utilizando, uma vez mais, a metodologia da placa de mordida e de elásticos ortodônticos (Figura 7.12 (7)), chegando-se a resultados conforme propostos (Figuras 7.12 (8) e (9)). Após 4 meses de contenção para perpetuação das posições alcançadas, o paciente foi operado por procedimento ressectivo limitado ao 23, estendendo-se até a região mesiovestibular do 22 e distovestibular do 24. Assim, foi estabelecido acesso adequado para harmonizar a arquitetura óssea marginal do 23 com a dos dentes 22 e 24, sem comprometer as papilas mais afastadas desses dois dentes, principalmente a mesial do 22, onde se desejava eliminar ou minimizar o efeito negativo do triângulo negro e, portanto, não havia intenção de intervenção óssea na área para eliminar a estrutura formada sob estímulo da tração. A tração realizada no 23 foi suficiente para posicionar em nível supra-alveolar quase 1 mm da estrutura dental saudável por vestibular da raiz. Como o dente já havia sido tracionado 4 mm e a recomposição das distâncias biológicas por ressecção óssea requereria remoção de cerca de 2 mm, considerou-se mais racional uniformizar a superfície radicular na área do bisel da fratura por desgaste com brocas lisas. Com essa odontoplastia e ligeira osteotomia para pronunciar a curva óssea parabólica vestibular, conseguiu-se restabelecer a extensão de superfície radicular saudável para a reconstituição das distâncias biológicas sagradas do periodonto marginal, além de eliminar o defeito ósseo formado na mesial do 22 devido ao movimento maior do 23 (Figuras 7.12 (10) e (11)). Os retalhos foram suturados recobrindo cerca de 2 mm da superfície radicular (Figura 7.12 (12)), resultando em estabilidade comprovada da profundidade do sulco gengival e do nível das cristas ósseas após 4 meses (Figuras 7.12 (13) e (14)), quando o caso foi liberado para a reconstrução protética. Como o contorno dado à área intrassulcular da coroa do 21 propiciou resultados satisfatórios na resposta saudável do tecido mole perimplantar, optou-se por copiar esse contorno na guia de transferência do implante, para reproduzi-lo na nova coroa metalocerâmica a ser construída (Figuras 7.12 (15), (16), (17), (18), (19), (20), (21) e (22)). Com o posicionamento nos elementos correspondentes dessa guia de transferência do implante e os casquetes de transferência dos dentes preparados construídos com resina nos troquéis individualizados respectivos, realizou-se a moldagem com alginato pesado, para obtenção do modelo de trabalho pelo vazamento do gesso. Para maior fidedignidade posicional dos transferentes, foram eles unidos entre si antes da moldagem e à moldeira após a moldagem (Figuras 7.12 (21), (22), (23), (24), (25) e (26)). A partir da montagem dos modelos de trabalho superior e inferior em articulador semiajustável, pôde-se providenciar a construção das coroas metalocerâmicas, que foram finalmente instaladas na boca do paciente (Figuras 7.12 (27) e (28)).

A realização do movimento dentro dos padrões de tração coronal lenta permitiu observar que a margem gengival e a crista óssea geral acompanharam paralelamente o deslocamento do dente, resultando em ligeira exposição supra-alveolar da extensão vestibular mais apical do bisel da fratura no caso do 23 (Figuras 7.12 (8), (9) e (10)). A observação do comportamento dessa região especificamente, somada ao fato de que a crista óssea preservou sua característica topográfica marginal, parece ser evidência de que a aposição óssea cristal apenas se inicia após a fração saudável da estrutura dental necessária à reconstituição das distâncias biológicas ser exteriorizada no ambiente supra-alveolar. Após a cirurgia periodontal ressectiva com posicionamento apical do retalho, observou-se a repetição da profundidade de exploração do sulco gengival nas mensurações de 3 e 4 meses, indicando que os resultados dimensionais estabilizaram-se nesse período, permitindo o início da complementação protética reconstrutiva do caso, estendendo o término cervical dos preparos para 0,5 mm na área intrassulcular com segurança de estar respeitando as distâncias biológicas do periodonto marginal pela estabilidade dimensional do sulco gengival (Figuras 7.12 (13), (14) e (21)). A observância e obediência a esses princípios biológicos periodontais e biotecnológicos reconstrutivos permitiu a instalação das coroas protéticas metalocerâmicas sobre os dentes e o implante em ambiente periodontalmente saudável, compatível com os procedimentos de prevenção da formação de placa dentobacteriana e de preservação dos resultados em longo prazo (Figuras 7.12 (27) e (28)).

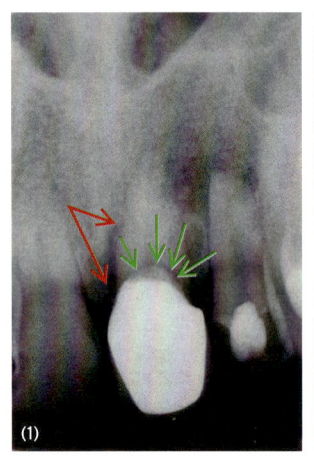

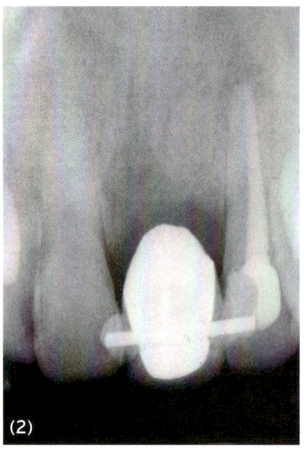

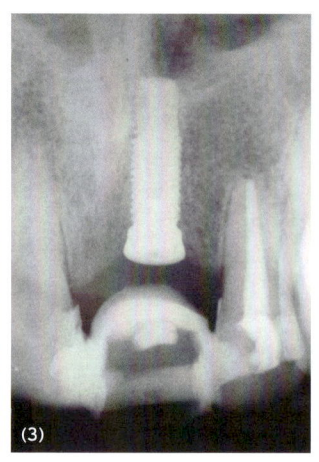

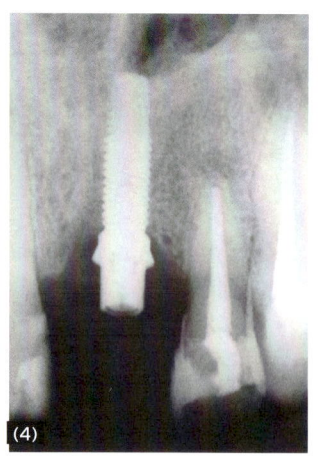

FIGURA 7.12. (1) Evidenciação radiográfica de fratura em bisel no 21 de paciente adulto jovem, sendo possível identificar o traço de fratura na região cervical (setas verdes), resultando em envolvimento periodontal lateral com formação de um defeito ósseo lateral na região cervical mesial do dente (setas vermelhas). (2) Imagem radiográfica ilustrando as características ósseas da cicatrização do alvéolo após a extração do 21, permitindo supor que a reformação do rebordo ósseo foi satisfatória, a considerar pela relação visível do pôntico com esse rebordo, tendo presente a existência do tecido mole de revestimento do tecido ósseo. (3) e (4) Imagens radiográficas após a instalação do implante em substituição ao 21 na fase com o parafuso protetor de recobrimento do implante e após a instalação do intermediário protético do tipo *cera-one*. Observe os espaços interproximais adequados, ligeiramente maiores para mesial para melhor posicionamento do implante em relação à localização do forame incisivo.

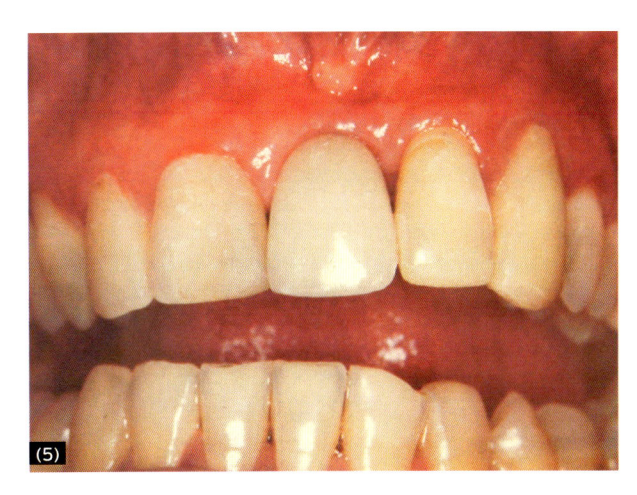

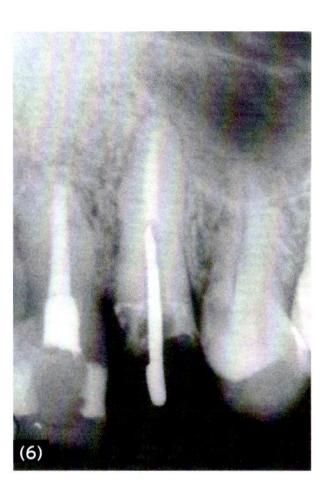

FIGURA 7.12. (5) Vista vestibular após a instalação da coroa sobre implante em substituição ao 21, podendo-se observar recessão da papila gengival entre o 22 e o 21, levando o paciente a expelir ar e gotículas de Pflüg durante a fonação, causando-lhe incômodo e desconforto. **(6)** Imagem radiográfica após acidente que levou à fratura de fração da coroa dental em nível subgengival profundo, ultrapassando ligeiramente a crista óssea por vestibular e que provocou alargamento do espaço do ligamento periodontal e desaparecimento da lâmina dura na região mesial do 23. Veja a proximidade da parte da região fraturada que se tornou margem cervical do preparo dental para colocação da coroa provisória, invadindo as distâncias biológicas sagradas.

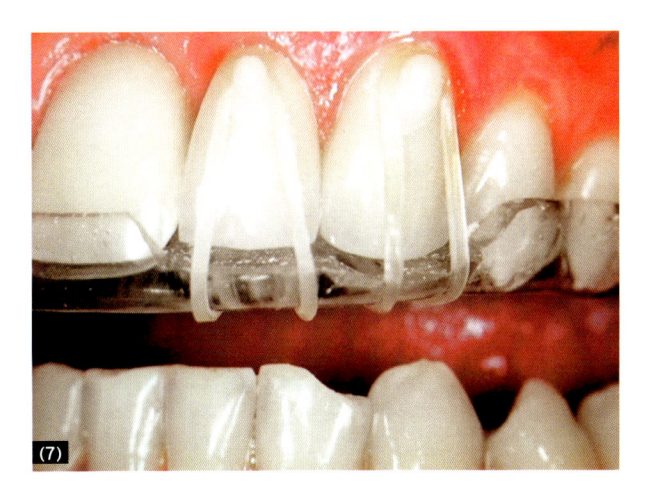

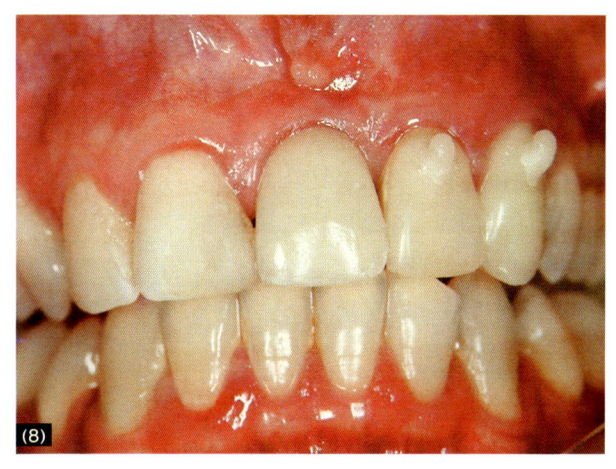

FIGURA 7.12. (7) Esquema metodológico para tração coronal lenta dos dentes 22 e 23, usando placa de mordida e elásticos ortodônticos para produzirem movimento de tração da ordem de 0,5 mm em cada etapa para o 22 até completar 2 mm e de 0,5 mm na etapa inicial, seguida por etapas de 1 mm até completar 4 mm para o 23, com a expectativa de reconstituição das distâncias biológicas e posicionamento coronal da margem gengival para reproduzir melhor a conformação das papilas gengivais preenchendo as ameias correspondentes. **(8)** Vista clínica ao término da tração coronal, ilustrando a movimentação coronal da margem gengival como proposto e criando condições favoráveis para a reconstrução protética dos dentes e da coroa sobre implante envolvidos.

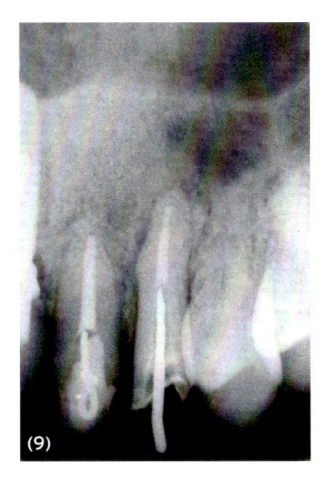

FIGURA 7.12. (9) Caracterização radiográfica após a tração coronal, mostrando que durante o próprio movimento de tração foram ocorrendo processos aposicionais, levando à verticalização da crista óssea entre o 22 e 23, mesmo porque a extensão do movimento foi 2 mm maior para o 23 que para o 22. Observe, entretanto, o alargamento do espaço do ligamento periodontal e a ausência de lâmina dura, principalmente no 23.

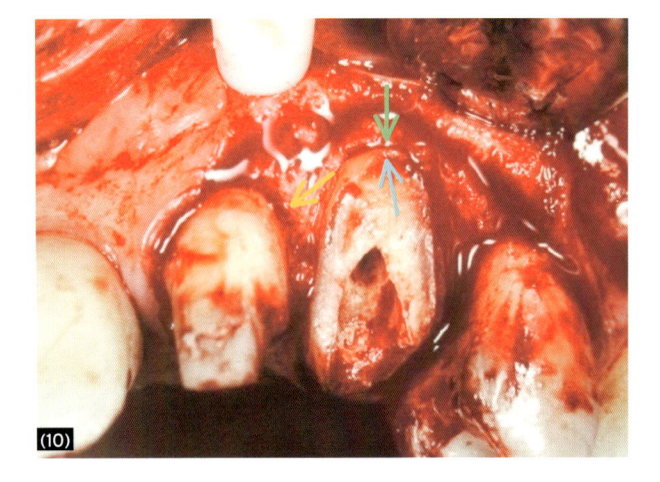

FIGURA 7.12. (10) Vista do campo cirúrgico após levantamento de retalho dividido por vestibular e gengivectomia interna palatina, englobando a região vestibular e palatina da distal do 24 à mesial do 22, envolvendo apenas as papilas gengivais entre esses dentes e o 23. Observe que o bisel da fratura por vestibular (seta azul) encontra-se situado a menos de 1 mm da crista óssea (seta verde), conjecturando-se que não só parte do dente foi exteriorizada, como também a crista óssea acompanhou o movimento. Certifique-se, inclusive, da formação de arquitetura óssea cristal em forma de defeito ósseo de uma parede na região distal do 22, identificado pela seta amarela, como consequência do movimento do 23 em maior extensão que o do 22.

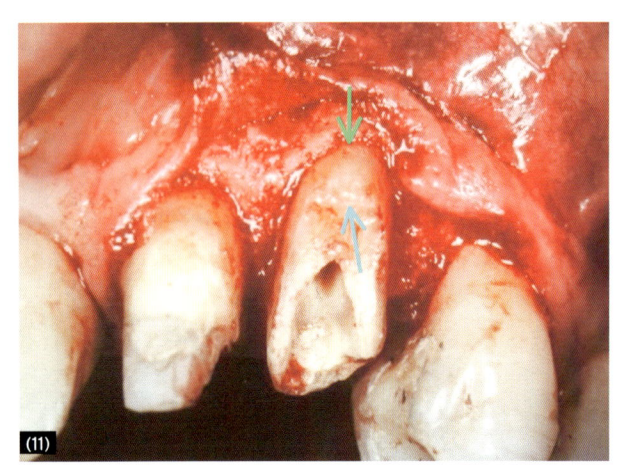

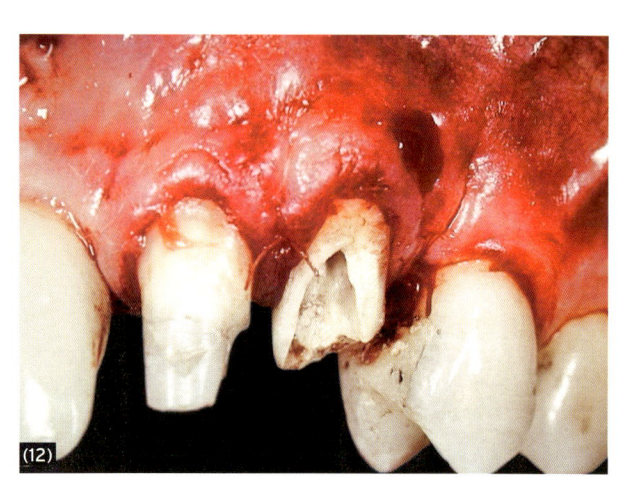

FIGURA 7.12. (11) Ilustração da recomposição da curva óssea parabólica marginal por osteotomia, cuja limitação mínima foi possível por se desgastar a vestibular da raiz com broca lisa de 12 lâminas, de modo que parte do bisel da fratura pôde ser convertida em superfície radicular saudável para a reconstituição das distâncias biológicas sagradas. Observe a extensão da superfície obtida entre a crista óssea, assinalada pela seta verde, e a fração coronal da superfície dental preparada para o ligamento de Köllicker e o epitélio juncional dentro dos padrões genéticos e constitucionais, assinalada pela seta azul. Veja, ainda, que a osteotomia eliminou a arquitetura óssea em forma de defeito de uma parede óssea na região distal do 22. **(12)** Ilustração clínica do posicionamento apical do retalho dividido no 23, deixando fração da raiz exposta, porém, tornando harmônico o nível da margem gengival regional. Observe que não se envolveu na incisão nem a papila mesial do 22, nem a distal do 24, para não incorrer no risco de produzir recessão gengival das papilas.

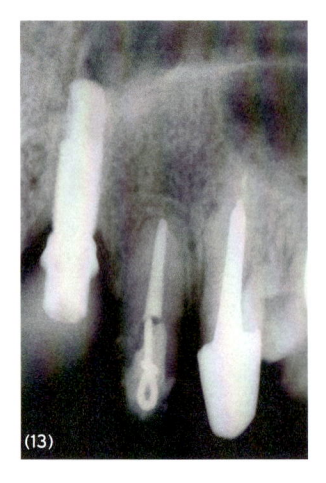

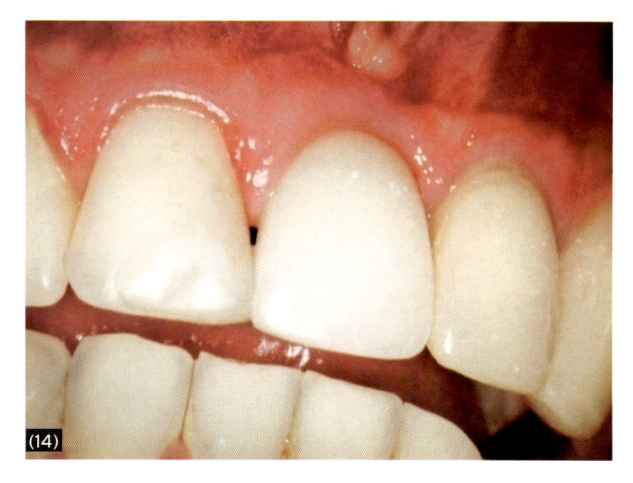

FIGURA 7.12. (13) e (14) Evidências radiográficas e clínicas da consolidação dos resultados propostos e dos obtidos pela cirurgia periodontal ressectiva, destacando-se a recuperação das distâncias biológicas do 23 e a aposição óssea cristal na mesial do 22, que favorecem a reconstrução da papila gengival em altura e volume compatíveis com o preenchimento da ameia gengival da área, conforme pode ser comprovado já com a coroa provisória em posição. Ressalte-se, todavia, que a receptividade e a cooperação do paciente (*compliance*) não é das melhores, deixando à mostra algumas alterações gengivais mesmo em áreas de dentes naturais que não sofreram intervenção.

Princípios da tração coronal lenta | capítulo 7

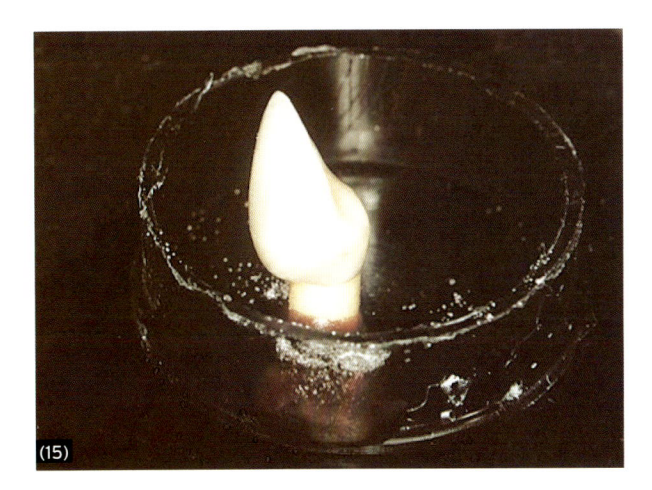

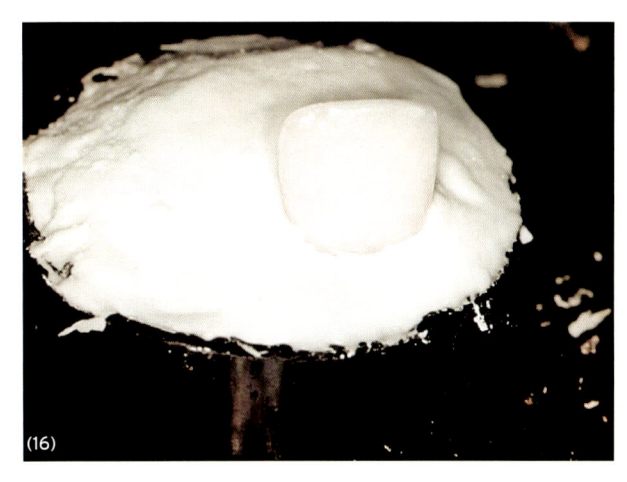

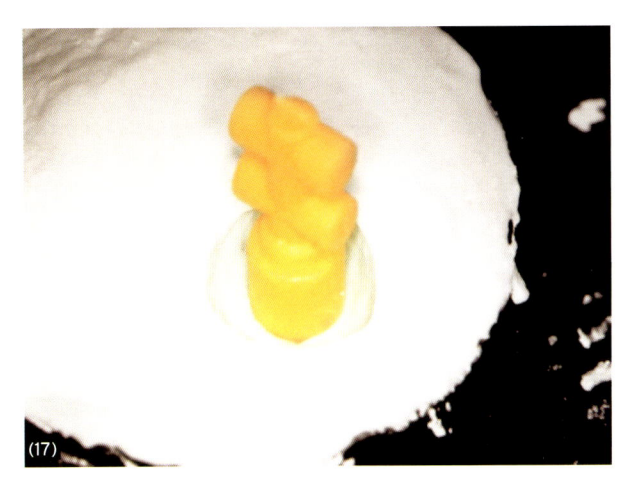

FIGURA 7.12. (15), **(16)** e **(17)** Procedimentos laboratoriais para reprodução do contorno subgengival da coroa provisória sobre o implante, facilitando a construção da coroa metalocerâmica pelo técnico. No primeiro passo, em **(15)**, fixou-se a coroa provisória à réplica do implante, estando este fixado a um ambiente circunscrito limitado. Em **(16)**, pode-se observar a moldagem dessa réplica e da parte externa da coroa provisória, deixando pelo menos a fração supragengival exposta. Em **(17)**, pode-se observar que, após a geleificação do alginato e a substituição da coroa provisória pela guia de transferência do implante, o contorno cervical subgengival da coroa ficou impresso no alginato e deixou vazio o volume que ocupava entre o alginato e a guia de transferência do implante.

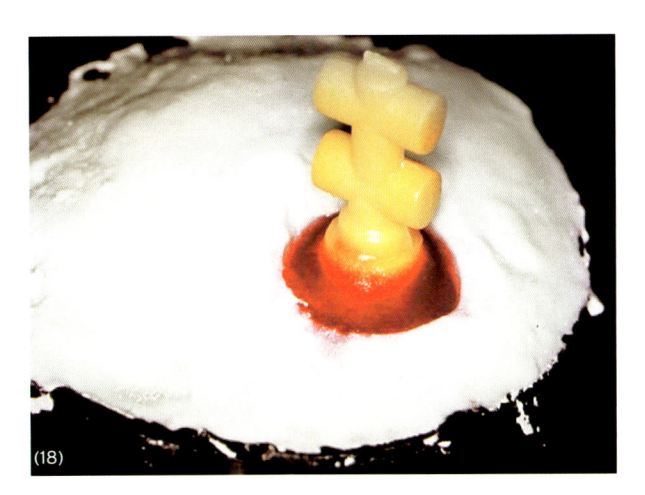

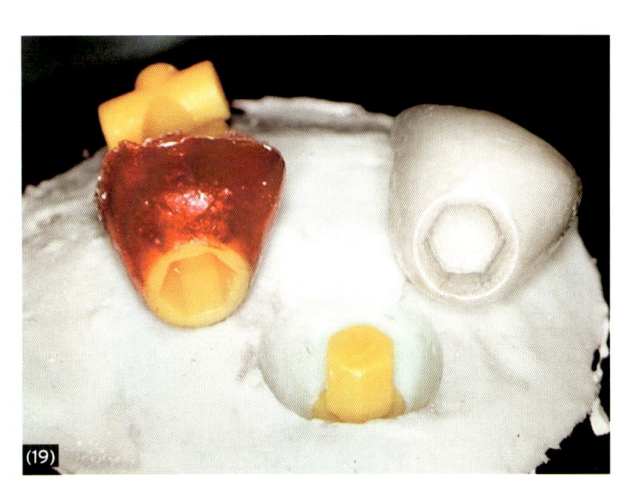

FIGURA 7.12. (18) e **(19)** Preenchimento do espaço vazio no molde entre o contorno externo da coroa provisória e a guia de transferência por resina de boa qualidade, depositando-se pequenas porções do pó sob vibração na área interessada, vertendo-se a seguir o líquido correspondente necessário, até o preenchimento interno deixado pela impressão. Observe, após a remoção da guia de transferência do implante, a conformação obtida correspondente ao contorno externo da coroa provisória na área subgengival.

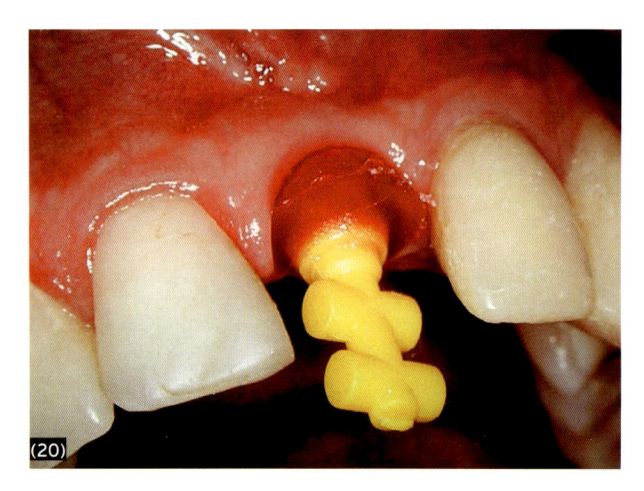

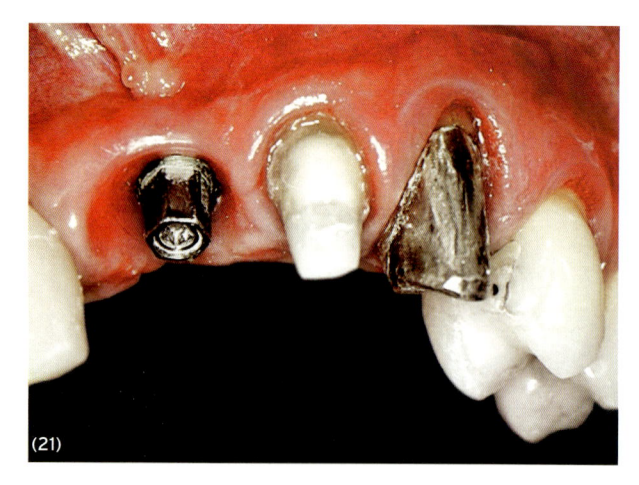

FIGURA 7.12. (20) Ilustração clínica da efetividade do procedimento na reprodução do contorno subgengival desejável para a construção da coroa definitiva, determinado pelo uso da coroa provisória. Ressalte-se que presentemente esta equipe tem realizado esse procedimento diretamente na boca do paciente, tirando a coroa provisória e imediatamente instalando a guia de transferência para, ato contínuo, verter a resina de alta qualidade na área subgengival. Após a polimerização do material, remove-se a guia da boca e, da mesma maneira que no caso anterior, aplica-se fina camada de cera ao redor do contorno externo duplicado da coroa, isolando-o do contato subsequente direto com o gesso vazado para obtenção do modelo de trabalho. **(21)** Vista clínica dos dentes preparados e intermediário *cera-one* posicionado para moldagem e transferência ao modelo de trabalho, no qual serão confeccionadas as coroas metalocerâmicas. Observe que os términos cervicais dos preparos dentais foram definidos em nível intrassulcular cerca de 0,5 mm além da margem gengival, enquanto o intermediário protético sobre o implante encontra-se em nível mais profundo devido ao posicionamento mais apical na instalação do implante em relação às cristas ósseas proximais, visando à criação de papilas interproximais.

FIGURA 7.12. (22) Ilustração da adaptação da guia de transferência do intermediário protético do implante e dos casquetes de transferência dos dentes preparados, prévia e individualmente moldados e reproduzidos em gesso e sobre os quais foram construídos tais casquetes de transferência, após o recorte dos troquéis deixando retentiva a zona imediatamente apical ao término cervical dos preparos. Observe a adaptação dos transferentes e a união entre eles para melhor reprodução de suas inter-relações posicionais. **(23)** Moldagem do conjunto com alginato pesado em moldeira aberta na área dos transferentes. Após a geleificação do alginato, os transferentes foram unidos com resina de boa qualidade à base da moldeira, fixando suas posições para maior fidedignidade do modelo.

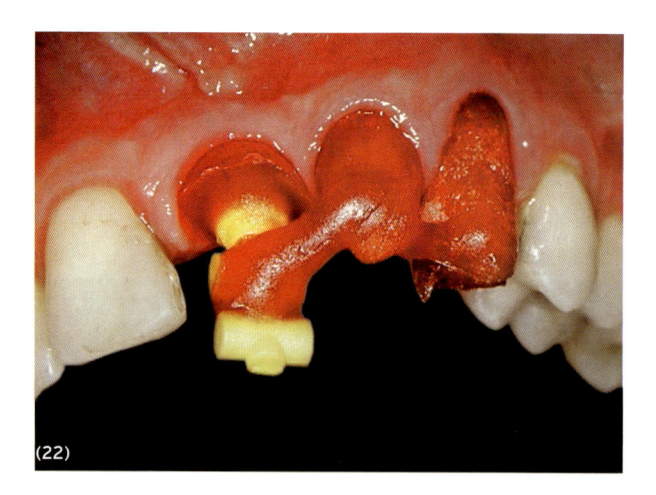

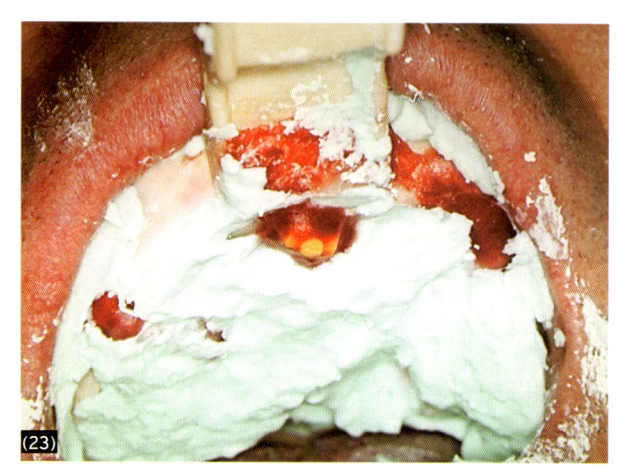

Princípios da tração coronal lenta | capítulo 7

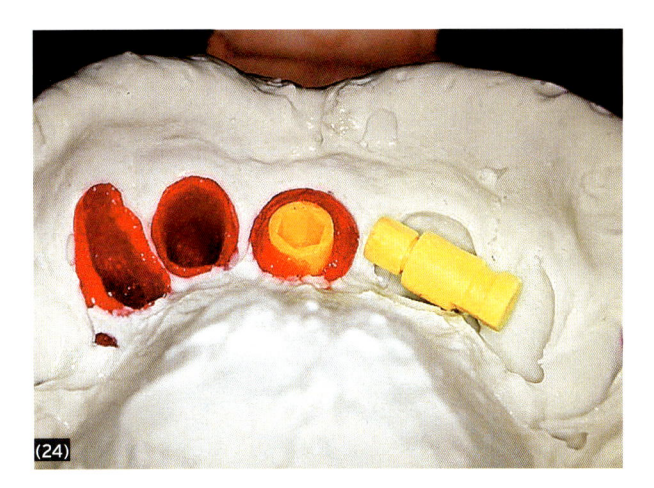

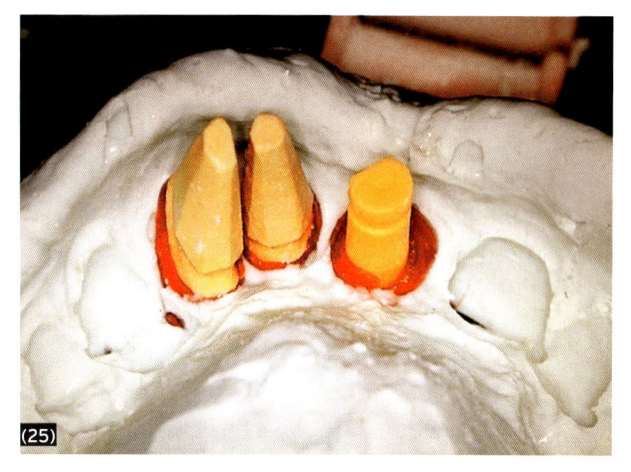

FIGURA 7.12. (24) e **(25)** Vistas internas do molde obtido, mostrando o posicionamento das guias de transferência e a adaptação dos troquéis e da réplica dos implantes aos seus respectivos transferentes. Observe a adaptação da réplica do implante na guia de transferência e sua relação com o contorno subgengival copiado da coroa provisória na guia de transferência. Veja, também, o recorte dos troquéis deixando retentiva a área apical aos términos cervicais dos preparos e facetadas as bases dos troquéis para estabilizar a posição destes no modelo de trabalho, voltando à mesma posição sempre que for necessário removê-los do modelo. As áreas retentivas dos troquéis são aliviadas com uma camada de cera antes de vazar o gesso.

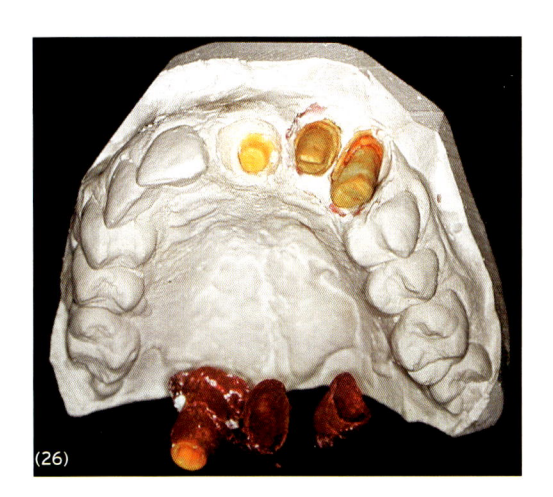

FIGURA 7.12. (26) Modelo de trabalho obtido, com a réplica do intermediário protético do implante e os troquéis dos dentes preparados em posição. Para remoção do modelo do molde, é conveniente eliminar o excesso de material das áreas de retenção na moldeira, separando então a união dos transferentes com a moldeira, de modo a permitir que sua remoção mantenha o modelo em posição. Em seguida, recorta-se o alginato até deixar livre o modelo de trabalho com os transferentes em posição. Finalmente, separam-se, cuidadosamente, os transferentes, que são removidos de seus correspondentes sem o risco de produzir a fratura dos troquéis.

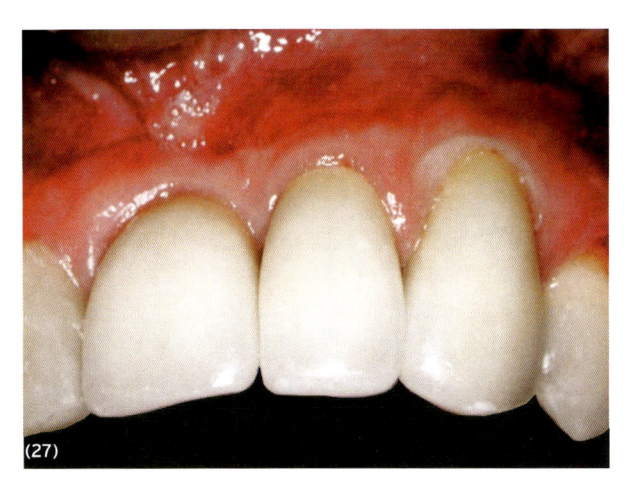

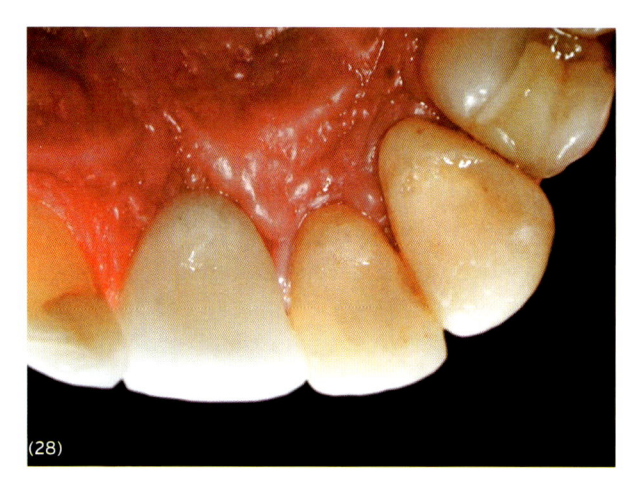

FIGURA 7.12. (27) e **(28)** Vistas clínicas vestibular e palatina ilustrando como a conjugação do tratamento ortodôntico e cirúrgico permitiu a reprodução protética saudável dos dentes 22 e 23, com reconstituição das distâncias biológicas do 23, ao mesmo tempo em que o movimento de tração coronal permitiu a reconstrução da papila gengival voltada para a coroa sobre o implante, com o que houve correção da fonação e da expelição de gotículas de Pflüg pelo paciente. Para tanto, observe o preenchimento da ameia gengival e o contorno gengival produzido, criando condições propícias para a reconstrução protética harmônica e esteticamente agradável, favorecendo a prevenção de problemas periodontais e preservando a saúde periodontal em longo prazo.

Caso clínico 30 (Figura 7.13)

Descrição: a paciente apresentou-se com queixa de mobilidade dental acentuada no 26, com sensibilidade à pressão do dente e relatou periodicamente produzir-se tumefação e extravasamento de pus na área. O exame clínico e radiográfico mostrou a presença de lesão endodôntica-periodontal, com formação de bolsa profunda de 10 mm, envolvendo a face vestibular da raiz distovestibular e estendendo-se para a região interproximal correspondente, ocasionado envolvimento da bifurcação distal. Exame cuidadoso sob anestesia revelou a presença de paredes ósseas vestibular e palatina na área do septo ósseo proximal, caracterizando tratar-se, provavelmente, de bolsa de duas paredes ósseas envolvendo as regiões vestibular e distal da raiz distovestibular, uma vez que não se detectou aumento da profundidade de exploração do sulco gengival na mesial do 27. A presença de fístula exteriorizando na região mesial palatina do 26 instigou a exploração clínica periodontal da área, detectando-se penetração da sonda periodontal na bifurcação mesial, que se comunica com a distal em forma de túnel. Radiograficamente, não se encontrou evidência nítida desse envolvimento provavelmente devido à espessura vestibulopalatina do septo ósseo, obscurecendo a imagem óssea por superposição de estruturas. A visualização geral da radiografia sugeriu, também, risco de pneumatização do seio maxilar na ausência do 26. Esse fato, aliado à preocupação com a formação de defeito extenso do rebordo pela extração cirúrgica pura e simples do 26 levou à indicação de tração coronal lenta do dente, com a expectativa de propiciar melhor proteção ao tecido ósseo contra esses riscos, favorecendo a instalação subsequente de implante osseointegrado. Foi programada, então, a tração coronal lenta do 26 da ordem de 7 mm, executada pela colocação de aparelho ortodôntico fixo e realizada em etapas de 0,5 a 1 mm de cada vez. Realizado o movimento, o dente 26 foi extraído cirurgicamente, tendo sido possível suturar os retalhos com fechamento total do campo cirúrgico graças ao ganho de tecido mole produzido pela criação de gengiva ceratinizada em resposta à tração coronal. Os dados ilustrativos dessas considerações estão apresentados nas Figuras 7.13 (1), (2), (3) e (4). Após a consolidação da cicatrização, procedeu-se à instalação de implante osseointegrado com 13 mm de comprimento, para o que se realizou o levantamento do seio maxilar com enxerto de osso liofilizado introduzido pela própria loja de instalação do implante. Uma vez completada a osseointegração do implante, prosseguiu-se com a construção da coroa metalocerâmica competente, passando pela confecção de coroa provisória com a qual se determinou a necessidade de distalização do 26 para obter contorno apropriado da coroa na ameia gengival distal (Figura 7.13 (7)). Para tanto, se empregou elástico em tira, colocado mediante estiramento na região de contato proximal entre o 26 e o 27, e então recortado, sendo substituído gradualmente por outro de maior espessura até que se tivesse a distalização almejada do 27. Finalmente, instalou-se a coroa metalocerâmica definitiva no 26 (Figura 7.13 (8)), realizando-se o seu controle documental até o pós-operatório de 9 anos (Figuras 7.13 (9) e (10)).

A tração coronal lenta e gradual do 26 estimulou a neoformação óssea identificada pelo aspecto e pela densidade do tecido ósseo esponjoso na imagem radiográfica entre os ápices radiculares e o assoalho do seio maxilar, mantendo estável a posição do assoalho do seio (Figura 7.13 (5)). Essas características foram mantidas após a extração cirúrgica do 26, resultando, inclusive em preservação de rebordo ósseo adequado para a instalação de implante osseointegrado tanto em altura como em espessura (Figura 7.13 (6)). Entretanto, como a opção foi a colocação de implante com dimensões de 5 x 13 mm, foi realizado o levantamento do seio maxilar, resultando na osseointegração do implante após 8 meses de cicatrização (Figura 7.13 (7)), quando o paciente pôde completar o tratamento protético (Figura 7.13 (8)). O controle clínico e radiográfico realizado após 9 anos de uso ininterrupto da coroa sobre o implante em substituição ao 26 mostrou a preservação dos resultados em sua excelência, quer quanto ao comportamento dos tecidos moles, quer quanto ao dos tecidos duros, indicando que a neoformação óssea estimulada pela tração coronal gerou estrutura funcional e biológica salutar, suficientemente capaz de gerar e preservar a osseointegração e as características marginais compatíveis com a saúde perimplantar (Figuras 7.13 (9) e (10)).

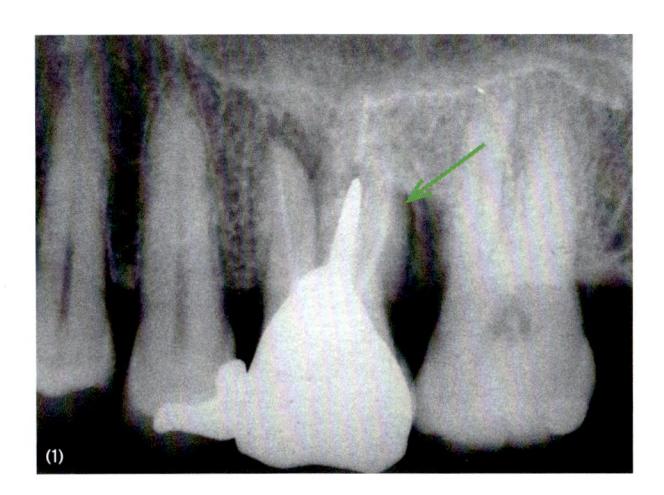

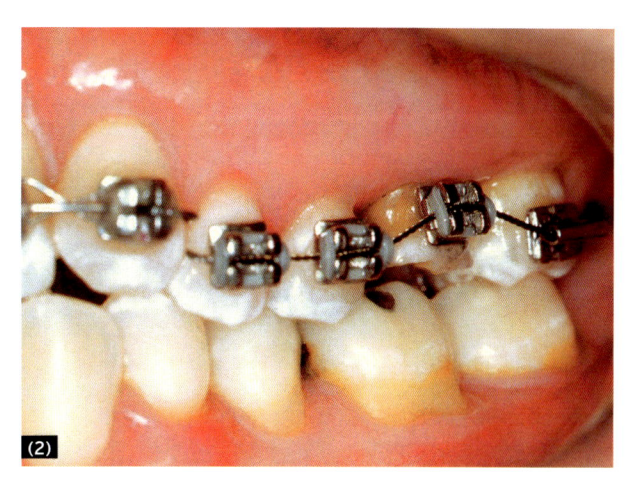

FIGURA 7.13. (1) Caracterização radiográfica de envolvimento endodôntico-periodontal do 26, com formação de bolsa periodontal de 10 mm na região distovestibular (a seta verde mostra o nível da perda óssea), afetando a bifurcação sob forma de classe III por sua comunicação com a bifurcação mesial, embora não evidenciável radiograficamente. Observe a proximidade do assoalho do seio maxilar aos ápices radiculares e à lesão periapical da raiz mesiovestibular, em situação propensa a desenvolver extensão alveolar do seio em caso de extração cirúrgica direta do 26. **(2)** Aparatologia ortodôntica fixa para tração coronal do 26, mostrando, ainda, depressão da papila gengival mesial devido à extensa perda óssea periodontal (imagem direta, sem espelho). Observe que a superfície oclusal do 26 foi desgastada para criar o vão livre necessário ao movimento coronal do dente numa etapa.

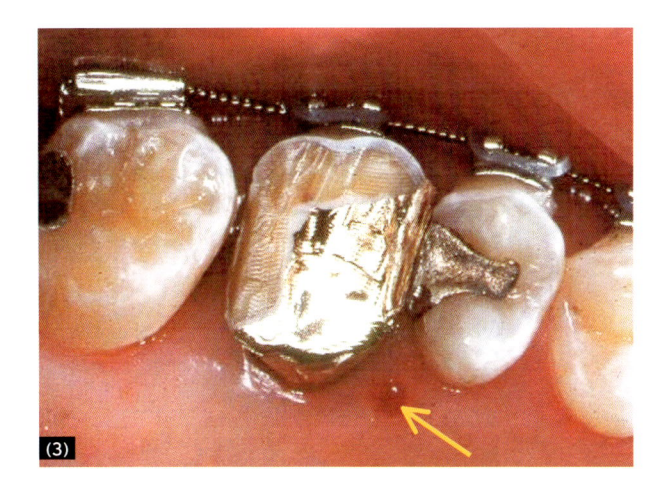

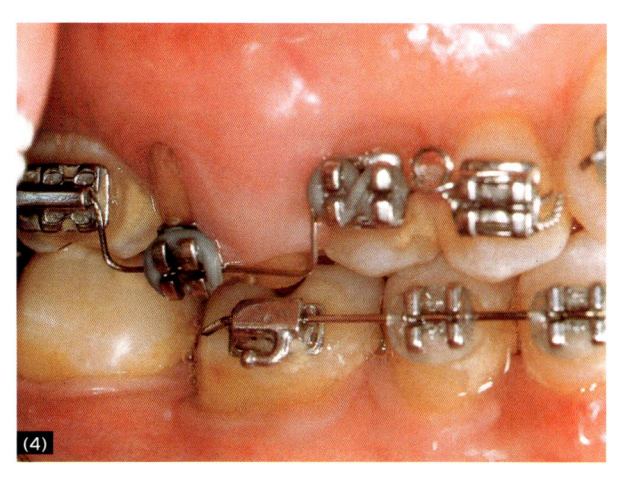

FIGURA 7.13. (3) Vista oclusopalatina da área interessada, destacando-se a presença de fístula gengival (seta amarela) relacionada à lesão da bifurcação mesial. **(4)** Aparência clínica da região posterior superior esquerda após a tração coronal de 6 mm do 26, chamando a atenção o fato de que a margem gengival relacionada à raiz mesial acompanhou o movimento, enquanto aquela relacionada à raiz distal não o fez e, ao contrário, houve exposição da raiz distal no ambiente supragengival.

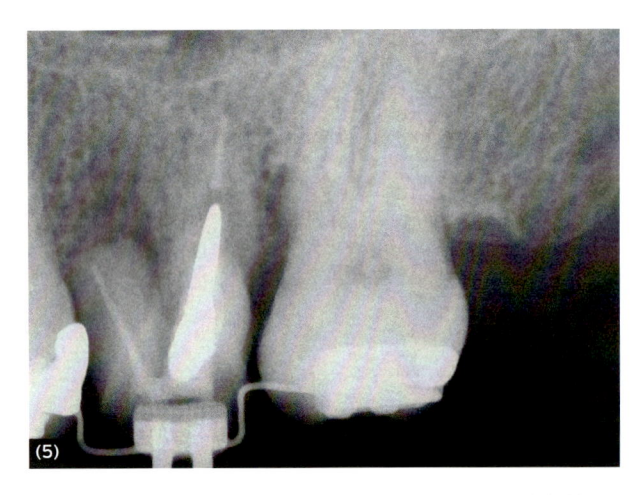

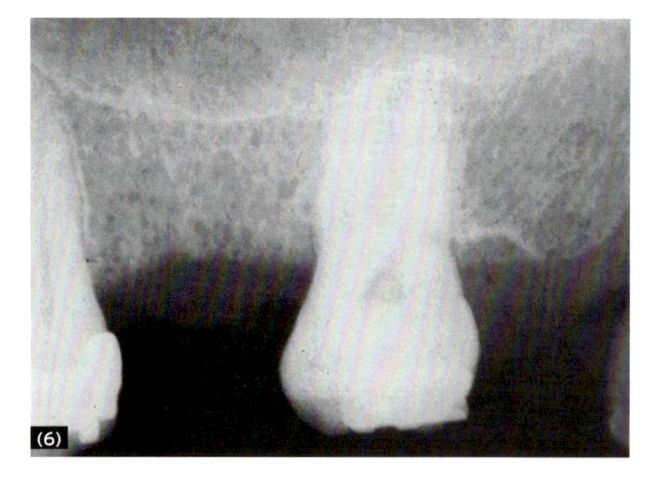

FIGURA 7.13. (5) Imagem radiográfica após a tração coronal do 26, mostrando os ápices radiculares suficientemente distantes do assoalho do seio maxilar, do qual estão separados por osso esponjoso já com alguma densidade óssea. Veja que a raiz distovestibular encontra-se praticamente para fora do ambiente intra-alveolar, enquanto a mesiovestibular apresenta pouca inserção intra-alveolar, situações essas que facilitam a complementação cirúrgica para extração do dente, favorecendo os processos de remodelação óssea do rebordo. **(6)** Caracterização radiográfica após a extração do 26 e cicatrização do alvéolo, evidenciando-se a estabilidade posicional do assoalho do seio maxilar e a preservação de altura óssea até o rebordo suficiente para a instalação de implante osseointegrado.

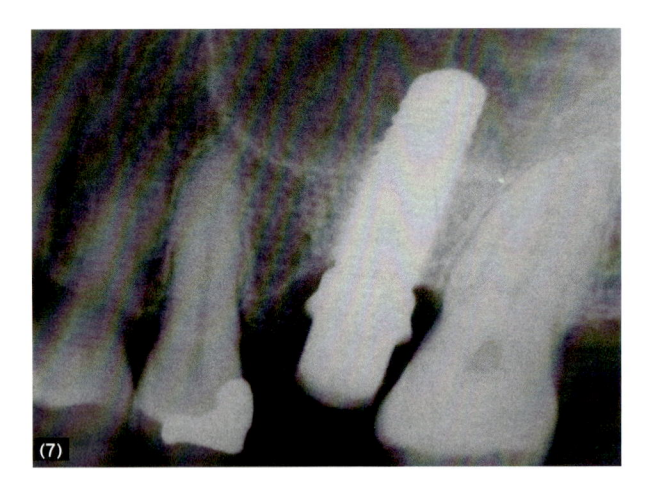

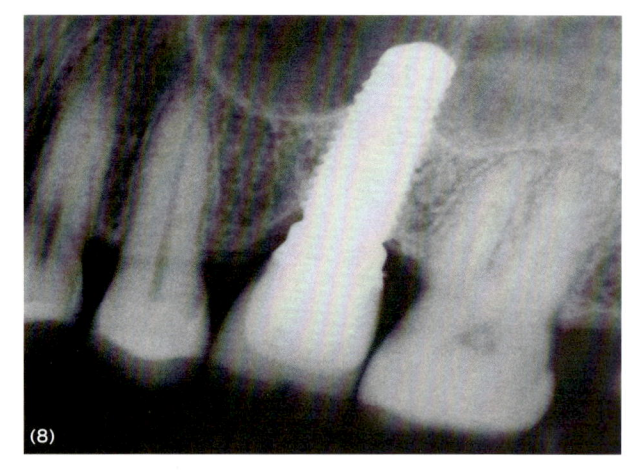

FIGURA 7.13. (7) e **(8)** Imagens radiográficas após a consolidação da osseointegração do implante durante a prova da adaptação do intermediário protético *cera-one* e após a instalação da coroa metalocerâmica. O 27 aparece mais afastado do 26 em **(8)** do que em **(7)** porque foi feita a sua distalização ortodôntica apoiada na coroa provisória sobre o implante. Para a instalação do implante, foi feita a técnica de levantamento do seio de Sommers com enxerto de osso liofilizado.

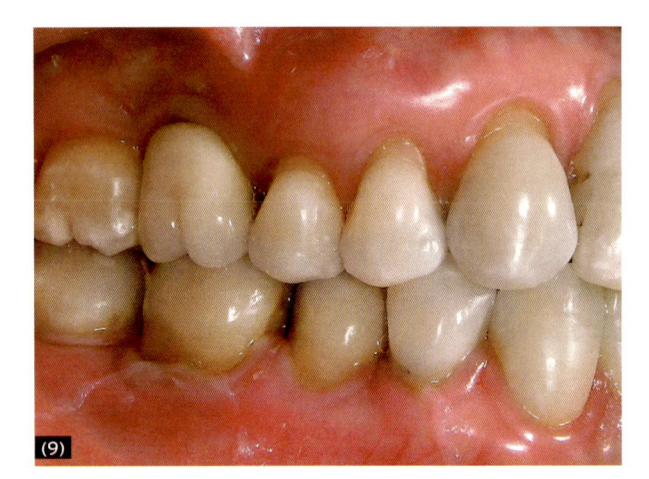

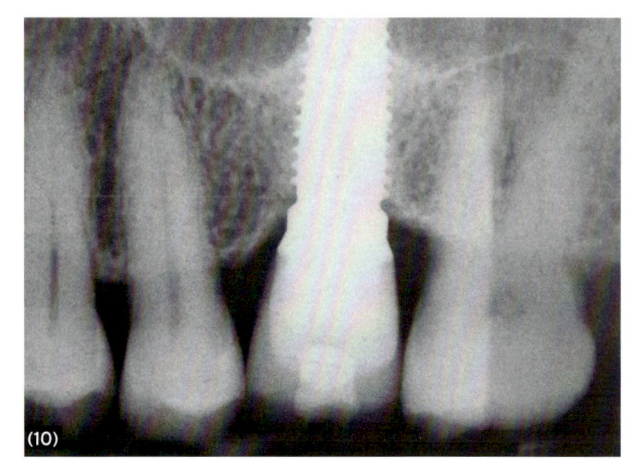

FIGURA 7.13. (9) e **(10)** Documentação clínica e radiográfica do pós-operatório de 9 anos, observando-se a preservação dos resultados processados, sendo importante realçar que os riscos de formação de defeitos ósseos do rebordo e de invaginação do seio maxilar foram beneficamente sobrepujados pela introdução do movimento de tração coronal na execução do tratamento da paciente.

Caso clínico 31 (Figura 7.14)

Descrição: paciente portadora de bruxismo, tendo realizado tratamento endodôntico e remoção de extensa restauração mésio-oclusal em amálgama no dente 16, apresentou-se para tratamento de reconstrução protética desse dente por meio de coroa metalocerâmica (Figura 7.14 (1)). Embora radiograficamente a imagem sugerisse integridade das estruturas dentais e ósseas, a queixa de dor e de mobilidade dental por parte da paciente levou a exame minucioso da área, detectando-se fratura mesiodistal longitudinal do 16, que provocou a separação da raiz palatina das vestibulares, como se tivesse sido feita secção cirúrgica destas. Como a paciente apresentava os dentes vizinhos em boas condições, a preservação das raízes vestibulares ou da palatina iria gerar a criação de uma plataforma óssea palatina ou vestibular, respectivamente, dificultando o estabelecimento de características anatômicas locais propícias ao estabelecimento de sulco gengival raso. Além disso, a coroa de reconstrução teria sua disposição deslocada muito para palatino no caso de preservação da raiz palatina, ou muito para vestibular no de preservação das vestibulares, situando-se, pois, mais para a região interna do espaço desdentado do que o alinhamento determinado pela posição dos dentes vizinhos. Dessa forma, seriam criadas condições favoráveis ao acúmulo de placa dentobacteriana em áreas de difícil acesso aos meios e métodos de higiene oral, comprometendo a prevenção da DPIM. A solução encontrada foi a extração do dente por conjugação de tração coronal lenta de 5 mm, seguida por extração cirúrgica ao término desse movimento. A tração foi realizada a expensas de metodologia da placa de mordida e de elástico ortodôntico em etapas de movimento ativo de 1 mm, intercaladas por períodos de intermitência de 10 a 12 dias, tendo consumido em torno de 70 a 75 dias para a sua concretização (Figura 7.14 (2)), quando se providenciou a extração cirúrgica do 16. Por circunstâncias outras que não odontológicas, a instalação do implante somente foi realizada cerca de 2 anos depois da extração cirúrgica do dente, ficando a impressão clínica de resistência óssea ao preparo do leito semelhante àquela em áreas de tecido ósseo maduro nas quais não foram efetuados procedimentos de tração coronal (Figuras 7.14 (4), (5), (6) e (7)). Os resultados obtidos forneceram subsídios para a reconstrução protética harmônica e compatível com as características anatômicas, biológicas e clínicas responsáveis pela manifestação e pela preservação da saúde local dos tecidos (Figuras 7.14 (8), (9) e (10)).

Imediatamente depois de completado o movimento de tração coronal na extensão de 5 mm, foi possível detectar clinicamente a movimentação coronal da margem gengival, a despeito da fratura mediana do dente, enquanto radiograficamente foi comprovada a neoformação óssea nas áreas deixadas vazias pelo movimento do dente. Releve-se o fato de que a demora na instalação do implante osseointegrado não foi capaz de produzir remodelação óssea significativa do rebordo gengival e ósseo formado (Figura 7.14 (3)). Durante o procedimento de instalação do implante, comprovou-se a presença de estrutura óssea com características clínicas ao manuseio idênticas às de qualquer tecido ósseo maduro em áreas de osso tipo 2, em volume e altura favoráveis à instalação do implante (Figuras 7.14 (4), (5), (6) e (7)). Três anos depois da instalação da coroa metalocerâmica sobre implante em substituição ao 16, os resultados mantiveram-se estáveis, ilustrando os efeitos benéficos de se aliar princípios biológicos periodontais ao preparo de sítios apropriados não só à instalação de implantes osseointegrados, como à prevenção de doença perimplantar infecciosa marginal (Figuras 7.14 (8), (9) e (10)).

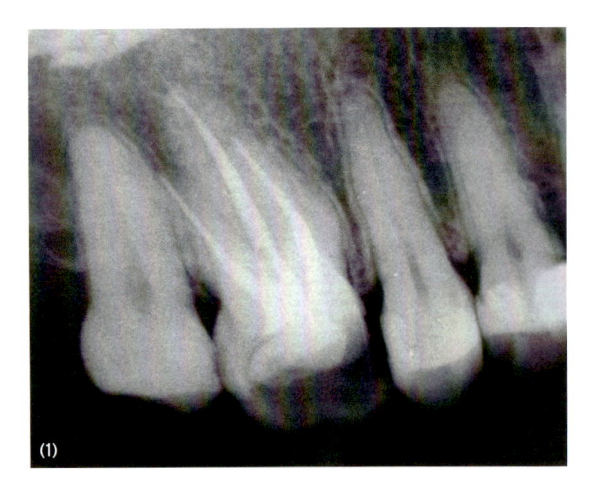

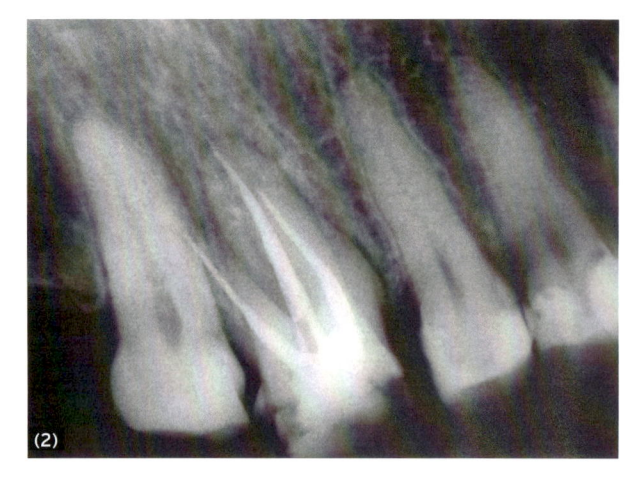

FIGURA 7.14. (1) Apresentação radiográfica inicial de caso de paciente portadora do hábito de bruxismo, que experimentou fratura mesiodistal longitudinal mediana, separando as raízes vestibulares da palatina. A presença de dentes vizinhos saudáveis representou um óbice ao aproveitamento parcial do dente, seja com preservação das raízes vestibulares ou da palatina, pois a extração da palatina ou das vestibulares deixaria uma plataforma óssea significativa no rebordo devido à dificuldade de estabelecer arquitetura óssea biselada pela presença dos dentes vizinhos, gerando a formação de sulco gengival profundo e criando dificuldades na manutenção da higiene oral. Observe a integridade radiográfica dos tecidos, sugerindo que a sua preservação seria importante para a instalação de implante osseointegrado em substituição ao 16, excluindo, assim, a necessidade de desgastar os dentes vizinhos para usá-los como pilares de próteses fixas dentossuportadas. **(2)** Ilustração radiográfica do efeito da tração coronal lenta de 5 mm do 16, gerando a neoformação óssea acompanhando o movimento dental. Observe, nas áreas apicais que a neoformação óssea praticamente preencheu toda a região apical do alvéolo e emprestou obliquidade para coronal à crista óssea mesial.

FIGURA 7.14. (3) Comprovação radiográfica da preservação do rebordo e da consolidação do tecido ósseo esponjoso 2 anos após a extração do 16, sendo importante ressaltar que os resultados do procedimento de tração coronal permitiram a instalação do implante osseointegrado em áreas de tecido ósseo naturalmente formado e não induzido por enxertos de quaisquer tipos.

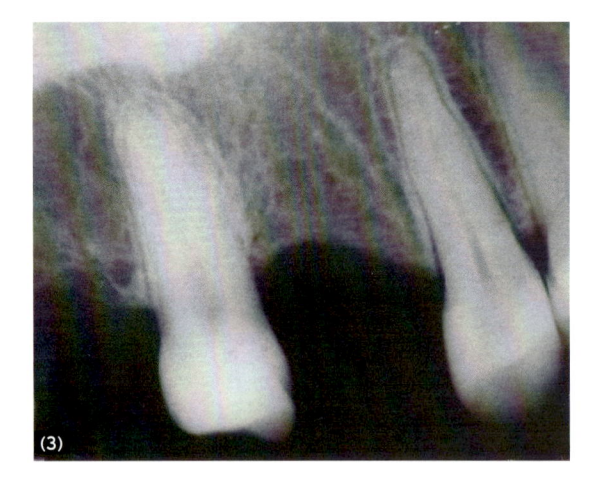

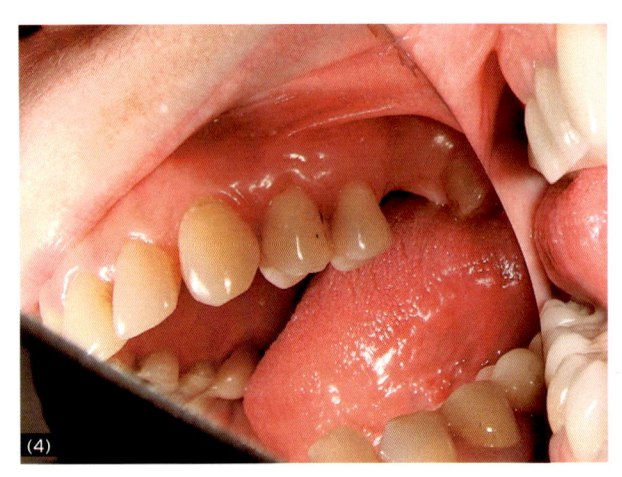

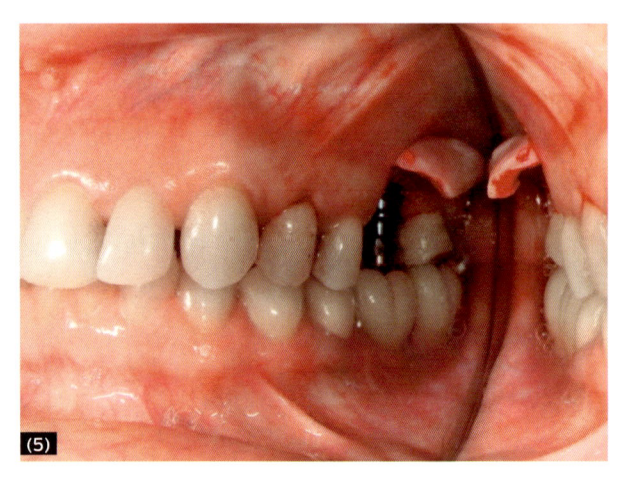

FIGURA 7.14. (4) Vista clínica vestibular ilustrando as características morfológicas compatíveis com a instalação de implante osseointegrado em condições propícias para a construção de coroa metalocerâmica, graças e tão somente em função da preservação das estruturas gerada pelo estímulo aposicional ósseo da tração coronal do 16. **(5)** Vista clínica da disposição adequada do implante sendo instalado, controlando-se o seu direcionamento pela relação cúspide contenção cêntrica na fossa antagonista, assim excluindo a necessidade de confecção de guia protética.

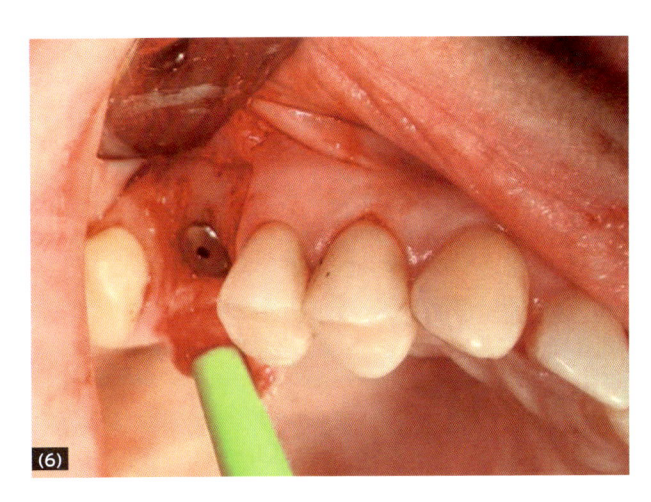

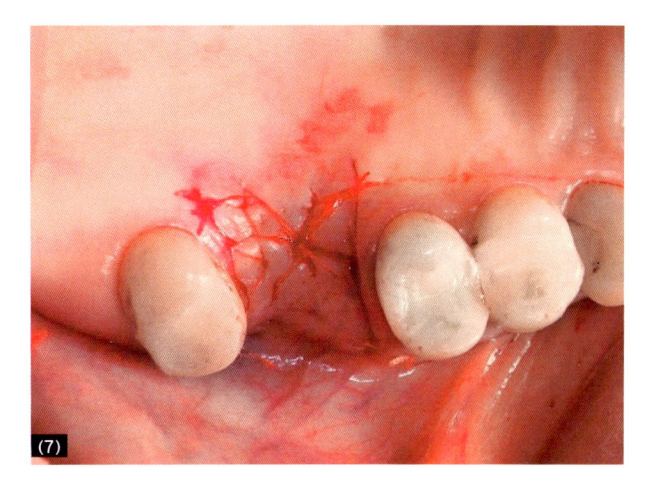

FIGURA 7.14. (6) Vista oclusal exibindo o volume ósseo da área, preservado pela tração coronal e perfeitamente adequado para a instalação do implante e a reconstrução protética. (7) Campo cirúrgico completamente vedado pelas suturas dos retalhos vestibular e palatino.

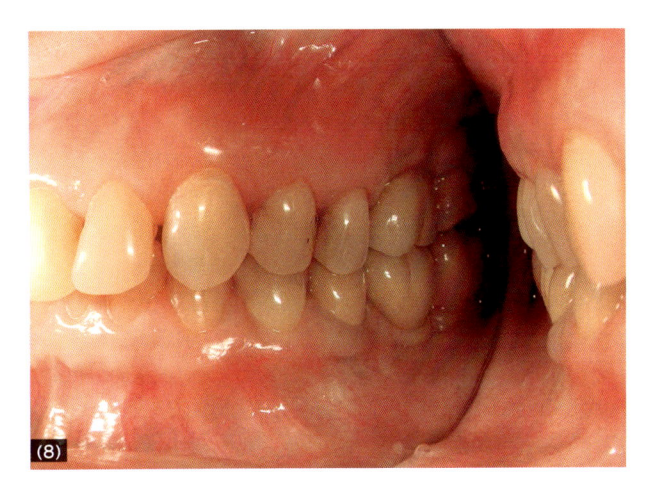

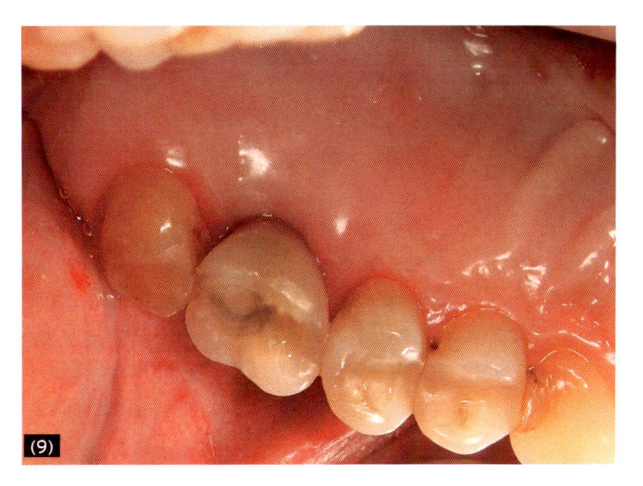

FIGURA 7.14. (8), (9) e (10) Características clínicas e radiográficas após 3 anos de uso da coroa metalocerâmica sobre implante em substituição ao 16. As vistas clínicas (8) e (9) mostram a excelência da arquitetura dos tecidos moles perimplantares, coerentes com os tecidos vizinhos das áreas dentais e com a expressão da dotação e da preservação de saúde perimplantar. Observe, ainda, em (9), a localização correta do orifício de acesso ao parafuso de fixação da coroa, produzido sob orientação clínica da relação interoclusal.

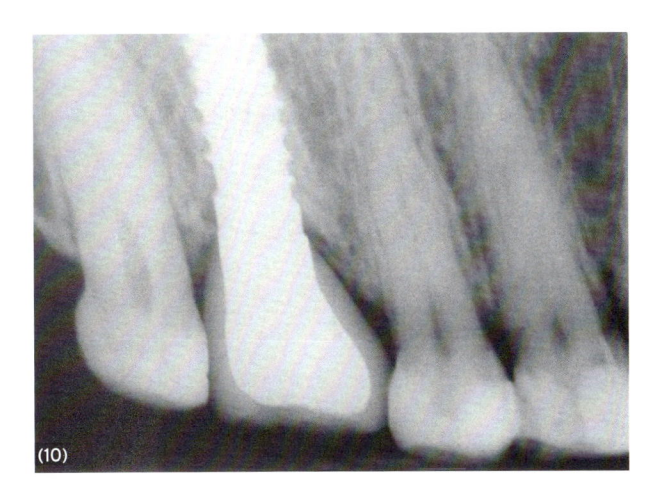

FIGURA 7.14. A vista radiográfica (10) confirma esse comportamento em relação ao tecido ósseo, que se mantém marginal e adjacentemente ao implante em perfeitas condições de expressão homeostática, indicando que as estruturas formadas apresentam características morfogenéticas compatíveis com a estabilidade dos resultados em longo prazo.

Caso clínico 32 (Figura 7.15)

Descrição: na visita inicial, a paciente relatou vir realizando tratamento de manutenção de bolsa periodontal na área do 21, que passou a causar maior preocupação porque o dente estava com tamanho discrepante em relação aos demais e começou a apresentar mobilidade aparentemente progressiva. O exame clínico revelou bolsa periodontal de 7 mm de profundidade de exploração, com pouca tendência ao sangramento e gengiva expressando aspecto, cor e consistência razoavelmente satisfatórias (Figura 7.15 (1)). Radiograficamente, detectou-se perda óssea significativa principalmente na região distal da raiz, onde o nível ósseo encontrava-se cerca de 3 mm do ápice radicular e daí direcionava-se para oclusal por vestibular até alcançar o nível da crista óssea mesial. Além disso, o exame das características associadas ao suporte periodontal mostrou que se tratava de raiz cônica curta, com relação coroa clínica/raiz clínica crítica (Figura 7.15 (2)). A análise dessas características, aliada à pouca previsibilidade de ganho de suporte periodontal por procedimentos regenerativos em função das características do leito receptor, levou a optar pela extração do dente 21 e substituição por implante. Entretanto, esse procedimento puro e simples iria gerar, indubitavelmente, a formação de defeitos morfológicos no rebordo, dificultando a resolução do problema da área pelo implante por incluir, certamente, a necessidade de reconstrução óssea posterior da área. Nessas condições, optou-se por realizar a tração coronal lenta do dente pelo menos até nivelar a sua margem gengival com a dos demais dentes. O tracionamento foi feito pelo ortodontista da paciente numa extensão aproximada de 5 mm, usando aparelho fixo (Figura 7.15 (3)). Quando a margem gengival do 21 encontrava-se em nível aceitável, observou-se a ocorrência de reabsorção radicular no 21 e decidiu-se pela extração cirúrgica complementar, posto que o quadro presente poderia dificultar ou impedir aposição óssea subsequente, pondo em risco até a neoformação óssea já processada (Figuras 7.15 (4) e (5)). Ao extrair o 21, observou-se que o rebordo ósseo ainda requeria alguma reformação, pelo que foi realizado enxerto de osso liofilizado, recoberto por membrana absorvível de colágeno (Figuras 7.15 (6) e (7)). Cerca de 12 meses depois, procedeu-se à instalação de implante osseointegrado em duas etapas cirúrgicas, período no qual a paciente ficou usando coroa provisória mantida pelo aparelho ortodôntico, com o qual o ortodontista procurou alinhar corretamente os dentes superiores (Figuras 7.15 (8), (9), (10), (11), (12), (13), (14) e (15)). Finalmente, completada a cura inicial do tecido mole perimplantar em decorrência da cirurgia para instalação do intermediário de cicatrização, procedeu-se à instalação do pilar protético tipo *cera-one* e deu-se prosseguimento à construção e à instalação da coroa metalocerâmica correspondente (Figuras 7.15 (16), (17), (18) e (19)).

Embora o suporte periodontal do 21 estivesse bastante diminuído, principalmente pela perda óssea distal e talvez vestibular (Figura 7.15 (2)), a tração coronal do dente promoveu estímulo para neoformação óssea acompanhando o movimento, resultando na formação de osso cristal associada essencialmente ao dente, com o que houve crescimento coronal da margem gengival, incluindo as papilas gengivais (Figuras 7.15 (4) e (5), sugerindo-se a comparação com (1)). Por razões não diagnosticadas, nesse período, o dente 21 apresentou extensa reabsorção, que acabou sendo o fator determinante da cessação do movimento. Esses resultados clínicos e radiográficos foram confirmados pela exposição do campo cirúrgico para extração do 21, quando se realizou enxerto de osso liofilizado e colocação de membrana de colágeno, visando a restabelecer o rebordo ósseo no nível da crista óssea desenvolvida pelo movimento. Este procedimento regenerativo teve aceitação biológica e resultou na reformação do rebordo ósseo em condições compatíveis com a instalação de implante osseointegrado 8 meses após a extração (Figuras 7.15 (6), (7), (8), (9), (10) e (11)). Seis meses depois, a imagem radiográfica sugeriu a osseointegração plena do implante, estando a plataforma oclusal ligeiramente mais apical que as cristas ósseas proximais como planejado (Figura 7.15 (12)). A resposta adaptativa do tecido mole perimplantar à instalação do intermediário protético e ao condicionamento pelo contorno da coroa provisória possibilitou o desenvolvimento de nível e contorno da margem gengival em condições perfeitamente compatíveis com a reconstrução protética, como se visualizou 2 meses após as suas colocações (Figuras 7.15

(13), (14) e (15)). Tais resultados serviram como base para a construção da coroa metalocerâmica definitiva, que se mostrou perfeitamente aceitável pelo organismo, mantendo as características originais desde o momento de sua instalação até o período de 9 anos de controle pós-operatório, inclusive com desenvolvimento de boa densidade óssea como resposta funcional e preservação praticamente total da osseointegração, confirmando a validade dos princípios biológicos e biotecnológicos seguidos no tratamento integral da paciente (Figuras 7.15 (17), (18) e (19)).

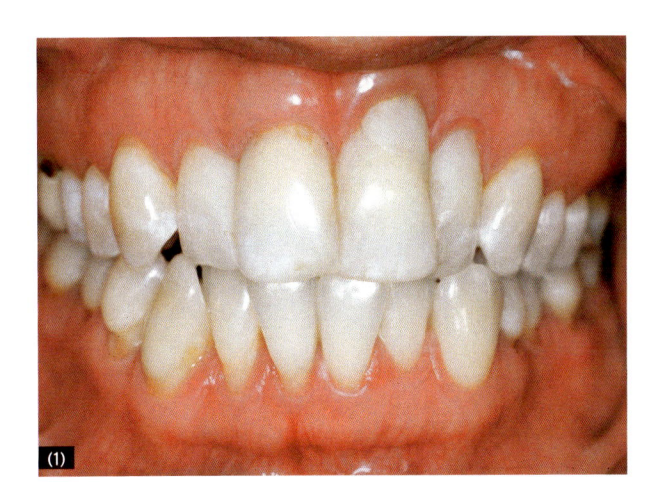

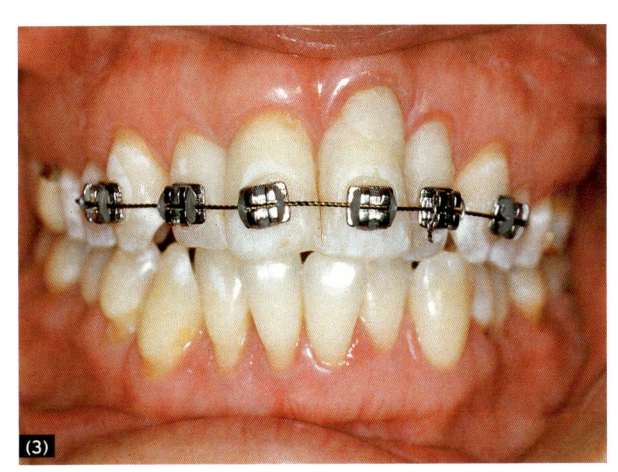

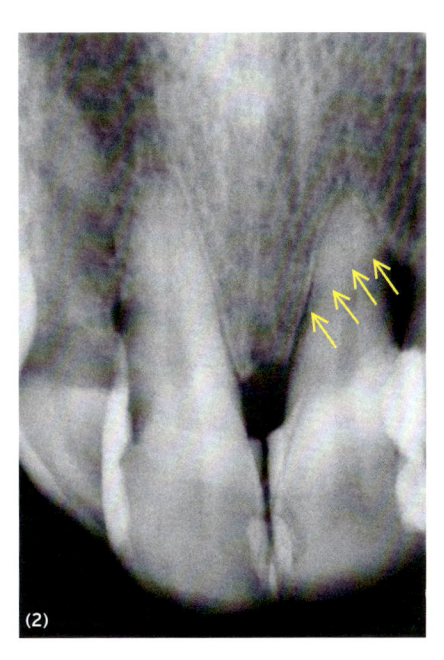

FIGURA 7.15. (1) Apresentação clínica inicial de caso de comprometimento das distâncias biológicas do periodonto marginal por envolvimento periodontal do 21, que se caracterizou por formação de bolsa periodontal de 7 mm de profundidade na distal do dente, além de recessão gengival mais pronunciada na região vestibular do dente, produzindo alongamento antiestético da coroa dental. Apesar desses envolvimentos, a gengiva apresenta-se com características de pouca inflamação. **(2)** Imagem radiográfica mostrando perda óssea periodontal marginal acentuada, principalmente visível na região proximal distal do 21, porém, com imagem sugestiva de perda também vestibular, apesar de a densidade da raiz dificultar essa visualização (setas amarelas) indicando o nível ósseo superposto à raiz). Observe a falta de confinamento da perda por paredes ósseas, tornando desfavorável a indicação de tratamento periodontal regenerativo. **(3)** Vista vestibular da aparatologia ortodôntica empregada, usando aparelho fixo.

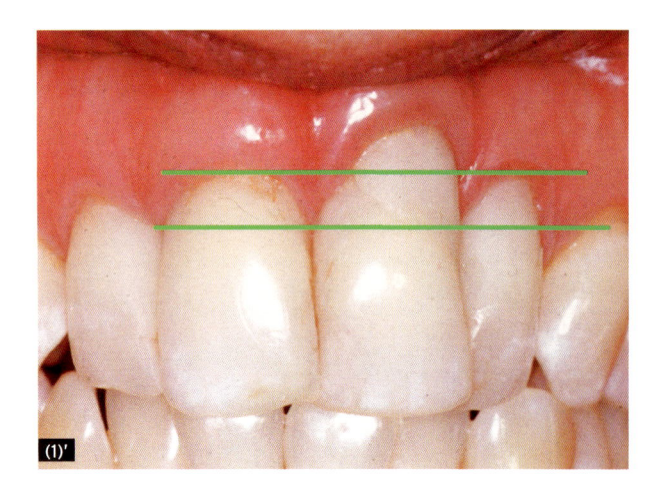

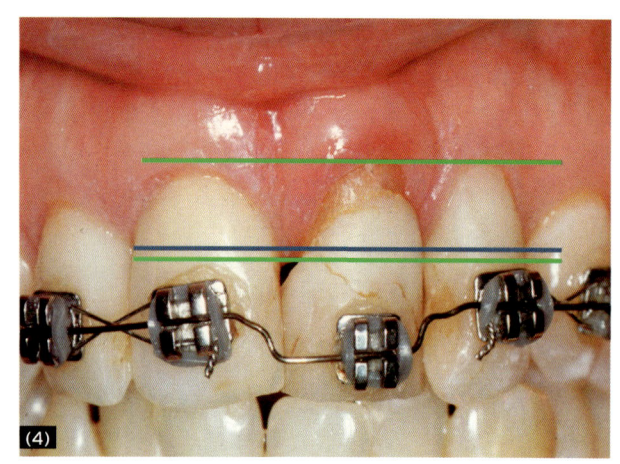

FIGURA 7.15. (4) Imagem clínica vestibular após completado o movimento de tração coronal lenta na extensão de 5 mm, que ilustra como a margem gengival acompanhou o movimento do dente, permitindo o nivelamento da margem gengival como um todo. Para efeito visual comparativo, foi feita a montagem **(1)'** a partir da imagem **(1)**, destacando o desnível da margem gengival sobre a porção radicular e nas papilas gengivais entre as linhas paralelas verdes antes **(1)'**) e após o movimento **(4)** e entre a linha da margem gengival e a papila gengival distal do 21, estando esta papila demarcada antes do movimento (linha verde) e após o movimento (linha azul). Observe que a linha da margem gengival acompanhou o movimento e, ao mesmo tempo, as distâncias da margem gengival na face livre do dente às papilas gengivais mesial e distal estão aumentadas, como indicado pelas linhas demarcatórias, mostrando que se pode deslocar inclusive a papila gengival com o movimento de tração coronal. As linhas verdes permitem comparar o comportamento da margem gengival nas faces livres do dente e o comportamento da papila gengival mesial, enquanto a linha azul mostra o comportamento da papila gengival distal do 21.
(5) Demonstração radiográfica do comportamento ósseo em resposta ao movimento de tração coronal, mostrando a neoformação óssea produzida, delimitada entre as setas amarelas. Observe que mesmo na área distal, onde havia apenas cerca de 3 mm de osso periodontal, ainda assim houve neoformação óssea, ao passo que na crista óssea mesial a aposição deu obliquidade à crista óssea, sendo o fator que gerou a movimentação coronal da papila gengival.

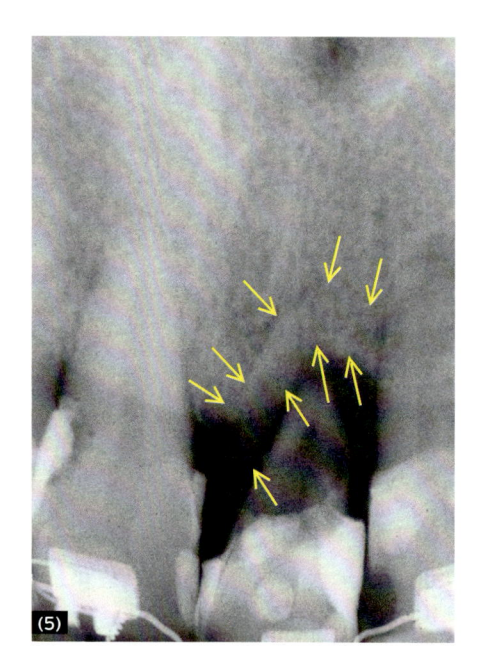

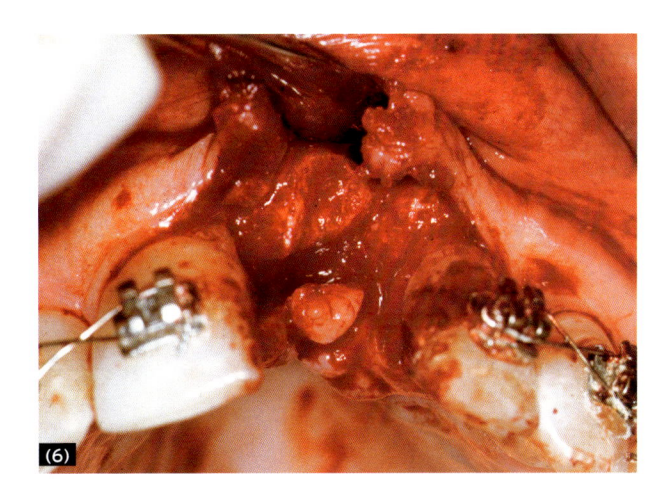

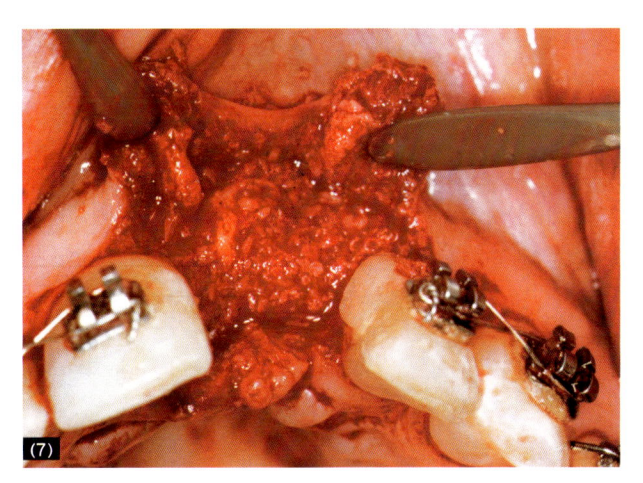

FIGURA 7.15. (6) Exposição do campo cirúrgico após a extração do 21, evidenciando a aposição óssea ocorrida na crista do alvéolo em resposta ao estímulo de tração das fibras do ligamento periodontal. Veja como o crescimento se restringe essencialmente ao ambiente influenciado pelo dente tracionado, o que normalmente gera configuração marginal alterada no dente vizinho, em forma de defeito ósseo de uma parede óssea, explicando porque, na maioria dos casos, há aumento da profundidade do sulco gengival de dentes não tracionados e necessidade de correção cirúrgica para harmonizar as características periodontais anteriores. **(7)** Visualização do campo após a realização de enxerto de osso liofilizado particulado, sobre o qual se adaptou membrana de colágeno. Mencione-se que o enxerto foi feito nivelado com a crista alveolar formada pelo movimento dental.

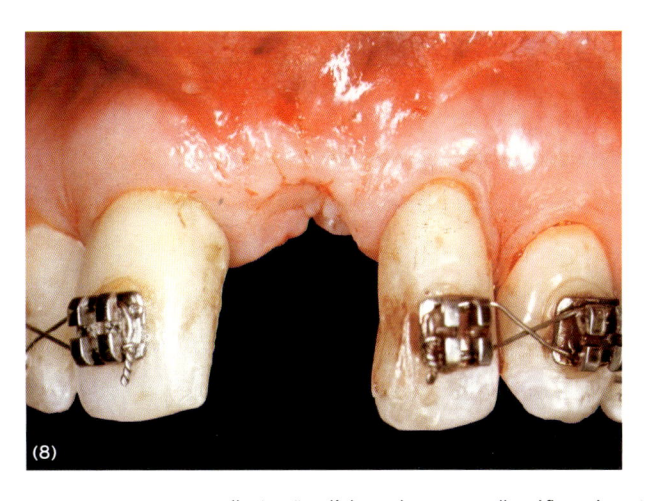

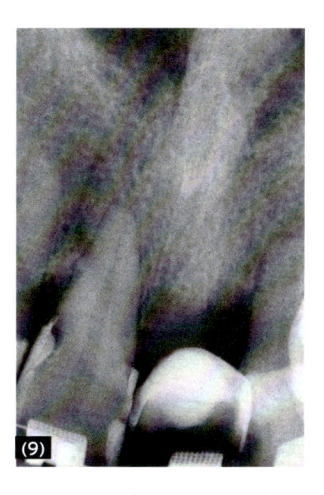

FIGURA 7.15. (8) e **(9)** Ilustração clínica e imagem radiográfica pós-extração e enxerto ósseo, que mostra a integração do enxerto no período de 12 meses de controle, apresentando compatibilidade com a instalação do implante. A margem do rebordo mucoso apresenta-se com conformação côncava em função de pressão produzida pela coroa provisória. Observe, em **(9)**, que a reconstrução óssea do rebordo eliminou as porções proeminentes da crista óssea alveolar.

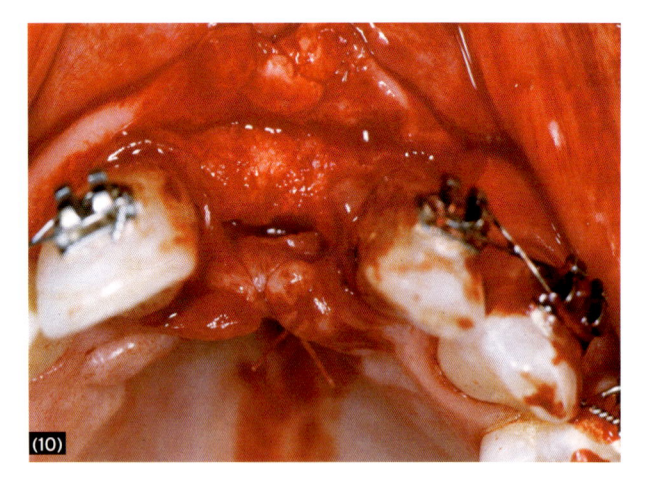

FIGURA 7.15. (10) Exposição do campo cirúrgico para instalação do implante, permitindo comprovar as informações sugeridas na imagem radiográfica quanto à reconstrução óssea produzida. Observe a uniformidade do rebordo e o volume apropriado para a instalação do implante, como se apresenta em **(11)**, onde se nota que o implante foi colocado ligeiramente mais apical que as cristas ósseas proximais, visando a reproduzir mais de perto as características da curva da junção cemento-esmalte, que influenciam o desenvolvimento das papilas gengivais. **(12)** Imagem radiográfica da osseointegração produzida 6 meses depois, ilustrando a preservação da crista óssea neoformada, favorecendo a reconstrução das papilas gengivais e dando condições para reconstrução protética harmônica funcional e estética.

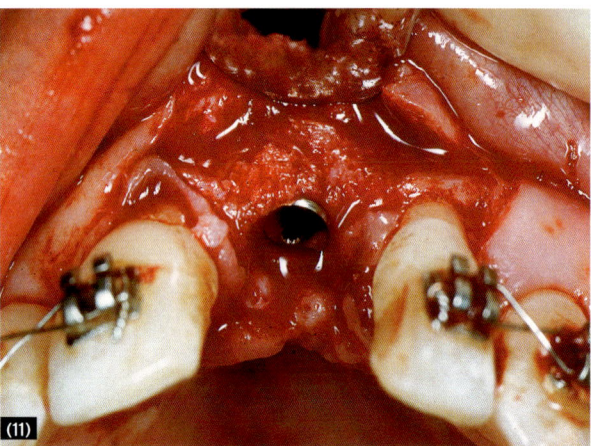

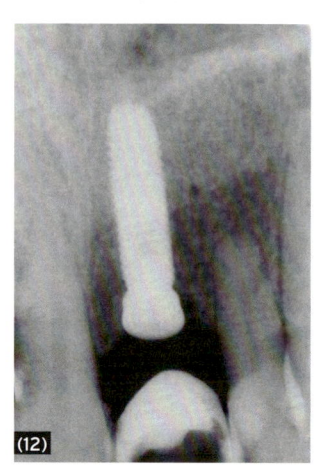

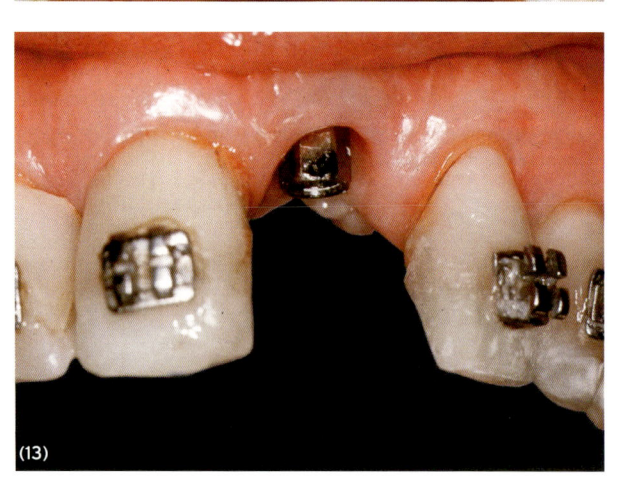

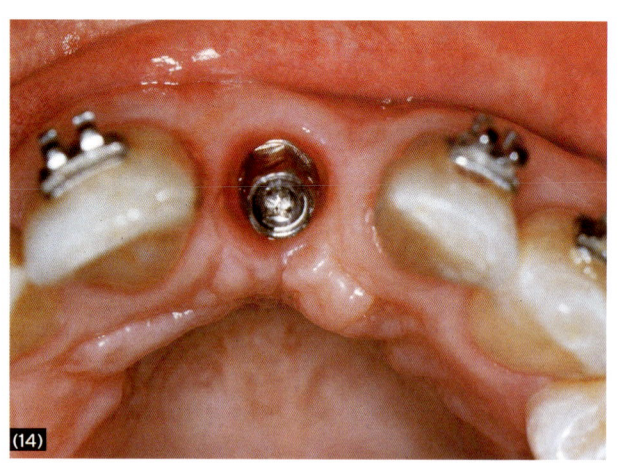

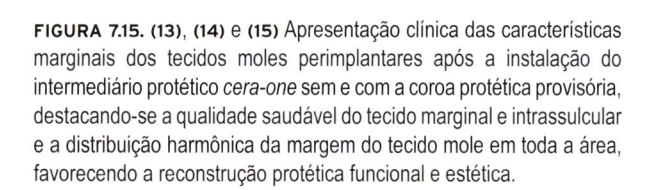

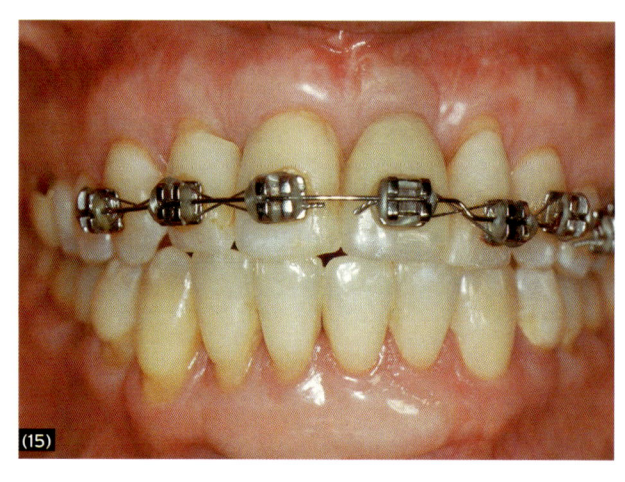

FIGURA 7.15. (13), **(14)** e **(15)** Apresentação clínica das características marginais dos tecidos moles perimplantares após a instalação do intermediário protético *cera-one* sem e com a coroa protética provisória, destacando-se a qualidade saudável do tecido marginal e intrassulcular e a distribuição harmônica da margem do tecido mole em toda a área, favorecendo a reconstrução protética funcional e estética.

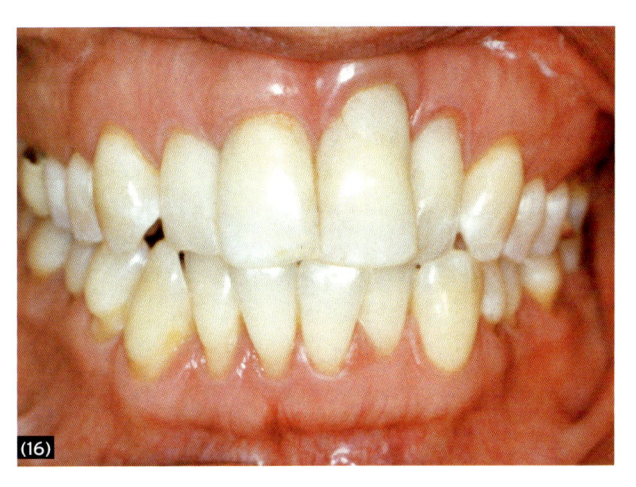

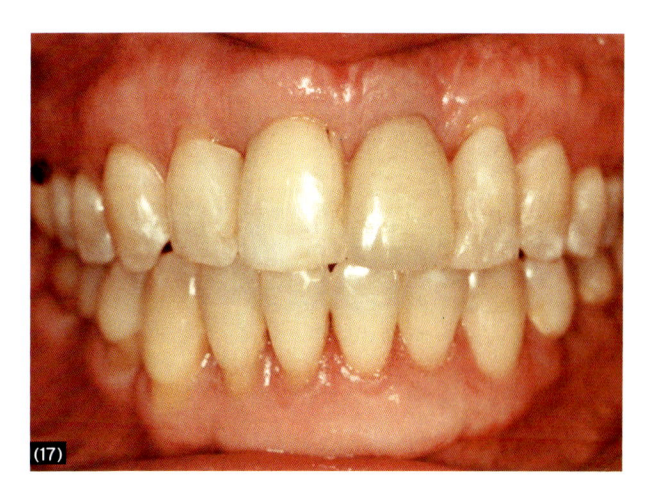

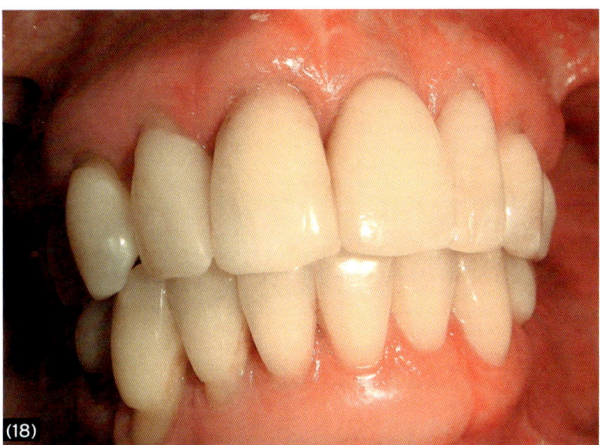

FIGURA 7.15. (16), (17) e (18) Ilustrações clínicas para efeito comparativo dos diferentes estágios do tratamento, mostrando o quadro inicial do paciente **(16)**, após a colocação da coroa provisória no 21 **(17)** e no controle da terapia periodontal de assistência profissional 9 anos após a colocação da coroa metalocerâmica definitiva. Observe a situação crítica inicial da paciente e veja, em **(17)**, como se conseguiu não só recompor a distribuição harmônica dos tecidos pela tração coronal do 21, coadjuvada pelo enxerto de osso liofilizado, como também estabilizar essa distribuição pelo contorno adequado da coroa provisória. A preservação dos resultados em longo prazo (9 anos), vista em **(18)**, é uma comprovação dos efeitos biológicos altamente favoráveis conseguidos com a terapêutica proposta.

FIGURA 7.15. (19) Imagem radiográfica no controle de 9 anos pós-instalação da coroa metalocerâmica, na qual se pode observar a preservação do nível ósseo e o desenvolvimento de densidade óssea compatível com o comportamento homeostático do tecido ósseo.

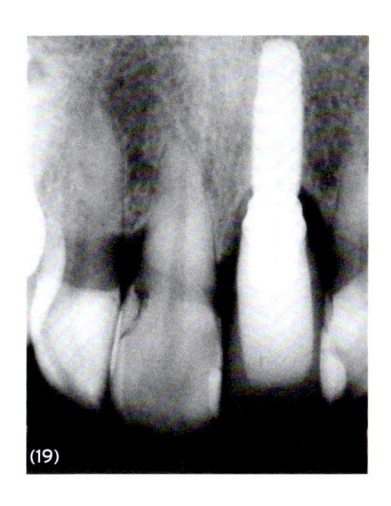

CAPÍTULO 8

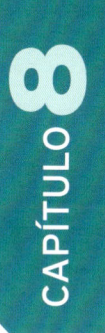

RESULTADOS

RESULTADOS PRÓPRIOS E COMUNS AOS PROCEDIMENTOS

Ao encerrar esta apresentação de resultados de casos clínicos, cumpre mencionar algumas características que foram peculiares, senão a todos, pelo menos à maioria deles.

Poucos pacientes queixaram-se de sensibilidade dolorosa ao se aplicar a ativação do aparelho e, mesmo nesses casos, não relataram a necessidade de medicações. Por outro lado, todos os pacientes foram capazes de fazer a troca dos elásticos conforme programado e sem a intervenção do profissional.

Durante as fases de controle clínico dos movimentos, pôde-se nitidamente evidenciar que, em quaisquer das técnicas de movimentação ortodôntica ou dos casos considerados, a condição gengival dos pacientes apresentou melhora significativa gradual do quadro inflamatório, ainda que nenhuma intervenção profissional tivesse sido dirigida com esse propósito.

A movimentação coronal da margem gengival mostrou-se mais evidente em áreas sem bolsa periodontal e onde o comprometimento dental não afetava profundamente as distâncias biológicas, quer fosse o movimento lento ou rápido.

De modo pleno, para todos os casos indistintamente, houve redução na profundidade de exploração dos sulcos gengivais ou das bolsas periodontais, ao mesmo tempo em que se manifestou aumento na profundidade dos sulcos gengivais dos dentes vizinhos. Nas áreas com bolsas periodontais, a movimentação coronal da margem gengival pareceu ter ocorrido em sentido coronal apenas quando o movimento excedeu a profundidade dessas bolsas.

Quando a quantidade de gengiva ceratinizada excedeu cerca de 3 mm, indistintamente para a tração coronal lenta ou rápida, a margem gengival também apresentou movimento, porém, a junção mucogengival não, de modo que se processou aumento da faixa de gengiva ceratinizada.

Uma vez cessado o movimento, pôde-se observar que houve crescimento coronal dos tecidos marginais durante a fase de contenção dos dentes tracionados, com tendências ao restabelecimento da profundidade normal dos sulcos gengivais, que em realidade não se processou em todos os casos nesse período.

A mobilidade dos dentes após a movimentação ortodôntica foi evidente e compatível com o aumento de largura do espaço do ligamento periodontal visto nas radiografias, voltando aos níveis pré-movimentação depois do período de imobilização.

O acompanhamento radiográfico destacou alguma densidade óssea cristal e apical em períodos tão precoces quanto 21 dias, densidade essa que experimentou aumento suficiente para produzir imagem normal no período pós-contenção. Entretanto, despertou a atenção do cirurgião, durante o ato cirúrgico de osteotomia, a facilidade com que se removeu o tecido nessas áreas, em contraposição com a resistência observada no tecido ósseo dos dentes vizinhos não tracionados, dando a impressão de que a densidade óssea daquelas áreas não havia atingido níveis definidos e definitivos após 4 meses de contenção.

As alterações radiográficas perceptíveis ocorreram essencialmente nas áreas diretamente relacionadas aos alvéolos dos dentes em movimentação, pois detalhes anatômicos pertinentes aos ossos maxilares, como os seios maxilares, as fossas nasais e o canal dentário inferior não evidenciaram quaisquer alterações. Assim, foi nítida a constatação de dentes tracionados terem se afastado do seio maxilar, favorecendo a reconstrução óssea entre a parede do seio e o alvéolo dental.

Durante o processamento dos atos cirúrgicos, confirmou-se a ocorrência de aposição óssea cristal, como programado para o movimento de tração coronal lenta. Entretanto, para o movimento rápido não se conseguiu estabelecer comportamento amplamente previsível de exteriorização da raiz saudável sem alguma aposição óssea cristal voltada para o dente em tração, emprestando à crista óssea a conformação oblíqua.

RESULTADOS HISTOLÓGICOS DA TRAÇÃO CORONAL

Os resultados histológicos aqui apresentados são parte da tese de Doutorado desenvolvida e defendida em 2003 pelo Prof. Dr. Sung Hyun Kim, do curso de Odontologia da Pontifícia Universidade Católica do Paraná, versando sobre "Estudo morfológico da superfície radicular e do periodonto de dentes submetidos aos procedimentos de extrusão ortodôntica rápida e extrusão cirúrgica em cães", sob a orientação do Prof. Dr. Sebastião Luiz Aguiar Greghi, da Área Departamental de Periodontia do Departamento de Prótese da Faculdade de Odontologia de Bauru, como parte dos requisitos para obtenção do grau de Doutor em Odontologia (Periodontia) pelo Programa de Pós-Graduação em Periodontia da FOB/USP.

Por questões técnicas e de disponibilidade laboratorial, houve restrição quanto ao uso de amostra maior do que a empregada, razão pela qual se optou por realizar apenas a tração coronal rápida como controle da tração coronal imediata ou cirúrgica, técnica esta desenvolvida por Kim[153] e posteriormente publicada por King, Tramontina, Passanezi.[154] Evidentemente, os processos biológicos da tração coronal lenta oferecem respostas biológicas mais seguras, daí optar-se pela de maior demanda adaptativa para efeito comparativo.

O estudo foi desenvolvido em cães, elaborando-se metodologia para executar o movimento ortodôntico de tração coronal livre do 22 de cerca de 3 mm, extensão esta também proposta para o deslocamento imediato do dente 12 após sua luxação cirúrgica. O movimento ortodôntico processou-se em média de 3 a 4 semanas, após o que os dentes foram mantidos estabilizados até 2 meses para os períodos maiores e até o período em questão quando menor que isso. Os dentes cirurgicamente extruídos não receberam estabilização maior, recebendo apenas um *stop* incisal para evitar sua exfoliação. Ademais, foram mantidos em posição tão simplesmente por suturas interproximais interrompidas. Para visualização mais pronta dos efeitos globais, os resultados serão comentados por grupos dos períodos de estudo.

Assim, em linhas gerais, nos períodos de 7, 14 e 45 dias no lado da extrusão cirúrgica foi possível observar, inicialmente, áreas de identificação de ruptura do ligamento periodontal em suas porções intermediárias, quer no terço apical, no médio ou no coronal. Nessa fase, foram identificadas áreas ativas de reabsorção inflamatória e de superfície do cemento ou da dentina e de reabsorção óssea, ambas pelas células clásticas competentes. Os elementos celulares caracterizaram cronicidade gradual do processo inflamatório. Também foi interessante a evidência de que houve persistência das estruturas do ligamento periodontal mesmo após a sua ruptura, pois se identificou nitidamente a preservação dessas estruturas, com fibras de Sharpey aparecendo tanto no cemento quanto no osso. Pôde ser feita também a observação de atividade proliferativa endotelial e fibroblástica em porções intermediárias, nas quais houve ruptura do ligamento.

Nas proximidades das raízes, foi comum a observação de restos epiteliais de Malassez. Áreas de redução da largura do ligamento periodontal, naturalmente em consequência do ato cirúrgico, exibiram atividade osteoclástica. No final dessa fase, foram observadas áreas de deposição de cemento tanto sobre cemento pré-existente, como na dentina, promovendo a reparação de áreas de reabsorção. Apesar disso, também foi evidenciada a ocorrência de ancilose entre osso e dente, e o ligamento apresentou áreas de desorganização estrutural adjacente a cemento reparativo. Desse período até o final do experimento, os períodos estudados (90, 120 e 180 dias) mostraram evolução crescente do processo reparativo, praticamente com desaparecimento de todo vestígio da área de ruptura do ligamento periodontal. Houve, de modo geral, o restabelecimento do aparelho de inserção, identificando-se fibras de Sharpey no osso de suporte e no cemento. Também chamou a atenção a aparência do cemento depositado em várias áreas, adquirindo características de osteocemento. Embora em áreas de deposição de cemento reparativo tenha ocorrido disposição não funcional do ligamento periodontal, no período intermediário deste grupo foram encontradas áreas de deposição de osteocemento sobre dentina com reabsorção de superfície, aparentemente recobertas por camada de cemento posteriormente depositada, na qual foram evidenciadas fibras de Sharpey do ligamento periodontal funcionalmente restaurado. Em alguns espécimes, ocorreu deposição óssea diretamente sobre áreas de reabsorção de cemento e/ou dentina, caracterizando processos de ancilose. Áreas ativas de processos de reabsorção óssea ou dental não foram identificadas, embora eventualmente se identificasse processo inflamatório crônico junto a cemento reparativo. A estruturação morfológica do periodonto de sustentação foi compatível com o seu restabelecimento final, embora ainda sem plena configuração funcional. Ilustrações de eventos histológicos da cicatrização dos tecidos após a extrusão cirúrgica são apresentadas na Figuras 8.1 (1) a (6).

Por sua vez, no lado controle de tração coronal rápida, nos períodos analisados até 45 dias, embora o ligamento periodontal normalmente denso apresentasse continuidade em seu trajeto do cemento ao osso, foi identificada discreta alteração em sua área intermediária do terço coronal em situação restrita do período inicial. A imagem bem preservada de ligamento periodontal denso mesclou-se com áreas de remodelamento ósseo, caracterizadas por reabsorção óssea osteoclástica e atividade osteoblástica simultâneas, perceptíveis nos terços apical e médio. Intermediariamente, nessa fase, foram observadas áreas aposicionais de cemento sobre cemento pré-existente e de aposição óssea sobre áreas de remodelamento ósseo. No período seguinte, constatou-se a ocorrência de algumas áreas de reabsorção de superfície limitada ao cemento ou também envolvendo a dentina, estando recobertas por cemento reparativo, envolto por tecido conjuntivo pouco denso, ora organizado, ora sem orientação funcional. De modo geral, a evolução do processo nos períodos subsequentes mostrou áreas com cemento envolto por ligamento periodontal bem organizado, mesmo em áreas nas quais a estrutura foi depositada sobre áreas com reabsorção de superfície de dentina ou cemento, enquanto em outras áreas de deposição reparativa de cemento não foi evidenciado ligamento com características de funcionalidade. Em algumas áreas, o tecido depositado apresentou característica morfológica de osteocemento. A visão global das várias regiões estudadas do periodonto de sustentação mostrou estruturas bem organizadas, com evidência morfológica de cemento recém-formado em área de ligamento periodontal densamente colagenizado e com presença de restos epiteliais de Malassez. A caracterização de fibras de Sharpey no cemento e osso alveolar foi uma constante, ilustrando a reorganização funcional do ligamento periodontal no período final. Ilustrações de alguns eventos histológicos processados durante a reorganização dos tecidos periodontais são apresentadas nas Figura 8.1 (7) a (12).

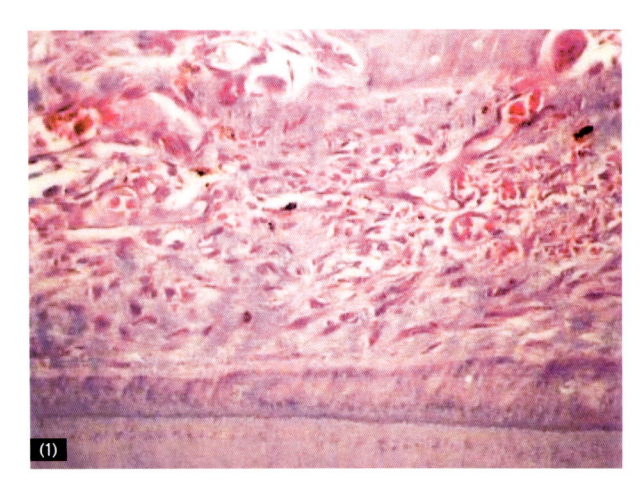

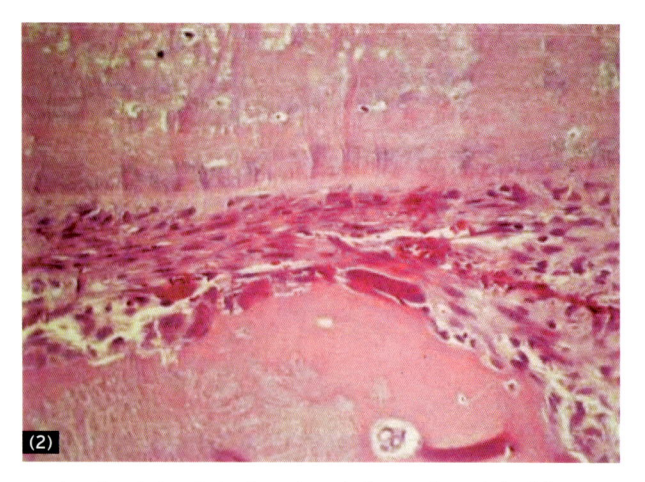

FIGURA 8.1 (1) Microestrutura periodontal 7 dias após a extrusão cirúrgica, mostrando, ainda, sinais de ruptura do ligamento periodontal em sua porção intermediária, com intensa vascularização e infiltrado inflamatório intenso, porém, apresentando ligamento periodontal íntegro junto à superfície radicular; HE, aumento de 40 X. **(2)** Detalhe de área do ligamento periodontal com estreitamento devido ao deslocamento do dente no alvéolo, gerando reabsorção óssea osteoclástica no período de 14 dias pós-extrusão cirúrgica; HE, aumento de 40 X.

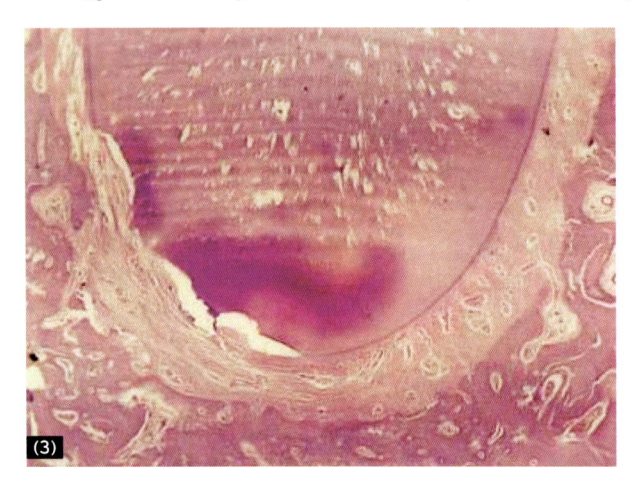

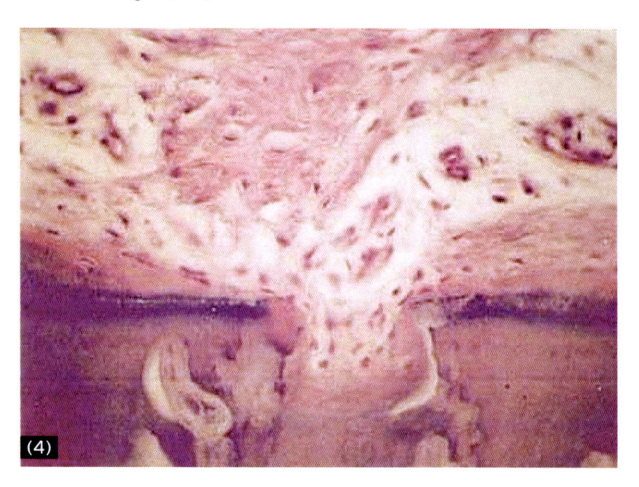

FIGURA 8.1 (3) Exemplar de 90 dias pós-extrusão cirúrgica, ilustrando área de extensa reparação de reabsorção de superfície na dentina, apresentando até o momento disposição das fibras do ligamento periodontal paralela à superfície radicular, enquanto na área homóloga da superfície radicular do outro lado observa-se o ligamento periodontal restabelecido. As áreas vazias entre o cemento reparativo e a dentina representam artefatos de técnica. **(4)** Espécime 90 dias após a extrusão cirúrgica, mostrando novo cemento reparativo depositado em área com reabsorção de superfície de cemento e dentina. Adjacente a essa área, observa-se tecido conjuntivo com aparência de normalidade, embora ainda sem evidências de funcionalidade; HE, aumento de 40 X.

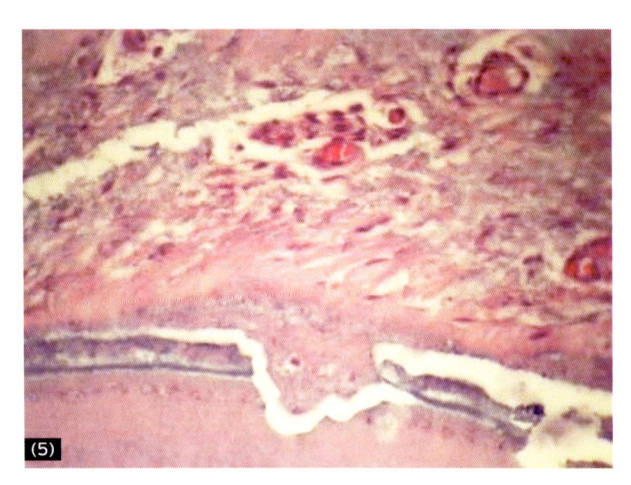

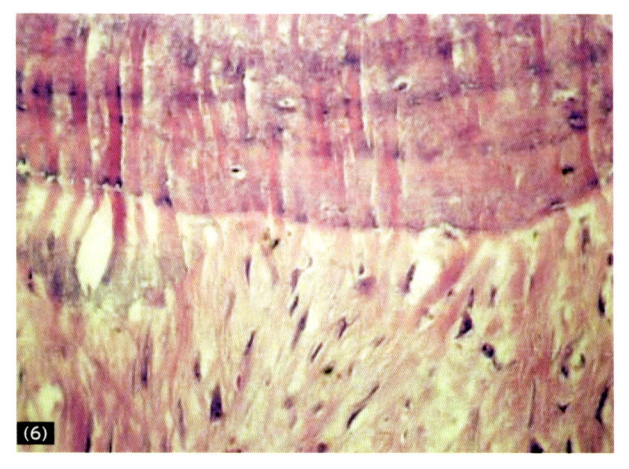

FIGURA 8.1 (5) Após 180 dias da extrusão cirúrgica, foram encontradas áreas de deposição de cemento tanto sobre cemento antigo como sobre dentina exposta por reabsorção de superfície de cemento, com evidências da inserção de fibras de Sharpey. Interessante foi a aparência de osteocemento em alguns espécimes, em áreas de tecido conjuntivo fibroso denso; HE aumento de 40 X. **(6)** Área de ligamento periodontal estruturado com fibras de Sharpey no período de 180 dias pós-extrusão cirúrgica, com preservação praticamente total das características de normalidade das estruturas; HE, aumento de 40 X.

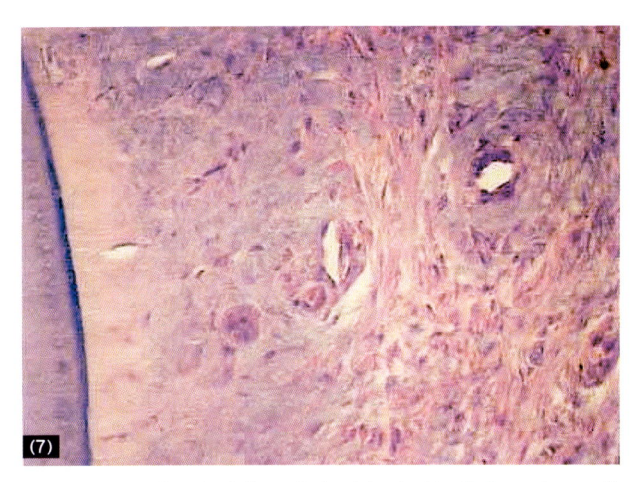

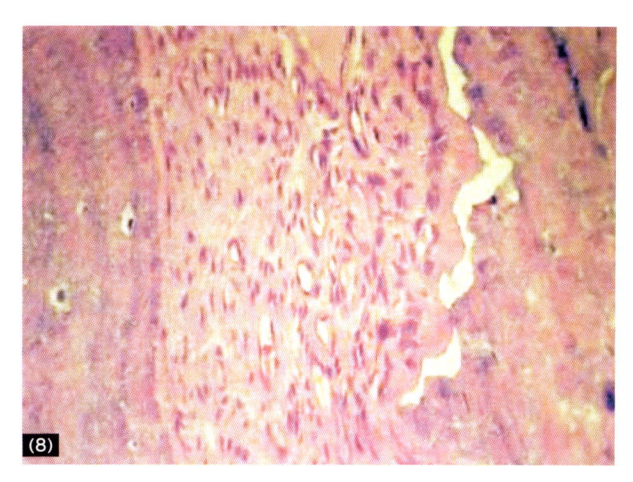

FIGURA 8.1 (7) Característica estrutural dos tecidos 7 dias após a realização de extrusão ortodôntica, mostrando ligamento periodontal com discreta alteração apenas em sua porção intermediária, porém, com aparência densamente colagenizada; HE, aumento de 40 X. **(8)** Área de remodelação fisiológica do osso alveolar aos 14 dias pós-extrusão ortodôntica, identificada no terço apical, que é a região de alargamento imediato junto com a extrusão ortodôntica. O ligamento periodontal apresenta-se fibroso denso em área de cemento íntegro; HE, aumento de 40 X.

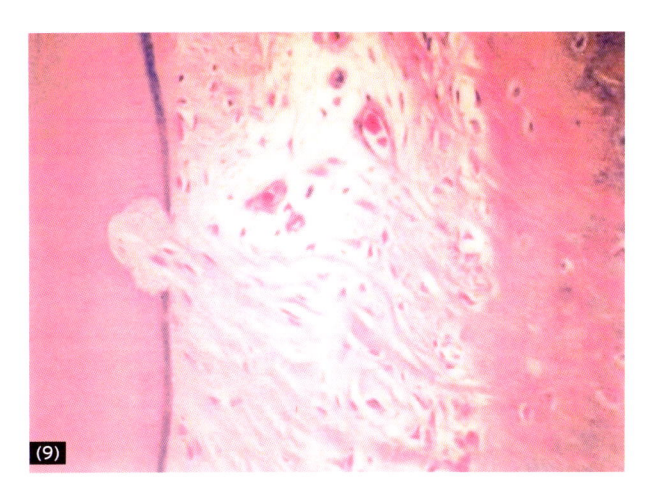

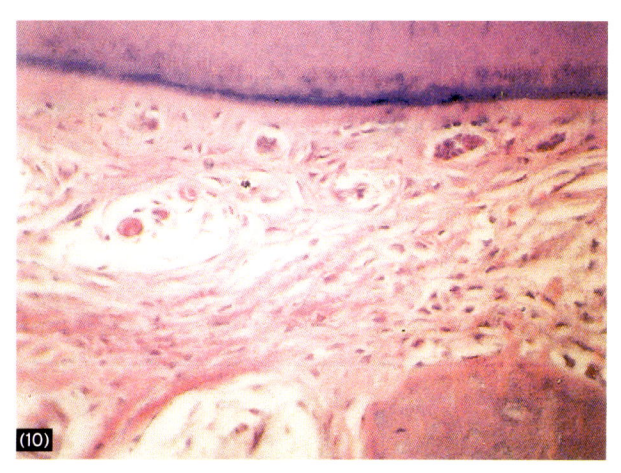

FIGURA 8.1 (9) Ilustração de área apresentando reparação da reabsorção de superfície do cemento, incluindo a presença de fibras de Sharpey no cemento reparativo e no tecido ósseo, caracterizando a preservação do ligamento periodontal, 90 dias após a extrusão ortodôntica; HE, aumento de 40 X. **(10)** Área evidenciando a presença de estrutura mineralizada recente sobre cemento e osso antigos, com inserção de fibras de Sharpey e a presença de restos epiteliais de Malassez. Observe a normalidade da distribuição estrutural dos tecidos neste espécime de 90 dias pós-extrusão ortodôntica; HE, aumento de 40 X.

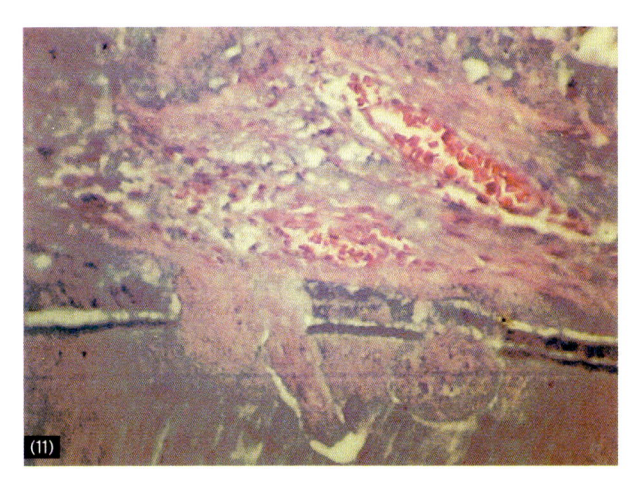

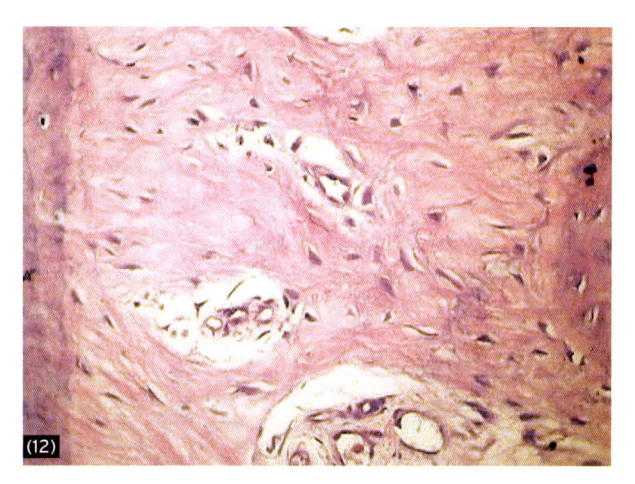

FIGURA 8.1 (11) Exemplar de 180 dias pós-extrusão ortodôntica, no qual se pode destacar a deposição de cemento sobre cemento antigo e para reparação de reabsorção de superfície do cemento e da dentina, conjugada a área de ligamento periodontal denso e com aparência de funcionalidade; HE, aumento de 40 X. **(12)** Espécime de 180 dias pós tração ortodôntica rápida, mostrando área de ligamento periodontal bem estruturado com fibras de Sharpey morfologicamente dispostas do osso ao cemento, numa distribuição estrutural característica de dentes em atividades normais; HE, aumento de 40 X.

ANÁLISE CRÍTICA DOS RESULTADOS E IMPLICAÇÕES BIOLÓGICAS E CLÍNICAS

CAPÍTULO 9

De imediato, é importante considerar que a composição, o nível e a conformação do periodonto de proteção e de sustentação são fatores da maior importância na harmonização estética e funcional do complexo dentoperiodontal, sendo os fatores que determinam a existência e a preservação dos dentes em função ao longo dos anos. Para tanto, é necessário que sejam mantidas as características homeostáticas dos tecidos periodontais, dentre as quais se destaca o comportamento fisiológico do sulco gengival, que deve ser preferencialmente raso ao redor de todo o dente, exigindo a conformação da crista óssea em forma de curva parabólica, acompanhando a curva da junção cemento-esmalte em respeito às distâncias biológicas sagradas.

Os casos nos quais as características periodontais relacionadas à estética e à dissipação e a neutralização das forças oclusais mostraram-se favoráveis foram tratados diretamente por procedimentos periodontais de cirurgia ressectiva, constando de osteotomia em campo exposto preferencialmente por retalho de espessura parcial (retalho dividido) por vestibular e gengivectomia interna por lingual. A osteotomia possibilitou reproduzir as características ósseas associadas com o estabelecimento de sulco gengival raso, constando do respeito aos preceitos enunciados por Ochsenbein[158], Schluger[19], Schluger e colaboradores[20], Seibert[162] e Tibbetts e Ammons[75], com as modificações propostas pelo acesso palatino de Ochsenbein e Bohannan.[159,160] Os requisitos básicos da osteotomia/osteoplastia para o restabelecimento das distâncias biológicas do periodonto marginal fundamentaram-se nos seguintes princípios:

- reprodução da curva parabólica marginal da crista óssea, seguindo a curva da junção cemento-esmalte ou estando próxima dela quando o suporte periodontal é crítico. Dessa forma, a crista óssea interproximal fica posicionada coronalmente àquela nas faces livres dos dentes;
- delineamento da crista óssea interproximal plana, quando necessário inclinado para palatino no arco superior por razões estéticas e para vestibular no inferior, para favorecer a higiene oral;
- escultura dos sulcos de escape ósseos nas áreas vestibulares e linguais dos septos ósseos interproximais, acentuando a característica de fossas nessas áreas, circunscritas por bossas nas áreas dos septos ósseos radiculares. Entretanto, as depressões das fossas não devem ultrapassar o plano mesiodistal definido pelas linhas de ângulos dentais que unem as faces livres e interproximais dos dentes vizinhos envolvidos, ou seja, a superfície da fossa óssea não deve invadir o espaço interproximal;
- formação de ângulo obtuso na união das superfícies ósseas das faces livres com aquelas interproximais, numa união preferencial e ligeiramente arredondada;

- osteoplastia das superfícies ósseas externas de modo a formar ângulos obtusos com as superfícies vestibular e lingual dos dentes. Nesse particular, a obtenção dessas características pode envolver o desgaste do dente, principalmente em áreas de dentes inclinados ou de restrição da osteotomia por suporte periodontal crítico ou por espessura reduzida do septo ósseo na região cervical;
- sutura dos retalhos com suas extremidades coronais posicionadas no ambiente das distâncias biológicas sagradas do periodonto marginal. Para tanto, os retalhos mucogengivais de espessura dividida podem ser posicionados apicalmente, enquanto os retalhos de mucosa ceratinizada da gengivectomia interna requerem que a incisão inicial seja feita eliminando a fração excedente de tecido na área dessas distâncias. Assim, corroborando o ponto de vista de Seibert[162], o delineamento da área de incisão é feito marcando-se o fundo da bolsa e subtraindo-se 2 a 3 mm, correspondentes à zona das distâncias biológicas sagradas. A incisão é feita desses pontos em direção apical, externa e paralelamente à superfície óssea correspondente, até atingir cerca de 4 a 5 mm apicalmente à crista óssea e de modo a ter espessura do retalho limitada de 1,5 a 2 mm. Isto posto, na região mais profunda dessa incisão direciona-se o corte para a face óssea relacionada e se remove essa fração interna de tecido mucoso até a margem, correspondendo ao retalho secundário da gengivectomia interna. Com isso, não só se restabelecem as distâncias biológicas marginais incluindo sulco gengival raso, como também se tem melhor mesclagem do retalho contra o dente, sem formar uma plataforma na margem gengival por estar mais bem assentado contra a superfície óssea.

A observância desses princípios mostrou que o objetivo capital de restabelecimento das distâncias biológicas do periodonto marginal de acordo com os padrões genéticos e constitucionais do indivíduo pode ser alcançado de maneira perfeitamente previsível por procedimentos periodontais de cirurgia ressectiva, como se observou em todos os casos relatados nesta obra e em outras situações.

Por outro lado, o acompanhamento a longo prazo dos pacientes tratados mostrou que, mesmo em pacientes periodontalmente suscetíveis submetidos à Odontologia Reconstrutiva protética, na qual são incorporados outros fatores de risco para a higiene oral, o restabelecimento de sulco gengival raso foi suficiente e efetivo para favorecer a prevenção da formação de placa dentobacteriana, pois o controle da maioria dos pacientes respeitou terapia periodontal de assistência profissional efetuada anualmente, exceto em situações excepcionais de pacientes portadores de problemas capazes de interferir no comportamento periodontal.

O estabelecimento de condições saudáveis implementadas pelas distâncias biológicas, permitindo restabelecimento do comportamento fisiológico e homeostático do sulco gengival, juntamente com a prevenção efetiva de formação de placa dentobacteriana nos pacientes receptivos são fatores fortemente sugestivos de que o fator primário desencadeante da DPIM, que precocemente altera as distâncias biológicas do periodonto marginal, são as bactérias dessa placa, independentemente de quais sejam.

Dessa forma, é de se considerar que os procedimentos cirúrgicos periodontais ressectivos, quando corretamente indicados, devem ser os procedimentos de eleição no tratamento das distâncias biológicas do periodonto marginal, tanto pela efetividade dos seus resultados e de sua prevenção, quanto pela sua previsibilidade de sucesso pleno, uma vez que a bolsa periodontal é eliminada diretamente no ato cirúrgico, como proposto por Seibert.[162]

A reconstrução das distâncias biológicas do periodonto marginal também pode ser obtida em áreas desprovidas de gengiva ceratinizada tratadas essencialmente por enxertos autógenos livres de gengiva. Cumpre ressaltar que os casos selecionados referiram-se exclusivamente àqueles para restabelecimento das distâncias biológicas marginais, não incluindo recobrimento de raízes, uma vez que o padrão de cicatrização mais comum nestes casos é o de desenvolvimento de epitélio juncional longo, associado a área de ligamento de Köllicker normal ou eventualmente com maior extensão, pois a distância biológica mais variável é a do epitélio juncional.[23]

Os casos tratados mostraram 100% de êxito, pois culminaram com a obtenção de gengiva ceratinizada suficiente, a imobilização da margem gengival e a formação de sulco gengival raso, que são os fatores determinantes do sucesso do procedimento.

Como analisado por Lagos[50] em trabalho junto à equipe desta obra, o provimento de gengiva ceratinizada suficiente é importante na impermeabilização relativa da margem gengival, pois a presença de faixas menores do que 2 mm influenciaram significativamente o fluxo do fluido gengival, dissipando parte do fluido tecidual para a mucosa alveolar. Por sua vez, a mobilização da margem gengival também interfere no fluxo do fluido gengival, atuando, portanto, no comportamento fisiológico e homeostático do sulco gengival. Além disso, a profundidade de exploração desse sulco é função da qualidade e da quantidade de gengiva ceratinizada, como mostrado por Mendonça, também em trabalho junto a esta equipe. Esta profundidade do sulco gengival parece ser o fator de relevância na deflagração da DPIM[36], pois é ela quem influencia a formação e a perpetuação da placa dentobacteriana, fator etiopatogênico primário dessa entidade nosológica, que afeta alto percentual da população mundial adulta até os dias atuais. Essa é a razão principal pela qual todos os esforços devem ser direcionados predominantemente para o tratamento e principalmente a prevenção da formação de placa dentobacteriana. Alie-se a esses conceitos a associação da doença periodontal infecciosa marginal (DPIM) com doenças de natureza geral, formando um mecanismo de ação tido como via de mão dupla e podendo determinar quadros tão graves quanto pôr em risco a vida do ser humano.[176-178]

Portanto, ainda que o controle profissional assíduo do paciente seja suficiente para mantê-lo livre de placa dentobacteriana na falta de quantidade adequada de gengiva ceratinizada[60,63], isso não significa que a gengiva ceratinizada não tenha importância no controle homeostático do periodonto marginal, mas simplesmente que o profissional pode executar o controle efetivo e preventivo da formação de placa dental, quando bem coadjuvado por pacientes receptivos e hábeis. Não se menospreze a consideração de Rosling e colaboradores[179] de que a rigor os indivíduos deveriam ser atendidos a cada 14 dias para controle pleno da formação e ação de placa dentobacteriana, o que parece inviabilizar quaisquer programas de prevenção.

A par desses aspectos, o respeito aos princípios cirúrgicos propostos mostrou que se pode obter tecido com características bastante compatíveis com a estética, em resultados bem aceitos pelos pacientes.

Os resultados obtidos em longo prazo evidenciaram que a margem gengival dessas áreas apresentou comportamento compatível com aquele de áreas naturais de gengiva ceratinizada, assim dedutível por apresentarem harmonia de nível, quer em áreas com ou sem recessão gengival, portadoras ou não de coroas protéticas, que, via de regra, foram confeccionadas com margens gengivais localizadas na região intrassulcular.

Esses fatos corroboram a proposta de Maynard e Wilson[2] de que a gengiva ceratinizada é parte integrante das distâncias biológicas e dão suporte aos resultados de Mendonça[26], segundo o qual a qualidade e a quantidade de gengiva ceratinizada são os fatores determinantes das distâncias biológicas voltadas contra o dente. O valor da gengiva ceratinizada é tão gritante no comportamento homeostático marginal que o seu restabelecimento por enxerto autógeno livre de gengiva frequentemente resulta em processos de crescimento coronal da margem gengival (*creeping attachment*).[34,56,58,168] Esse processo é contundente em mostrar que é a gengiva a responsável pela determinação do volume de tecido mole na área supra-alveolar[26], resultando em maior proteção à crista óssea, que faz parte do esqueleto humano e como tal deve ser considerada nobre e melhor protegida.

Os resultados também mostraram que a localização intrassulcular das margens gengivais de coroas protéticas não representa um óbice ao tratamento, desde que as distâncias biológicas sagradas sejam respeitadas em áreas com gengiva ceratinizada suficiente, e o trabalho protético apresente características compatíveis com o comportamento homeostático do periodonto marginal. Reporte-se, uma vez mais, ao trabalho de Tarnow e colaboradores[30], no qual a invasão das distâncias biológicas do periodonto marginal por coroas protéticas em seres humanos resultou em processos de remodelamento ósseo, indicando que o nível ósseo requer determinada distância de separação da extremidade apical do epitélio juncional, de modo a que seja preservada a integridade do ligamento de Köllicker por estar inserido em área de cemento supra-alveolar saudável.

A preservação do nível da margem gengival em longo prazo é altamente indicativa da importância da qualidade e da quantidade de gengiva ceratinizada em prover condições homeostáticas para o periodonto de proteção, principalmente por ser o fator determinante das distâncias biológicas do periodonto marginal[26] e por influenciar ou determinar mesmo o comportamento fisiológico do sulco gengival.[50]

A análise conjunta do comportamento similar da margem gengival em dentes não incluídos nos sítios experimentais e naqueles desses sítios, aliada aos controles radiográficos dos pacientes em acompanhamento de longo prazo, é fortemente indicativa da estabilidade dos resultados obtidos por meios cirúrgicos, indicando que a agressão produzida nos procedimentos ósseos ressectivos, respeitados os cuidados de proteção óssea, não é suficiente para produzir perda subsequente de osso marginal, contanto que as distâncias biológicas do periodonto marginal sejam respeitadas. Tibbetts e Ammons[75] professaram que a osteoplastia gera remodelamento ósseo similar ao que ocorre após reflexão frequente e apenas debridamento, sendo o remodelamento de sete pacientes da ordem de 0,62 mm, com perda mais acentuada nas áreas dos septos ósseos radiculares mais finos, em conformidade com o que observaram na literatura.

Há que se considerar que os procedimentos ressectivos ósseos e o posicionamento apical dos retalhos geraram aumento do índice de perda de inserção clínica periodontal, com aumento da exposição da coroa clínica aparente dos dentes, o que levou à necessidade de lançar mão de outros recursos para contemporizar os efeitos antiestéticos que isso poderia ter.

Entretanto, algumas ponderações parecem importantes para se avaliar as conotações desses envolvimentos.

Em primeiro lugar, cumpre salientar que o suporte periodontal de um dente é representado pelo número de fibras inseridas por unidade de volume da raiz, o que há muito é sabido.[39] Portanto, a existência e a preservação de um dente na cavidade oral é função precisa e precípua do periodonto de sustentação, cujo ligamento periodontal foi a estrutura codificada pela natureza para manter o dente em estado de suspensão no alvéolo dentro das características de respeito aos fatores que controlam a capacidade homeostática do osso alveolar. Essa é a provável razão primordial da disposição arquitetural, topográfica e estrutural das fibras colágenas do ligamento periodontal, que representam o grupo principal de fibras dessa estrutura. Tais fatos permitem inferir que o ligamento periodontal está amplamente organizado pela natureza com a finalidade de preservar a estrutura nobre que dá suporte a todo o organismo humano: o osso esquelético. Assim, a preservação das características homeostáticas conferidas pelo ligamento periodontal parece impor a necessidade de maior atividade de renovação desses componentes, a fim de se ajustar às demandas funcionais constantes geradas pelas diferentes atividades oclusais funcionais e até parafuncionais. Nesse ponto, como mencionado por Grant, Stern e Listgarten[176], o ligamento periodontal apresenta alto índice de renovação, cerca de duas a seis vezes maior que o da gengiva, da pele e do osso alveolar. Em camundongos, foi interessante a observação de que a marcação das células em atividade ocorreu apenas em 30% do total de células após 25 dias, sugerindo que 70% delas podem não reciclar ou reciclar muito lentamente. Todavia, como esse percentual aumentou para 60% mediante estímulos cirúrgicos ou ortodônticos, é plausível inferir que a natureza possa produzir a renovação celular gradual do ligamento periodontal, visando a preservar melhor suas atividades funcionais. Esses aspectos ressaltam a importância da preservação da estrutura do periodonto de sustentação em condições adequadas para transmitir e neutralizar os esforços oclusais, o que se conseguiu seguindo os princípios propostos, uma vez que casos extremamente críticos acompanhados por longo prazo mostraram a preservação das condições homeostáticas do periodonto de sustentação pela estabilidade do nível das cristas ósseas e do periodonto de proteção pela prevenção da formação de bolsas periodontais. A despeito desses envolvimentos, e muito embora a estética possa ter sido contemporizada por variações no comprimento das coroas clínicas aparentes, desde que preservadas as características de funcionalidade da guia anterior na proteção aos dentes posteriores durante as excursões funcionais da mandíbula, ainda assim houve perda da inserção clínica dos dentes associada aos próprios requisitos de osteotomia e posicionamento apical dos retalhos inerentes aos procedimentos ressectivos de reconstituição das distâncias biológicas do periodonto marginal.

Em segundo lugar, resta enfatizar que essa perda de inserção clínica não causou maior preocupação, visto que o nível gengival, ou melhor, a presença da gengiva não representa requisito de maior importância quanto ao suporte periodontal do dente, relacionando-se mais estreitamente com as exigências estéticas e o comportamento homeostático do periodonto de proteção. Veja-se que praticamente nenhum dos trabalhos de pesquisa desenvolvidos a partir da introdução desse parâmetro periodontal avalia qual a correlação do nível ósseo com a determinação do índice, relativamente às implicações no suporte periodontal dos dentes. Ou seja, o nível de inserção clínica não traduz por si só a expressão de quaisquer alterações que possam ter ocorrido no nível ósseo, porém, expressa qual o ponto no qual se consegue identificar resistência à penetração de uma sonda periodontal. Variações nessas medidas podem ser produzidas mesmo em áreas de bolsas periodontais que não responderam regenerativamente ao tratamento efetuado, significando que foram relacionadas mais à resposta aposicional de fibras colágenas gengivais, com o que se conseguiu manter maior volume de tecidos moles na área supra-alveolar. Como o nível de inserção clínica traduz a distância do fundo do sulco gengival à junção cemento-esmalte, em áreas de variações, ele não permite distinguir se houve aumento ou diminuição das extensões do epitélio juncional ou ligamento de Köllicker. Em outras palavras, o nível de inserção clínica é diretamente influenciado pela qualidade e pela quantidade de gengiva ceratinizada, não tendo qualquer expressão quanto ao suporte periodontal, que é o verdadeiro sustentáculo do dente no alvéolo e, por isso, deve ser considerado prioritário em quaisquer tratamentos odontológicos propostos e não apenas em Periodontia.

Entretanto, a presença de bolsas periodontais verdadeiras caracteriza, sem dúvida, a perda de alguma quantidade de suporte ósseo, enquanto que a de bolsas gengivais caracteriza alterações patológicas no comportamento do sulco gengival, porém, sem perda óssea marginal. Portanto, a profundidade de exploração é fator de relevância no levantamento das condições que influenciam requerimentos de comportamento homeostático do sulco gengival, ao mesmo tempo em que indica atividade progressiva de destruição periodontal, enquanto o índice de inserção clínica inicial dá melhor ideia da extensão da perda óssea, embora após o tratamento não identifique o processo resultante de cura da ferida, seja por reconstituição, regeneração ou reparo. Dessa forma, parece de bom senso que esses dois índices sejam empregados em conjunção, quando se desejar reproduzir melhor as condições periodontais existentes antes e após o tratamento periodontal. Inclusive, idealmente se deveria incluir o índice que pudesse caracterizar perda/ganho ósseo.

Nos tratamentos propostos de eliminação cirúrgica das bolsas periodontais, associada ou não aos movimentos ortodônticos, seguramente se produziu aumento no nível de inserção, o que influenciou tão somente a decisão quanto às alternativas terapêuticas para restabelecimento da estética dos pacientes. Por isso, o ponto fundamental levado em consideração quanto ao periodonto de proteção foi o restabelecimento das distâncias biológicas, denominado como reconstituição periodontal. Dentro dessa premissa, no ato cirúrgico processou-se à eliminação da bolsa periodontal, de modo a reproduzir as distâncias biológicas de conformidade com o padrão genético e constitucional do paciente, com o que se obteve sulco gengival raso, excluindo maiores conotações quanto à avaliação da profundidade de exploração do sulco gengival.

A estabilidade dos resultados alcançada pela aplicação dos princípios propostos sob o ponto de vista periodontal e/ou protético evidenciou que a realização de osteotomia, desde que se controle adequadamente a geração de calor, não conduz a processos de remodelamento ósseo com perda significativa de suporte periodontal subsequente em seres humanos. Em outras palavras, quando os retalhos são suturados recobrindo a superfície dental, sem deixar a margem óssea exposta, as características ósseas arquiteturais e topográficas determinadas cirurgicamente serão a expressão dos resultados produzidos, corroborando a proposta de Friedman e Levine[66], Matherson[180], Matherson e Zander[181], Seibert[162] e Tibbetts e Ammons[75], que professaram a ocorrência de perdas ósseas marginais insignificantes. Essa estabilidade também é indicativa de que o restabelecimento das distâncias biológicas marginais, incluindo o sulco gengival raso, devolve aos pacientes as condições locais compatíveis com a aplicação e a efetividade dos meios de prevenção de placa dentobacteriana, corroborando o ponto de vista de Waerhaug[4,5] de impossibilidade de se manter a higiene bucal em áreas com mais de 2,5 a 3 mm de profundidade do sulco gengival.

Portanto, embora a regeneração periodontal seja o objetivo ideal do tratamento, os resultados dos procedimentos realizados com essa finalidade não são previsíveis para todos os defeitos periodontais, nem para todos os indivíduos, de modo que os procedimentos ressectivos continuam sendo componentes importantes do tratamento das doenças periodontais e da preservação de dentições funcionais, corroborando o mesmo ponto de vista professado por Ochsenbein[158], Schluger e colaboradores[20], Seibert[162] e Tibbetts e Ammons.[75]

Entretanto, da mesma maneira que para estes dois últimos autores, a equipe desta obra também não considera razoável a indicação de procedimentos ressectivos quando a estética é posta à prova.

Nestes casos, quando ainda houver suporte periodontal adequado e o paciente for candidato à Odontologia Reconstrutiva, principalmente protéticos, a melhor opção continua sendo a eliminação cirúrgica dos diferentes comprometimentos das distâncias biológicas, porém com a variação de se empregar, antes do procedimento cirúrgico, recursos ortodônticos capazes de gerar o aumento do trespasse vertical e, ao mesmo tempo, posicionar o nível da crista óssea em situação mais compatível com o nível da margem gengival desejada e a linha do sorriso do paciente, seja em situações de envolvimento dental e/ou periodontal. Essa metodologia foi fundamentada no fato de que a morfologia óssea alveolar é amplamente dependente da posição do dente no alvéolo, mesmo porque a própria formação do osso alveolar parece ser dependente da erupção dental[178], determinando, por sua vez, as características morfológicas e topográficas da margem gengival e, assim, influenciando as características estéticas do indivíduo.

Nesse aspecto, a conformação em curva da crista óssea parece respeitar às leis da natureza quando se aceita que a formação do osso alveolar é determinada pela produção das fibras do ligamento periodontal, inseridas sob a forma de fibras de Sharpey no cemento e no osso, de maneira tal que, no processo de formação e maturação de fibras, o encurtamento daquelas dispostas obliquamente de apical no cemento para coronal no osso alveolar resulta em movimento dental para coronal, com o que as fibras periodontais dispostas da crista óssea circunferencialmente ao dente, das bifurcações às cristas ósseas inter-radiculares e do ápice dental ao osso apical exercem efeito de tração nas áreas ósseas correspondentes, resultando em aposição óssea nessas áreas. Como a natureza criou o esmalte com a conformação curva, deixando espaço até a crista óssea em forma curva para acomodar o ligamento de Kölliker, as fibras do ligamento periodontal também assumiram essa disposição, o que levou a crista óssea a se dispor paralelamente à junção cemento-esmalte. Os resultados encontrados nos casos clínicos tratados por cirurgia periodontal ressectiva ou por tração coronal e posterior cirurgia periodontal ressectiva foram perfeitamente compatíveis com essas assertivas, estando fundamentados e dando suporte à teoria de que a erupção dental é função da formação e desenvolvimento do ligamento periodontal proposta por Thomas.[15] Portanto, é perfeitamente compreensível que o movimento ortodôntico em direção coronal seja capaz de produzir o deslocamento coronal dos tecidos periodontais com todas as suas implicações.

Desse modo, ao iniciar esta análise não é demais enfatizar que o tratamento de dentes por osteotomia requer a extensão do procedimento para os dentes vizinhos não envolvidos, de modo a se produzir o nivelamento gradual harmonioso da curva óssea parabólica marginal, favorecendo a formação de sulco gengival raso e uniforme e, portanto, compatível com melhor higiene oral.

Dessa forma, quando o tratamento periodontal do envolvimento das distâncias biológicas por comprometimento de dentes isolados ou com bolsas periodontais ocorre em áreas estratégicas nas quais a estética ou a necessidade de extensão da osteotomia para dentes vizinhos torna o resultado crítico para a reconstrução protética e/ou estética[35], pode-se optar pela tração coronal dos dentes comprometidos, desde que a análise do suporte periodontal durante e após o movimento seja compatível com a transmissão e a neutralização das forças oclusais, mantendo as características de manifestação funcional da homeostasia do periodonto de sustentação.

Sob o ponto de vista de semântica, percebe-se desde logo grande variedade de termos propostos para descrever a metodologia da movimentação ortodôntica que produz o deslocamento do dente em direção coronal. Mais frequentemente, tem-se usado, por exemplo, erupção forçada[13,14,67,118,142,145] e extrusão ortodôntica[126,127,130,182] e, ocasionalmente, alongamento dental[119] ou extrusão vertical[147], porém, Stern e Beck[129] defenderam o emprego do termo erupção artificialmente assistida, por considerarem que erupção forçada implicaria no emprego de forças excessivas, mesmo que levemente, as quais poderiam facilmente resultar em necrose pulpar.

Entretanto, à luz dos conhecimentos do mecanismo de erupção dental, tem-se reputado importância ao processo de formação e renovação das fibras do ligamento periodontal[15], que geram tensões de encurtamento dessas fibras. Como as fibras oblíquas se inserem no osso alveolar em nível coronal aos seus pontos de inserção no dente, ao experimentarem o encurtamento de polimerização geram forças de erupção ativa nos dentes, pois numericamente correspondem ao grupo prevalecente no ligamento periodontal. Esse processo de erupção ativa é mantido durante a vida do indivíduo, provavelmente como forma encontrada pela natureza para preservar a dimensão vertical de oclusão. Por outro lado, a disposição das demais fibras do ligamento periodontal, ou seja, das horizontais, da crista alveolar, inter-radiculares e apicais, ocorre de um ponto no osso alveolar próprio para outro localizado no mesmo nível ou coronalmente no dente, de modo que o movimento de erupção normal produz não só tendência de alargamento imediato do espaço do ligamento periodontal nas regiões da bifurcação e do ápice, o mesmo não se processando ao longo do aspecto lateral das raízes, como também alongamento de todos esses grupos de fibras, gerando estímulos de tração nas regiões das cristas ósseas marginais e inter-radiculares e no ápice. Com isso, se induz a neoformação óssea nessas áreas. Por sua vez, o estímulo de tração exercido pelas fibras também se manifesta na estrutura do cemento radicular da área do ligamento periodontal, e provavelmente é essa a razão pela qual as áreas radiculares apicais e inter-radiculares apresentam maior espessura do cemento, que é do tipo celular, uma vez que a sua formação deve ocorrer em velocidade mais acentuada para permitir a preservação da largura biológica do espaço do ligamento periodontal. Essa largura é fundamental para a manifestação dos processos biológicos funcionais do periodonto de sustentação, sem que se exteriorizem reações associadas à oclusão traumatogênica; por isso, é chamada largura essencial mínima. Nos dentes que se encontram em hiperfunção, como aqueles pilares de próteses fixas, a largura essencial mínima está aumentada em relação ao normal para se adequar às exigências funcionais das forças oclusais. No processo ortodôntico, as fibras oblíquas não são solicitadas pelo menos durante ex-

tensão considerável do movimento, de modo que em realidade o dente está se movimentando para coronal, porém sem se tratar de erupção.

Da mesma forma, o termo extrusão parece ter a conotação de que o dente sobrepassa o plano oclusal, o que em verdade não se almeja e nem se faz no procedimento em questão. Essa mesma observação parece ser razão suficiente para refutar o termo alongamento dos dentes, pois *a priori* os dentes não apresentam elasticidade adequada para experimentar alongamento perceptível e, além disso, mesmo a dimensão ocluso-apical da coroa clínica aparente tende a diminuir e não a aumentar com o movimento, conforme foi visto neste trabalho e na maioria dos outros.[14,68,119,126,143,147-149,151]

Portanto, o termo talvez melhor aplicado seja mesmo o de movimento ortodôntico de tração coronal do dente envolvido, ou simplesmente tração coronal.

É interessante observar que a literatura tem apresentado vários relatos abordando diferentes indicações e implicações biológicas, porém nenhum deles especifica para qual(is) situação(ões) dever-se-ia aplicar movimentação rápida ou lenta.

Dentre essas implicações, tem-se mencionado com frequência a movimentação coronal da margem gengival com aumento da zona de gengiva ceratinizada e aposição óssea na crista óssea junto ao dente tracionado.

A análise dos resultados deste trabalho mostra que, na maioria esmagadora dos casos, quer a tração fosse rápida ou lenta, a margem gengival acompanhou o movimento dental em quase toda sua plenitude. Essa observação ficou patente nos casos de envolvimento das distâncias biológicas por comprometimento dental, nos quais não havia bolsas periodontais, pois de imediato se visualiza a mudança coronal no nível da margem gengival, tão pronto se inicie a movimentação do dente. Por outro lado, nos casos de comprometimento periodontal há que se ter em mente a movimentação coronal do periodonto marginal pelo fato de que, com o movimento dental, produziu-se gradativamente redução na profundidade da bolsa. Essa movimentação foi de tal ordem que, uma vez eliminada a bolsa, o prosseguimento do movimento dental gerou a movimentação coronal visível da margem gengival.

É possível inferir que essa movimentação da margem gengival para coronal, mencionada por um sem número de autores[13,118,121,129,130,132,142,150], esteja associada à estabilidade do tecido conjuntivo supracristal, conforme proposto por Rinaldi[138], que se fundamentou na concepção segundo a qual, como o cemento não remodela, as fibras marginais e transeptais não podem se reorganizar prontamente e encontrar nova inserção conjuntiva. Também Batenhorst, Bower e Williams[5] comentaram sobre a permanência das fibras supracristais estiradas por longos períodos de tempo.

O aumento da zona da gengiva ceratinizada processado nos casos relatados nesta obra e nas demais citadas deve ser creditado não apenas à movimentação coronal da margem gengival, como também à inexistência de movimentação da união mucogengival, como ocorreu consistentemente nas áreas de quantidades adequadas de gengiva ceratinizada. Batenhorst, Bower e Williams[121] propuseram que o aumento da gengiva ceratinizada está relacionado à não movimentação da união mucogengival.

É interessante observar que Ingber[67], em 1976, considerou não estar claro se ocorre aumento dessa mucosa ceratinizada, talvez pelo fato de ter proposto, em 1974[13], que a margem gengival tem movimentação coronal duvidosa quando inflamada. Entretanto, nessa publicação propôs que, na presença de bolsas de tecidos moles, os dentes podem se mover coronalmente por distâncias consideráveis, antes que a margem gengival acompanhe o movimento. Quando a profundidade da bolsa é diminuída, um tecido com aparência imatura surge coronalmente ao nível original da margem gengival. Foi, então, sugerido que o aumento da gengiva ceratinizada ocorre, nesse caso, devido à exteriorização do revestimento da bolsa, permanecendo um tecido eritematoso por período considerável de tempo, até que assuma a aparência da mucosa circundante. Também Venrooy e Yukna[137] propuseram a possibilidade de reviravolta do epitélio sulcular e juncional. Saliente-se que esses autores não estabeleceram caractcrísticas diferenciais dos efeitos produzidos por movimentos rápidos ou lentos, o que de fato também não se processou nos demais relatos da literatura.

Portanto, é igualmente interessante ressaltar que esses resultados puderam ser observados no presente trabalho relacionados tão somente ao movimento rápido (ver Capítulo 6, Caso Clínico 3 – Figura 6.3), pois no movimento lento, mesmo tendo se produzido redução gradativa na profundidade do sulco, em momento nenhum houve a impressão de se ter produzido a reversão do epitélio sulcular e juncional a ponto dessas áreas ficarem voltadas para o ambiente oral. De qualquer maneira, Venrooy e Yukna[137] relacionaram esses fatos, associando-os à possibilidade de reversão da placa dentobacteriana subgengival em placa supragengival, com o que se produziria diminuição do risco potencial de progressão da inflamação.

É de se salientar que, nos casos apresentados, como norma geral pôde-se observar a melhoria acentuada das condições clínicas inflamatórias dos pacientes, inclusive com desaparecimento de processos agudos à medida que se processou a movimentação coronal do dente. Talvez por isso se possa considerar incongruente as propostas de Ingber[13], de Ries, Johnson e Nieberg[146] e de Stroster[172], segundo os quais pode ocorrer perda de inserção ou aprofundamento dos defeitos ósseos durante a tração coronal. Contrariamente a essas observações, Ingber[13], Ross, Dorfman e Palcanis[130] e Venrooy e Yukna[137] encontraram redução na profundidade da bolsa, em conformidade, pois, com os resultados do presente trabalho, além da redução do quadro de inflamação gengival marginal.

Há que se chamar a atenção para o fato de que a diminuição processada na profundidade das bolsas periodontais relaciona-se à movimentação coronal do epitélio juncional juntamente com o movimento do dente, o que não é seguido pela margem gengival enquanto a extensão do movimento não exceda o limite de estabelecimento das distâncias biológicas. Dessa forma, a região subgengival do dente gradualmente vai se tornado supragengival, com o que diminui a exposição dos tecidos à ação agressiva da placa dentobacteriana, levando à melhoria do quadro inflamatório periodontal.

Esses resultados chamam novamente a atenção para o fato de que a placa dentobacteriana subgengival é, realmente, o fator etiopatogênico primário da doença periodontal infecciosa marginal, como inferido por Oppenheim e Ruben[44], ainda na década de 70.

Apesar de se ter proposto que a tração das fibras principais do ligamento periodontal pode levar à perda óssea[120] ou a alterações vasculares degenerativas[149], foi enfatizado por Baxter[120] que também pressão de pequena magnitude pode exceder os limites de tolerância dos tecidos e causar reabsorção óssea, o mesmo não ocorrendo com a tração, cuja magnitude é mais bem tolerada. Por isso, na extrusão não se alteraria a relação junção cemento-esmalte X crista óssea do dente tracionado em relação aos controles sem movimento dental.

Esse comportamento, aliado à estabilidade das fibras conjuntivas supracristais, seriam os fatores responsáveis pela migração coronal de todo plexo de tecidos moles marginais, componentes do periodonto de proteção, como foi observado no presente trabalho e nos trabalhos anteriormente mencionados.

Provavelmente considerando a movimentação coronal da margem gengival e o aumento da gengiva ceratinizada, Cooke e Scheer[126] sugeriram a possibilidade de se realizar o tratamento de recessão gengival por meio da tração coronal do dente envolvido.

Embora não se tivesse conhecimento dessa proposta, a qual não foi demonstrada, dentre as condições clínicas avaliadas nos pacientes estudados, pressupôs-se que seria viável o tratamento em questão, em consequência da observação da ocorrência de movimentação da margem gengival e de estabilidade posicional da união mucogengival, como comprovado na literatura já citada. Aliás, quando se considera que toda bolsa periodontal em verdade traduz uma recessão oculta, pela unanimidade de resultados alcançados fica claro que a tração coronal pode ser recurso efetivo no tratamento de recessão gengival em sua plenitude.

Veja-se que a aplicação da tração coronal em caso de recessão gengival (ver Capítulo 7, Caso Clínico 27 – Figura 7.10) conduziu à migração da margem gengival para coronal, eliminando o quadro de anormalidade inicial presente. Todavia, não ficou nítida a estabilidade posicional da união mucogengival, pois não pareceu ocorrer aumento da gengiva ceratinizada. Isso foi, pois, sugestivo de que a união mucogengival movimentou-se junto com o movimento dental. Essa ocorrência levou a aventar a concepção de que a estabilidade ou não da união mucogengival pode ser dependente da quantidade de gengiva ceratinizada presente. Assim, se essa quantidade for compatível com a localização da união mucogengival na parede óssea vestibular (ou lingual), o nível dessa união fica estável durante o movimento dental, em função provável das fibras alveologengivais, de modo que, com a movimentação coronal da margem gengival acompanhando o movimento ortodôntico, aumenta a zona da gengiva ceratinizada. Se a quantidade de gengiva ceratinizada for tal que a inserção de suas fibras esteja limitada ao cemento da região supraóssea (área de inserção conjuntiva), a união mucogengival acompanha o movimento dental e o da margem gengival, não se processando aumento daquela zona de mucosa ceratinizada. Isso explicaria porque Ingber[67] considerou não estar assentado se a tração coronal dos dentes produz ou não aumento da zona de mucosa ceratinizada.

Saliente-se a importância que assume o aumento da zona da gengiva ceratinizada não só na realização do próprio procedimento cirúrgico indicado, como também ao prover resistência máxima à área marginal após a cicatrização dos tecidos, de modo a permitir o restabelecimento pleno do comportamento homeostático marginal necessário à integridade fisiológica do sulco gengival e consequente preservação da saúde periodontal.[3,35]

Assim, ainda que o aumento puro e simples da zona de gengiva ceratinizada não seja razão suficiente para indicação de tração coronal de dentes, esse efeito secundário deve ser visto de forma complementar saudável.

De qualquer maneira, a estimativa da ocorrência desses eventos permitiu também considerar que é possível produzir a diminuição no comprimento da coroa clínica aparente (visual) dos dentes, quando estes se apresentam alongados principalmente por comprometimento periodontal e requerem reconstrução protética aliada à estética (ver Capítulo 7, Casos Clínicos 24 – Figura 7.7, 25 – Figura 7.8, 27 – Figura 7.10 e 32 – Figura 7.15). Cabe exaltar a importância desse resultado, pois ele abre a perspectiva brilhante e promissora de permitir a correção de recessão gengival e a execução de procedimentos cirúrgicos para eliminação de bolsas periodontais supra ou infraósseas nos dentes anteriores, sem esbarrar no problema do comprometimento estético, tido como fator primário de contraindicação desses procedimentos cirúrgicos nessa área.

Segundo Passanezi e colaboradores[35], a eliminação de bolsas periodontais nos dentes anteriores, principalmente superiores, por procedimentos ressectivos depende amplamente da possibilidade de se poder estabelecer relação trespasse horizontal e vertical adequada, sem perda da efetividade da guia anterior e sem produzir efeito antiestético na relação linha do sorriso X margem gengival. Assim, quando os dentes anteriores naturalmente apresentam trespasses horizontal pequeno e vertical grande, levando à desoclusão imediata e acentuada dos dentes posteriores, é possível reduzir o comprimento da coroa dental por desgaste incisal, de modo a compensar o quanto se irá deslocar apicalmente a margem gengival para eliminar a bolsa periodontal. Quando os dentes anteriores não apresentarem essas características de relacionamento interoclusal de forma natural, elas podem ser estabelecidas pelo movimento ortodôntico de tração coronal, ainda com a vantagem de que irá se processar alguma neoformação óssea coronal, permitindo não só eliminar a bolsa, como também estabelecer melhor relação estética entre os dentes envolvidos e destes com os demais não movimentados. Para tanto, basta realizar a tração coronal lenta do(s) dente(s) envolvido(s), ao mesmo tempo eliminando a bolsa e situando o(s) dente(s) em posição(ões) mais compatível(is) com a sutura do retalho, de modo a restabelecer o nível ósseo original desse(s) dente(s), permitindo, assim, a sua reconstrução protética com estética agradável.

Tais injunções biotecnológicas levam a crer que, havendo suporte periodontal remanescente, quaisquer tipos de bolsas periodontais podem ser amplamente tratados por procedimentos ressectivos, bastando para tanto que sejam estabelecidas as condições clínicas que harmonizem a reconstrução protética sob os pontos de vista funcional, estético e biológico periodontal.

Segundo proposta da equipe desta obra, ainda hoje a melhor filosofia terapêutica parece ser aquela que reproduz a excelência do genótipo criado pela natureza para expressar as condições biológicas periodontais, razão pela qual a eliminação cirúrgica da bolsa periodontal, seja por procedimentos ressectivos ou regenerativos, deve ser o objetivo máximo do tratamento periodontal, visando a propiciar condições adequadas para que o paciente possa manter a higiene oral e preservar, em longo prazo, os resultados alcançados, sem a intervenção estreitamente frequente e eficaz do profissional. Aliás, essa proposta segue a conclusão de Waerhaug[4,5], idealizador da filosofia de epitélio juncional longo e que assim se posicionou após exaustivas pesquisas para avaliar o comportamento periodontal mediante a presença de placa dentobacteriana subgengival. Mesmo para Ramfjord e Ash[49], que aceitam a possibilidade de manutenção dos resultados alcançados pela filosofia do estabelecimento de epitélio juncional longo mediante a aplicação frequente da terapia periodontal de assistência profissional, a irritação marginal sulcular persistente pode levar à reformação de bolsas periodontais patológicas em áreas de epitélio juncional longo.

Entretanto, não parece demais mencionar que o debridamento mecânico executado isoladamente não foi suficiente para eliminar *Aggregatibacter actinomycetemcomitans* de áreas de periodontite juvenil, requerendo a realização conjunta de terapêutica cirúrgica e o uso de antibióticos para atingir esse fim, pois a invasão dos tecidos pelas bactérias pode servir como um reservatório para a recolonização bacteriana da bolsa.[71] Ter-se-ia, por assim dizer, um mecanismo de retroalimentação bacteriana da bolsa, de modo que não seria necessária, nem indispensável, a presença de placa dentobacteriana supragengival para o restabelecimento da fase ativa da DPIM. Aliás, essa é provavelmente a principal razão que gera a necessidade premente de realizar procedimentos de controle estreitamente frequentes na terapia periodontal de assistência profissional quando se emprega a filosofia periodontal terapêutica de formação de epitélio juncional longo, como demonstrado em inúmeros trabalhos de manutenção.

Considere-se, além disso, que as bolsas periodontais representam áreas focais de infecção, com riscos potenciais para a saúde geral do indivíduo.[177-179] Por isso, não se pode deixar de mencionar as implicações que atualmente têm sido feitas na literatura quanto à Medicina Periodontal, na qual se vem mostrando de maneira extremamente convincente a atuação da DPIM em envolvimentos médicos em geral e destes na DPIM, como uma via de duas mãos. Apenas para exemplificar, Thorstensson, Kuylenstierna e Hugoson[183] encontraram, no grupo de casos de estudo de acompanhamento periodontal, prevalência mais significante de proteinúria e complicações cardiovasculares como ataque cardíaco, quadros de isquemia transitória, angina, infarto do miocárdio e claudicação intermitente, tendo considerado a possibilidade de haver associação com doenças renais.

Como essas interações requerem a translocação de bactérias ou de seus produtos, a bacteremia passa a assumir papel relevante nesse contexto, pois a própria vida do ser humano está em jogo. É importante, também, considerar que a bacteremia se produz quando há ulceração epitelial e presença de vasos sanguíneos friáveis, como se manifesta nos quadros de DPIM, tendo Offenbacher e Beck[9] mencionado que, em casos de DPIM generalizada, a área ulcerada da bolsa periodontal cobre uma superfície de cerca de 50 a 75 cm.[2] Ao mesmo tempo, a invasão dos tecidos por bactérias tem sido considerada plenamente viável[71], funcionando como mecanismo de retroalimentação bacteriana da bolsa, como é suportado pelo fato de se ter que aliar a terapêutica cirúrgica ao uso de antibiótico para eliminar *A. actinomycetemcomitans* de lesões de periodontite juvenil localizada, o que não se obtete com o debridamento mecânico sozinho, como anteriormente mencionado. Parece, pois, fundamental que não se subestime o papel das bactérias na DPIM, tendo em vista o alto risco para a saúde geral do paciente e a própria valorização da Periodontia e, consequentemente, da Odontologia.

Portanto, essas implicações biológicas permitem reforçar a necessidade do estabelecimento da saúde plena, que inclui a saúde periodontal manifestada pelo resplendor da reconstituição das distâncias biológicas, restabelecidas pela eliminação das bolsas periodontais. Dessa forma, é este o objetivo primordial básico da terapêutica periodontal, agora alcançável de maneira mais abrangente pela associação do movimento ortodôntico de tração coronal ao tratamento periodontal específico, cirúrgico ou não. Essas implicações, de maneira indireta, foram observadas em todos os casos e, ressalte-se, novamente, podem ser evidenciadas mais facilmente no Capítulo 7, Caso Clínico 25 – Figura 7.8, correspondente à eliminação cirúrgica de bolsa na região vestibular do 11 isolado por procedimento ressectivo, seguido por reconstrução protética do 13 ao 23.

Um aspecto talvez curioso relaciona-se ao fato de que os autores pertinentes abordaram apenas o tratamento de bolsas infraósseas[13,67,130,147,148], porém, a reconstrução do periodonto marginal em nível coronal ocorre indubitavelmente em todos os casos, incluindo o de bolsas supraósseas, principalmente e sempre que a tração coronal é feita de forma lenta, como se observou neste trabalho e tem sido mencionado pelo menos implicitamente na literatura.[14,123,136,138,142,146]

Para estes autores, de modo genérico, a movimentação da margem gengival em direção coronal depende de fatores como a velocidade e a extensão do movimento realizado, bem como da magnitude da força de tração empregada.

Os resultados obtidos nos casos tratados ao longo de mais de 30 anos mostram que, independentemente da magnitude da força empregada, a margem gengival tem tendência de acompanhar o movimento dental, quer na tração lenta, quer na rápida, indicando que provavelmente é a preservação da área de inserção conjuntiva quem determina o movimento coronal da margem gengival.

A extensão do movimento da margem gengival manifestou-se mais prontamente na tração rápida, talvez porque o envolvimento tratado relacionou-se ao dente, de modo que não havia bolsas periodontais a serem eliminadas antes de se iniciar o movimento da margem gengival. Com isso, o suporte dado pela área de inserção conjuntiva foi suficiente para produzir a movimentação coronal de todo o complexo de tecidos moles supra-alveolares. Entretanto, há que se considerar que, em presença de bolsas periodontais, houve gradualmente a diminuição nas suas profundidades em função da migração coronal do epitélio juncional, o que não deixa de representar um aumento na quantidade efetiva de tecido gengival.

Portanto, parece razoável aceitar que a metodologia de tração deva ser variável de conformidade com as implicações bioclínicas apresentadas pelos diferentes casos, levando a indicações específicas. De modo amplo, abrem-se duas perspectivas: uma na qual se deseja que o dente saia do alvéolo numa extensão suficiente para restabelecer as distâncias biológicas sagradas propostas por Waal e Castellucci[27] e outra na qual se almeja que o periodonto acompanhe o movimento dental, levando à eliminação total ou parcial da bolsa periodontal e/ou produzindo a redução desejável no comprimento da coroa clínica aparente do dente em questão. Para a primeira situação, projetou-se a metodologia da tração coronal rápida e, para a segunda, a lenta.

Entretanto, no que se refere a material e métodos, pode-se verificar que a aplicação ortodôntica é praticamente semelhante em ambos os casos, variando-se apenas a extensão do movimento permissível em cada etapa e o período de repouso deixado entre essas etapas. Essa normativa levou impreterivelmente a produzir o movimento final do dente mais prontamente na tração rápida do que na lenta.

O artifício empregado para gerar a magnitude da força não parece ter representado um fator de maior significado, pois os resultados se mesclaram bem, independentemente do tipo de metodologia empregada. Todavia, considerou-se, dentre os tipos de aparelhagem empregada, que o uso de placa de mordida estritamente restrita aos dentes, sem extensão para a área de tecidos moles, representa um meio adequado para a realização da tração coronal do dente sob ação da força gerada pelos elásticos ortodônticos, usualmente os de maior resistência. Dentre as vantagens observadas, poder-se-ia mencionar o fato de ser possível produzir a tração coronal do dente essencialmente na direção axial, força essa de aplicação única e exclusivamente no dente tracionado. Quando se empregam aparelhos fixos, mesmo que se usem vários dentes como ancoragem, forças de direção e sentido variáveis são induzidas ou no dente tracionado, ou nos pilares ou em ambos. Mandel, Binzer e Withers[133] também propuseram o emprego de aparelhos ortodônticos móveis, que proporcionam efeito satisfatório para produzir o movimento de tração coronal. Por sua vez, Cooke e Scheer[126], Delivanis, Delivanis e Kuftnec[124], Simon[136] e Stroster[150] procuraram alertar para o fato de que os aparelhos fixos podem produzir forças verticais de sentido apical e/ou laterais nos dentes de ancoragem, gerando estímulos de intrusão ou deslocamentos desses dentes no alvéolo. A questão é de tal ordem que, enquanto os últimos autores sugeriram o emprego de dois dentes de ancoragem de cada lado para um de movimentação, Cooke e Scheer[126] propuseram o emprego de aparelhos removíveis, não só para evitar tais inconvenientes, como também para proteger dentes saudáveis das agruras de ataque ácido e restauração com resinas apropriadas.

No que diz respeito às forças empregadas, parece racional aceitar que quaisquer das metodologias empregadas, que refletem em linhas gerais os princípios básicos dos procedimentos propostos na literatura, oferecem resultados satisfatórios, pois os objetivos almejados foram alcançados em todos os casos, sem que em nenhum deles se tivesse observado efeitos indesejáveis permanentes como reabsorção dental ou óssea e/ou ancilose. Os resultados histológicos observados nos movimentos de extrusão coronal rápida confirmaram esse enfoque e mostraram que mesmo a extrusão cirúrgica na maioria dos casos mostrou comportamento semelhante, indicando que a movimentação do dente no sentido axial de apical para coronal é bem assimilada pelo organismo.

Aliás, vale a pena mencionar que dois dos casos apresentados envolveram exatamente o tratamento das distâncias biológicas comprometidas por reabsorção dental externa, sendo de se notar que aparentemente se produziu o estacionamento dessa reabsorção em resposta ao movimento realizado (ver Capítulo 6, Caso Clínico 15 – Figura 6.15). Apesar desse efeito, durante o ato cirúrgico acrescentou-se a desmineralização do dente em questão, pois segundo Register e Burdick[103,104] e Passanezi e colaboradores[29], nessas condições diminuem os riscos de reabsorção e/ou ancilose e melhoram as condições de cementogênese.

Stroster[150] propôs que, para tração, são suficientes forças de 25 a 30 g, as quais não têm magnitude suficiente para induzir reabsorção dental e/ou ancilose. Em linhas gerais, a maioria dos autores que aborda o assunto parece aceitar essa magnitude de força como sendo adequada.[14,126,146] Aliás, Cooke e Scheer[126] consideraram que a força de extrusão ideal, surpreendentemente alta, está relacionada à resistência das fibras principais apicais do ligamento periodontal. A essas, parece racional acrescentar outras que têm a mesma disposição, como as fibras periodontais da crista alveolar, as fibras inter-radiculares e até mesmo as horizontais, que logo adquirem disposição oblíqua, com orientação para resistir às forças de extrusão. Seja como for, aquele autor considera que a aplicação de elásticos pelo paciente oferece um sistema de força ideal, pois a progressão do caso pode ser cuidadosamente monitorada diariamente pelo paciente e semanalmente pelo profissional. Elásticos de diferentes resistências podem ser trocados, se necessário.

Analisando a proposição de que a força empregada deve ter pelo menos 25 g/cm^2 de magnitude (correspondente à pressão capilar), Baxter[120] julgou que esse controle provavelmente foge do alcance clínico pelo uso dos aparelhos ortodônticos atuais, além de se necessitar algum colapso capilar para facilitar as reações tissulares necessárias para o movimento dental.

De qualquer maneira, como foi dito, quaisquer dos sistemas utilizados permitiu chegar a bom termo, não havendo qualquer dificuldade para se produzir a movimentação coronal dos dentes em questão, fosse a tração coronal rápida ou lenta.

Aspecto de chamar a atenção referiu-se ao fato de que ambos os tipos metodológicos de tração resultaram na movimentação coronal ampla da margem gengival, se não com acompanhamento total, pelo menos parcial, do movimento dental. Talvez por isso, e considerando que nos casos de margem gengival estável estavam presentes bolsas periodontais cujas profundidades gradualmente diminuíram com o movimento, foi difícil estabelecer o paralelo no comportamento diferencial da margem gengival. Entretanto, em alguns poucos casos de movimentação extremamente rápida, como o Caso Clínico 2 – Figura 6.2, 6 – Figura 6.6 e 11 – Figura 6.11 (Capítulo 6), pôde-se notar definitivamente que parte do dente saiu do tecido gengival, enquanto com outros casos, como o 10 – Figura 6.10, 15 – Figura 6.15 e 16 – Figura 6.16 (Capítulo 6), ficou evidenciado que o dente saiu do alvéolo, porém não do tecido gengival, que se movimentou coronalmente. Isto somente foi constatado quando se expôs o campo cirúrgico, sendo possível comprovar que parte do dente havia adentrado o ambiente supra-alveolar, pelo menos em extensão compatível com as distâncias biológicas sagradas. Este aspecto também foi relatado por Ivey, Calhoun, Kemp, Dorfman e Wheless[127], que por isso consideraram ser a aposição óssea não previsível, enquanto Ries, Johnson e Nieberg[146] aceitaram a proposta de Ingber, Rose e Coslet[14] de que o movimento rápido diminui a tendência do periodonto de acompanhar o dente.

É interessante que inferências paralelas possam ser elaboradas a partir de observações da literatura. Assim, parece estar implícita a concordância de alguns autores de que se busca conseguir essa saída efetiva do dente do alvéolo o suficiente para restabelecer as distâncias biológicas, pois a tração é feita em dentes com comprometimento profundo para o interior dos tecidos.[67,124,126,127,129,139,142] Essa inferência é feita pelo fato dos autores postularem que o movimento da gengiva e do osso está relacionado à rapidez do movimento, à sua extensão e à força aplicada.[120,136,146,182]

Quando se considera, como Ingber, Rose e Coslet[14] e Ries, Johnson e Nieberg[146], que há menor tendência do periodonto de acompanhar a raiz se o movimento for rápido e sob forças maiores, parece razoável admitir que então os dentes estariam saindo do alvéolo e da gengiva. Essa consideração fica expressa nas recomendações de Potashnic e Rosenberg[118] e Stroster[150] de realização de movimento lento em dentes multirradiculares para não expor a bifurcação. Aliás, Potashnic e Rosenberg[130] enalteceram que na erupção natural não há esse risco. Saliente-se, todavia, que Simon, Lythgoe e Torabinejad[128], sem ter controle da força empregada ou da duração e extensão do movimento executado, aparentemente com tração coronal rápida obtiveram a reconstrução normal da bifurcação de pré-molares de cães.

Preocupados com a necessidade de expor a superfície dental, Pontoriero e colaboradores[145] propuseram que a incisão via sulco gengival até o nível ósseo eliminaria a obrigatoriedade de fazer cirurgia óssea, pois assim o osso não acompanharia o movimento. Entretanto, esses autores apresentaram apenas dois casos clínicos e dúvidas pairam em um deles quanto ao fato de provavelmente não haver se formado osso em outras faces não incisadas e, na incisada, haver o comprometimento anatômico da bifurcação mesial do primeiro pré-molar. Considere-se que, segundo Stroster[150], atenção especial deve ser tomada com o primeiro pré-molar superior, pois em dentes com troncos curtos há risco de exposição da bifurcação radicular. Ademais, os autores não deixaram claro qual a velocidade do movimento empregado, nem apresentaram dados de controles pós-operatórios em longo prazo.

Na amostra empregada na presente obra, no Caso Clínico 17 – Figura 6.17 (Capítulo 6) realizou-se a tração coronal dos dentes 24 e 25 e executou-se a secção cuidadosa das fibras supracristais no 25, percorrendo o bisturi desde o fundo do sulco gengival até o nível da crista óssea em toda volta do dente. Após completar o movimento e o tempo de estabilização dental necessários para preservação óssea e posterior colocação de implantes osseointegrados, o paciente foi submetido à extração dos dentes, quando se verificou que ambos apresentaram aproximadamente o mesmo grau de formação óssea marginal clínica.

Por outro lado, fundamentados em trabalhos como os de Rinaldi[125], que obteve maior estabilidade posicional dos dentes após movimentos rotacionais, autores propuseram a incisão das fibras supracristais para evitar o relapso ortodôntico do dente tracionado[13,127], de forma que a justificativa biológica foi fundamentada em situações diferentes e, portanto, senão inválida, deixa dúvidas quanto à sua aplicabilidade. Reporte-se ao fato de Stroster[150] haver proposto que não se deve realizar essa manobra porque a cirurgia óssea e gengival é necessária na maioria dos casos para obter arquitetura óssea positiva e, sendo assim, as fibras supracristais são envolvidas na preparação dos retalhos.

Parece racional considerar, de certa forma, que tais proposições foram formuladas a partir de concepções fundamentadas provavelmente em fatores não totalmente influentes nos efeitos biológicos propostos. Assim, a secção das fibras visa, talvez, exclusivamente as conjuntivas gengivais supracristais, as quais sendo bastante estáveis, foram propostas como responsáveis pelos fenômenos de relapso ortodôntico em movimentos rotacionais dos dentes. Todavia, há que se ter presente que ocorre um lapso de tempo entre a formação óssea e o movimento dental, conforme proposto por Potashnic e Rosenberg[118], Stroster[150] e Venrooy e Yukna.[137] Segundo Potashnic e Rosenberg[118], esse lapso de tempo é dependente da velocidade do movimento e da força empregada, enquanto para Venrooy e Yukna[137], após 3 semanas de estabilização apareceu osso diagnosticável, e para Biggerstaff, Sinks e Carazola[141] esse diagnóstico foi dado na efetivação cirúrgica após 4 semanas de movimento ativo.

No presente trabalho, a identificação radiográfica e/ou clínica de osso formado em seres humanos pareceu ocorrer tão precocemente quanto 20 a 30 dias, como se pode ver nos casos 15 – Figura 6.15 (Capítulo 6) e 18 – Figura 7.1 (Capítulo 7), que foram tratados, respectivamente, por tração coronal rápida e lenta. Cite-se que, mediante o estímulo apropriado, a produção de osso pelos osteoblastos parece ser suficientemente rápida para permitir esse evento, pois os osteoblastos são células de origem local, com capacidade para produzir $0,17mm^3$ de matriz óssea diariamente.[1] Como o limite de tolerância às forças de tração é maior do que às de pressão[120], é provável que não se tenha produzido efeito suficientemente capaz de evitar que, mesmo à tração rápida, osso cristal fosse depositado.

Embora a literatura não identifique o que se deve aceitar como movimento rápido ou lento, pode-se observar que, a despeito da diversidade dos movimentos executados, os autores têm mencionado, constantemente, a formação de osso cristal em resposta ao movimento.[13,67,118,120,129,130,137,141,142,146,150]

Os resultados deste trabalho relacionados à tração coronal rápida mostram, porém, que os processos de neoformação óssea, nestes casos, parecem não ser amplamente previsíveis, pois ora houve aposição óssea cristal (ver Capítulo 6, Casos Clínicos 4 – Figura 6.4, 11 – Figura 6.11 e 13 – Figura 6.13), ora o dente saiu do alvéolo (ver Capítulo 6, Casos Clínicos 5 – Figura 6.5, 8 – Figura 6.8 e 12 – Figura 6.12). Saliente-se, todavia, que de qualquer maneira a aposição óssea não correspondeu plenamente ao movimento dental nesses casos, como ocorreu também com Venrooy e Yukna[137], que encontraram 50% de aposição óssea cristal em movimento rápido. Por isso, a indicação mais precisa parece apontar para a proposta de Ivey e colaboradores[127], segundo os quais a aposição óssea não é previsível, pelo menos no movimento rápido.

Talvez essa diversidade de resposta aposicional óssea cristal esteja associada a alguma variação individual no padrão genético das distâncias biológicas do periodonto marginal, sob influência inclusive da quantidade de gengiva ceratinizada.

Seja como for, tanto nos casos de tração lenta como rápida, pôde-se observar que pelo menos alguma fração de estrutura dental saudável foi exteriorizada no movimento, fazendo supor que as estruturas periodontais apenas acompanham o movimento a partir do momento em que haja espaço dental saudável adequado para a recuperação das distâncias biológicas sagradas.

Por outro lado, quer a aposição óssea, quer o relapso ortodôntico de intrusão, esses efeitos biológicos parecem estar relacionados não propriamente às fibras supracristais, as quais se inserem no cemento supraósseo, mas sim às fibras do ligamento periodontal, que se inserem no cemento intra-alveolar. Quando se concebe essa interdependência, a análise da disposição das fibras do ligamento periodontal permite verificar que o movimento dental em direção coronal provavelmente induz, por meio das fibras da crista alveolar, horizontais, apicais e inter-radiculares, como se depreende de suas disposições, efeitos de tração óssea na região da crista alveolar, do ápice e da crista inter-radicular, efeitos esses consistentes com os resultados de Simon, Lythgoe e Torabinejad.[128]

Dessa maneira, é aceitável admitir a aposição óssea nessas áreas em consequência do movimento dental, como se pôde atestar de maneira consistente nos casos para isso programados neste trabalho, inclusive nos dentes multirradiculares, nos quais não se produziu a exposição da bifurcação.

É importante salientar que, nos casos tratados por movimento lento, a extensão do movimento foi programada de conformidade com o grau de perda óssea da bolsa periodontal. Para tanto, da profundidade total da bolsa periodontal descontou-se 2 mm correspondentes, em média, à profundidade normal do sulco gengival clínico e 1 mm mais, correspondente à penetração da sonda além do fundo real da bolsa periodontal. Entretanto, durante a realização das cirurgias corretivas, observou-se que ligeira extensão a mais daria maior segurança ao resultado, optando-se por descontar apenas os 2 mm do sulco gengival.

Considerando que os casos realizados nessas circunstâncias apresentaram involução da perda óssea, é de se aceitar que a tração lenta permite ao periodonto acompanhar melhor o movimento dental, como foi proposto na literatura por Garrett[138], Ingber, Rose e Coslet[14], Potashnic e Rosenberg[118], Ries, Johnson e Nieberg[146] e Stroster.[150]

Estes resultados também foram considerados importantes nos casos de recessão gengival, por representarem alternativa terapêutica mais apropriada do que a própria correção cirúrgica. Veja-se que, ao se produzir o movimento coronal do dente, desloca-se para coronal todo o complexo dentoperiodontal, com o que há necessidade de redução oclusal do dente para preservação de contato oclusal harmônico. Assim sendo, produz-se diminuição da coroa clínica e pelo menos preservação da raiz clínica, com o que se obtém relação coroa clínica/raiz clínica mais favorável. Embora Stroster[150] tenha proposto que a relação ideal mínima seria 1 (isto é 1:1), este autor considerou incorretamente que no dente ortodonticamente alongado a coroa fica inalterada enquanto a raiz diminui de comprimento. Isto parece implicar, em outras palavras, que ele aceitou não haver movimentação coronal da crista óssea e sim exteriorização do dente como resposta ao movimento dental, de um lado, preservando o comprimento da coroa clínica, de modo a reproduzir o plano oclusal por desgaste oclusal do dente e, de outro, gerando diminuição da raiz clínica.

Como na presente obra, Ingber[13] defendeu, entretanto, a diminuição da coroa clínica e manutenção da raiz clínica melhorando a relação, Esse autor foi ainda além, pois especulou que dentes naturalmente irrompidos, particularmente os associados com hipofunção, podem apresentar deposição de cemento apical, o que serviria para aumentar o comprimento da raiz e, ao mesmo tempo, nivelar o defeito ósseo. O resultado final seria obviamente a relação coroa clínica/raiz clínica mais favorável. Todavia, em casos de hipofunção ocorre extrusão dental natural e não tração coronal como no movimento ora proposto.

Parece interessante mencionar que a tendência de melhorar a relação coroa clínica/raiz clínica está associada à diminuição da coroa e à preservação da raiz, pois está em jogo a ação de interdependência entre os braços de alavanca extra (coroa clínica) e intra (raiz clínica) alveolar. Dessa forma, a relação coroa clínica/raiz clínica máxima aceitável é 1, sendo tanto melhor quanto menor for que 1, pois o braço de resistência (raiz clínica) maior neutraliza mais efetivamente a força gerada pelo braço de potência (coroa clínica). Portanto, em vez de se propor que a relação ideal mínima seria 1[150], parece mais coerente considerar-se que a relação coroa clínica/raiz clínica máxima aceitável é 1.

Além disso, ao se produzir a movimentação coronal do dente, pôde-se observar a redução concomitante do diâmetro do dente ao nível da região cervical original, conforme proposto por Ivey e colaboradores[127], Lythgoe, Torabinejad e Simon[182], Ries, Johnson e Nieberg[146], Shiloah[132] e Stroster.[150] Esta observação é importante quando se aplica a tração coronal em dentes que apresentam proximidade íntima com os adjacentes, pois resulta na ampliação da ameia gengival, favorecendo os procedimentos de Odontologia Restauradora e da própria higienização interproximal. Entretanto, quando os dentes individuais apresentam raízes que convergem para apical, como acontece com as raízes mesiovestibular do segundo e a distovestibular do primeiro molar superior, a tração coronal pode resultar em maior proximidade entre os dentes.[151,182]

Cabe salientar que essas modificações posicionais do dente e do periodonto permitem situar a sua crista óssea alveolar em concordância com as cristas ósseas dos dentes adjacentes, ao mesmo tempo em que uma fração dental de menor diâmetro fica estabelecida nessa mesma altura. Dessa forma, talvez um dos fatores desencadeantes importantes da recessão gengival possa ser controlado, pois diminui o grau de proeminência do dente no arco, responsável pela espessura delgada da tábua óssea vestibular. Parece, pois, racional considerar que os efeitos alcançados com este tratamento são melhores que aqueles do recobrimento cirúrgico de raízes expostas. Veja-se que os resultados apresentados na presente obra mostraram preservação do nível marginal do periodonto mesmo após anos de pós-tratamento (ver, por exemplo, no Capítulo 6, o Caso Clínico 9 – Figura 6.9, e, no Capítulo 7, o Caso Clínico 18 – Figura 7.1 e 27 – Figura 7.10).

Um aspecto contundente deste trabalho foi a previsibilidade com que se produziram os resultados almejados com o esquema de tração coronal lenta proposto em todos os casos. É, pois, de se acreditar que esse tipo de tração correlaciona apropriadamente os fatores que têm sido relacionados ao crescimento coronal das estruturas periodontais, quais sejam a magnitude e a duração da força empregada, bem como a extensão e a velocidade do movimento efetuado[14,130,136,142], reproduzindo assim os efeitos da extrusão natural na manutenção da relação anatômica da crista óssea com o dente.[120]

Todavia, como já foi mencionado, em vários trabalhos nos quais se pôde identificar a aplicação da tração rápida, nesta houve também concordância do movimento do complexo dentoperiodontal[13,67,118,120,129,130,137,141,146-148,150], ainda que não de maneira previsível.[128]

Aceitando a influência da extensão do movimento no comportamento estrutural positivo dos tecidos, empregou-se com sucesso neste trabalho a metodologia da tração coronal rápida como forma de preservar a espessura e a altura do osso maxilar, conforme visto nos casos de extração dental.

Em função desse resultado, parece razoável inferir que a tração coronal de dentes com extração indicada possa ser estendida àqueles cujo risco cirúrgico possa envolver a integridade de outras estruturas como seio maxilar e canal dentário inferior. A provável vantagem repousaria na possibilidade de induzir a movimentação do periodonto relacionado a essas áreas, permitindo a interposição de osso neoformado entre a estrutura envolvida e o dente, que poderia ser então extraído cirurgicamente ou pela continuação do movimento ortodôntico, conforme se queira ou não aumentar a altura do rebordo ósseo (veja Capítulo 6, Casos Clínicos 5 – Figura 6.5 e 17 – Figura 6.17 e Capítulo 7, Casos Clínicos 19 – Figura 7.2, 20 – Figura 7.3, 30 – Figura 7.13 e 32 – Figura 7.15). Aliás, conforme proposto por Stroster[150], a tração coronal poderia ser empregada para extração de dentes em pacientes de risco.

Fato curioso ocorrido, mas que provavelmente fala a favor dos benefícios da tração coronal na solução de problemas dentoperiodontais, foi que esse tipo de movimento não ofereceu resultados incompatíveis mesmo quando aplicado a dentes cujos dois terços coronais da raiz estavam associados a enxerto aloplástico de hidroxiapatita (ver Capítulo 7, Caso Clínico 23 – Figura 7.6).

Para obtenção dos efeitos benéficos da tração coronal, considerou-se importante a acomodação das fibras do ligamento periodontal, razão pela qual foram estabelecidos períodos de intermitência entre os de movimentação efetiva, visto que mesmo no lado de tração produzido por movimentos ortodônticos pode haver dilaceração de fibras, ruptura de vasos, desenvolvimento de novas espículas ósseas na forma de tecido osteoide e reabsorção óssea retrógrada.[119,120] Parece racional considerar-se boa norma a interposição desses períodos de intermitência, pois, após uma etapa inicial de resistência ao movimento dental, provavelmente em função da integridade das fibras periodontais, o dente pode experimentar deslocamento rápido, como aliás proposto por Ivey e colaboradores[127] e Simon e colaboradores.[123] Na presente obra, também se encontrou maior resistência inicial ao movimento, porém, procurou-se minimizar prováveis efeitos adversos de movimentos intempestivos. Apesar disso, e ilustrando a compatibilidade biológica da metodologia proposta, em nenhum dos casos foram observados fenômenos de reabsorção dental ou óssea, nem ancilose. Ao contrário, no Capítulo 6, Caso Clínico 15 – Figura 6.15, tratou-se o envolvimento das distâncias biológicas por comprometimento dental relacionado à reabsorção radicular externa por meio de tração coronal rápida, bem-sucedida, aliás, como se pode observar no pós-operatório de 3 anos.

No que concerne à estabilidade posicional do dente após o movimento de tração coronal, exceto os trabalhos de Biggerstaff, Sinks e Carazola[141] e Delivanis, Delivanis e Kuftinec[124], que não valorizaram o período de retenção, todos os demais trabalhos têm proposto a necessidade de se manter o dente imóvel até que se elimine a tendência de intrusão do dente tracionado. Saliente-se que nos trabalhos retromencionados os autores não mostraram nenhum controle pós-operatório em longo prazo, o que foi uma das características dos demais trabalhos dessa natureza abordados pela literatura pertinente.

No tema em foco, observa-se grande diversidade de opiniões, propondo variação do período de retenção e estabilização, na maioria dos casos, de 6 a 12 semanas[67,123,128,130,132,133,140,142,144,146], enquanto a minoria de autores propõe períodos menores como 3 semanas.[137,145] Entretanto, em alguns casos, como no de Ingber[67] por exemplo, pode-se perceber na radiografia de controle que existem sinais de falta de recomposição das características de normalidade do ligamento periodontal após 6 semanas de estabilização. Aliás, Simon e colaboradores[123] propõem o mínimo de 2 a 3 meses de estabilização, provavelmente por considerarem que a perpetuação da posição dental depende de rearranjo das fibras do ligamento periodontal, que ocorreria em cerca de 7 semanas em cães.[128] Para Lemon[134], a cada milímetro de movimento dental deve-se aplicar 1 mês de estabilização. Ressalte-se, entretanto, que Feiglin[139] mencionou a ocorrência de intrusão do dente até 6 meses após o movimento, advogando o emprego de restaurações provisórias durante esse período de avaliação. No presente trabalho, chegou-se a observar alguma intrusão do dente tracionado em período de até 3 meses de estabilização.

Como a estabilidade dental parece estar relacionada à reorientação funcional do periodonto, e tendo presente não só a necessidade de rearranjo das fibras, mas também a ocorrência da renovação do conteúdo de colágeno do ligamento periodontal em cerca de 45 dias em animais de laboratório[171], partiu-se da premissa que seriam necessárias duas renovações do ligamento periodontal, as quais requereriam, no ser humano, por volta de 4 meses, supondo-a ligeiramente maior que no animal. Essa concepção teleológica parece ter encontrado suporte no fato de que, ao se deixar o dente estabilizado por 4 meses, não mais se processou a intrusão em nenhum caso, e as características radiográficas de normalidade periodontal, relacionadas principalmente à largura do espaço do ligamento periodontal e integridade e espessura da lâmina dura em seu todo, foram restabelecidas nesse período.

Por outro lado, houve evidência de que a própria estabilidade posicional do periodonto é dependente desse período de estabilização, pois o acompanhamento radiográfico do paciente mostra a consolidação das características periodontais apenas a partir desse período, como se pode atestar em vários dos casos apresentados. Mais ainda, no Caso Clínico 13 – Figura 6.13 a realização da cirurgia periodontal após 2 meses de estabilização pareceu não ser estímulo suficiente para impedir o prosseguimento de aposição óssea na crista alveolar, pois, após 2 anos do tratamento por osteotomia, detectou-se que a crista óssea apresentava-se oblíqua.

Uma vez mais, isto é sugestivo de que a aposição óssea e a mudança de nível do periodonto de sustentação não é influenciada pelos tecidos supracristais que, embora estáveis, acompanham o movimento dental.[121] Portanto, a secção das fibras gengivais para favorecer a saída do dente do alvéolo sem a necessidade de cirurgia posterior, conforme proposta de Pontoriero e colaboradores[145], não parece ser uma realidade, em concordância com a proposta de Stroster[150], para quem a cirurgia óssea e gengival é impreterível na maioria dos casos, como ficou, também, sedimentado no conceito desenvolvido por esta equipe.

Em uma análise histológica em cães, Berglundh, Marinello, Lindhe, Thilander e Liljenberg[10] observaram que a extrusão ortodôntica combinada com fibrotomia resultou em deslocamento coronal do dente, com pronunciada recessão gengival e perda de inserção conjuntiva. Entretanto, como o grau de recessão gengival e a quantidade de perda de inserção conjuntiva foram menores do que a extensão da extrusão dental, concluíram que a fibrotomia obviamente falhou na prevenção da migração coronal do aparelho de inserção. Além disso, efeito inesperado foi a inflamação gengival nos dentes vizinhos de referência, induzida por controle inadequado de placa dentobacteriana e agressões mecânicas repetidas, levando à perda de inserção indesejável e descontrolada naqueles dentes.

Ressalte-se, pois, que a necessidade de realização de cirurgia periodontal corretiva após o movimento dental de tração coronal tem sido uma constante dentre as proposições da literatura, considerando, ainda, a grande vantagem de que o procedimento estará restrito essencialmente às estruturas relacionadas ao dente envolvido, sem se estender aos vizinhos.[15,28,67,118,129,142,145,146]

Nesta obra, essa necessidade ficou evidenciada fundamentalmente para todos os casos de tração coronal lenta e para a maioria dos de rápida, pois, de maneira geral, o periodonto acompanhou o movimento dental e, em alguns poucos casos, apenas o periodonto de proteção seguiu o movimento do dente, que assim teve uma fração saudável posicionada fora do ambiente do alvéolo. Talvez uma das poucas, se não a única situação na qual a tração coronal poderia não levar à necessidade de correção cirúrgica da topografia arquitetural marginal do periodonto é quando o movimento é feito em dente isolado, no qual se almeja apenas redução da coroa clínica uniformemente ao redor do dente, pois a arquitetura óssea marginal ficou preservada apesar da perda óssea da bolsa periodontal ou da extração dos dentes vizinhos. Dentre os vários fatores indicativos da necessidade de correção cirúrgica, os casos tratados evidenciaram nítida e consistentemente a formação de sulcos gengivais profundos nos dentes vizinhos, estabelecimento de características topográficas e morfológicas marginais não compatíveis com a formação de sulco gengival raso e curva gengival festoneada, além de alterações na relação de contiguidade entre os dentes envolvidos.

A despeito de se haver indicado procedimentos cirúrgicos diversos para correção das características teciduais indesejáveis deixadas pelo movimento ortodôntico, nos casos relatados na presente obra optou-se preferencialmente pela técnica do retalho dividido posicionado apicalmente por vestibular e gengivectomia interna por palatino para realizar ou não a osteotomia corretiva da crista óssea angular, quando presente.

Em linhas gerais, o procedimento de osteotomia seguiu os princípios biológicos básicos relacionados com o estabelecimento de sulco gengival raso, que requer a manifestação de características morfológicas e topográficas específicas.[3,35] Assim, a osteotomia foi processada inicialmente pelo aplainamento da crista óssea interproximal em nível compatível com os dentes vizinhos, passando-se, a seguir, ao delineamento da curva parabólica marginal nos septos ósseos radiculares vestibular e lingual, paralelamente à junção cemento-esmalte dos dentes envolvidos. Durante esse procedimento, tratou-se de produzir espessura adequada à crista óssea, que foi progressiva e gradualmente biselada em direção coronal. Nas regiões dos septos ósseos interproximais, foram delineadas as fossas vestibular e lingual, reduzindo a espessura vestibulolingual do septo e favorecendo a reconstrução da gengiva interproximal com o mínimo de área de "col" ou preferentemente sem. Os resultados clínicos foram extremamente consistentes na formação de sulcos gengivais saudáveis, com contorno apropriado da margem e papila gengival, preservando-se ao longo do tempo, mostrando estabilidade dos resultados. Em outras palavras, o *modus operandi* da osteotomia é compatível com a estabilidade dimensional do nível ósseo produzido, restabelecendo as características constitucionais responsáveis pelo comportamento fisiológico dos tecidos em si.[20,75,162,180,181]

Isto posto, pôde-se suturar os retalhos de modo a recobrir a superfície dental de 0,5 a 2 mm, em função da quantidade de gengiva ceratinizada e de quanto tempo seria necessário de cicatrização, para então se realizar ou não a reconstrução restauradora terapêutica ou protética.[35] Nessa proposta, quando houver gengiva ceratinizada adequada em área com necessidade de reconstrução restauradora, o retalho deve ser suturado de conformidade com o nível em que se deseja a margem gengival final, geralmente cobrindo cerca de 2 mm da superfície radicular extra-alveolar, permitindo o restabelecimento mais pronto do sulco gengival. Quando não houver necessidade de reconstrução restauradora, o retalho é suturado mais próximo à crista óssea, geralmente cobrindo cerca de 0,5 a 1 mm da superfície radicular extra-alveolar.

No presente trabalho observou-se que a reformação do sulco gengival foi tanto mais demorada quanto menor a extensão da superfície radicular supra-alveolar recoberta pelo retalho, chegando a levar até 1 ano para que se processe totalmente quando o retalho é suturado mais próximo ao nível ósseo, dando fundamento para a proposta de Passanezi e colaboradores.[35]

Entretanto, considerou-se que apenas com o restabelecimento do sulco gengival é que se tem a definição completa das distâncias biológicas do periodonto marginal, permitindo o restabelecimento do comportamento periodontal homeostático. Dessa forma, a conduta clínica para se definir a formação definitiva do sulco gengival deve fundamentar-se na repetição das medidas de profundidade do sulco gengival, avaliadas em pelo menos duas mensurações realizadas com intervalo de 1 mês.

Apesar de alguns autores terem proposto tempo de cicatrização menor (4 a 6 semanas para Ingber[13,67] e 3 meses para Ries, Johnson e Nieberg[146]), essa concepção filosófica proposta por

Passanezi e colaboradores[35] encontra suporte nos trabalhos de Maynard e Wilson[2], segundo os quais o tempo de reformação do sulco gengival é que determina o término do processo de cura da ferida cirúrgica, e no de Wise[172], para quem a estabilidade da distância da margem da restauração provisória à margem gengival em duas medidas subsequentes com intervalo de 1 mês é que determina o final da cicatrização. Por isso, o critério adotado pela equipe desta obra foi o de considerar o caso apto para conclusão protética após a repetição da profundidade de exploração do sulco gengival em duas mensurações subsequentes com intervalo de 1 mês entre elas. A observância desses períodos permitiu constatar, ao longo dos períodos de controle, a preservação das características periodontais alcançadas, comprovando o êxito do tratamento.

Ressalte-se que a formação do sulco gengival clínico ocorreu em todos os casos tratados, permitindo inferir que sua existência é condição natural de estruturação dos tecidos marginais, talvez como forma de proteger o meio interno, uma vez que o epitélio juncional é estrutura permeável, como anteriormente visto. Aliás, o estabelecimento do sulco gengival exigiu período de tempo variável, podendo chegar até 1 ano, como ocorreu em casos nos quais o retalho foi suturado mais próximo da margem óssea.

Isso parece sugerir que a formação do sulco gengival é influenciada pela resposta homeostática dos tecidos, estabilizando-se quando há equilíbrio entre a agressão do meio externo e a resposta defensiva do meio interno. Considerando que a complementação terapêutica por colocação de trabalhos protéticos representa um fator a mais para dificultar a higiene do paciente, além das implicações fisiológicas que podem advir de sua implementação, parece ser mais crítico ainda o estabelecimento definido e definitivo das distâncias biológicas do periodonto marginal.

Não é propósito deste trabalho estabelecer os princípios biológicos que norteiam a confecção da prótese periodontal, mas sim conceituar de que maneira deve ser conduzido o tratamento periodontal visando a preservação da estética e a complementação protética. Sob este ponto de vista, há que se ressaltar os fatores que diretamente correlacionam as características próprias das estruturas periodontais com aquelas da reconstrução protética, destacando-se o nível e o contorno da margem gengival, a forma e a preservação da gengiva interproximal, o estabelecimento de sulco gengival saudável e a relação dental intermaxilar.

O nível da margem gengival deve ser analisado sob o ponto de vista de comprimento da coroa disponível para o preparo protético, devendo permitir o estabelecimento de altura do preparo compatível com a retenção friccional da restauração protética, ao mesmo tempo em que a margem gengival deve estar situada em altura compatível com a linha do sorriso do paciente. É importante ter em mente que a formação da papila gengival somente se manifesta mais frequentemente quando a distância da crista óssea à relação de contato proximal dos dentes não ultrapassa 5 mm.[156] Dessa maneira, ao se realizar o planejamento periodontal, deve-se considerar o nível que se propugnará para a crista óssea interproximal, de modo que não se tenha que deslocar o contato proximal protético muito para apical, nem se deixe a ameia gengival vazia, com a manifestação de zona escura não só antiestética, mas também com repercussões na fonética e na higienização.

Como foi discutido, os casos apresentados mostraram que a tração coronal permite controlar devidamente o nível da margem gengival, principalmente usando tração coronal lenta para deslocá-la em direção coronal e tração rápida quando não se almeja a sua mudança posicional. Implícito está o fato de que, ao ser tracionado para coronal, o dente irá ficar com uma secção radicular de menor diâmetro no nível da crista óssea adjacente, de modo que o espaço interproximal poderá se apresentar maior que o normal anteriormente existente, ou poderá se aproximar do normal para dentes que estivessem muito próximos antes do movimento. Na primeira situação, poderá ser necessária movimentação ortodôntica de aproximação dos dentes ou a reconstrução dental com compensação do contorno periférico, enquanto no segundo nada mais será necessário para que se possa ter a reconstrução adequada da papila gengival. Dessa forma, será possível ter a condição adequada para a margem gengival, que deve se apresentar com o contorno festoneado, no qual a gengiva interproximal ocupa nível coronal em relação à gengiva marginal por vestibular e lingual dos dentes. Considerando que a área de inserção conjuntiva respeita o contorno da junção cemento-esmalte, pode-se aceitar o inter-relacionamento dessa curva com o contorno festoneado da gengiva e com a curva parabólica da crista óssea no sentido mesiodistal.

Portanto, como a tração coronal dos dentes produz movimentação coronal das estruturas marginais, na maioria esmagadora dos casos é necessária a realização do procedimento cirúrgico de osteotomia, para se produzir a harmonização da curva da crista óssea com a curva da junção cemento-esmalte, que será a expressão da curva da margem gengival. Ao que parece, a mesclagem harmônica dessa curva marginal da crista óssea e da gengiva é que melhor se amolda aos padrões de estética e função, respeitado o seu nivelamento com a linha do sorriso do paciente. A par desses aspectos, deve-se objetivar a formação de sulco gengival raso, pois sulcos gengivais clínicos com mais de 3 mm de profundidade não são passíveis de higiene e, por isso, quando se deseja propiciar melhores condições de higiene oral, a melhor terapêutica é a eliminação cirúrgica da bolsa.[183]

Vale a pena mencionar que a eliminação cirúrgica da bolsa periodontal, propiciada pelo restabelecimento das distâncias biológicas do periodonto marginal, pode ser alcançada tanto por procedimentos ressectivos, como por procedimentos regenerativos, seguindo os princípios genéricos de eliminação de bolsas periodontais nos casos sem ou com necessidade de reconstrução protética.

Nos casos em que há esta necessidade, o planejamento periodontal depara-se com o envolvimento estético que pode ser gerado quando a indicação terapêutica é a eliminação da bolsa por procedimentos ressectivos. A solução requer, então, a análise dos trespasses horizontal e vertical dos dentes envolvidos, correlacionando-os com a extensão do posicionamento apical do retalho exigida para a eliminação da bolsa, com ou sem osteotomia. Desde que seja possível reduzir-se o comprimento do dente por desgaste incisal, de modo a compensar a quantidade de posicionamento apical do retalho, preservando a estética e mantendo a guia anterior, o planejamento periodontal é direcionado para a eliminação da bolsa por procedimento cirúrgico ressectivo, usualmente constando de retalho dividido por vestibular, gengivectomia interna por palatino, osteotomia para regularização de curva parabólica da crista óssea e, finalmente, sutura do retalho posicionado apicalmente. Provavelmente, a formação do sulco gengival ocorre como uma resposta homeostática do organismo contra a agressão advinda de estímulos bacterianos principalmente, resultando na eliminação da bolsa.

Quando o tratamento do paciente com necessidade de reconstrução protética requer a eliminação cirúrgica da bolsa por procedimento ressectivo em área estética na qual a relação dos trespasses horizontal e vertical não é favorável à redução do comprimento do dente, a realização desse tratamento irá resultar em aumento da coroa clínica visual, com efeitos antiestéticos indesejáveis.

Para esses casos, foi proposta pelos autores desta obra a técnica de reconstituição das distâncias biológicas marginais por combinação de movimento ortodôntico de tração coronal do(s) dente(s) na área envolvida e cirurgia ressectiva de reposição da margem dos tecidos no nível original e/ou compatível com a reconstrução protética estética. Conforme visto na presente amostra, a racionalização do procedimento consiste em realizar a tração coronal lenta do(s) dente(s) envolvido(s), de forma que as estruturas periodontais correspondentes acompanham o movimento. Com isso, gradualmente se produz formação óssea coronal, ao mesmo tempo em que se processa redução da profundidade da bolsa, acompanhada ou não por movimento coronal parcial da margem gengival. Dessa forma, processa-se a mudança do nível marginal dos tecidos para coronal, permitindo a realização da complementação cirúrgica necessária sem o inconveniente de se produzir o efeito antiestético de aumento da coroa clínica visual.

Finalmente, há que se considerar que o comportamento histológico do movimento de tração coronal de dentes de cães mostrou-se perfeitamente compatível com a reconstrução do periodonto de sustentação, mesmo em áreas onde se processou perda inicial de estrutura por reabsorção óssea e/ou do cemento e da dentina.

Essas foram, em linhas gerais, as principais implicações biológicas e clínicas que puderam ser inferidas dos resultados produzidos pelas duas alternativas terapêuticas para reconstituição das distâncias biológicas do periodonto marginal, ou seja, a cirurgia ressectiva direta em casos cujas implicações estéticas e funcionais assim o permitam, ou a tração coronal dos dentes envolvidos prévia ao procedimento cirúrgico corretivo da nova morfologia arquitetural e topográfica do tecido ósseo, inferências essas fundamentadas em resultados de casos tratados ao longo de mais de 40 anos de experiência vivida.

CONSIDERAÇÕES FINAIS DE APLICAÇÃO

CAPÍTULO 10

Dentro das características inerentes às observações clínicas e biológicas emanadas ao longo de mais de 40 anos de experiência, e fundamentada nas propostas apresentadas na literatura e assim analisadas, a equipe desta obra considera de interpretação adequada, de validade e de importância capital no tratamento de pacientes as correlações seguintes:

1. O comprometimento das distâncias biológicas do periodonto marginal pode ser tratado por procedimentos periodontais cirúrgicos ressectivos nas seguintes condições:
   - em bolsas periodontais que não envolvam a estética do paciente e os mecanismos de transmissão e de neutralização de forças oclusais sejam mantidos dentro dos limites fisiológicos;
   - em áreas estéticas nas quais as condições de linha do sorriso e linha da margem gengival favoreçam o estabelecimento de características periodontais marginais compatíveis com a preservação ou melhoria da estética do paciente;
   - quando as características dos trespasses horizontal e vertical permitam a redução no comprimento da coroa protética concordante com o posicionamento apical do retalho para eliminação da bolsa periodontal, sem gerar perda da guia anterior funcional efetiva;
   - secundariamente, o procedimento ressectivo deve propiciar condições para que a reconstrução protética possa corrigir o triângulo escuro interproximal, ou minimizá-lo significativamente, assim favorecendo a fonética e evitando a expelição das gotículas de Pflüg;
2. Sendo as distâncias biológicas função da qualidade e da quantidade de gengiva ceratinizada, a sua reconstituição pode ser alcançada pela realização de enxertos autógenos livres de gengiva;
3. A criação das distâncias biológicas por procedimentos ressectivos ósseos ou por enxertos autógenos livres de gengiva é compatível com a preservação em longo prazo das características homeostáticas produzidas, além de proporcionar condições para maior efetividade dos procedimentos de higiene oral, condicionando terapia periodontal de assistência profissional mais aceitável profissional e socialmente;
4. A reconstituição das distâncias biológicas propicia estabilidade e imobilidade à margem gengival suficientes para harmonizar a colocação de coroas protéticas com margens intrassulculares, preservando as características homeostáticas do sulco gengival;

5. A tração coronal ortodôntica é procedimento efetivo em promover a movimentação dental controlada no sentido da erupção dental, quer em dentes uni ou multirradiculares;
6. A metodologia diferencial empregada nos dois esquemas de tração coronal propostos produz movimentação dental, rápida ou lenta, independente da magnitude da força empregada, porém, dependente do vão livre deixado para movimentação. Assim, o tempo final da tração depende não só do tempo despendido para o dente alcançar o contato com a placa em cada etapa de movimento ativo, como também do tempo de intermitência programado entre as etapas de movimento ativo;
7. A movimentação coronal dos tecidos periodontais é mais previsível na tração coronal lenta do que na rápida;
8. A repercussão do movimento coronal dos dentes é manifestada em todo o periodonto, destacando-se os efeitos aposicionais no ápice, na bifurcação e na crista óssea alveolar e os efeitos translacionais do periodonto de proteção, com tendência de estabilização da união mucogengival e de movimentação coronal da margem gengival, resultando em aumento da zona de gengiva ceratinizada;
9. O movimento coronal dos dentes não exerce influência em mudanças posicionais de detalhes anatômicos internos dos ossos maxilares;
10. O período de retenção e estabilização de 4 meses após a movimentação coronal do dente é suficiente para promover a perpetuação da nova posição dental alcançada;
11. Na tração coronal dos dentes não são produzidos efeitos significativos de processos destrutivos, quer ósseos ou dentais;
12. Em função desses considerandos, algumas indicações mais precisas podem ser inferidas para promover a remodelação dos ossos maxilares por meio da tração coronal ortodôntica dos dentes, a saber:

- para recuperação das distâncias biológicas do periodonto marginal quando não se deseja envolver os dentes vizinhos, quer o envolvimento dessas distâncias seja por comprometimento dental quer seja periodontal;
- para preservar ou até mesmo aumentar o volume dos ossos maxilares após extração dental;
- para bloquear processos de reabsorção dental externa na região cervical;
- para promover a movimentação coronal dos tecidos periodontais, permitindo o restabelecimento da coroa clínica aparente do dente, em casos de recessão gengival localizada ou generalizada;
- para propiciar condições adequadas para a reconstrução odontológica terapêutica ou protética funcional e estética do paciente;
- para minimizar a possibilidade de ocorrência de complicações ou sequelas indesejáveis em casos de extrações dentais de risco;
- para minimizar riscos de comprometimento geral da saúde do paciente por gerar condições favoráveis à eliminação da bolsa periodontal;
- para favorecer a reconstrução por implantes por gerar a formação de osso dentro dos moldes fisiológicos da natureza e não a partir de procedimentos regenerativos outros; e,
- para gerar condições adequadas para extração de dentes em casos de pacientes de alto risco.

Com tal abrangência, a metodologia terapêutica proposta visa a restabelecer o processo homeostático global do sistema estomatognático, levando ao alcance da saúde plena do paciente, inclusive com o provimento de condições adequadas para a efetividade dos cuidados de higiene oral, preservando a saúde alcançada. Significa dizer que, além do estabelecimento dos padrões de comportamento fisiológico das estruturas, o tratamento proposto visa ao restabelecimento do estado de bem-estar físico, social, moral, de autoestima, de estética e funcional de oclusão e de fonética, inclusive prevenindo a expelição de gotículas de Pflüg, com isso recuperando aspectos próprios da personalidade do paciente e possibilitando, assim, a sua reintegração à sociedade no sentido mais amplo.

O profissional capacitado ao desenvolvimento desses procedimentos terapêuticos estará preenchendo os requisitos do provérbio:

MENS SANA IN CORPORE SANO.

FONTES DE CONSULTA

Referências

1. Sorrin S, Miller SC. The practice of Periodontia. New York: Macmillan; 1928.
2. Maynard JG Jr, Wilson RD. Physiologic dimensions of the periodontium significant to the restorative dentist. J Periodontol. 1979;50(4):170-4.
3. Passanezi E, Campos A Jr. Por que as gengivas inflamam ao redor de coroas protéticas? In: Todescan FF, Bottino MA. Atualização na clínica odontológica: a prática da clínica geral. São Paulo: Artes Médicas; 1996. p. 543-75.
4. Waerhaug J. Healing of the dento-epithelial junction following subgingival plaque control. II. As observed on extracted teeth. J Periodontol. 1978;49(3):119-34.
5. Waerhaug J. Healing of the dento-epithelial junction following subgingival plaque control. In: Shanley D, editor. Efficacy of treatment procedures in periodontics. Chicago: Quintessence; 1980.
6. Marks PV, Patel KS, Mfe EW. Multiple brain abscesses secondary to dental caries and severe periodontal disease. Br J Oral Maxillofac Surg. 1988;26(3):244-7.
7. Gibbs RS, Romero R, Hillier SL, Eschenbach DA, Sweet RL. A review of premature birth and subclinical infections. Am. J. Obstet. Gynecol. 1992;166(5):1515-28.
8. Williams RC. Doença periodontal: o surgimento de um novo paradigma. In: Cohen DW, org. I Simpósio Internacional de Medicina Bucal: aspectos periodontais e saúde sistêmica. compendium. New Jersey: Dental Learning Systems/Colgate-Palmolive; 1998. p. 1-10.
9. Offenbacher S, Beck JD. Periodontite: um fator de risco potencial para nascimento prematuro. In: Colgate-Palmolive Co. I Simpósio Internacional de Medicina Periodontal: aspectos periodontais e saúde sistêmica. 1998. p. 39-49.
10. MacPhee T, Cowley G. Essentials of periodontology and periodontics. 2. ed. Oxford: Blackwell; 1975. p. 17-28.
11. Rowland RW. Immunoinflammatory response in periodontal diseases. In: Rose LF, Mealey BL, Genco RG, Cohen DW. Periodontics: medicine, surgery, and implants. St Louis: Elsevier Mosby; 2004. p. 85-98.
12. Scannapieco FA. Inflamação periodontal: da gengivite à doença sistêmica? In: Cohen DW, organizador. Compendium (compêndio de educação continuada). New Jersey: MWC/Dental Learning Systems/Colgate-Palmolive; 2004.
13. Ingber JS. Forced eruption. I. A method of treating isolated one and two wall infrabony defects: rationale and case report. J Periodontol. 1974;45(4):199-206.
14. Ingber JS, Rose LF, Coslet JG. The "biologic width": a concept in periodontics and restorative dentistry. Alpha Omegan. 1977;70(3):62-5.
15. Thomas NR. Collagen as the generator of tooth eruption. In: Poole DFG, Stack MV. The eruption and occlusion of tooth. London: Butterworths; 1976. p. 290-301.
16. Passanezi E, Alves MEAF, Janson WA, Nahás D. Solução não cirúrgica para problema protético periodontal (nota prévia). Estomatol Cult. 1974;8:287.
17. Carmichael RP, Apse P, Zarb GA, McCulloch CAG. Biological, microbiological and clinical aspects of the peri-implant mucosa. In: Albrektsson T, Zarb GA. The Branemark osseointegrated implant. Chicago: Quintessence; 1989. p. 39-78.
18. Cimasoni G. Crevicular fluid updated. In: Myers HM. Monographs in oral science. New York: S. Karger; 1983. v. 12.
19. Schluger S. Osseous resection: a basic principle in periodontal surgery. Oral Surg Oral Med Oral Pathol. 1949;2(3):316-25.
20. Schluger S, Yuodelis R, Page RC, Johnson RH. Periodontal Diseases. 2nd ed. Philadelphia: Lea Febiger; 1990. p. 221-62, 579-611.
21. Goldman HM. The development of physiologic gingival contours by gingivoplasty. Oral Surg Oral Med Oral Pathol. 1950;3(7):879-88.
22. Marfino NR, Orban BJ, Wentz FM. Repair of the dento-gingival junction following surgical intervention. J Periodontol. 1959;30(1):180-90.
23. Wilson RD, Maynard G. Intracrevicular restorative dentistry. Int J Period Rest Dent. 1981;1(4):34-49.
24. Gargiulo AW, Wentz FM, Orban B. Dimensions and relations of the dentogingival junction in humans. J Periodontol. 1961;32(7):261-7.
25. Goaslind GD, Robertson PB, Mahan CJ, Morrison WW, Olson JV. Thickness of facial gingiva. J Periodontol. 1977;48(12):768-71.
26. Mendonça JAG. Avaliação e análise das distâncias biológicas do periodonto mediante nova metodologia [dissertação]. Bauru (SP): Faculdade de Odontologia de Bauru, Universidade de São Paulo; 2001.
27. Waal H, Castellucci G. The importance of restorative margin placement to the biologic width and periodontal health. Part I. Int J Period Rest Dent. 1993;13(5):460-71.
28. Neder JE. Tração coronal: implicações biológicas e clínicas após 23 anos de estudo retrospectivo [dissertação]. Bauru (SP): Faculdade de Odontologia de Bauru, Universidade de São Paulo; 1996.
29. Tarnow D, Stahl SS, Magner A, Zamzok J. Human gingival attachment responses to subgingival crowns placement. Marginal remodelling. J Clin Periodontol. 1986;13(6):563-9.
30. Passanezi E, Sant'Ana ACP, Greghi SLA, Nahás D, Bosco AF. Recessões gengivais extensas: como resolver? In: Cardoso RJA, Gonçalves EAN. Odontologia. São Paulo: Artes Médicas; 2002. p. 60-90.
31. Löe H, Listgarten MA. Anatomy and histology. In: Goldman HM, Cohen DW. Periodontal therapy. 6th ed. Saint Louis: Mosby; 1980. p. 1-30.
32. Lindhe J, Karring T. Anatomia do periodonto. In: Lindhe J, Karring T, Lang NP. Tratado de periodontia clínica e implantologia oral. 3. ed. Rio de Janeiro: Guanabara Koogan; 1999. p. 3-42.
33. Osborn JW, Ten Cate AR. A junção dento-gengival. In: Souza MAL, Louro P Filho. Histologia dental avançada. 4. ed. São Paulo: Quintessence; 1988. p. 204-14.

34. Barroso EC. Correlação clínica entre as dimensões de enxertos autógenos livres de gengiva para o restabelecimento dos parâmetros de homeostasia do periodonto marginal [tese]. Bauru (SP): Faculdade de Odontologia de Bauru, Universidade de São Paulo; 2001.
35. Passanezi E, Janson WA, Campos A Jr, Sant´Ana ACP. Planejamento periodontal tendo em vista tratamentos estético e protético. In: Gonçalves EAN, Feller C. Atualização na clínica odontológica: a prática da clínica geral. São Paulo: Artes Médicas; 1998. p. 481-540.
36. Ruben MP, Goldman HM, Schulman S, Oppenheim F. Diseases of the periodontium. In: Ruben MP, Goldman HM, Selvig K, Schulman S, Oppenheim FG, Schneider D, et al. Periodontal disease: a didatic and pictorial review. Boston: Boston University School of Graduate Dentistry Press; 1975. p. 1-102.
37. Schroeder HE, Page RC. The normal periodontium. In: Schluger S, Yuodelis R, Page RC, Johnson RH. Periodontal diseases. 2nd ed. Philadelphia: Lea & Febiger; 1990. p. 3-52.
38. Listgarten MA. Normal development, structure, physiology and repair of the gingival epithelium. Oral Sci Rev. 1972;1:3-67.
39. Persson PA. The regeneration of the marginal periodontium after flap operation. An experimental study on dogs. Acta Odontol Scand. 1962;20:43-80.
40. Wolf HF, Rateitschak-Plüss EM, Rateitschak KH. Periodontia. 3. ed. Porto Alegre: Artmed; 2006.
41. Pfeifer JS, Heller R. Histology evaluation of full and partial thickness lateral repositioned flaps: a pilot study. J Periodontol. 1971;42(6):331-3.
42. Ruben MP, Goldman HM, Janson W. Biologic considerations fundamental to successful employment of laterally repositioned pedicle flaps and free autogenous gingival grafts in periodontal therapy. In: Stahl S. Periodontal surgery: biologic basis and technique. Springfield: Thomas; 1976. p. 235-82.
43. Cohen B. Morphological factors in the pathogenesis of periodontal disease. Br Dent J. 1959;107:31-9.
44. Oppenheim FG, Ruben MP. Gingival fluid in health and disease. In: Ruben MP, Goldman HM, Selvig K, Schulman S, Oppenheim FG, Schneider D, et al. Periodontal disease: a didatic and pictorial review. Boston: Boston University School of Graduate Dentistry Press; 1975. p. 104-26.
45. Saito I, Watanabe O, Kawahara H, Igarashi Y, Yamamura T, Shimono M. Intercelular junctions and the permeability barrier in the junctional epithelium. A study with freeze-facture and thin sectioning. J Periodontal Res. 1981;16(5):467-480.
46. Bulkacz J, Carranza FA. Defense mechanisms of the gingiva. In: Newman MG, Takei HH, Carranza FA. Carranza's clinical periodontology. 9th ed. Philadelphia: Saunders; 2002. p. 254-62.
47. Gottsegen R. Diabetes mellitus, cardiovascular diseases and alcoholism. In: Schluger S, Yuodelis R, Page RC, Johnson RH. Periodontal diseases. 2nd ed. Philadelphia: Lea & Febiger; 1990. p. 273-83.
48. Itoiz ME, Carranza FA. The gingiva. In: Newman MG, Takei HH, Carranza FA. Carranza's clinical periodontology. 9th ed. Philadelphia: Saunders; 2002. p. 16-35.
49. Ramfjord, SP, Ash MM. Periodontology and periodontics. Philadelphia: Saunders; 1979. p. 600-12.
50. Lagos MLEP. Participação da mastigação e da gengiva ceratinizada na fisiologia do sulco gingival [dissertação]. Bauru (SP): Faculdade de Odontologia de Bauru, Universidade de São Paulo; 2003.
51. Moskow BS, Karsh F, Stein SD. Histological assessment of autogenous bone graft. A case report and critical evaluation. J Periodontol. 1979;50(6):291-300.
52. Sabag N, Saglie R, Mery C. Ultrastructure of the normal human ephitelial attachment to the cementum root surface. J Periodontol. 1981;52(2):94-5.
53. Hirschfeld I. The toothbrush: Its use and abuse. J Am Dent Assoc. 1939;26(7):1237-8.
54. Corn H. Cirurgia mucogengival reconstrutiva. In: Goldman HM, Cohen DW. Periodontia. 6. ed. Rio de Janeiro: Guanabara-Koogan; 1983. p. 732-873.
55. Lang NP, Löe H. The relationship between the width of keratinized gingiva and gingival health. J Periodontol. 1972;43(10):623-7.
56. Pellicano MA. Efeito da escarificação óssea na manutenção do nível apical de enxertos livres autógenos de gengiva [dissertação]. Bauru (SP): Faculdade de Odontologia de Bauru, Universidade de São Paulo; 1976.
57. Brandtzaeg P. Immunology of inflammatory periodontal lesions. Int Dent J. 1973;23(3):438-54.
58. Macêdo PS. Efeito da ativação do periósteo do leito receptor na estabilidade dimensional de enxertos autógenos livres de gengiva em seres humanos (estudo clínico biométrico) [dissertação]. Bauru (SP): Faculdade de Odontologia de Bauru, Universidade de São Paulo; 1986.
59. Box HK. Necrotic gingivitis. Toronto: University of Toronto Press; 1930.
60. Kennedy JE, Bird WC, Palcanis KG, Dorfman HS. A Longitudinal evaluation of varying widths of attached gingival. J Clin Periodontol. 1985;12(8):667-75.
61. Lindhe J, Nyman S. Alterations of the position of the marginal soft tissue following periodontal surgery. J Clin Periodontol. 1980;7(6):525-30.
62. Miyasato M, Crigger M, Egelberg J. Gingival condition in areas of minimal and appreciable width of keratinized gingival. J Clin Periodontol. 1977;4(3):200-9.
63. Wennström J, Lindhe J, Nyman S. The role of keratinized gingival in plaque-associated gingivitis in dogs. J Clin Periodontol. 1982;9(1):75-85.
64. Lindhe J. Textbook of clinical periodontology. 2nd ed. Munksggaard: Saunders; 1989.
65. Ruben MP, Smukler H, Schulman SM, Kon S, Bloom AA. Healing of periodontal surgical wounds. In: Goldman HM, Cohen DW. Periodontal therapy. 6th ed. St Louis: Mosby; 1980. p. 640-754.
66. Friedman N, Levine HL. Mucogingival surgery: current status. J Periodontol. 1964;35(5):5-21.
67. Ingber JS. Forced eruption: part II. A method of treating nonrestorable teeth - periodontal and restorative considerations. J Periodontol. 1976;47(4):203-16.
68. Ritchey B, Orban B. The crests of the interdental alveolar septa. J Periodontol. 1953;24(4):75-87.
69. Heithersay GS. Combined endodontic-orthodontic treatment of transverse root fractures in the region of the alveolar crest. Oral Surg Oral Med Oral Pathol. 1973;36(3):404-15.
70. Heithersay GS, Moule AJ. Anterior subgingival fractures: a review of treatment alternatives. Aust Dent J. 1982;27(6):368-76.
71. Haake SK, Nisengard RJ, Newman MG, Miyasaki KT. Microbial interactions with the host in periodontal diseases. In: Newman MG, Takei HH, Carranza FA. Carranza's clinical periodontology. 9th ed. Philadelphia: Saunders; 2002. p.132-52.
72. Becker W. Guided Tissue Regeneration for Periodontal Defects. In: Polson AM. Periodontal regeneration: current status and directions. Chicago: Quintessence; 1994. p. 137-50.

73. Caffesse RG, Nasjleti CE. Clinical and Histologic Results of regenerative procedures. In: Polson AM. Periodontal regeneration: current status and directions. Chicago: Quintessence; 1994. p. 113-35.

74. Passanezi E, Janson WA, Nahás D, Campos A Jr. Newly forming bone autografts to treat periodontal infrabony pockets: clinical and histopathological events. Int J Period Rest Dent. 1989;9(2):140-53.

75. Tibbetts LS, Ammons WF Jr. Resective periodontal surgery. In: Rose LF, Mealey BL, Genco RG, Cohen DW. Periodontics: medicine, surgery, and implants. 9th ed. St Louis: Elsevier Mosby; 2004. p. 523-52.

76. Polson AM. Periodontal regeneration: current status and directions. Chicago: Quintessence; 1994.

77. Robinson E. Osseous coagulum for bone induction. J Periodontol. 1969;40(9):503-10.

78. Browning ES, Mealey BL, Mellonig JT. Evaluation of mineralized cancellous bone allograft for the treatment of periodontal osseous defects: 6-month surgical reentry. Int J Period Rest Dent. 2009;29(1):41-7.

79. Mellonig JT. Histological evaluation of freeze-dried bone allograft in periodontal osseous defects. J Dent Res. 1981;60(Special Issue A):311.

80. Mellonig JT. Decalcified Freeze-dried Bone Allograft as an Implant Material in Human Periodontal Defects. Int J Period Rest Dent. 1984;4(6):40-55.

81. Mellonig JT, Bowers GM, Baily RC, Levy RA. New bone formation with autograft-allograft composites. J Dent Res. 1980;59(Special Issue A):872.

82. Mellonig JT, Bowers GM, Bright RW, Lawrence JJ. Clinical evaluation of freeze-dried bone allografts in periodontal osseous defects. J Periodontol. 1976 Mar;47(3):125-31.

83. Mellonig JT, Bowers GM, Cotton WR. Comparison of bone graft materials. Part II. New bone formation with autografts and allografts: a histological evaluation. J Periodontol. 1981;52(6):297-302.

84. Sant'Ana ACP, Passanezi E, Todescan SMC, Rezende MLR, Greghi SLA, Ribeiro MG. A Combined Regenerative Approach for the Treatment of Aggressive Periodontitis: long-term follow-up of a familial case. Int J Period Rest Dent. 2009;29(1):69-79.

85. Richardson CR, Mellonig JT, Brunsvold MA, McDonnell HT, Cochran DL. Clinical evaluation of Bio-Oss: a bovine-derived xenograft for the treatment of periodontal osseous defects in humans. J Clin Periodontol. 1999;26(7):421-8.

86. Schallhorn RG. Osseous grafts in the treatment of periodontal osseous defects. In: Stahl SS, editor. Periodontal Surgery: Biologic basis and technique. Springfield: Thomas; 1976. p. 325-71.

87. Schallhorn RG. Present status of osseous grafting procedures. J Periodontol. 1977;48(9):570-6.

88. Schwartz Z, Weesner T, van Dijk S, Cochran DL, Mellonig JT, Lohmann CH, et al. Ability of deproteinized cancellous bovine bone to induce new bone formation. J Periodontol. 2000;71(8):1258-69.

89. Becker W, Becker BE, Berg L, Prichard J, Caffesse R, Rosenberg E. New attachment after treatment with root isolation procedures: report for treated Class III and Class II furcations and vertical osseous defects. Int J Period Rest Dent. 1988;8(3):8-23.

90. Feingold JP, Chasens AI. Preserved scleral allografts in periodontal defects in man. I. Preparation, preservation and use. J Periodontol. 1977;48(1):1-3.

91. Gottlow J, Nyman S, Karring T, Lindhe J. New attachment formation as the result of controlled tissue regeneration. J Clin Periodontol. 1984;11(8):494-503.

92. Lekovic V, Kenney EB, Kovacevik K, Carranza FA Jr. Evaluation of guided tissue regeneration in Class II furcation defects. A clinical re-entry study. J Periodontol. 1989;60(12):694-8.

93. Nyman S, Gottlow T, Karring T, Lindhe J. The regenerative potential of the periodontal ligament. An experimental study in the monkey. J Clin Periodontol. 1982;9(3):257-65.

94. Nyman S, Lindhe J, Karring T, Rylander H. New attachment following surgical treatment of human periodontal disease. J Clin Periodontol. 1982;9(4):290-6.

95. Pontoriero R, Nyman S, Lindhe J, Rosenberg E, Sanavi F. Guided tissue regeneration in the treatment of furcation defects in man. J Clin Periodontol. 1987;14(10):618-20.

96. Bogle G, Adams D, Crigger M, Klinge B, Egelberg J. New attachment after surgical treatment and acid conditioning of roots in naturally occurring periodontal disease in dogs. J Periodontol Res. 1981;16(1):130-3.

97. Bosco AF. Posicionamento lateral de retalho osteoperióstico com periósteo ativado, no recobrimento de raízes expostas, tratadas ou não "in situ" com ácido fosfórico. Estudo morfológico comparativo em cães [tese]. Bauru (SP): Faculdade de Odontologia de Bauru, Universidade de São Paulo; 1984.

98. Frantz B, Polson A. Tissue interactions with dentin specimens after demineralization using tetracycline. J Periodontol. 1988;59(11):714-21.

99. Kao RT. Periodontal Regeneration and Reconstructive Surgery. In: Rose LF, Mealey BL, Genco RJ, Cohen DW. Periodontics: medicine, Surgery and Implants. St Louis: Elsevier Mosby; 2004. p. 572-609.

100. Labahn R, Fahrenbach WH, Clark SM, Lie T, Adams DF. Root dentin morphology after different modes of citric acid and tetracycline hydrochloride conditioning. J Periodontol. 1992;63(4):303-9.

101. Passanezi E, Alves MEAF, Janson WA, Ruben MP. Periosteal activation and root demineralization associated with the horizontal sliding flap. J Periodontol. 1979;50(8):384-6.

102. Register AA. Bone and cementum induction by dentin, demineralized in situ. J Periodontol. 1973;44(1):49-54.

103. Register AA, Burdick FA. Accelerated reattachment with cementogenesis to dentin, demineralized in situ. I. Optimum range. J Periodontol. 1975;46(11):646-55.

104. Register AA, Burdick FA. Accelerated reattachment with cementogenesis to dentin, demineralized in situ. II. Defect repair. J Periodontol. 1976;47(9):497-505.

105. Schallhorn RG, McClain PK. Combined osseous composites grafting, root conditioning and guided tissue regeneration. Int J Period Rest Dent. 1988;8(4):8-31.

106. Lynch SE. The role of growth factors in periodontal repair and regeneration. In: Polson AM. Periodontal regeneration: current status and directions. Chicago: Quintessence; 1994. p. 179-98.

107. Giannobile WV, Finkelman RD, Lynch SE. Comparison of Canine and Non-Human Primate Animal Models for Periodontal Regenerative Therapy: Results Following a Single Administration of PDGF/IGF-1. J Periodontol. 1994;65(12):1158-68.

108. Lynch SE, De Castilla GR, Williams RC, Kiritsy CP, Howell TH, Reddy MS, et al. The effects of short-term application of platelet-derived and insulin-like growth factors on periodontal wound healing. J Periodontol. 1991;62(7):458-67.

109. Lynch SE, Williams RC, Polson AM, Howell TH, Reddy MS, Zappa UE, et al. A combination of platelet-derived and insulin-like growth factors enhances periodontal regeneration. J Clin Periodontol. 1989;16(8):545-8.

110. Hovey LR, Jones AA, McGuire M, Mellonig JT, Schoolfield J, Cochran DL. Application of periodontal tissue engineering using enamel matrix derivative and a human fibroblast-derived dermal substitute to stimulate periodontal wound healing in Class III furcation defects. J Periodontol. 2006;77(5):790-9.

111. Kaner D, Bernimoulin JP, Kleber BM, Friedmann A. Minimally invasive flap surgery and enamel matrix derivative in the treatment of localized aggressive periodontitis: case report. Int J Period Rest Dent. 2009;29(1):89-97.

112. Novaes AB Jr, Barros RRM, Oliveira FF, Palioto DB. Tratamento dos defeitos intra-ósseos. In: Paiva JS, Almeida RV. A atualização clínica baseada em evidências científicas. São Paulo: Artes Médicas; 2005. p. 451-82.

113. Schallhorn RG. Eradication of bifurcation defects utilizing frozen autogenous hip marrow implants. Periodontal Abstr. 1967;15(3):101-5.

114. Schallhorn RG. The use of autogenous hip marrow biopsy implants for bony crater defects. J Periodontol. 1968;39(3):145-7.

115. Schallhorn RG. Postoperative problems associated with iliac transplants. J Periodontol. 1972;43(1):3-9.

116. Passanezi E, Janson WA, Catanzaro-Guimarães SA. Estudo da regeneração das estruturas periodontais com o emprego de enxertos ósseos autógenos (tecido em neoformação), em cães. Estom Cult. 1971;5(2):131-50.

117. Penteado R, Romito GA, Pustiglioni FE, Marques MM. Morphological and proliferative analysis of the healing tissues in human alveolar sockets covered or not by an e-PTFE Membrane: A preliminary immunohistochemical and ultrastructural study. Braz J Oral Sci. 2005;4(12):664-9.

118. Potashnick SR, Rosenberg ES. Forced eruption. Principle in periodontics and restorative dentistry. J Prosthet Dent. 1982;48(2):141-8.

119. Oppenheim A. Artificial elongation of teeth. Am J Orthod Oral Surg. 1940;26(10):931-40.

120. Baxter DH. The effect of orthodontic treatment on alveolar bone adjacent to the cemento-enamel junction. Angle Orthod. 1967;37(1):35-47.

121. Batenhorst KF, Bowers GM, Williams JE Jr. Tissue changes resulting from facial tipping and extrusion of incisors in monkeys. J Periodontol. 1974;45(9):660-8.

122. Wolfson EM, Seiden L. Combined endodontic-orthodontic treatment of subgingivally fractured teeth. Dent J. 1975;41(11):621-4.

123. Simon JH, Kelly WH, Gordon DG, Ericksen GW. Extrusion of endodontically treated teeth. J Am Dent Assoc. 1978 Jul;97(1):17-23.

124. Delivanis P, Delivanis H, Kuftinec MM. Endodontic-orthodontic management of fractured anterior teeth. J Am Dent Assoc. 1978;97(3):483-5.

125. Rinaldi SA. Changes in free gingival level and sulcus depth of the human periodontium following circumferential supracrestal fiberotomy. Am J Orthod. 1979;75(1):46-53.

126. Cooke MS, Scheer B. Extrusion of fractured teeth. The evolution of practical clinical techniques. Br Dent J. 1980;149(2):50-3.

127. Ivey DW, Calhoun RL, Kemp WB, Dorfman HS, Wheless JE. Orthodontic extrusion: its use in restorative dentistry. J Prosthet Dent. 1980;43(4):401-7.

128. Simon JH, Lythgoe J, Torabinejad M. Clinical and histologic evaluation of extruded endodontically treated teeth in dogs. Oral Surg Oral Med Oral Pathol. 1980;50(4):361-71.

129. Stern N, Becker A. Forced eruption: biological and clinical considerations. J Oral Rehabil. 1980;7(5):395-402.

130. Ross S, Dorfman HS, Palcanis KG. Orthodontic extrusion: a multidisciplinary treatment approach. J Am Dent Assoc. 1981:102(2):189-91.

131. Roberts WE, Chase DC. Kinetics of cell proliferation and migration associated with orthodontically: induced osteogenesis. J Dent Res. 1981;60(2):174-81.

132. Shiloah J. Clinical crown lengthening by vertical root movement. J Prosthet Dent. 1981;45(6):602-5.

133. Mandel RC, Binzer WC, Withers JA. Forced eruption in restoring severely fractured teeth using removable orthodontic appliances. J Prosthet Dent. 1982;47(3):269-74.

134. Lemon RR. Simplified esthetic root extrusion techniques. Oral Surg Oral Med Oral Pathol. 1982;54(1):93-9.

135. Hartwell GR, Cecic PA. An esthetic restorative technique for use during the stabilization period after vertical root extrusion. J Am Dent Assoc. 1983;107(1):59-60.

136. Simon JH. Root extrusion: rationale and techniques. Dent Clin North Am. 1984;28(4):909-21.

137. Venrooy JR, Yukna RA. Orthodontic extrusion of single-rotated teeth affected with advanced periodontal disease. Am J Orthod. 1985;87(1):67-74.

138. Garrett GB. Forced eruption in the treatment of transverse root fractures. J Am Dent Assoc. 1985;111(2):270-2.

139. Feiglin B. Problems with the endodontic-orthodontic management of fractured teeth. Int Endod J. 1986;19:57-63.

140. Benenati FW, Simon JH. Orthodontic root extrusion: its rationale and uses. Gen Dent. 1986;34(4):285-9.

141. Biggerstaff RH, Sinks JH, Carazola JL. Orthodontic extrusion and biologic width realignment procedures: methods for reclaiming nonrestorable teeth. J Am Dent Assoc. 1986;112(3):345-8.

142. Johnson GK, Sivers JE. Forced eruption in crown-lengthening procedures. J Prosthet Dent. 1986;56(4):424-7.

143. Artun J, Osterberg SK, Kokich VG. Long-term effect of thin interdental alveolar bone on periodontal health after orthodontic treatment. J Periodontol. 1986;57(6):341-6.

144. Molina DG, Miller CS. An esthetic extrusion device. Gen Dent. 1987;35(1):43-5.

145. Pontoriero R, Celenza F Jr, Ricci G, Carnevale G. Rapid extrusion with fiber resection: a combined orthodontic-periodontic treatment modality. Int J Period Rest Dent. 1987;7(5):30-43.

146. Ries BJ, Johnson GK, Nieberg LG. Vertical extrusion using a removable orthodontic appliance. J Am Dent Assoc. 1988;116(4):521-3.

147. Levine RA. Forced eruption, Part I: Periodontal and orthodontic considerations for the treatment of an isolated periodontal angular infrabony defect. Compendium. 1988;9(1):10, 13-4, 16 passim.

148. Levine RA. Forced eruption, Part II: Esthetic treatment of nonrestorable teeth. Compendium. 1988;9(2):136-8, 140.

149. Lew KK. Orthodontically induced microvascular injuries in the tension zone of the periodontal ligament. J Nihon Univ Sch Dent. 1989;31(3):493-501.

150. Stroster TG. Forced eruption: clinical considerations. Gen Dent. 1990;38(5):376-80.

151. Janson GRP, Janson MRP, Henriques JFC. Extrusão dentária com finalidade protética. Ortodontia. 1995;28(3):41-9.

152. Berglundh T, Marinello CP, Lindhe J, Thilander B, Liljenberg B. Periodontal tissue reactions to orthodontic extrusion. An experimental study in the dog. J Clin Periodontol. 1991;18(5):330-6.

153. Kim SH. Estudo morfológico da superfície radicular e do periodonto de dentes submetidos aos procedimentos de extrusão ortodôntica rápida e extrusão cirúrgica em cães [tese]. Bauru (SP): Faculdade de Odontologia de Bauru, Universidade de São Paulo; 2003.

154. Kim SH, Tramontina V, Passanezi E. A new approach using the surgical extrusion procedure as an alternative for the reestablishment of biologic width. Int J Period Rest Dent. 2004;24(1):39-45.

155. Kim SH, Tramontina VA, Ramos CA, Prado AM, Passanezi E, Greghi SLA Experimental surgical and orthodontic extrusion of teeth in dogs. Int J Period Rest Dent. 2009;29(41):435-43.

156. Tarnow DP, Magner, AW, Fletcher P. The effect of the distance from the contact point to the crest of bone on the presence or absence of the interproximal dental papilla. J Periodontol. 1992;63(12):995-6.

157. DiFebo G, Carnevale G, Sterrantino SF. Treatment of a case of advanced periodontitis: clinical procedures utilizing the "combined preparation" technique. Int J Period Rest Dent. 1985;5(1):52-62.

158. Ochsenbein C. A primer for osseous surgery. Int J Period Rest Dent. 1986;6(1):8-47.

159. Ochsenbein C, Bohannan HM. The palatal approach to osseous surgery. I. Rationale. J Periodontol. 1963;34:60-8.

160. Ochsenbein C, Bohannan HM. The palatal approach to osseous surgery. II. Clinical application. J Periodontol. 1964;35:54-68.

161. Ochsenbein C, Ross S. A reevaluation of osseous surgery. Dent Clin North Am. 1969;13(1):87-102.

162. Seibert JS. Surgical management of osseous deformity and defects. In: Goldman HM, Cohen DW. Periodontal therapy. 6th ed. St. Louis: Mosby; 1980. p. 944-1007.

163. Rosenberg MM, Howard KK, Keough BE, Holt RL. Tratamento periodontal e protético para casos avançados. São Paulo: Quintessence; 1996.

164. Wilderman MN, Wentz FM, Orban BJ. Histogenesis of Repair after Mucogingival Surgery. J Periodontol. 1960;31(4):283-99.

165. Rezende MLR. Efeito da desmineralização das superfícies ósseas de contato na consolidação de enxertos autógenos em cobaias [tese]. Bauru (SP): Faculdade de Odontologia de Bauru, Universidade de São Paulo; 2008.

166. Sullivan HC, Atkins JH. Free autogenous gingival grafts. I. Principles of successful grafting. Periodontics. 1968;6(3): 121-9.

167. Isenberg GA. The gingival autograft. In: Stahl SS. Periodontal surgery: Biologic basis and technique. Springfield: Thomas; 1976. p. 295-320.

168. Alves MEAF. Estudo comparativo de aspectos clínicos e histológicos, em seres humanos, entre os enxertos autógenos conjuntivo-epiteliais e conjuntivos de mucosa mastigatória, na cavidade oral [tese]. Bauru (SP): Faculdade de Odontologia de Bauru, Universidade de São Paulo; 1978.

169. Bhaskar SN, Beasley JD, Cutright DE, Perez B. Free mucosal grafts in miniature swine and man. J Periodontol. 1971;42(6):322-30.

170. Karlsen K. Gingival reactions to dental restorations. Acta Odontol Scand. 1970;28(6):895-904.

171. Carneiro J, Moraes FF. Radioautographic visualization of collagen metabolism in the periodontal tissues of the mouse. Arch Oral Biol. 1965;10(6):833-48.

172. Wise MD. Stability of gingival crest after surgery and before anterior crown placement. J Prosthet Dent. 1985;53(1):20-3.

173. Janson WA, Passanezi E, Valle AL, Pegoraro LF, Pandolfi RF, Freitas H. Aspectos biológicos essenciais à prótese fixa. In: Bottino MA, Feller C. Atualização clínica em odontologia. São Paulo: Artes Médicas; 1984. p. 45-64.

174. Santos-Pantaleon D, Roa I, Passanezi E, Asenjo MM. Extrusión ortodóntica de un incisivo lateral superior para obtención del efecto de abrazadera con la corona de cerámica. Reporte de caso clínico. Rev Odontol Dominic. 2003;9(1):7-14.

175. Grant DA, Stern IB, Listgarten MA. Periodontics in the tradition of Gottlieb and Orban. 6th ed. St Louis: Mosby; 1988. p. 56-75.

176. DeStefano F, Anda RF, Kahn HS, Williamson DF, Russell CM. Dental disease and risk of coronary heart disease and mortality. BMJ. 1993;306(6879):688-91.

177. Syrjänen J. Vascular diseases and oral infections. J Clin Periodontol. 1990;17(7 Pt 2):497-500.

178. Syrjänen J, Peltola J, Valtoven V, Iivanainen M, Kaste M, Huttunen JK. Dental infections in association with cerebral infarction in young and middle-aged men. J Intern Med. 1989;225(3):179-84.

179. Rosling B, Nyman S, Lindhe J, Jern B. The healing potential of the periodontal tissues following different techniques of periodontal surgery in plaque-free dentitions. A 2-year clinical study. J Clin Periodontol. 1976;3(4):233-50.

180. Matherson DG. An evaluation of healing following periodontal osseous surgery in monkeys. Int J Period Rest Dent. 1988;8(5):8-39.

181. Matherson DG, Zander HA. An evaluation of osseous surgery in monkeys. IADR Abstract. 1963;116:Abst. 325.

182. Lythgoe JR, Torabinejad M, Simon JH. Extrusion techniques for the general dentist. Gen Dent. 1980;28(1):42-3, 46-9.

183. Thorstensson H, Kuylenstierna J, Hugoson A. Medical status and complications in relation to periodontal disease experience in insulin-dependent diabetics. J Clin Periodontol. 1996;23(3 Pt 1):194-202.

Leituras recomendadas

Albrektsson T. Bone tissue response. In: Branemärk PI, Zarb GA, Albrektsson T. Tissue-Integrated prostheses: osseointegration in clinical dentistry. 3rd ed. Chicago: Quintessence; 1985. p. 129-43.

Gottlieb B. Histologic consideration of the supporting tissues of the teeth. J Am Dent Assoc. 1943;30:1872-83.

Hammarström L. Enamel matrix, cementum development and regeneration. J Clin Periodontol. 1997;24(9 Pt 2):658-68.

Hammarström L, Heijl L, Gestrelius S. Periodontal regeneration in a buccal dehiscence model in monkeys after application of enamel matrix proteins. J Clin Periodontol. 1997;24(9 Pt 2):669-77.

Lynch SE, Williams RC. A possible role for polypeptide growth factors and differentiation factors in periodontal regeneration. Am Acad Periodontol. 1990:1-5.

Matter J, Cimasoni G. Creeping attachment after free gingival grafts. J Periodontol. 1976;47(10):574-9.

Pontoriero R, Lindhe J, Nyman S, Karring T, Rosenberg E, Sanavi F. Guided tissue regeneration in degree II furcation-involved mandibular molars. A clinical study. J Clin Periodontol. 1988;15(4):247-54.

Schallhorn RG, Hiatt WH. Human allografts of iliac cancellous bone and marrow in periodontal osseous defects. II. Clinical observations. J Periodontol. 1972;43(2):67-81.

Williams RC, Offenbacher S. Periodontal medicine: the emergence of a new branch of periodontology. Periodontol 2000. 2000;23:9-12.

Wood DL, Hoag PM, Donnenfeld OW, Rosenfeld LD. Alveolar crest reduction following full and partial thickness flaps. J Periodontol. 1972;43(3):141-4.

Zwarych PD, Quigley MB. The intermediate plexus of the periodontal ligament: history and further observations. J Dent Res. 1965;44:383.

grupo a
Conhecimento que transforma.

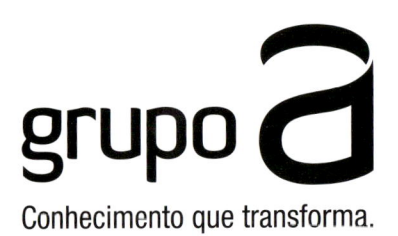

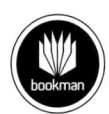

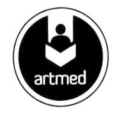

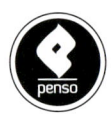

Artmed Editora evoluiu e agora é Grupo A. Uma empresa que engloba várias editoras e diversas plataformas de distribuição de informação técnica, científica e profissional. Uma corporação que administra múltiplas marcas, entrega o conteúdo que você precisa onde, quando e como for necessário.